医学检验实用技术与应用

主编　冯佩青　王付巧　赵保永　所　平
　　　桂　蕊　夏香云　夏　雪　陈丽丽

中国海洋大学出版社
·青岛·

图书在版编目（CIP）数据

医学检验实用技术与应用 / 冯佩青等主编. —青岛：
中国海洋大学出版社，2022.6

ISBN 978-7-5670-3170-8

Ⅰ．①医… Ⅱ．①冯… Ⅲ．①临床医学—医学检验
Ⅳ．①R446.1

中国版本图书馆CIP数据核字（2022）第092784号

出版发行	中国海洋大学出版社		
社　　址	青岛市香港东路23号	邮政编码	266071
出 版 人	杨立敏		
网　　址	http://pub.ouc.edu.cn		
电子信箱	369839221@qq.com		
订购电话	0532-82032573（传真）		
策划编辑	韩玉堂		
责任编辑	韩玉堂	电　　话	0532-85902349
印　　制	朗翔印刷（天津）有限公司		
版　　次	2023年3月第1版		
印　　次	2023年3月第1次印刷		
成品尺寸	185 mm×260 mm		
印　　张	27.5		
字　　数	680千		
印　　数	1～1000		
定　　价	198.00元		

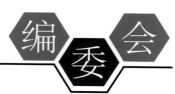

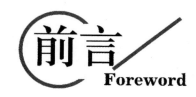

前言

Foreword

医学检验是对取自人体的物质进行微生物学、免疫学、生物化学、遗传学、血液学、生物物理学、细胞学等方面的检验,从而为预防、诊断、治疗人体疾病和评估人体健康提供信息的一门综合性应用学科。近年来,随着科学技术的不断进步和医学事业的不断发展,大量新技术、新设备、新方法逐渐应用于临床实验室,使检验项目不断增加,检验方法也得到更新和发展。为了检验工作者能够顺应医学检验发展的新要求,得出更为准确的检验结果,为临床治疗提供科学依据,以协助临床医师诊断和鉴别各种疾病,我们邀请多位具有丰富临床检验经验的专家编写了《医学检验实用技术与应用》。本书旨在分享国内外最新研究成果,提高检验工作人员的知识水平和工作能力。

本书共十三章,以医学检验为主线,以诊断和治疗疾病为目的,实现了疾病诊断治疗与检验的结合。本书首先讲解了临床常用检验技术,然后依次介绍了红细胞检验、白细胞检验、凝血检验、输血检验、糖类检验、蛋白质检验、血脂与脂蛋白检验、激素类检验等内容。本书内容翔实,在结合中西方先进临床检验成果的基础上加以汇总,直观形象地反映了现阶段医学检验技术的最新进展,具有科学性、新颖性、可操作性的特点。希望本书可以为医学检验的临床工作和教学工作提供重要参考。

由于本书参考了众多中西方医学专著,内容繁多;加之编者较多,编写风格不尽相同,书中不足之处在所难免,希望广大读者提出宝贵意见和建议,以便再版时修正完善。

《医学检验实用技术与应用》编委会

2022 年 1 月

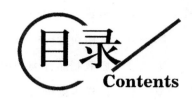

目录
Contents

第一章

临床常用检验技术

第一节 显微镜直接镜检技术

一、显微镜分类及基本原理

光学显微镜利用玻璃透视镜使光线偏转和聚焦,并形成放大的物像。光学显微镜的最大分辨率为0.2 μm。明视野、暗视野、相差及荧光显微镜检验是微生物实验室最常使用的显微镜技术。

明视野显微镜通常用于对标本或菌株固定和染色后再观察。单染色和鉴别染色均能提高样品的反差,也可有选择地对细菌的一些特殊结构(如荚膜、芽孢、鞭毛等)进行染色观察。通常物镜放大倍数最大至×100,标准目镜是×10,也可配备×15。

相差显微镜能将样品的不同部位折射率和细胞密度之间的微小差异转变成人眼能察觉到的光强变化,特别适合对活细胞进行直接观察。

暗视野显微技术是将一个中空的光束在样品上聚焦,只有被样品反射或折射光线时才能进入物镜形成物像,使在明亮物像周围形成黑色背景。光学显微镜因使用混合波长的光源,物像景深相对较大,故未聚焦细胞的物像模糊、背景嘈杂、清晰度不够。

荧光显微镜所用汞蒸气弧光灯或其他光源(如 LED 光源),透过滤色片产生特定波长紫外线或蓝紫光,照射用荧光染料标记的微生物,观察在显微镜中形成物像。

电子显微镜包括透射电子显微镜和扫描电子显微镜,透射电子显微镜比光学显微镜分辨率高1 000倍,有效放大倍数超过×10 万。很多电镜分辨距离都在 0.5 nm 以内两个点,适合研究致病微生物的形态学和精细结构。

聚焦显微镜形成的物像具有非常高的分辨率和清晰度。通过激光束在样品的某一个平面扫描,检测器收集样品上每一点的激发光,可形成一个平面的光学物像。

二、不同显微镜检查技术的应用

(一)不染色标本的显微镜检查

1.湿片检验白细胞和微生物

标本中出现白细胞(WBC)是提示侵袭性感染的指征之一。湿片检验是快速、有效、低成本评价WBC和检测微生物的方法,如酵母菌、弯曲菌和阴道滴虫,对门诊患者来说可快速得到结果。湿片检验方法的敏感性通常约占60%,因检验人员的经验而异。必须注意,WBC吞噬菌体现象提示发生感染。

(1)粪便标本的湿片检验:病原微生物侵入肠黏膜引起感染的指征是粪便中出现白细胞,如感染志贺菌、侵袭性大肠埃希菌和耶尔森菌。此外,溃疡性肠炎、克罗恩病(肉芽肿性肠炎)、阿米巴痢疾、难辨梭菌毒素引起的抗菌药物性肠炎等粪便中也会出现白细胞。而产志贺样毒素大肠埃希菌引起的感染与白细胞无关,是这种感染的代表性特征,因此,用抗菌药物治疗并不合适。由于粪便标本中出现白细胞的情况不确定,胃肠炎患者检出白细胞的敏感性是50%~60%,难辨梭菌性肠炎可低至14%,粪便标本湿片检查不能作为筛查试验,但可用于评价患者状况的手段之一。对于门诊患者来说,如用培养方法确诊胃肠炎通常需几天时间,因此,及时、快速评估对患者很有意义,用显微镜对粪便标本镜检,×400放大就可观察到白细胞。

有研究表明,粪便中的白细胞>5个/高倍镜视野的敏感性为63.2%,特异性为84.3%。若粪便中无白细胞但有红细胞,应送培养,一定要做E.coliO157培养或志贺毒素检测。

(2)尿标本湿片检查:在膀胱炎、肾小球肾炎和导尿管相关感染尿标本中可出现白细胞,报告白细胞(脓尿)有利于诊断感染。用细胞计数仪检测白细胞计数,对疾病诊断具较高敏感性。尿湿片还可观察到有动力的滴虫,但比阴道湿片或培养方法敏感性低。WBC>5个/高倍镜视野可考虑膀胱炎,预测导尿管相关感染特异性达90%,菌落计数>10^5 cfu/mL,但敏感率仅为37%。用计数仪法检测WBC>10/μL,预测婴幼儿膀胱炎敏感性为84%,特异性为90%。

(3)阴道标本湿片检验:诊断生殖道感染的指标之一是出现白细胞,包括盆腔感染、宫颈沙眼衣原体感染或淋病奈瑟菌感染。阴道分泌物湿片检查包括白细胞、黏附着细菌的特殊鳞状上皮细胞,即"线索细胞"、酵母菌和阴道滴虫,有利于快速诊断细菌性阴道病、酵母菌性阴道炎和滴虫性阴道炎,检出大量白细胞可能与阴道滴虫感染相关。

细菌性阴道病是一种以阴道微生物菌群产生变化为临床特征的疾病,阴道微生物菌群中的优势菌从乳酸杆菌属变成阴道加德纳菌、普雷沃菌属、动弯杆菌属和人支原体。检出阴道标本中线索细胞、酵母菌和阴道滴虫比检测WBC更重要。对于检出阴道滴虫的标本,通常可见大量白细胞。出芽的念珠菌或假菌丝与念珠菌性阴道炎相关,线索细胞与细菌性阴道病相关。

2.KOH湿片标本显微镜检查

KOH湿片是不染色标本镜检最常用的方法,可快速观察组织、体液中出现的真菌,如皮肤指甲、活检标本和痰等。

将1滴KOH滴于玻片中央,将研磨后的组织、脓性材料或刮片与KOH混匀,盖上盖玻片,在室温消化10 min,轻微加热KOH玻片,以消化标本中的蛋白质;轻压盖玻片使组织分散。先在低倍镜下观察,再用×40高倍镜,当出现真菌特征,继续寻找有分枝的假菌丝和横隔、发芽的酵母菌细胞。

3.KOH-DMSO 法湿片

二甲基亚砜(dimethyl sulfoxide,DMSO),无色液体,重要的极性非质子溶剂。它可与许多有机溶剂及水互溶,具有极易渗透皮肤的特殊性质。在 KOH 中加入 DMSO(60%DMSO 水溶液中加入 20 g KOH 补水至 100 mL),至完全溶解。储存在密封深色容器中,工作液用滴瓶。标本操作同 KOH 法,但无须加热。

4.KOH-DMSO-Ink 法湿片

在 KOH-DMSO 中加入等量的蓝黑墨水后混匀。蓝色可强化视野背景的反差,特别是皮肤刮屑标本检出糠秕马拉色菌时非常有用。试剂贮存同 KOH-DMSO。

5.印度墨汁荚膜染色

印度墨汁染色是一种负染技术,微生物与印度墨汁或染料苯胺黑混合后在玻片上涂成薄层,由于墨汁的碳颗粒或染料均不能进入细菌或其荚膜,因而细胞周围在蓝黑色的背景中呈现出一个发亮的区域,光环界限清晰,围绕着每个荚膜细胞,其大小取决于荚膜和细胞自身大小。用于观察有荚膜的酵母样真菌,也用于检测肺炎链球菌、肺炎克雷伯杆菌荚膜。

印度墨汁荚膜染色方法:在一片干净的玻片上滴 1 滴印度墨汁,并在上面滴加 1 滴生理盐水,再在玻片上加 1 滴脑脊液(CSF)沉淀,上面加盖玻片,在盖玻片一侧用×40 物镜观察,在墨汁浓淡适合的视野观察。当有出芽的酵母样细胞周围有清晰的光环,提示有荚膜,确保焦距处于清晰状态。注意不能使用污染了细菌或真菌芽孢的墨汁。

阳性结果为在脑脊液离心沉淀中发现带荚膜的酵母菌,提示有新型隐球菌感染,但需对此酵母菌同时进行培养、鉴定或抗原检测试验确认;而阴性结果则看不到光环。勿将白细胞和新型隐球菌相混淆,虽然白细胞可排斥碳颗粒,但白细胞周围的光环模糊、不规则;而新型隐球菌的墨汁染色,可见清晰的光环和出芽细胞,并可见一些内部结构。

注意:①墨汁染色敏感性比抗原检查低,临床疑似时要重复检查。②治疗后菌体减少,荚膜变薄。

6.暗视野显微镜检验技术

暗视野显微镜检可用于鉴定某些特定的病原微生物,如特别活泼的霍乱弧菌的动力观察、有特定形状的梅毒螺旋体等。

(1)暗视野镜检初筛霍乱弧菌。①动力观察:使用暗视野镜检观察动力,筛查霍乱弧菌时,在暗视野显微镜下观察留取 15 min 内的新鲜腹泻粪便标本,霍乱弧菌运动活泼,呈穿梭状或流星状为动力阳性,可初步可疑是弧菌属细菌。②血清制动试验:分别用霍乱弧菌的 O1 群和 O139 群凝集血清做血清制动试验,如果穿梭状运动消失,则可疑 O1 群或 O139 群霍乱弧菌。③确认霍乱弧菌:经 6 h 碱性胨水培养基增菌后,转种庆大霉素选择培养基,并对生长菌落进行生理生化鉴定,再用 O1 群和 O139 群诊断血清凝集菌落进行确认。如果菌量过少、低温、标本留取时间过长,可引起穿梭样动力假阴性,因此,暗视野显微镜观察动力只是初步筛查试验,最终还需用培养方法确认。

(2)暗视野检查梅毒螺旋体。暗视野显微镜用于观察溃疡处或早期梅毒皮损愈合前的抽吸物,是否有可见动力的梅毒螺旋体。若见菌体细长,两端尖锐,呈弹簧状螺旋,折光率强,并可沿纵轴旋转,伴有轻度前后运动的密螺旋体,结合临床症状,即可初步判断为梅毒螺旋体。

1)标本采集:在抗菌药物使用前,用无菌生理盐水清洁溃疡表面,用吸水纸吸干;轻轻去除所有硬外皮;用针头或手术刀片轻刮表面直到有分泌物渗出,用无菌生理盐水拭子擦去皮肤表面带血渗出物;轻压溃疡基底部位,用玻片轻轻接触溃疡基底部位的清亮渗出物;若没有渗出物,在溃疡部位加一滴生理盐水,或在溃疡部位基底部插入注射针头抽吸,再用注射器吸一滴生理盐水,将标本滴在玻片上;立即盖上盖玻片,在暗视野显微镜下观察。

2)暗视野显微镜观察:用×40物镜观察标本中的螺旋体,将可疑目标置于视野中央,换油镜继续观察;检验完的玻片丢弃在利器盒内,按相关生物安全要求处理。

3)结果解释:梅毒螺旋体围绕纵轴有旋转运动,也可前后运动,弯曲或扭动旋转,动力很强。如果形态特征和动力都符合梅毒螺旋体,报告"观察到像梅毒螺旋体的密螺旋体"。当未见到密螺旋体,报告"未观察到像梅毒螺旋体的密螺旋体"。

4)注意:标本一定要立即检测动力(在20 min内),为了更敏感,最多可用3个玻片收集标本做暗视野显微镜观察,排除梅毒螺旋体。若不能立即用暗视野显微镜观察,可将空气干燥的玻片送到专业实验室,可用特异的荧光抗体检测密螺旋体,或购买商品化试剂盒检测。

7.相差显微镜检验技术

相差显微镜能将样品的不同部位折射率和细胞密度之间的微小差异转变成人眼能察觉的光强变化,特别适合对活细胞进行直接观察。用于观察细菌组分如肉毒梭菌的内生孢子,广泛用于真核细胞的研究。

(二)染色标本的显微镜检查

1.单染

仅用一种染料进行的染色,操作简单,易于使用。固定后染色,水冲晾干。常用亚甲蓝、结晶紫、石炭酸复红等碱性染料。

(1)甲基蓝:甲基蓝是经典的用于观察白喉棒杆菌的异染颗粒,也用于抗酸染色的复染步骤。

(2)乳酸酚棉蓝:乳酸酚棉蓝用于细胞壁染色,对于一些重要的临床致病性真菌,可用玻片法培养后进行染色,观察生长形态。

2.鉴别染色

临床微生物室最常使用的鉴别染色方法有革兰氏染色、抗酸染色等,特殊结构染色有芽孢染色、鞭毛染色和荚膜染色等。

(三)革兰氏染色

1.革兰氏染色方法

由丹麦医师Christian Gram在1884年建立的革兰氏染色已成为细菌学检验中应用最广泛的染色方法。用碱性染料结晶紫对细菌进行初染,再用卢戈碘液进行媒染,以提高染料和细胞间的相互作用;经95%乙醇冲洗脱色,再用石炭酸复红或0.8%基础复红复染,革兰氏阳性菌未能脱色、仍呈紫色,而革兰氏阴性菌经脱色和复染变为红色。

基于形态学的、基本的细菌鉴定分为:革兰氏阳性球菌、链球菌、杆菌,革兰氏阴性球菌、杆菌、弯曲菌、螺杆菌等。革兰氏染色结果解释包括染色特征、细胞大小、形状和排列。这些特征影响因素有很多,如培养的菌龄、培养基、培养气体环境、染色方法和相关抑制物。因此,Hucher改良法和Kopeloff改良法革兰氏染色所用时间和染色时间有所不同,适用范围也不同,可根据推荐用途而选用不同的染色方法。

Hucker改良法的试剂更稳定,对细菌的鉴别性能更好。推荐用于普通细菌学革兰氏染色。Kopeloff改良法能更好地观察和区分厌氧菌,可改善用Hucker法易过度脱色和染色过淡的情况。推荐用于厌氧菌和阴道分泌物涂片诊断细菌性阴道病。

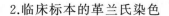

2.临床标本的革兰氏染色

（1）一般要求：直接涂片的临床标本主要有伤口、眼部溃疡、无菌体液、组织和特殊的分泌物。应拒收抽吸物、排泄物和痰等用拭子采集的标本。粪便、咽拭子标本和血直接革兰氏染色涂片的价值很小，因此，不建议对粪便、口腔拭子和尿标本常规进行革兰氏染色。导管尖标本不做涂片。

不同来源的临床标本革兰氏染色的处理方法不同。标本涂片应在Ⅱ级生物安全柜中进行；涂片所用玻片事先应在95％乙醇容器中浸泡（每天更换），使用前用镊子夹着玻片在火焰上过一下，放置片刻再涂片。

（2）常见临床标本革兰氏染色处理。①无菌部位标本处理：活检组织涂片时在无菌平皿内用手术刀切成小块，用无菌镊子夹住标本块在玻片上涂抹；取适量软组织置于两个玻片之间做推片，使标本薄厚分布均匀，自然风干后固定、染色；无菌体液、脑脊液需用细胞离心机，将细胞与细菌分层甩片，提高染色的敏感性，可减少离心和检查时间，尽早发报告。为了确保诊断的准确性，对于无菌体液，特别是危急值标本如脑脊液标本，应做两张涂片。血培养阳性标本直接涂片革兰氏染色作为危急值报告，以便尽早提供临床用药调整依据。脓性分泌物涂片时应滴加少量无菌生理盐水，保证标本在玻片上稀薄均匀便于染色和检查。②有正常菌群的标本处理：拭子标本在玻片上小心滚动，避免影响标本中细胞核细菌的排列。若培养和涂片只有一个拭子，则将拭子放入少量盐水或肉汤中涡旋振荡，在试管壁挤压拭子，用悬液接种培养基，用拭子涂片。尿标本涂片勿离心，混匀后用加样器取 10 μL 尿液点至玻片上，不要涂开，使其干燥。固体粪便标本在加盖玻片前先用一滴盐水乳化。③固定：革兰氏染色结果解释同样可用于临床标本，但还要考虑额外的因素，包括宿主细胞类型和吞噬细胞。标本涂片后经自然干燥，常用热固定，即将玻片在文火上迅速过 3 次。加热固定只可保存细胞的整体结构，而化学固定能保存细胞的内部结构。因此，标本涂片后最好用甲醇固定，可防止红细胞裂解，避免损坏所有宿主细胞，且涂片背景干净。推荐对所有临床标本用甲醛固定，特别是尿标本，防止被水冲掉。

（3）显微镜检查：显微镜检查时，先用低倍镜寻找感染相关细胞，需检查 20～40 个视野；挑选具有感染、化脓的代表性视野，或含鳞状上皮细胞的污染标本的视野，并计算白细胞或鳞状上皮细胞平均数；中性粒细胞缺乏症患者很难找到白细胞，但有可能找到坏死、炎症细胞碎片和黏液的视野。再换油镜观察细菌数量。

当革兰氏染色结果显示同一形态的细菌既有革兰氏阳性又有革兰氏阴性时，有如下可能：涂片薄厚不均匀、脱色不彻底、脱色过度、有菌龄过长的细菌、细胞壁损坏或存在天然革兰氏染色不确定的特殊细菌。95％乙醇脱色时间为 30 s；丙酮-乙醇（体积比为 3：7，棕色瓶室温保存，有效期 1 年）脱色时间 1～5 s，脱色效果一致性好；丙酮（试剂纯）脱色时间最短，对含大量宿主细胞的标本脱色效果好。使用革兰氏染色仪染色的实验室应按照厂家操作说明书进行，注意条件优化，使涂片染色结果达到满意效果。

当视野为革兰氏阴性背景下，出现既不是结晶紫颜色，也不是复染颜色的不着色菌体，可能是胞内细菌，提示临床标本中存在真菌或分枝杆菌属细菌。正常无菌部位标本出现某种微生物，提示存在这种微生物引起的感染。

无菌体液、脑脊液需用细胞离心机将细胞与细菌分层甩片，可提高革兰氏染色的敏感性，减少离心和检查时间，尽早发报告。血培养阳性标本直接涂片革兰氏染色，发危急值报告，尽早提供临床用药调整依据。当形态判断对细菌鉴定方法的判别非常重要时（如链球菌和革兰氏阳性杆菌），用液体培养物涂片则更好。

（4）痰和气管吸出物标本涂片的临床意义：痰涂片可通过观察宿主细胞判断标本是否合格，标本中含少量白细胞、每个低倍镜视野大于 10 个以上鳞状上皮细胞，提示标本被上呼吸道分泌物污染，标本不能用于培养；每个低倍镜视野小于 10 个鳞状上皮细胞，大于 25 个白细胞、存在肺泡巨噬细胞和柱状上皮细胞，则提示是适宜培养的深部痰标本。对于免疫抑制患者或粒细胞缺乏患者，即使未见白细胞，但无鳞状上皮细胞，仍提示可疑感染，可培养。白细胞内发现细菌，提示活动性感染。涂片方法提高了培养方法的特异性及敏感性。

（5）支气管肺泡灌洗液（BAL）涂片的临床意义：对于细胞离心后制作的 BAL 标本涂片革兰氏染色，检测敏感度为 $10^5/mL$ 或 $10^4/mL$；若每个油镜视野可见 1 个或多个细菌，报告革兰氏染色形态及白细胞结果，提示此细菌与活动性肺炎相关。

（6）泌尿生殖道拭子或分泌物：宫颈拭子或男性泌尿道脓性分泌物，于白细胞内找到革兰氏阴性双球菌，表示活动性感染，可诊断淋病。

（7）诊断细菌性阴道病（BV）：用无菌拭子从后穹隆部位采集阴道分泌物涂片，用 Kopeloff's 改良革兰氏染色法及 0.1% 基础复红复染。育龄女性和绝经后做雌激素补充治疗的女性阴道分泌物涂片革兰氏染色评分，分别判断 3 种形态细菌数量（无至 4＋）并得到相应分值；将 3 个计分相加得到的分值，越低表示乳酸杆菌的量多，越高说明加德纳菌的量多。

质控：对每个标本接种巧克力平皿，培养 48 h，在平皿的 3 区和 4 区画线部位确定乳酸杆菌（触酶阴性，平板上呈绿色）与加德纳菌（非溶血，触酶阴性，小革兰氏染色不定小杆菌）的相对数量；乳酸杆菌呈优势（0～3 分），加德纳菌呈优势（7～10 分）。勿用选择培养基或鉴别培养基检测两种细菌的相关量。

结果判断：培养乳酸杆菌 3＋～4＋，相当于涂片评分 0～3 分；培养加德纳菌 3＋～4＋，相当于涂片评分 7～10 分。报告：白细胞和红细胞；线索细胞；酵母菌；通常致病菌的形态，如细胞内革兰氏阴性双球菌与奈瑟菌相关。并包括表中 0～3 分报告"形态类型为正常阴道菌群"；4～6 分报告"混合形态类型为过渡的正常阴道菌群"；7～10 分报告"混合形态类型为细菌性阴道病"。

（8）尿路感染：尿标本革兰氏染色法特异性好，但敏感性低，经细胞离心机甩片，1 个菌体/油镜视野相当于 10^5 菌落形成单位（cfu/mL）。

用蜡笔在玻片中央画个圈，取混匀、未经离心的 10 μL 尿液点至圈中；不要涂开，空气中自然干燥。

（四）抗酸染色方法

由于分枝杆菌的细胞壁上有大量脂质（分枝菌酸），因此，传统的革兰氏染色不能穿透分枝杆菌的细胞壁。临床标本抗酸染色主要有两类方法，石炭酸复红染色（有 Kinyoun 法和 Ziehl-Neelsen 法）和荧光染色（如金胺 O 或金胺罗丹明）。对培养物进行抗酸染色主要采用石炭酸复红染色，对临床标本推荐用荧光染色，可在低倍物镜下观察结果，提高检验的敏感度和速度，可在相对低的物镜下观察结果。抗酸染色是检测分枝杆菌最快的方法，但其敏感性和特异性较低，不能替代分枝杆菌培养方法。

1.标本处理

因为标本中或培养物中可能存在结核分枝杆菌，所以抗酸染色标本的涂片应在 Ⅱ 级生物安全柜中进行。

建议对临床标本浓缩后再涂片做抗酸染色，与不浓缩标本相比，可提高检验的敏感度。

临床常规送检抗酸染色标本有痰、支气管灌洗液和肺泡灌洗液、无菌体液和组织。痰是临床最常见送检抗酸染色的标本。呼吸道分泌物中的分枝杆菌在肺内经过夜积累,晨痰中的分枝杆菌含量最多,通常连续 3 d 送检抗酸染色标本;支气管灌洗液、肺泡灌洗液和胸腔积液等无菌体液标本需离心浓缩再涂片染色。

可用 5% 次氯酸钠处理标本 15 min,再将标本加入带螺旋盖的无菌离心管,需使用有安全装置的离心机离心,离心后用沉淀物涂片。涂片剩余标本临时保存在冰箱,以备标本染色失败或结果可疑时再涂片。涂片后的玻片在生物安全柜中风干,并用电加热器固定 65 ℃～75 ℃至少 2 h 后再染色。

2.石炭酸复红染色法

Ziehl-Neelsen 抗酸染色方法是初染剂碱性复红和酚的混合液一起加热染色,在涂标本部位覆盖 2 cm×3 cm 的滤纸,滴加石炭酸复红浸染,置电子加热架上加热染色 5 min,有助于碱性复红进入细胞,并可防止因加热产生结晶,当染液快干时补充滴加,不要重新加热;用镊子去掉滤纸,水冲玻片;再用 3% 酸-乙醇脱色 2 min;水冲后玻片尽量少带水;亚甲蓝复染后呈蓝色,酸性乙醇对抗酸性菌不易脱色而保持红色,非抗酸性细菌可被酸性乙醇脱色。抗酸染色方法可用于筛查引起结核病和麻风病的致病性分枝杆菌。由于加热固定和染色不一定能杀死分枝杆菌,操作时应戴手套,玻片的最终处理方法是应投入利器盒并按生物安全要求进行。

Kinyoun 抗酸染色法可用于确认培养物的抗酸性,要求使用新的干净玻片染色。用石炭酸复红浸染玻片,染色 2～5 min,水冲洗;用 3% 酸-乙醇冲淋玻片,直到没有更多的颜色洗脱下来;水冲洗后去掉玻片上多余的水,用亚甲蓝复染 20～30 s。水冲洗后晾干,勿用滤纸吸干;×1 000 油镜观察。

注意抗酸染色阳性时,不一定是结核分枝杆菌,也可能是非结核分枝杆菌。

3.荧光染色法

临床标本抗酸染色推荐用荧光染色方法,初染液用金胺 O 或金胺 O 罗丹明试剂初染 15 min;水冲后去除多余的水分;用 0.5% 酸-乙醇脱色 2 min;水冲后去除多余的水分;复染用高锰酸钾或吖啶橙试剂 2 min,用高锰酸钾复染时应严格计时,复染时间过长可减弱抗酸菌的荧光。抗酸杆菌呈黄色或橘色,易识别,可增加抗酸杆菌的检出敏感性。

用石炭酸复红染色后用油镜观察的阳性玻片标本,经二甲苯脱油后,可直接进行荧光染色,以确认阳性结果。应保留抗酸染色阳性的涂片 1 年。

4.抗酸染色方法结果观察及报告解释

荧光染色涂片可在 ×25 或 ×40 物镜下筛查,Kinyoun(石炭酸复红)染色涂片用 ×100 物镜观察。分枝杆菌长为 1～10 μm,为典型的细杆菌。然而,菌体形态可呈弯曲或曲线形、球杆菌甚至丝状,也可呈珠状或带状。

5.抗酸染色的敏感性及特异性

抗酸染色方法不够敏感,敏感率在 22%～81%,检测限仅在每毫升痰 5 000～10 000 个杆菌,因此,阴性结果不能排除结核病;抗酸染色是非特异性方法,慢生长分枝杆菌(不只是结核分枝杆菌)具持续抗酸性。

6.改良 Hanks 抗酸染色

分枝杆菌以外的微生物也有不同程度的抗酸性,包括诺卡菌、马红球菌、军团菌、隐球菌属的包囊和环孢菌属。

改良的 Hanks 抗酸染色法用于检测部分抗酸细菌,如诺卡菌属。石炭酸复红与 Kinyoun 试剂相同,脱色剂为 1％ H_2SO_4,复染剂为 2.5％亚甲蓝溶于 95％乙醇中。Kinyoun 石炭酸复红初染 5 min,倾掉多余试剂,用 50％乙醇冲洗玻片后,立即用水冲;用 1％ H_2SO_4 脱色,水冲;复染亚甲蓝 1 min。抗酸细菌保持石炭酸复红颜色,呈红色,背景是蓝色。部分抗酸细菌还需经生化试验做进一步鉴别。

(五)吖啶橙染色

1.吖啶橙染色原理

吖啶橙是与细菌和其他细胞核酸结合的一种荧光染料,在 UV 灯下,吖啶橙染色的 RNA 和单链 DNA 呈橙色;双链 DNA 显示绿色。当缓冲液 pH 在 3.5～4.0,可将吖啶橙染色的细菌与细胞相区别,细菌和真菌都染成亮橘色,人类上皮细胞核炎症细胞及残渣背景染成淡绿色至黄色。有活性的白细胞染成黄色、橘色或红色,依据产 RNA 的活性水平和数量,活性越高,荧光颜色越深。红细胞无色或呈淡绿色。

2.吖啶橙染色的临床意义

吖啶橙染色可用于帮助检测革兰氏染色看不到的微生物,常受到大量宿主细胞残渣的干扰。平皿上有菌落生长,但染色未见(如支原体);仪器报告阳性的血培养瓶转种,但涂片革兰氏染色未见有菌时;肉汤目测浑浊但革兰氏染色未见有菌时;临床标本(尿、CSF、体液),当可见白细胞但未见微生物或培养物时,医师会对疑难诊断提出额外检查要求。

3.吖啶橙染色步骤

吖啶橙染液应于 15 ℃～30 ℃避光保存。由于吖啶橙是致癌剂,可通过皮肤吸收,故染色时应戴手套;涂片方法和革兰氏染色涂片方法相同,要求涂平薄且均匀,空气中干燥,用纯甲醇试剂覆盖玻片,去除多余甲醇后,空气中干燥;用吖啶橙覆盖玻片染色 2 min,去掉多余染色剂并水冲,空气干燥;无须盖玻片,用荧光显微镜×40 物镜和×1 000 油镜观察,寻找区分细菌和真菌形态。

4.吖啶橙染色结果报告

根据所见微生物形态报告染色阴性或阳性结果,重新对照革兰氏染色结果、对比微生物形态。如果革兰氏染色中未见,报告"用吖啶橙染色所见培养(或标本)的细菌阳性;革兰氏染色未见此细菌"。如果从血培养阳性转种培养物涂片,用吖啶橙染色阳性,根据最可能的细菌形态报告。如果直接标本涂片染色阴性,报告"吖啶橙染色未见细菌"。

5.吖啶橙染色结果解释

如果用未浓缩标本,每个油镜视野出现 1 个或多个细菌大约相当于菌落计数在 10^5 cfu/mL 或以上。

(六)芽孢染色

Schaeffer-Fulton 方法中,将有芽孢的细菌涂片,空气中干燥;将玻片在火焰上固定,滴加孔雀绿试剂后加热玻片,有利于染料透入内生孢子;水冲洗去除细胞内残留染料,再用番红复染,最好的结果是在桃红色至红色细胞中出现绿色芽孢。油镜下观察,芽孢的形态报告为圆形或卵圆形,芽孢位置报告为中央、末端或次末端;芽孢大小报告为菌体细胞是否膨大。

(七)鞭毛染色

细菌鞭毛是纤细丝状运动细胞器,直径为 10～30 nm,只能用电子显微镜直接看到。用光学显微镜观察鞭毛必须用媒染剂如单宁酸、明矾钾处理,使鞭毛变粗,再用副品红或碱性复红染色。用于观察鞭毛的有无或分布、非发酵菌分类等。鞭毛的位置有单端鞭毛或双端鞭毛、周生鞭毛,鞭毛数量有单鞭毛、双鞭毛、多鞭毛。

(八)Giemsa 染色

Giemsa 染色法用于检测细胞内结构,用于检验骨髓组织标本和白细胞中的可疑荚膜组织胞浆菌。

骨髓片标本涂片要薄,在一个干净玻片的一端点 1 滴标本,用另一张玻片的一端接触标本推片,空气中干燥。在纯甲醇试剂中固定 1 min,取出并空气中干燥,用蒸馏水 1:10 稀释的 Giemsa 染液浸染玻片 5 min;水冲并于空气中自然干燥,勿用滤纸吸干。

标本中坏死细胞可见粉色细胞质,而正常细胞的细胞质呈浅蓝色至淡紫色;吞噬的酵母菌细胞染色从淡蓝至深蓝,并每个都有清楚的光环围绕,在多形核白细胞(PMN)和单核细胞内寻找紫色的有荚膜酵母形态的荚膜组织胞浆菌。

(九)免疫荧光染色

嗜肺军团菌可引起军团病,可通过对下呼吸道标本进行免疫荧光染色来检测。此技术使用特异性抗体结合标本中的特异性军团菌抗原,抗原-抗体复合物通过附着的荧光染料可被检测。有两种方法用于免疫荧光染色,直接荧光抗体(direct fluorescent antibody,DFA)和非直接荧光抗体试验(indirect fluorescent antibody test,IFAT),但这些试验对军团菌感染来说预测价值均很低。

镜检是诊断人肺孢子菌(pneumocystis jiroveci)的主要工具,因人肺孢子菌在普通的培养基上不生长,理想的标本类型是支气管肺泡灌洗液(bronchoalveolar lavage fluid,BALF)、诱导痰或肺组织。

(孙志翔)

第二节 发光免疫分析技术

一、发光免疫分析技术

发光免疫分析技术(Luminescence Immunoassay,LIA)离不开经典免疫分析法的基本手段,后者包括三大要素:①抗原(Ag)抗体(Ab)反应及其复合物(Ag-Ab)的形成;②结合物和游离物的分离;③示踪物的定量检测。

(一)发光免疫分析的种类

发光免疫分析是一种利用物质的发光特征,即辐射光波长、发光的光子数与产生辐射的物质分子的结构常数、构型、所处的环境、数量等密切相关,通过受激分子发射的光谱、发光衰减常数、发光方向等来判断该分子的属性以及通过发光强度来判断物质的量的免疫分析技术。

1.根据标志物的不同分类测定

(1)化学发光免疫分析其标志物为氨基酰肼类及其衍生物,如 5-氢基邻苯二甲酰肼(鲁米诺)等。

(2)化学发光酶免疫分析先用辣根过氧化物酶标记抗原或抗体,在反应终点再用鲁米诺测定发光强度。

(3)微粒子化学发光免疫分析其标志物为二氧乙烷磷酸酯等。

(4)生物发光免疫分析荧光素标记抗原或抗体,使其直接或间接参加发光反应。

(5)电化学发光免疫分析所采用的发光试剂标志物为三氯联吡啶钌[Ru(bpy)₃]²⁺＋N羟基琥珀酰胺酯。此种分类方法较常用。

2.根据发光反应检测方式的不同分类测定

(1)液相法免疫反应在液相中进行,反应后经离心或分离措施后,再测定发光强度。所用分离方法包括葡聚糖包被的活性炭末、Sephadex G-25 层析柱、第二抗体等。

(2)固相法将抗原抗体复合物结定在固相载体(如聚苯乙烯管)或分离介质上(如磁性微粒球、纤维素、聚丙烯酰胺微球等),再测定发光强度(此法较常用。试验原理与固相 RIA 和 ELISA 方法基本相同。

(3)均相法如均相酶免疫测定一样,在免疫反应后,不需要经过离心或分离步骤,即可直接进行发光强度检测。其原理是某些化学发光标志物(如甾体类激素的发光标志物)与抗体或蛋白结合后,就能增强发光反应的发光强度。在免疫反应系中,标记的抗原越多,光强度增加越大,因而免除了抗原抗体复合物与游离抗原、抗体分离的步骤。

(二)化学发光标志物

在发光免疫分析中所使用的标志物可分为 3 类,即发光反应中消耗掉的标志物、发光反应中起催化作用的标志物以及酶标志物。这种分类方法在发光免疫分析的应用中,对标志物的选择、检测方案和测定条件的确定以及分析数据的评价等都有实际意义。

1.直接参与发光反应的标志物

这类标志物在发光免疫分析过程中直接参与发光反应,它们在化学结构上有产生发光的特有基团。一般这类物质没有本底发光,有可能精确地测定低水平的标志物,并且制备标志物的偶联方法对发光的影响不大,因此,这类标志物非常类似于放射性核素标志物。

(1)氨基苯二酰肼类:主要是鲁米诺和异鲁米诺衍生物。鲁米诺是最早合成的发光物质,也是一种发光标志物。但鲁米诺偶联于配体形成结合物后,其发光效率降低。而异鲁米诺及其衍生物(如氨丁基乙基异鲁米诺、氨己基乙基异鲁米诺等)克服了这一缺点,是比较成功的标志物。

(2)吖啶酯是一类发光效率很高的发光剂,可用于半抗原和蛋白质的标记。用于标记抗体时,可获得高的比活性,有利于双位点免疫化学发光分析的建立,可用于多抗或单抗的标记。

(3)三氯联吡啶钌[Ru(bpy)₃]²⁺:此标志物是用于电化学发光的新型标志物,经电化学激发而发射电子,但一定是在与抗体或抗原结合成复合物以后才有特异性反应。在标记抗体或抗原之前,需要化学修饰为活化的衍生物三氯联吡啶钌[Ru(bpy)₃]²⁺＋N-羟基琥珀酰胺酯(NHS),其为水溶性,可与各种生物分子结合成稳定标志物,分子量很小,不影响免疫活性。

2.不参与发光反应的标志物

这类标志物作为反应的催化剂或者作为一种能量传递过程中的受体,不直接参与化学发光反应。在这类发光体系中,标志物不影响总的光输出,而是加入后起反应的发光物质越多,体系产生的光越强。

(1)过氧化物酶这类标记酶主要是辣根过氧化物酶(HRP)。它在碱性条件下,对鲁米诺和过氧化氢的反应起催化作用。以 HRP 标记的结合物的量可用过量的 H_2O_2 和鲁米诺来测量,如对皮质醇的测定可达 20 pg。以过氧化物酶作为标志物而建立起来的免疫分析法属于酶免疫分析技术,但是发光酶免疫分析不同于其他酶免疫分析技术。此外,这种催化反应是在较高碱性条件下进行的,所以酶的活性较低,主要是酶结构中的铁卟啉部分起催化作用,蛋白质部分仅提供与其他分子结合的功能基团。

（2）荧光素酶是催化荧光素与腺苷三磷酸（ATP）的酶。它也是作为一种标记酶使用,如用于甲氨蝶呤和肌钙蛋白 T（TNT）的测定,其中对 TNT 的检测灵敏度可达 10 fmol/L。

（3）荧光素在 TCPO 发光反应体系中,荧光素作为反应体系中一种能量传递的受体,它在反应中不消耗。在这类发光反应中,体系所发出的光与荧光物质的浓度成正比,所以它可作为标志物用于化学发光免疫测定。

（4）三丙胺（TPA）类似酶免疫测定（EIA）中的底物,是电化学发光（ECL）中的电子供体,氧化后生成的中间产物是形成激发态三氯联吡啶钌$[Ru(boy)_3]^{2+}$的化学能来源。

3.酶标志物

利用某些酶作为标志物,然后通过标志物催化生成的产物,再作用于发光物质,以产生化学发光或生物发光。这种方法对分析物的检测极限有赖于形成产物的量。

（1）葡萄糖氧化酶能催化葡萄糖氧化为葡萄糖酸并形成过氧化氢,所形成的过氧化氢可以通过加入鲁米诺和适当的催化剂而加以检测。应用葡萄糖氧化酶做标志物对被标志物进行检测,其检测极限量可达 10～17 mol/L,如对 17α-羟基孕酮的测定,检测灵敏度可达每管 0.5 pg,对甲状腺素（T₄）的测定可达 6.4 fmol/L。

（2）葡萄糖-6-磷酸脱氢酶（G-6-PDH）能够催化 NAD 形成 NADH,然后利用生物发光反应体系检测 NADH。以 G-6-PDH 作为标志物,运用生物发光体系检测肌钙蛋白 T（TNT）,其检测灵敏度可达 10～17 mol/L。

（3）以碱性磷酸酶为标志物、ATP 为底物,运用荧光素酶-ATP 发光体系进行检测,可以建立多种高灵敏度的发光免疫分析方法。

（4）用丙酮酸激酶作标志物,催化形成 ATP,用荧光素酶-ATP 发光体系进行检测,也可建立多种发光免疫分析方法。

二、发光免疫分析仪器

（一）ACS:180SE 全自动化学发光免疫分析系统

ACS 全自动化学发光免疫分析系统由德国拜耳公司生产,是采用化学发光技术和磁性微粒子分离技术相结合的免疫分析系统。20 世纪 90 年代初首次推出全自动化学发光免疫分析系统 ACS:180;90 年代中期推出第二代产品为 ACS:180SE 分析系统。最近该公司又推出了 ACS:CENTAUR。第二代产品将微机与主机分开,软件程序加以改进,使操作更灵活,结果准确可靠,试剂贮存时间长,自动化程度高。

1.仪器测定原理

该免疫分析技术有两种方法:一是小分子抗原物质的测定采用竞争法;二是大分子的抗原物质测定采用夹心法。该仪器所用固相磁粉颗粒极微小,其直径仅为 1.0 μm。这样大大增加了包被表面积,也增加了抗原或抗体的吸附量,使反应速度加快,也使清洗和分离更简便。其反应基本过程如下。

（1）竞争反应用过量包被磁颗粒的抗体,与待测的抗原和定量的标记吖啶酯抗原同时加入反应杯温育。其免疫反应的结合形式有两种:一是标记抗原与抗体结合成复合物;二是测定抗原与抗体的结合形式。

(2)夹心法标记抗体与被测抗原同时与包被抗体结合成一种反应形式,即包被抗体-测定抗原-发光抗体的复合物。上述无论是哪种反应,所结合的免疫复合物被磁铁吸附于反应杯底部,上清液吸出后,再加入碱性试剂;其免疫复合物被氧化激发,发射出 430 nm 波长的光子,再由光电倍增管将光能转变为电能,以数字形式反应光量度,计算测定物的浓度。竞争法是负相关反应。夹心法是正相关反应。

2.仪器组成及特点

该仪器由主机和微机两部分组成。主机部分主要是由仪器的运行反应测定部分组成,它包括原材料配备部分、液路部分、机械传动部分及光路检测部分。微机系统是该仪器的核心部分,是指挥控制中心。该机设置的功能有程控操作、自动监测、指示判断、数据处理、故障诊断等,并配有光盘。主机还配有预留接口,可通过外部贮存器自动处理其他数据并遥控操作,以备实验室自动化延伸发展。

ACS:180SE 分析仪为台式,其主要特点有以下几点。①测定速度:每小时完成 180 个测试,从样品放入到第一个测试结果仅需要 15 min,以后每隔 20 s 报一个结果;②样品盘:可放置 60 个标本,标本管可直接放于标本盘中,急诊标本可随到随做,无须中断正在进行的测试;③试剂盘:可容纳 13 种不同的试剂,因此每个标本可同时测定 13 个项目;④全自动条码识别系统:仪器能自动识别试剂瓶和标本管,加快了试验速度;⑤灵敏度:达到放射免疫分析的水平。

3.测定项目

现有检测项目 47 项,更多的项目还在开发之中。①甲状腺系统:总、游离 T_3,总、游离 T_4,促甲状腺素,超敏促甲状腺素,T_3 摄取量;②性腺系统:人绒毛膜促性腺激素,催乳素,雌二醇,雌三醇,促卵胞成熟素,促黄体生成素,孕酮,睾酮。③血液系统:维生素 B_{12},叶酸,铁蛋白;④肿瘤标志物:AFP,CEA,CA15-3,CA125,CA19-9,β_2-微球蛋白,PSA;⑤心血管系统:肌红蛋白,肌钙蛋白 T,肌酸激酶-MB;⑥血药浓度:地高辛,苯巴比妥,茶碱,万古霉素,庆大霉素,洋地黄,马可西平;⑦其他:免疫球蛋白 E,血清皮质醇,尿皮质醇,尿游离脱氧吡啶。

(二)ACCESS 全自动微粒子化学发光免疫分析系统

ACCESS 全自动微粒子化学发光免疫分析系统是美国贝克曼-库尔特公司生产的,它采用微粒子化学发光技术对人体内的微量成分以及药物浓度进行定量测定。该系统具有高度的特异性、高度的敏感性和高度的稳定性等特点。全自动操作,一次可以对 60 份标本进行 24 种项目的测定,只需 10～30 min 就可完成第一个测定并打印出结果。

1.分析方法及过程

ACCESS 系统采用磁性微粒作为固相载体,以碱性磷酸酶作为发光剂,固相载体的应用扩大了测定的范围。以竞争法、夹心法和抗体检测等免疫测定方法为基础。试剂包装采用特殊的设计,每个试剂包有 5 个小室,分别把不同的试剂分开,减少了交叉污染,保证了检测质量。

(1)抗原抗体结合将包被单克隆抗体的顺磁性微粒和待测标本加入反应管中,标本中的抗原与微粒子表面的抗体结合,再加入碱性磷酸酶标记的抗体,经温育后形成固相包被抗体-抗原-酶标记抗体复合物。

(2)洗涤、分离在电磁场中进行 2～3 次洗涤,很快将未结合的多余抗原和酶标记抗体洗去。

(3)加入底物 AMPPD 发光剂 AMPPD 被结合在磁性粒子表面的碱性磷酸酶的催化下迅速去磷酸基因,生成不稳定的中介体 AMPD。AMPD 很快分解,从高能激发态回到低能量的稳定态,同时发射出光子,这种化学发光持续而稳定,可达数小时之久。通过光量子阅读系统记录发光强度,并从标准曲线上计算出待测抗原的浓度。

2.仪器组成及特点

ACCESS 是由微电脑控制的,由样品处理系统、试验运行系统、中心供给系统和中心控制系统四部分组成,其仪器特点为以下几点。①测定速度:每小时完成 100 个测试,从样品放入到第一个测试结果需要 15～30 min;②样品盘:可放置 60 个标本,标本管可直接上机,急诊优先,标本可随到随做,无须中断运行;③试剂盘:可容纳 24 种试剂,因此每个标本可同时测定 24 个项目,试剂可随意添加;④全自动条码识别系统:仪器能自动识别试剂盒和标本管条码,加快了试验速度;⑤灵敏度:通过酶放大和化学发光放大,灵敏度达到甚至超过放射免疫分析的水平。

3.分析范围

该系统主要对人体内的微量成分以及药物浓度进行定量。①甲状腺功能:游离、总 T_3,游离、总 T_4,TSH,甲状腺素摄取率;②血液系统:铁蛋白,叶酸盐,维生素 B_{12};③变态反应:总 IgE;④内分泌激素:β-HCG,LH,FSH,E_2,PT,PRL,皮质醇(Cortisol);⑤药物检测:茶碱,地高辛;⑥肿瘤因子:CEA,AFP,PSA;⑦心血管系统检查:肌钙蛋白 I,肌红蛋白;⑧糖尿病检查:胰岛素。

(三)Elecsys 全自动电化学发光免疫分析仪

电化学发光免疫分析技术在新一代实验室免疫检测技术中很有特点,它在 20 世纪 90 年代一问世就引起广泛的关注。德国 Roche 公司在链霉亲和素-生物素包被技术的基础上,引用电化学发光免疫分析技术并开发出相应的检测系统。Elecsys 型号的仪器功能上完全一致,操作也有相同(都是触摸屏操作)之处;细节有差异,有完善的使用说明。

1.测定原理及过程

Elecsys 分析仪集多种技术于一身,应用了免疫学、链霉亲和素生物包被技术及电化学发光标记技术。

(1)将待测标本与包被抗体的顺磁性微粒和发光剂标记的抗体加在反应杯中共同温育,形成磁性微珠包被抗体-抗原-发光剂标记抗体复合物。

(2)将上述复合物吸入流动室,同时用 TPA 缓冲液冲洗。当磁性微粒流经电极表面时,被安装在电极下的磁铁吸引住,而游离的发光剂标记抗体被冲洗走。同时在电极加电压,启动电化学发光反应,使发光试剂标志物三氯联吡啶钌 $[Ru(bpy)_3]^{2+}$ 和 TPA 在电极表面进行电子转移,产生电化学发光。光的强度与待测抗原的浓度成正比。

2.仪器组成及特点

Elecsys 分析仪为台式一次进样(Elecsys 1010)或随机进样(Elecsys 2010)自动化分析仪,主要由样品盘、试剂盒、温育反应盘、电化学检测系统及计算机控制系统组成。仪器特点:①测定速度,每小时完成 90 个测试,从样品放入到出第一个测试结果需要 9 min 或 18 min,根据测试的项目而定。②样品盘:可放置 75 个或 30 个标本,标本管可直接上机;由于采用急诊通道,急诊标本可随到随做,无须中断运行。③试剂盘:可容纳 6 或 18 种试剂,并带有内置恒温装置,以利于试剂保存。④全自动二维条码识别系统:仪器能自动识别试剂盒、标准品、质控品和标本管条码,并读入测定参数等,减少人工输入的误差。⑤灵敏度:由于采用链霉亲和素-生物素技术和电化学发光技术,灵敏度达到甚至超过放射免疫分析的水平。

3.应用的免疫学方法原理

有三种抗原抗体反应方法被应用:抑制免疫法,用于小分子量蛋白抗原检测;夹心免疫法,用于大分子量物质检测,桥联免疫法,用于抗体如 IgG、IgM 检测。还有钌标记用于 DNA/RNA 探针分析。

4.检测项目该仪器

可应用项目很多,已提供试剂盒的项目如下。①肿瘤标志物:AFP,CEA,PSA,CA15-3,CA19-9,CA72-4,CA125II,CYFRA21-1,β-HCG,NSE;②甲状腺功能:TSH,FT_3,FT_4,FBG,TG,Anti-TG;③内分泌:FSH,LH,PT,HCG;β-HCG,肾上腺皮质醇,胰岛素,前列腺素,PRL;④感染性疾病:Anti-HAV,Anti-HAV-IgM,HBsAg,Anti-HBc,Anti-HBs,Anti-HBe,HBeAg,Anti-HCV,HIV-Ag;⑤心肌标志物:TNT,CK-MB,肌红蛋白,地高辛,洋地黄;⑥维生素类:维生素 B_{12},叶酸,铁蛋白。

三、发光免疫分析技术的临床应用

(一)甲状腺疾病相关免疫检测与临床应用

常规甲状腺功能血清学检查主要包括甲状腺激素、垂体激素和自身免疫指标的检查。前者包括总 T_3(TT_3)、总 T_4(TT_4)、游离 T_3(FT_3)、游离 T_4(FT_4)及其相关垂体促甲状腺素(TSH)、甲状腺摄取率(TU)及游离甲状腺素指数(FT_4I);后者包括甲状腺球蛋白抗体(TgAb)、甲状腺过氧化酶抗体(TPO)或甲状腺微粒体抗体(TmAb)、促甲状腺受体抗体(TRAb)等。TmAb 和 TRAb 目前仍未采用化学发光法。

(二)生殖内分泌激素检测与临床应用

化学发光免疫分析技术提供传统的生殖内分泌激素检测项目,主要有促卵泡生成激素(FSH)、促黄体生成激素(LH)、孕激素(Prog)、催乳素(Prol)、睾酮(Test),以及胎盘激素,包括滋养叶细胞分泌的人绒毛膜促性腺激素(β-HCG)、胎儿-胎盘单位共同生成的激素、非联合雌三醇(UE_3)。现代化检测技术不但提高了这些检测项目的灵敏度、特异性,还从速度上提供了急诊服务的条件,迎合了临床急诊检测的需要,在妇产科临床方面开拓了前所未有的应用前景。

(三)心肌蛋白检测与临床应用

典型心绞痛和心肌梗死(AMI)患者,心肌供血不足,细胞受损破坏,细胞内容物渗出,进入血循环。血清(浆)肌酸激酶(CK)及其同工酶(CK-MB)作为上述病理改变的标志物已被临床应用多年。心肌酶活性的测定需时不长,又较便宜,一般情况下尚能满足临床确诊 AMI、监测疗效和估计梗死范围等的需要。

然而,在某种特殊情况下上述标志物尚有明显不足之处:一方面,伴有肌肉组织损伤的病例,心肌酶因组织特异性不高而失去其应有的诊断价值;另一方面,酶活性检测法的精确度不足,临床正常参考范围较宽,诊断敏感性不足以辅助确诊微小心肌梗死(Micro-infar)或轻微心肌细胞损伤。目前,化学发光法除提供心肌酶检测技术外,还提供临床应用价值更高的肌钙蛋白 T(cTnIT)肌钙蛋白 I(cTnI)和肌红蛋白(MYO)检测。

(四)胰岛素和 C 肽测定与临床应用

1.胰岛素

胰岛素由胰岛 β 细胞分泌,主要控制糖代谢,也参与控制蛋白质合成和三酰甘油的储存。血循环中胰岛素包括真胰岛素及其前身胰岛素原,包括完整胰岛素原和裂环胰岛素原。传统放射免疫法测定免疫活性胰岛素,即笼统测定所有胰岛素原分子及真胰岛素,其临床应用的推广正随着高特异性真胰岛素与胰岛素原的检测技术的发展而受到冲击。真胰岛素测定对糖尿病的诊断、分型及疗效随访有重要的临床应用意义。目前,个别化学发光免疫分析系统推出真胰岛素检测技术,如美国贝克曼 Access 免疫分析系统的超敏感胰岛素检测仅测定真胰岛素(与胰岛素原无交叉反应)。该检测项目在临床及科研方面的应用,将使人们对 2 型糖尿病的发病机制有更进一步的认识。

胰岛素检测的重要意义之一在于了解糖尿病高危人群和糖尿病患者的胰岛 β 细胞分泌功能,并依此协助临床对患者进行临床分型和选择治疗方案。1 型糖尿病患者胰岛 β 细胞分泌功能不足,表现为空腹和餐后血真胰岛素水平降低,释放曲线呈低水平状;根据胰岛 β 细胞分泌功能,2 型糖尿病患者可分为两个人群组:A 组胰岛素释放试验的结果一般表现为空腹胰岛素值比正常人高,餐后 30 min、1 h 值低于正常人,整个反应过程中虽峰值高于正常,但峰时延迟至 2 h 或 3 h,呈延迟增高型;B 组表现为空腹胰岛素值比正常人低,餐后释放反应低,呈无反应或低反应型。对 2 型糖尿病更进一步的分型,将随着真胰岛素检测技术的问世而实现。详细的分型有利于更合理地选择治疗方案。除此之外,真胰岛素检测还被用于评价不同胰岛素制剂在不同个体血中的有效作用期,以便及时调整治疗方案。

胰岛 β 细胞肿瘤可导致高胰岛素血症,并继发低血糖症。重复数次空腹血胰岛素水平测定,可协助诊断胰岛细胞瘤。

2.C 肽

胰岛 β 细胞所分泌的胰岛素原,经一系列的转化酶作用后,一个胰岛素原分子裂解为一个真胰岛素和一个 C 肽,两者呈等分子释放入血循环。但因 C 肽降解部位在肾脏而胰岛素在肝脏,且其生物半衰期是胰岛素的 2 倍,故外周血循环中 C 肽的克分子浓度比胰岛素高,两者比值约为 6:1。C 肽与胰岛素抗体无交叉反应,也不与细胞膜上的受体结合。如此种种,C 肽测定被认为更能反映胰岛 β 细胞的功能。

C 肽测定在协助糖尿病分型和疗效的观察、分析方面与胰岛素相同,但在评价机体胰岛 β 细胞分泌功能方面有其特有的优点。对长期使用外源性胰岛素患者测定胰岛素,既受外源性胰岛素影响(方法学上不能区分内源性或外源性),也受机体产生的胰岛素抗体和胰岛素结合的影响。外源性胰岛素中不含 C 肽,且 C 肽不和胰岛素抗体发生免疫交叉反应,因此,即使在有特异真胰岛素测定技术的情况下,技术性可靠的 C 肽测定仍颇受临床欢迎。

(五)贫血指标检测与临床应用

多年来,贫血的鉴别诊断主要依靠血液学的特殊染色及骨髓穿刺等复杂的实验室手段。随着免疫学技术的发展,某些血液疾病可以依赖简单的免疫分析进行鉴别诊断及治疗随访。目前所有的化学发光免疫分析系统都提供铁蛋白、维生素 B_{12}、血清及红细胞叶酸盐等鉴别贫血原因的免疫检测项目。铁蛋白是缺铁性贫血的敏感指标,临床上除用以作为诊断依据外,还应用于补铁治疗的随访。维生素 B_{12} 及铁蛋白检测,在协助诊断白血病方面也有一定的临床应用价值。

1.叶酸盐

叶酸盐是一种维生素,由小肠吸收后储存于肝脏。其生物化学功能是辅酶 A,与细胞生长及 DNA 合成密切相关。叶酸缺乏将导致巨幼红细胞/巨红细胞性贫血,并导致神经病理学方面的疾病。

叶酸缺乏常见于摄入不足、吸收不良或体内需求增加。后者常见于怀孕期间,可导致神经管脊髓漏等胎儿先天性疾病,或见于酗酒、肝炎或其他引起肝功能不全的疾病。

2.维生素 B_{12}

维生素 B_{12} 经口摄入后,与胃液中的"内因子"蛋白结合后,在回肠中吸收后储存于肝脏。其生物化学功能与叶酸类似。维生素 B_{12} 缺乏同样将导致巨幼细胞性贫血及神经病理学方面的疾病。

维生素 B_{12} 缺乏常见于原发内因子分泌不足、继发维生素 B_{12} 吸收减少,这种现象称"恶性贫血",常见于 50 岁及以上人群组。因为维生素 B_{12} 吸收量与功能小肠的长度成正比,胃、肠切除术后可导致维生素 B_{12} 缺乏。不同细菌或炎症引起的小肠疾病同样影响维生素 B_{12} 吸收。维生素 B_{12} 摄入不足也见于长期吃素者。

3.铁蛋白

铁蛋白是一种铁储存蛋白。血清铁蛋白浓度与体内总铁储存量成正比。铁蛋白是一种最常用的诊断有关铁代谢疾病的指标。

缺铁性贫血者血清铁蛋白浓度仅为正常人的 1/10;而铁摄入过量者,其血清铁蛋白浓度明显高于正常人。有报道认为铁蛋白是早期发现缺铁性贫血的敏感指标。铁蛋白测定也常被应用于补铁治疗的疗效随访。临床上还应用铁蛋白辅助诊断血色素沉着病。血色素沉着病分遗传性和继发性,两者的共同发病机制是铁储存异常增高,导致组织毒性作用。遗传性血色素沉着病患者的小肠吸收铁的功能异常增高;继发性血色素沉着病患者多见于反复接收输血治疗的患者。临床上发现铁蛋白是反映血中铁储存量最好的指标,血清铁测定不如铁蛋白敏感。

白血病、骨髓瘤、胃癌、肠癌、肺癌、乳腺癌、胰腺癌、黑素瘤等均可有铁蛋白异常增高,临床上也用铁蛋白作为肿瘤标志物辅助诊断肿瘤及疗效随访。

(六)肿瘤标志物检测与临床应用

肿瘤标志物是指肿瘤组织和细胞由于癌基因及其产物的异常表达所产生的抗原和生物活性物质,但健康组织有时也能产生类似的赘生物,其中包括与之相关的各类激素、酶、特异性或非特异性蛋白质、肿瘤代谢产物等。尽管肿瘤标志物的研究不断取得进展,目前仍没有任何一种标志物能对肿瘤完全特异。原因:①绝大多数肿瘤标志物既不是器官特异又不是疾病特异,肿瘤组织本身可产生,非恶性病变组织也可产生,因此一些良性疾病也可出现不同程度的阳性反应;②肿瘤可因多种因素而呈现一过性或阶段性阴性;③受科技水平的限制而未揭示出高特异性的肿瘤标志物。为了克服上述缺点,临床工作者通过大量的实践,推荐追踪观察和联合检测,以便及时发现一些常规检测难以发现的恶性肿瘤。

(王光让)

第三节　自动化酶免疫分析技术

抗原抗体特异性反应的特性引入临床试验诊断技术上已有很长的历史并发挥了重要的作用。除了利用抗原抗体特异性反应的原理进行某种未知物质的定性了解(定性方法)外,应用这一原理进行物质的定量分析在临床应用上已越来越广泛和深入。标记免疫化学分析技术就是一类很重要的免疫定量分析技术,酶联免疫吸附剂测定(enzyme-linked immune sorbent assay,

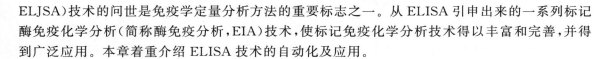

ELJSA)技术的问世是免疫学定量分析方法的重要标志之一。从 ELISA 引申出来的一系列标记酶免疫化学分析(简称酶免疫分析,EIA)技术,使标记免疫化学分析技术得以丰富和完善,并得到广泛应用。本章着重介绍 ELISA 技术的自动化及应用。

一、免疫分析技术的发展

酶免疫分析(enzyme-linked immunoassay,EIA)是利用酶催化反应的特性来进行检测和定量分析免疫反应的。在实践上,首先要让酶标记的抗体或抗原与相应的配体(抗原或抗体)发生反应,然后加入酶底物。酶催化反应发生后,可通过检测下降的酶底物浓度或升高的酶催化产物浓度来达到检测或定量分析抗原抗体反应的目的。

1971 年 Engvall 和 Perlman 发表了酶联免疫吸附剂测定用于 IgG 定量测定的文章,从此开始普遍应用这种方法。在标记酶的研究上学者们做了大量工作,包括酶的种类开发、酶催化底物的应用、酶促反应的扩大效应研究,以及底物检测手段等。

(一)酶联免疫吸附剂分析

这是一项广泛应用于临床分析的 EIA 技术。在这一方法中,一种反应组分非特异性地吸附或以共价键形式结合于固体物的表面,像微量反应板孔的表面、磁颗粒表面或塑料球珠表面。吸附的组分有利于分离结合和游离的标记反应物。ELISA 技术可分为双抗体夹心法、间接法和竞争法三类。双抗体夹心法多用于检测抗原,是最广泛应用的 ELISA 技术,但此法检测的抗原,应至少有两个结合位点,故不能用于检测半抗原物质。间接法是检测抗体最常用的方法,只要更换不同的固相抗原,用一种酶标抗抗体就可检测出各种相应的抗体。竞争法可用于检测抗原和抗体。

(二)倍增性免疫分析技术

酶倍增性免疫分析技术(enzyme multiplied immunoassay technique,EMIT),也是一种广泛应用于临床分析的 EIA 技术。由于 EMIT 不需"分离"这一步骤,易于操作,现用于分析各种药物、激素及代谢产物。EMIT 易于实现自动化操作。在这一技术中,抗待药物、激素或代谢产物的抗体与底物一起加入被检的患者标本中,让抗原抗体发生结合反应,再加入一定量的酶标记的相应药物、激素或代谢产物作为第二试剂;酶标志物与相应的过量抗体结合,形成抗原抗体复合物。这一结合封闭了酶触底物的活性位点或改变酶的分子构象,从而影响酶的活性。抗原抗体复合物形成引起的酶活性的相应改变与患者标本中待测成分的浓度成比例关系。从校准品曲线上即可算出待测成分的浓度。

(三)隆酶供体免疫分析

隆酶供体免疫分析这一分析技术是一项利用基因工程技术设计和发展起来的 EIA 技术。通过巧妙地操作大肠埃希菌 E.Colir 的 lac 操纵子的 Z 基因,制备出 β-岩藻糖苷酶的无活性片段(酶供体和受体)。这两种片段可自然地装配重组形成有活性的酶,即使是供体片段结合到抗原上也不受影响。但是,当抗体结合到酶供体-抗原胶连体时,则会抑制这种装配重组,使有活性的酶不能形成。因此,在酶受体存在的情况下,被检抗原与酶供体-抗原胶连体对相应一定量的抗体的竞争便决定了有活性的酶的多少,被检抗原浓度高时,有活性酶形成的抑制便减少,反之便增多。测定酶活性可反映出被检抗原的量。

EIA 所用的酶主要有碱性磷酸酶、辣根过氧化物酶、葡萄糖-6-磷酸脱氢酶及 β-岩藻糖苷酶。抗体的酶标记和抗原的酶胶连是通过双功能制剂的共价键联合技术来制备的,重组的胶连物是利用基因融合技术来制备的。

EIA 技术中,有各种各样的酶促反应检测体系。光学比色测定就是一种很普遍的检测。目前使用的比色计,像酶标仪,结构紧密,性能较高,且以多用途、可靠、易于操作及价廉等特点得到用户的青睐。然而,用荧光剂或化学发光剂标记底物或产物的 EIA、相比用光学比色的、在灵敏度上更具优势。磷酸伞形花酮是一种不发荧光的底物,在碱性磷酸酶的催化下可转变成强荧光性的伞形花酮,这一酶促反应可用于以碱性磷酸酶做标记酶的 EIA 定量分析。用碱性磷酸酶做标记酶做化学发光免疫分析时,选择一种名叫 adamantyl1,2-dioxetanearyl phosphate 的化学发光剂作为底物可获得很好的灵敏度效果。在酶的浓度为 $10\sim21$ mol 时也可检出。酶级联反应也已用于 EIA 技术,其优点是结合了两种酶——标记酶碱性磷酸酶和试剂酶乙酰脱氢酶的放大效应,使检测的灵敏度大大提高。

化学发光 ELISA 技术作为常用的 ELA 技术,其自动化的发展已在临床应用上受到重视。目前,国外已有许多公司发展了从样品加样、洗板到最终比色过程全自动化的仪器,以满足临床检验的各种需要。国内已用的仪器主要型号:意大利 STB 公司生产的 AMP 型及 BRIO 型全自动酶免分析系统 Grifols 公司的 TRITURUS 型(变色龙)全自动酶免分析系统、BioRad 公司的 Coda 型全自动酶免分析系统。另外,还有将加样和酶免分析分开处理的系统,如瑞士的 AT 型全自动标本处理系统和 FAME 型酶免分析系统。

二、ELISA 技术与自动化

(一)ELISA 技术的基本原理

1.双抗体夹心法

双抗体夹心法是检测抗原最常用的方法,可检测患者体液中各种微量抗原物质以及病原体有关的抗原,应用较广。其操作步骤是将特异性抗体包被载体,使形成固相抗体,洗去未结合的抗体和杂质后,加入待测样品,使其中相应抗原与固相抗体呈特异性结合,形成固相抗原抗体复合物,再洗涤除去未结合的物质,继加酶标记抗体,使与固相上的抗原呈特异性结合,经充分洗涤除去未结合的游离酶标记抗体,最后加入相应酶的底物化,固相的酶催化底物变成有色产物,颜色反应的程度与固相上抗原的量有关。

用此法检测的抗原应至少有两个结合位点,故不能用以检测半抗原物质。

2.间接法

间接法是检测抗体最常用的方法。其操作步骤是将特异性抗原包被载体,形成固相抗原,洗涤去除未结合的物质后,加待测样品,使其中待测的特异性抗体与固相抗原结合形成固相抗原抗体复合物,再经洗涤后,固相上仅留下特异性抗体,继加酶标记的抗人球蛋白(酶标抗抗体),使与固相复合物中的抗体结合,从而使待测抗体间接地标记上酶。洗涤去除多余的酶标抗抗体后,固相上结合的酶量就代表待测抗体的量。最后加底物显色,其颜色深度可代表待测定抗体量。

本法只要更换不同的固相抗原,用一种酶标抗抗体就可检测出各种相应的抗体。

3.竞争法

竞争法也可用以测定抗原和抗体。以测定抗原为例,受检抗原和酶标记抗原共同竞争结合固相抗体,因此与固相结合的酶标记抗原量与受检抗原量成反比,其操作步骤是将特异性抗体包被载体,形成固相抗体,洗涤去除杂质后,待测孔中同时加待测标本和酶标记抗原,使之与固相抗体反应。如待测标本中含有抗原,则与酶标记抗原共同竞争结合固相抗体。凡待测标本中抗原量较多,酶标记抗原结合的量就越少,洗涤去除游离酶标志物后,加底物显色。结果是不含受检抗原的对照孔,其结合的酶标记抗原最多,颜色最深。对照孔与待测颜色深度之差,代表受检标本中的抗原量。待测孔越淡,标本中抗原量越多。

(二)自动化

ELISA 技术的理论基础与实践在一般的概念里,ELISA 技术的可操作性强,不需复杂设备,甚至完全手工加样、洗板和肉眼判读结果,便可完成技术操作。近年来,人们的质量控制意识不断加强,要求尽可能做到最低限度地减小系统误差,降低劳动强度,这就需要解决 ELISA 技术中加样、温育、洗板及判读结果过程的系统误差问题及高效率运作问题,自动化技术应运而生。将 ELISA 技术的加样、温育、洗板及判读结果过程科学地、有机地、系统地结合,尽可能地减少各环节人为因素的影响,便成为自动化 ELISA 技术的理论基础。

在自动化 ELISA 技术中,可以将整个体系分成加样系统、温育系统、洗板系统、判读系统、机械臂系统、液路动力系统及软件控制系统等几种结构,这些系统既相互独立又紧密联系。加样系统包括加样针、条码阅读器、样品盘、试剂架及加样台等构件。加样针有两种,一种为有 TEFLON 涂层的金属针,另一种为可更换的一次性加样头(Tip)。有些仪器的加样针只配金属针,无一次性加样头,有些是两种针都配备。加样针的功能主要是加样品及试剂,它靠液路动力系统提供动力,通过注射器样的分配器进行精确加样。加样针的数量在各型号仪器上是不同的,有一根的、两根的或多根的。条码阅读器是帮助识别标本的重要装置,目前的仪器均配有此装置。样品盘除了放置标本外,还能放置稀释标本用的稀释管,供不同检测目的使用。试剂架是供放置酶标记试剂、显色液、终止液等试剂用的,有些型号的仪器这一部分是独立的,有些是并在样品盘上。加样台是酶标板放置的平台,有些仪器在台上设置温育装置,让温育在台上进行。整个加样系统由控制软件进行按部就班的协调操作。

温育系统主要由加温器及易导热的金属材料板架构成。有些是盒式的,有些是台式的。一般控制温度可在室温至 50 ℃之间。温育时间及温度设置是由控制软件精确调控的。

洗板系统是整个体系的重要组成部分,主要由支持板架、洗液注入针及液体进出管路等组成。洗液注入针一般是 8 头的。每项洗板的洗板残留量一般控制在 5 μL 以内,最好的设备可控制在 2 μL 内。洗板次数可通过软件控制实现并可更改。

读板系统由光源、激光片、光导纤维、镜片和光电倍增管组成,是对酶促反应最终结果作客观判读的设备。各型号仪器的比色探头配置不一样,有单头的,也有 8 头的。控制软件通过机械臂和输送轨道将酶标板送入读板器进行自动比色,再将光信号转变成数据信号并回送到软件系统进行分析,最终得出结果。

酶标板的移动靠机械臂或轨道运输系统来完成。机械臂的另一重要功能是移动加样针。机械系统的运动受控于控制软件,其运动非常精确和到位。

为了更易于理解自动化 ELISA 技术的操作,在此列举 AMP 型全自动酶免分析系统的操作过程。

(三)主要型号的全自动酶免分析仪的性能及特点

1.AMP 型全自动酶免分析仪

该型仪器适用于各样项目的 ELISA 检测。可随机设置检测模式,每块上可同时检测相关条件的 8 个项目。加标本的速度为每小时 700 个;标本加样体积为 7～300 μL,进度为 1 μL 可调;加样精度为 10 μL 时 CV<2.5%,100 μL 时 CV<1%。试剂加样速度为每小时 1 400 孔;加样

体积为 10～300 μL;进度为 1 μL 可调,加样精度为 100 μL 时 CV<2%。有液面感应装置。样品架为 6 个可移动模块,一次可放置 180 个标本和稀释管,有标本识别的条码阅读器。温育系统中有可检温度在 20 ℃～45 ℃ 的平式加热器,温度设置误差在 ±0.5 ℃ 内,真正工作时需预热 5 min;孵育架有 8 个板位,每个板位温度设置是一样的,不能独立。洗板机配有 8 头洗液注入头,无交叉吸液,每洗液残留体积<5 μL。读板器光源为 20 W 钨光灯,有 8 光纤的光度计,检测器有 8 个硅管,滤光片架可同时装 8 个滤光片,一般配装 405、450、492、550、620 nm 波长的滤光片。吸光度范围为 0～3.000 OD,分辨率为 0.001 OD,精度在 OD=0.15 时,CV<2.5%;OD=0.8 时,CV<1.5%;OD=1.5 时,CV<1.5%。

2.Triturus 型全自动酶免分析仪

该型仪器适用于各种项目的 ELISA 检测。随机安排项目检测,每板上可同时做 8 个相同条件的项目检测。可用加样针或 Tip 头加样;加样速度为每小时>700 个;加样体积为:用针时 2～300 μL,用 Tip 头时 10～300 μL,进度均为 1 μL 可调;加样精度为:用针时 CV<1%,用 Tip 头时 CV<2%。试剂加样速度为每小时 2 760 孔;加样体积 2～300 μL,进度为 1 μL 可调;加样精度为 100 μL 时,CV<2%。有液面感应装置。标本架为一圆形可移动架,可同时放置 92 管标本和 96 个稀释管。标本架中心为 12 个可移动的试剂架,并有 8 个稀释液架。有标本识别的条码阅读器,温育系统有可控温在 20 ℃～40 ℃ 的平台加热器,温度设置误差在 ±0.5 ℃ 内,工作时需预热 10 min;有 4 个加热孵育板位,轨道式振荡,每个板位独立控温,互不干扰。洗板机配有 8 头洗液注入头,液残量控制在 2 μL 以内。读板器有重复性读的单光纤光度计,光源为 20 W 钨光灯,检测器有 1 个硅光管,滤光片架可同时装 7 个滤光片,一般配装 405、450、492、550、600、620 nm 波长的滤光片,吸光度范围为 0～3.000 OD,分辨率为 0.001 OD,精度为 CV<1%。软件平台为 Windows 95/98。

3.CODA 型全自动开放式酶免系统

在本系统上配用开放的 ELISA 药盖。整个酶免分析过程都在一个组合式的系统内完成:加样、孵育、洗板、结果判读、打印报告。但也可以自动操作酶免反应过程中个别的功能。一次操作中最高可设置 5 种分析项目。可同时做 3 块酶标板的分析,测试量可大可小。可以贮存标准曲线,并为下次的测试作校正调节。能将测出的资料进行曲线拟合的积分计算。在大量筛选样品时,可用阈值测定的方法,筛查大批定性分析的样品。酶标板的孔底为平底或"U""V"形底;样品管 5 mL 或 1.5 mL 均可放置。温育温度可控制在 35 ℃～47 ℃。检测光谱的波长范围为 400～700 nm。载板架有振板功能。软件平台为 Windows 95。

4.FAME 型酶免分析处理系统

该系统为除标本加样外的温育、加试剂、洗板、读板的自动化酶免分析装置。每项可同时处理 9 块酶标板。加样针为一次性,为回头加样探头,加样速度较快。酶试剂的混合须在机外进行。每板只能同时检测一个项目,但对于大样品、项目一致性强的工作,该系统应为上佳选择的机型。一般配上 AT 型标本处理系统,其全自动化的概念更可体现出来。

三、自动化 ELISA 技术的临床应用

由于 ELISA 技术具有无污染性、操作简便、项目易于开发等优点,加上已实现自动化,已受到临床实验室的重视。在骨代谢状况、糖尿病、药物浓度监测、内分泌学、生殖内分泌学、免疫血液学、肿瘤、感染性疾病、自身免疫性疾病的诊断或监测上,ELISA 技术已占据了较优势的地位。

但其与发光免疫技术比较起来,灵敏度上稍逊色了些,重点介绍以下内容。

(1)骨代谢中骨重吸收的指标(Crosslaps):Crosslaps 是 Ⅰ 型胶原连素中的 C 端肽交连区的商品名,是最近发展起来的一项反映骨形成和骨重吸收的重要指标。已有报道,在骨质疏松、Paget's 病、代谢性骨病等的患者中,尿中的 Crasslaps 升高。抑制骨重吸收的药物可导致 Crosslaps 水平降低。停经后妇女或骨质疏松患者雌激素等治疗可引起这一标志物降低。停经前妇女尿中 Crosslaps 的浓度一般为 5~65 nmol BCE/mmol Cr,正常男性为 86 nmol BCE/mmol Cr。

(2)与糖尿病有关的自身抗体:主要有抗谷氨酸脱羧酶抗(抗 GAD 抗体)IAA、ICA。

(3)细胞因子的检测:干扰素(IFN-α、γ、β)白介素 1~10(IL-1~10)、$TGF\beta_1$、$TGF\beta_2$、$TNF\alpha$ 等。

(4)肝炎标志物及其他感染指标:甲、乙、丙、丁、戊型肝炎的血清学标志物、艾滋病病毒抗体、EB 病毒、巨细胞病毒、风疹病毒、弓形体等。

(5)自身免疫抗体 ENA、TGAb、TPOAb 等。

四、自动化 ELISA 技术应用展望

ELISA 技术在临床实验室里已是一项重要的应用技术,在病毒性肝炎血清学标志物的检测方面应用最广泛,在肿瘤标志物的检测上也经常用到该技术。但大多数的实验室仍停留在手工操作上,甚至连最基本的酶标仪都没有配备,势必影响到该技术的质量保证。

有人认为 ELISA 技术已逐步走向退化,可能会逐步退出临床实验室,但学者认为,这是一种不全面的看法。ELISA 技术除其自身的优点外,自动化的发展更应当为临床实验室提供可靠的质量保障,以及提高工作效率和减轻工作强度等。自动化的发展是 ELISA 技术更有生命力的象征。

应当提倡和推广自动化的 ELISA 技术。有学者在应用中体会到很重要的一点是,自动化技术大大减少了手工操作中造成的系统误差。比如,有些标本,尤其是低浓度的,反复手工测定时经常出现忽阴忽阳的情况,受很多主观因素的影响。当然,应用自动化设备会增加测试的成本,但这种成本的增加带来的是检测质量的保证。另外,应当看到,随着用户和产品的增加,设备的成本价格会逐渐下调。

(李春花)

第四节　分子细胞遗传学检测技术

一、荧光原位杂交

(一)荧光原位杂交技术的基本原理

荧光原位杂交(FISH)技术是一种应用非放射性荧光物质依靠核酸探针杂交原理在核中或染色体上显示 DNA 序列位置的方法。FISH 技术是利用一小段(通常为 15~30 bp)用荧光物质标记过的 DNA 或 RNA 序列作为探针,穿透经过甲醛固定的微生物样品的细胞壁,与细胞内特定的靶序列进行杂交,探针与细胞内互补的 DNA 或 RNA 序列相结合,当用表面荧光显微镜激

发时,含有与探针互补序列的微生物就会发光。

(二)FISH 技术的操作步骤

FISH 技术主要包括以下几个步骤。①样品的固定与预处理:待测样品在处理后的载玻片上进行固定,有时需要进行一些特殊的预处理;②杂交:加入探针进行杂交,一般用一种或多种探针同时进行杂交;③洗脱:去除未杂交或非特异性杂交的探针;④观察与分析:将样品置于荧光显微镜下观察,记录结果并对结果进行分析。可用图 1-1 简示。

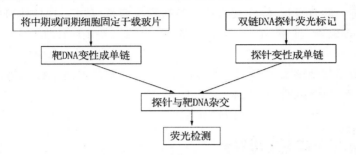

图 1-1　FISH 技术的操作步骤

(三)FISH 技术的应用

荧光原位杂交技术广泛用于分析复杂环境的微生物群落构成,可以在自然生境中监测和鉴定微生物,并能对未被培养的微生物进行检测。根据不同种属 16SrRNA 序列差异设计的探针则可以对不同的微生物种类进行特异性鉴定。近几年,应用 FISH 技术研究自然环境微生物群落的报道较多,如海水沉积物的群落,海水、河水和高山湖雪水的浮游菌体、土壤和根系表面的寄居群落。FISH 技术不仅能提供某一时刻的微生物景象信息,还能监测生态环境中的微生物群落和种群动态。此外,应用 FISH 技术检测和鉴定未被培养的种属或新种属,如巨大硫酸盐细菌、全噬菌属和酸杆菌属等。FISH 技术对于探明自然菌群的生态学和组成,以及群落对自然和人为因素动态变化的应答研究均是最有力的技术手段。

二、原位 PCR

原位 PCR(IS-PCR)将 PCR 技术的高效扩增与原位杂交的细胞定位结合起来,从而在组织细胞原位检测单拷贝或低拷贝的特定 DNA 或 RNA 序列。

(一)原理和方法

1.基本原理

(1)原位杂交技术是将分子杂交与组织化学技术结合起来,用标记的 DNA 或 RNA 为探针,在原位检测组织细胞内特定的 DNA 或 RNA 序列。因此,在显示阳性杂交信号时,不仅能判别含有靶序列的细胞类型,还能显示组织细胞的形态结构特征与病理变化。但是,原位杂交对拷贝数较少的序列检出有一定的困难。

(2)PCR 技术是在 DNA 聚合酶的作用下,经过模板的变性、退火和引物延伸三种循环,将引物引导下的特异靶序列迅速地进行扩增,经过扩增的靶序列在凝胶电泳中显示出来。因此,PCR 技术具有灵敏度高,特异性强的优势。但是,PCR 技术是在液相中进行的,在扩增前,需将细胞破坏,从中提取核酸作为模板。因此,很难将 PCR 的结果与组织细胞的形态结构联系起来,也很难判断含特异性靶序列的细胞类型。

原位 PCR 技术成功地将 PCR 技术和原位杂交技术结合起来,保持了 2 项技术的优势又弥补了各自的不足。

2.原位 PCR 分类方法

(1)直接法原位 PCR:直接法原位 PCR 的特点是使扩增产物直接携带标记分子。在反应体系中使用标记的三磷核苷酸或引物。放射性核素、生物素和地高辛是 3 种最常见的标志物。当 PCR 扩增时,标记分子就掺入到扩增产物中。根据标志物的性质,用放射自显影、免疫组织化学或亲和组织化学等技术对扩增产物进行检测。直接法原位 PCR 的优点是具有高度敏感性,可检测出单拷贝,操作简便、省时省力。缺点是特异性较差,容易出现假阳性且扩增效率较低。

(2)间接法原位 PCR:间接法原位 PCR 是目前应用最广泛的靶核酸序列原位扩增技术。用经固定的细胞悬液做 PCR 扩增,然后将细胞离心沉淀在玻片上,再对扩增产物进行原位检测。

间接法原位 PCR 的反应体系与常规 PCR 相同,所用的引物和三磷核苷酸都不带任何标志物。当 PCR 原位扩增结束后,再用原位杂交技术检测特异性扩增产物。与直接法原位 PCR 相比,间接法虽然复杂些,多了原位杂交检测步骤。但其扩增效率较高,更重要的是特异性比直接法强。这是因为原位杂交所用的探针可特异性地检出扩增产物中的靶序列。这样,即使扩增产物中有非靶序列成分,它们也不会呈现阳性反应,因而提高了原位 PCR 的特异性。

(3)原位反转录 PCR(IS Rt-PCR):是结合反转录反应和 PCR 扩增检测细胞内低拷贝 mRNA 的方法。整个反应分两步进行。第一步以 mRNA 为模板、在逆转录酶的催化下合成 cDNA;第二步则以 cDNA 为模板、用 PCR 对靶序列进行扩增。与液相反转录 PCR 不同的是,原位反转录 PCR 反应过程在固定的组织细胞标本上进行。进行原位反转录 PCR 的标本先要用 DNA 酶处理、以破坏组织细胞中的 DNA。这样可保证 PCR 扩增的模板是从 mRNA 反转录合成的 cDNA,而不是细胞中原有的 DNA。

(4)原位再生式序列复制反应:再生式序列复制反应(3SR)是随着 PCR 技术发展而出现的一项直接进行 RNA 扩增的新技术。再生式序列复制反应特点:①需 3 种工具酶,即 AMV 逆转录酶、Escherichia coli RNA 酶 H 和 T7RNA 聚合酶;②引物的 5'端含 T7RNA 启动子;③扩增反应在 42 ℃下进行 2 h,不需要热循环。

再生式序列复制反应为检测细胞内低拷贝数的 mRNA 开辟了一个新途径。因其扩增反应在较低的温度下进行,组织抗原性不会被破坏,特别有利于与免疫组织化学相结合。

(二)试验程序

1.标本的制备

组织细胞固定,以 10% 的缓冲甲醛溶液或 4% 的多聚甲醛固定后,进行原位 PCR。固定的时间一般不宜过长,视组织的大小而定,一般以 4 ℃、4~6 h 为宜。在进行 PCR 前,组织标本需经蛋白酶处理,增加其通透性,充分允许反应系统中的各成分进入细胞内,并能很好地暴露靶序列以利于扩增。

2.原位扩增 PCR

在组织标本中进行 PCR 扩增,其基本原理与液相 PCR 完全相同。PCR 所用的引物长度一般为 15~30 bp 为宜,扩增片段的长度为 100~1 000 bp。原位 PCR 宜用较短的引物,从石蜡切片中提取的 DNA 很少超过 400 bp,RNA 很少超过 200 bp,较长序列的扩增易导致引物与模板的错配,产生非特异性扩增产物。

3.洗涤

原位扩增结束后,标本应清洗,以除去弥散到细胞外的扩增产物。洗涤不充分,会导致非扩增产物在检测中显现,造成背景过深或假阳性结果。洗涤过度,造成细胞内扩增产物脱落,使阳性信号减弱或丢失。

4.原位检测

原位 PCR 扩增产物的检测方法,取决于原位 PCR 的设计方案。直接法则根据标记分子的性质对扩增产物进行原位检测,间接法则需用原位杂交的方法检测。

三、在血细胞诊断和研究中的应用

(一)FISH 在生物医学领域中的广泛应用

1.在基因制图和基因诊断方面的应用

基因制图或基因定位是人类基因组计划的主要任务之一。FISH 能将克隆的 DNA 或 cDNA 顺序在染色体上进行精确定位,并能同时对多个 DNA 片段在染色体上的排列加以显示。基因定位可为遗传连锁分析提供更多 DNA 标记,反过来也为更多基因的克隆提供信息。某些遗传病,如威廉斯综合征多由染色体的微小缺失所致,当采用 FISH 时,可以对缺失加以检测(图 1-2)。

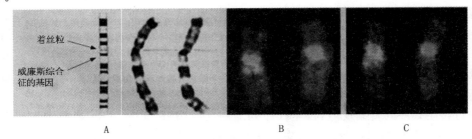

着丝粒

威廉斯综合征的基因

A   B   C

图 1-2　威廉斯综合征中的染色体微小缺失

威廉姆斯综合征基因用荧光标记。威廉姆斯综合征患者染色体(B 右,C 右)与正常
人(B 左,C 左)比较表现为威廉姆斯综合征基因缺失

2.在产前诊断和肿瘤细胞遗传学方面的应用

先天性染色体数目异常常导致疾病和肿瘤的发生。利用染色体特异的探针(如着丝粒的 α 卫星)可以对染色体数目进行 FISH 显示。绝大多数肿瘤伴有染色体结构的改变,如染色体断裂、重排等,使用染色体描绘的方法,可以很直观地了解染色体结构改变的情况。

3.在感染性疾病的诊断和研究中的应用

有些感染性疾病,主要是病毒,如 EB、HPV、SV40、HBV、HCV 等感染,不仅可导致急性病症,而且其特异的基因组可以整合到人基因组中去,导致肿瘤发生。利用 FISH 可对机体的感染情况进行分析,并能对感染后的预后进行判断。

4.在细胞和染色体分选方面的应用

FISH 不仅应用于染色体,还可以应用于间期细胞;不仅可以在玻片上进行,也可以在悬液中操作。如 FISH 与流式细胞技术联用,即可对特异的细胞和染色体加以分选。

5.在生物进化方面的应用

利用 FISH 可以在染色体水平上对生物的进化情况进行研究,并能确定物种之间的亲缘关系。

(二)原位 PCR 在生物医学领域的主要应用

1.感染性疾病基因检测

(1)病毒基因的检测:应用原位 PCR 技术,使感染病毒的细胞较容易地被检出。利用原位 PCR 对乙肝病毒、丙肝病毒、单纯疱疹病毒、麻疹病毒、脊髓前角灰质炎病毒及人类乳头瘤病毒等病毒的检测,既提高了敏感性,也达到了组织细胞定位的目的,能够及时发现感染人群。

(2)细菌基因的检测:最突出的应用是在结核分枝杆菌的检测上,当结核病变不够典型时,经过抗酸染色的方法很难在镜下找到结核分枝杆菌,而应用原位 PCR 技术可以帮助明确诊断。

(3)导入基因的检测:在转基因动物及接受基因治疗的个体中,是否导入了基因,均可用原位 PCR 技术证实。因此,原位 PCR 技术在研究导入基因的遗传稳定性、基因工程应用以及基因治疗等方面有着重大的意义。

2.基因变异的研究

生物体具有遗传和变异的特性,当机体内外环境改变时,某些基因会发生变异。原位 PCR 能用于基因突变、基因重组和染色体易位等基因变异研究。Embleton 等用原位反转录 PCR 技术,在单个细胞内显示了扩增拼接重排的免疫球蛋白重链及轻链可变区基因。此外,应用此技术还可鉴定特定种类的单个细胞获得或遗传的特定 DNA 序列变异。

3.基因表达及定位研究

原位 RT-PCR 技术能够反转录 mRNA 到 cDNA,然后原位扩增 cDNA 来检测 mRNA 的表达。可用于检测固有内源性基因表达和导入的外源基因表达。其定位从组织细胞逐渐发展到了亚细胞及染色体上。原位 PCR 的检测范围大大超过原位杂交技术,为特殊细胞 mRNA 的拷贝数和基因低水平的表达提供了一种最有效方法。

(三)在血液系统肿瘤诊断中的应用

1.分子遗传学基础

肿瘤相关基因包括癌基因、抑癌基因和细胞程序化死亡基因三大类。这些基因表达的产物控制着细胞生命最基本过程:生长、增生、分化,并参与机体的协调发育。由此,对肿瘤相关基因的协同作用的研究也成为目前肿瘤作用机制研究的一个热点。研究癌基因的激活及灭活方法、抑癌基因功能失活以及癌基因与抑癌基因间的相互作用和平衡,在白血病和淋巴瘤的发病过程中具有重要作用。

造血系统肿瘤中癌基因激活机制主要是染色体易位,包括两种方式:①两个基因(其中一个是原癌基因)发生重组,产生融合基因并表达融合蛋白,融合蛋白具有转化活性;②将癌基因置于免疫球蛋白基因或 T 细胞受体基因的控制下,使之异常表达或易位表达,导致肿瘤的发生。

(1)基因融合。①*BCR-ABL* 融合基因在 90% 以上的慢性粒细胞性白血病和部分急性白血病中,由于 9 号染色体和 22 号染色体间交互易位 t(9;22)形成 Ph 阳性白血病。22 号染色体上的 *BCR* 基因与 9 号染色体上的 *ABL* 原癌基因易位融合,形成 *BCR-ABL* 融合基因。导致 22 号染色体缩短,即为费城染色体(Ph 染色体)。易位的 *BCR-ABL* 融合基因转录为 8.5 kb BCR-ABL 融合 mRNA,在慢性粒细胞白血病中表达为一种 BCR-ABL 融合蛋白(P210),在急性白血病中,表达两种融合蛋白 P210 和 P190。与正常的 ABL 相比,P210 和 P190 在体外具有较强的酪氨酸蛋白激酶活性,使一系列的信号蛋白发生持续性的磷酸化,从而影响细胞的增生、分化、凋亡和黏附,最终引起细胞的恶性转化和白血病的发生。②*PML-RARα* 融合基因是 t(15;17)易位及 t(11;17)变异型易位所致。早在 20 世纪 70 年代就已经发现 APL 中存在一种特异的染色体易位 t(15;17)。是由于 17 号染色体上的维 A 酸受体 α(RARα)基因和 15 号染色体上的早幼粒细胞白血病基因(PML)发生交易互换所致,产生长型和短型两种不同长度的 PML-RARα 融合基因转录本。PML-RARα 融合基因编码的融合蛋白具有嵌合转录因子特征,具有复杂的 DNA 结合和转录调节特征。PML-RARα 嵌合体受体可能通过"负显性作用",抑制野生型 RARα 的正常功能,从而阻止细胞分化,使细胞产生持续增生。PML-RARα 融合基因见于 90% 以上的 APL 患者中,这些患者对全反式维 A 酸敏感。另外,APL 中还存在一种变异型易位 t(11;17),是由于 17 号染色体上的 RARα 基因与 11 号染色体上一个被称为早幼粒细胞白血病锌指(PLZF)基因发生融合,形成 PLZF-RARα 融合基因,该类患者对全反式维 A 酸不敏感。PLZF-RARα 融合基因也可能通过类似 PML-RARα 融合基因的机制发挥作用。③AML1-ETO 融合基因在 90% 的 AML-M$_{2b}$亚型中存在一种 t(8;21)易位,是 21 染色体上的 AML1 基因和 8 号染色体上的 ETO 基因交互易位,形成 AMLI-ETO 融合基因,产生嵌合转录因子 AMLI-ETO。嵌合 AMLI-ETO 对 AML-1 依赖的转录性产生"负显性作用",还可以直接抑制与骨髓分化相关的转录因子的活性,如 CCAAT、增强结合蛋白 α、Pul 等。另外,AMLI-ETO 嵌合在体外抑制白血病细胞向粒细胞系、单核细胞系和红细胞系等的分化。

(2)与免疫球蛋白有关的易位。①Burkitt 淋巴瘤中的 t(8;14)易位:75% 的 Burkitt 淋巴瘤患者存在染色体 t(8;14)易位,是 8 号染色体(8q24)上的癌基因 c-MYC 与 14 号染色体免疫球蛋白重链基因(IgH 基因)C 区的 5′端上游发生交互易位,使 c-MYC 基因由原癌基因激活,从而产生过高表达或中等持续表达,包括细胞的增生、循环、黏附及细胞支架结构,即使在没有生长因子存在的情况下,也能诱导细胞增生,但其编码蛋白的顺序无结构异常。在 Burkitt 淋巴瘤患者中,20% 存在 t(8;22)易位,5% 存在 t(2;8)。它们是 8 号染色体(8q24)上的癌基因 c-MYC 分别与免疫球蛋白 λ 基因(22q11)的 C 区和 κ 基因(2p12)的 V 区或 C 区发生重排易位,使得 λ 和 κ 基因拼接到 8 号染色体 c-MYC 基因下方的不同区域,从而激活癌基因,产生肿瘤。②滤泡性 B 淋巴细胞瘤中的 t(14;18)易位:85% 的人类滤泡性淋巴瘤中都可存在 t(14;18)染色体易位,使 18q21 上的癌基因 Bcl-2 重组到 14 号染色体上的免疫球蛋白基因的连接片段(J1~J2)并使之激活。Bcl-2 是一种细胞凋亡抑制药,延迟细胞的死亡,从而导致大量的细胞堆积。

(3)与 T 细胞受体基因有关的易位。约 15% 的儿童急性淋巴细胞白血病(ALL)属于 T 细胞系,急性 T 淋巴细胞白血病(T-ALL)中染色体易位的种类很多,几乎易位的一侧都与 T 细胞受体(TCR)基因 αδ(14q11)或 β(q34~36)位点有关,而易位另一侧所累及的癌基因编码的产物大多数为转录因子,根据这些转录因子 DNA 结合区域结构不同,可分为螺旋-环-螺旋(HLH)、同源盒结构、半胱氨酸富集或锌指(LIM)等。一般认为 T-ALL 中染色体易位主要是由于介导 V-(D)-J 生理性重排的重组酶发生错误识别而引起,常见的染色体易位有 t(1;14)、t(10;14)、t(11;14)、t(7;9)、t(7;11)等。

2.原位分子诊断

常规的细胞遗传学方法是在全基因组水平筛查染色体易位,但是标准的核型分析和显带技术容易漏检许多染色体的微小异常。在分子水平诊断白血病和淋巴瘤主要是针对特定的染色体易位和易位形成的融合基因,其方法主要包括 FISH 和 PCR 等。染色体核型的波谱分析(SKY)和比较基因组杂交技术(CGH)是以分子杂交检测为基础利用荧光染料检测全基因组染色体异常的新技术。

FISH 适用于多种临床标本,包括血液、骨髓、组织印片、体液,甚至石蜡包埋的组织标本。由于 FISH 对处于分裂中期和间期细胞都能检测,克服了常规的细胞遗传学诊断淋巴瘤和白血病必须细胞处于分裂中期的障碍。FISH 利用 DNA 链可以和其互补链结合(杂交)的原理,杂交分子探针用荧光素、生物素或者地高辛标记,检测附着在显微镜玻片上的分裂中期或间期细胞的核 DNA。FISH 的灵敏度不及 PCR,主要用于初诊和复发的检测。

PCR 是检测融合基因确定染色体易位的首选方法。尽管不同类型的白血病和淋巴瘤存在多种染色体易位,但可以用多重 PCR 在数个试管同时检测数十种融合基因。IS-PCR 技术是将常规 PCR 的高效扩增与原位杂交技术结合起来的新方法。该方法在不破坏细胞的前提下,利用原位完整的细胞作为一个微反应体系来扩增细胞内的靶片段并进行检测,做到了在细胞原位检测单拷贝或低拷贝的 DNA 或 RNA,从而综合了 PCR 和原位杂交各自的优点,既能分辨鉴定带有靶序列的细胞,又能标出靶序列在细胞内的位置,于分子和细胞水平上研究疾病的发病机制和临床过程及病理的转归有重要的实用价值,且特异性和敏感性均高于一般 PCR 技术。因此,在医学研究和临床诊断中具有良好的应用前景。

（李向红）

第二章

红细胞检验

第一节　红细胞计数

红细胞计数是测定单位容积血液中红细胞数量,是血液一般检验基本项目之一。检验方法有显微镜计数法和血液分析仪法,本节介绍显微镜计数法。

一、检测原理

采用红细胞稀释液将血液稀释后,充入改良牛鲍计数板,在高倍镜下计数中间大方格内四角及中央共 5 个中方格内红细胞数,再换算成单位体积血液中红细胞数。

红细胞计数常用稀释液有 3 种,其组成及作用见表 2-1。

表 2-1　红细胞稀释液组成及作用

稀释液	组成	作用	备注
Hayem 液	氯化钠,硫酸钠,氯化汞	维持等渗,提高比密防止细胞粘连,防腐	高球蛋白血症时,易造成蛋白质沉淀而使红细胞凝集
甲醛枸橼酸钠盐水	氯化钠,枸橼酸钠,甲醛	维持等渗,抗凝,固定红细胞和防腐	
枸橼酸钠盐水	31.3 g/L 枸橼酸钠		遇自身凝集素高者,可使凝集的红细胞分散

二、操作步骤

显微镜计数法。①准备稀释液:在试管中加入红细胞稀释液;②采血和加血:准确采集末梢血或吸取新鲜静脉抗凝血加至稀释液中,立即混匀;③充池:准备计数板、充分混匀红细胞悬液、充池、室温静置一定时间待细胞下沉;④计数:高倍镜下计数中间大方格内四角及中央中方格内红细胞总数;⑤计算:换算成单位体积血液中红细胞数。

三、方法评价

显微镜红细胞计数法是传统方法,设备简单、试剂易得、费用低廉,适用于基层医疗单位和分散检测;缺点是操作费时,受器材质量、细胞分布及检验人员水平等因素影响,不易质量控制,精密度低于仪器法,不适用于临床大批量标本筛查。在严格规范操作条件下,显微镜红细胞计数是参考方法,用于血液分析仪的校准、质量控制和异常检测结果复核。

四、质量管理

(一)检验前管理

(1)器材:必须清洁、干燥。真空采血系统、血细胞计数板、专用盖玻片、微量吸管及玻璃刻度吸管等规格应符合要求或经过校正。

(2)生理因素:红细胞计数天内变化为4.0%,同一天上午7时最高,日间变化为5.8%,月间变化为5.0%。

(3)患者体位及状态:直立体位换成坐位15 min后采血,较仰卧位15 min后采血高5%～15%;剧烈运动后立即采血可使红细胞计数值增高10%。

(4)采血:应规范、顺利、准确,否则应重新采血。毛细血管血采集部位不得有水肿、发绀、冻疮或炎症;采血应迅速,以免血液出现小凝块致细胞减少或分布不均;针刺深度应适当(2～3 mm);不能过度挤压,以免混入组织液。静脉采血时静脉压迫应<1 min,超过2 min可使细胞计数值平均增高10%。

(5)抗凝剂:采用EDTA-K$_2$作为抗凝剂,其浓度为3.7～5.4 μmol/mL血或1.5～2.2 mg/mL血,血和抗凝剂量及比例应准确并充分混匀。标本应在采集后4 h内检测完毕。

(6)红细胞稀释液:应等渗、新鲜、无杂质微粒(应过滤),吸取量应准确。

(7)WHO规定,如标本储存在冰箱内,检测前必须平衡至室温,并至少用手颠倒混匀20次。

(8)为避免稀释溶血和液体挥发浓缩,血液稀释后应在1 h内计数完毕。

(二)检验中管理

1.操作因素

(1)计数板使用:WHO推荐以推式法加盖玻片,以保证充液体积高度为0.10 mm。

(2)充池:充池前应充分混匀细胞悬液,可适当用力振荡,但应防止气泡产生及剧烈振荡破坏红细胞;必须一次性充满计数室(以充满但不超过计数室台面与盖玻片之间的矩形边缘为宜),不能断续充液、满溢、不足或产生气泡,充池后不能移动或触碰盖玻片。

(3)计数域:血细胞在充入计数室后呈随机分布或Poisson分布,由此造成计数误差称为计数域误差,是每次充池后血细胞在计数室内分布不可能完全相同所致,属于偶然误差。扩大血细胞计数范围或数量可缩小这种误差。根据下述公式推断,欲将红细胞计数误差(CV)控制在5%以内,至少需要计数400个红细胞。

(4)计数:应逐格计数,按一定方向进行,对压线细胞应遵循"数上不数下、数左不数右"原则。

(5)红细胞在计数池中如分布不均,每个中方格之间相差超过20个,应重新充池计数。在参考范围内,2次红细胞计数相差不得>5%。

$$CV = \frac{s}{m} \times 100\% = \frac{1}{\sqrt{m}} \times 100\%$$

式中,s:标准差,m:红细胞多次计数的均值。

2.标本因素

(1)白细胞数量:WBC在参考范围时,仅为红细胞的1/1 000～1/500,对红细胞数量影响可忽略，但 WBC$>100\times10^9$/L 时，应校正计数结果：实际 RBC＝计数 RBC－WBC；或在高倍镜下计数时，不计白细胞（白细胞体积较成熟红细胞大，中央无凹陷，可隐约见到细胞核，无草黄色折光）。

（2）有核红细胞或网织红细胞：增生性贫血时，有核红细胞增多或网织红细胞提前大量释放时，可干扰红细胞计数。

（3）冷凝集素：可使红细胞凝集，造成红细胞计数假性降低。

3.室内质量控制（IQC）及室间质量评价（EQA）

血细胞显微镜计数法尚缺乏公认或成熟质量评价与考核方法，是根据误差理论设计的评价方法。

（1）双份计数标准差评价法：采用至少 10 个标本，每个均作双份计数，由每个标本双份计数之差计算标准差。若差值未超出 2 倍差值标准差范围，则认为结果可靠。

（2）国际通用评价法：可参考美国 1988 年临床实验室改进修正案（CLIA88）能力验证计划的允许总误差进行评价，通过计算靶值偏倚情况进行血细胞计数质量评价，质量标准＝靶值±允许总误差。允许总误差可以是百分数、固定值、组标准差（s）倍数。红细胞计数允许误差标准是计数结果在靶值±6%以内。

五、临床应用

(一)红细胞增多

（1）严重呕吐、腹泻、大面积烧伤及晚期消化道肿瘤患者。多为脱水血浓缩使血液中的有形成分相对地增多所致。

（2）心肺疾病：先天性心脏病、慢性肺脏疾病及慢性一氧化碳中毒等。因缺氧必须借助大量红细胞来维持供氧需要。

（3）干细胞疾病：真性红细胞增多症。

(二)红细胞减少

（1）急性或慢性失血。

（2）红细胞遭受物理、化学或生物因素破坏。

（3）缺乏造血因素、造血障碍和造血组织损伤。

（4）各种原因的血管内或血管外溶血。

（王付巧）

第二节 红细胞形态检查

不同病因作用于红细胞发育成熟过程不同阶段，可致红细胞发生相应病理变化及形态学改变（大小、形状、染色及结构）。红细胞形态学检查结合 RBC、Hb 和 Hct 及其他参数综合分析，可为贫血等疾病诊断和鉴别诊断提供进一步检查线索。

一、检验原理

外周血涂片经瑞特或吉姆萨染色后,不同形态红细胞可显示各自形态学特点。选择红细胞分布均匀、染色良好、排列紧密但不重叠的区域,在显微镜下观察红细胞形态。

二、操作步骤

(1)采血、制备血涂片与染色。

(2)低倍镜观察:观察血涂片细胞分布和染色情况,找到红细胞分布均匀、染色效果好、排列紧密,但不重叠区域(一般在血涂片体尾交界处),转油镜观察。

(3)油镜观察:仔细观察红细胞形态(大小、形状、染色及结构)是否异常,同时浏览全片是否存在其他异常细胞或寄生虫。

三、方法评价

显微镜检查可直观识别红细胞形态,发现红细胞形态病理变化,目前仍无仪器可完全取代,也是仪器校准和检测复核方法。

四、质量管理

(1)血涂片制备及染色:应保证血涂片制备和染色效果良好。操作引起的常见红细胞形态异常的人为因素有以下几个。①涂片不当:可形成棘形红细胞、皱缩红细胞、红细胞缗钱状聚集;②玻片有油脂:可见口形红细胞;③EDTA抗凝剂浓度过高或血液长时间放置:可形成锯齿状红细胞;④涂片干燥过慢或固定液混有少许水分:可形成面包圈形、口形、靶形红细胞;⑤涂片末端附近:可形成与长轴方向一致假椭圆形红细胞;⑥染色不当:可形成嗜多色性红细胞。

(2)检验人员必须有能力、有资格能识别血液细胞形态。

(3)油镜观察:应注意浏览全片,尤其是血涂片边缘,观察是否存在其他异常细胞。

五、临床应用

(一)参考范围

正常成熟红细胞形态呈双凹圆盘状,大小均一,平均直径为 $7.2\ \mu m(6.7\sim7.7\ \mu m)$;瑞特或吉姆萨染色为淡粉红色,呈正色素性;向心性淡染,中央 $1/3$ 为生理性淡染区;胞质内无异常结构;无核;可见少量变形或破碎红细胞。

(二)临床意义

正常形态红细胞(图 2-1):除了见于健康人,也可见于急性失血性贫血、部分再生障碍性贫血(aplastic anemia,AA)。

形态异常红细胞:如发现数量较多形态异常红细胞,在排除人为因素后,提示为病理改变。红细胞形态异常可分为大小、形状、染色(血红蛋白)、结构和排列等五大类。

1.红细胞大小异常

(1)小红细胞:指直径<6 μm 红细胞,出现较多染色浅、淡染区扩大的小红细胞(图 2-2),提示血红蛋白合成障碍。见于缺铁性贫血(iron deficiency anemia,IDA)、珠蛋白生成障碍性贫血。遗传性球形红细胞增多症(hereditary spherocytosis,HS)的小红细胞内血红蛋白充盈度良好,其

至深染,中心淡染区消失。长期慢性感染性贫血为单纯小细胞性,即红细胞体积偏小,无淡染区扩大(小细胞正色素红细胞)。

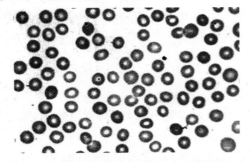

图 2-1　正常红细胞形态(瑞特或吉姆萨染色)

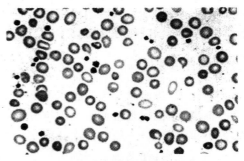

图 2-2　小细胞低色素红细胞

(2)大红细胞:指直径>10 μm 的红细胞(图 2-3),呈圆形(圆形大红细胞)或卵圆形(卵圆形大红细胞)。见于叶酸、维生素 B_{16} 缺乏所致巨幼细胞贫血(megaloblastic anemia,MA),为幼红细胞内 DNA 合成不足,不能按时分裂,脱核后形成大成熟的红细胞。也可见于溶血性贫血和骨髓增生异常综合征(myelodysplastic syndrome,MDS)等。

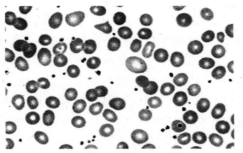

图 2-3　大红细胞和红细胞大小不均

(3)巨红细胞:指直径>15 μm 的红细胞(图 2-4)。见于 MA、MDS 血细胞发育不良时,后者甚至可见直径>20 μm 超巨红细胞。

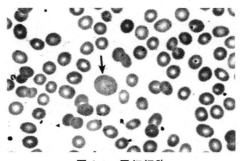

图 2-4　巨红细胞

(4)红细胞大小不均:指同一血涂片上红细胞之间直径相差 1 倍以上,由红细胞体积分布宽度(RDW)反映。见于贫血,MA 时尤为明显,与骨髓造血功能紊乱或造血监控功能减弱有关。

2.红细胞形状异常

(1)球形红细胞:红细胞直径<6 μm,厚度>2.6 μm,小球形,着色深,无中心淡染区,直径与厚度之比(正常为3.4:1)可减少至2.4:1或更小(图2-5),与红细胞膜结构异常致膜部分丢失有关,此类红细胞易于破坏或溶解。见于遗传性球形红细胞增多症(常>20%)、自身免疫性溶血性贫血和新生儿溶血病等。

(2)椭圆形红细胞:也称卵圆形红细胞,红细胞呈椭圆形、杆形或卵圆形,长度可大于宽度3倍,可达5:1(图2-6)。其形成与膜基因异常致细胞膜骨架蛋白异常有关,且只有成熟后才呈椭圆形,因此,仅在外周血见到,正常人外周血约占1%。见于遗传性椭圆形红细胞增多症(hereditary elliptocytosis,HE,常>25%,甚至达75%)和巨幼细胞贫血(可达25%)。

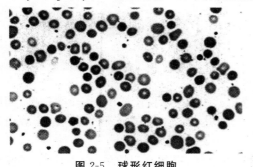
图2-5 球形红细胞

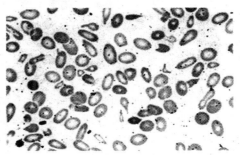
图2-6 椭圆形红细胞

(3)泪滴形红细胞:红细胞泪滴样或梨状(图2-7),可能因细胞内含Heinz小体或包涵体,或红细胞膜某一点被粘连而拉长,或制片不当所致。正常人偶见。见于骨髓纤维化、溶血性贫血和珠蛋白生成障碍性贫血等。

(4)口形红细胞:红细胞中心苍白区呈张口形(图2-8),因膜异常使Na^+通透性增加,细胞膜变硬,细胞脆性增加,生存时间缩短。正常人偶见(<4%)。见于遗传性口形红细胞增多症(hereditary stomatocytosis,HST,常>10%)、小儿消化系统疾病所致的贫血、急性乙醇中毒、某些溶血性贫血和肝病等。也可见于涂片不当,如血涂片干燥缓慢、玻片有油脂等。

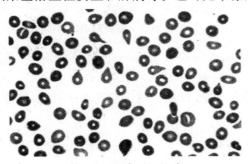
图2-7 泪滴形红细胞

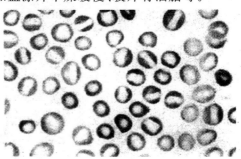
图2-8 口形红细胞

(5)镰状红细胞:红细胞呈镰刀状、线条状或呈"L""S""V"形等(图2-9)。可能为缺氧使红细胞内HbS溶解度降低,形成长形或尖形结晶体,使胞膜变形。见于镰状红细胞病。血涂片中出现可能是脾、骨髓或其他脏器毛细血管缺氧所致。在新鲜血液内加入还原剂,如偏亚硫酸钠,然后制作涂片有利于镰状红细胞检查。

（6）靶形红细胞：比正常红细胞稍大且薄，中心染色较深，外围苍白，边缘又深染，呈靶状（图2-10）。有的红细胞边缘深染区向中央延伸或相连成半岛状或柄状，形成不典型靶形红细胞。可能与红细胞内血红蛋白组合、结构变异及含量不足、分布不均有关，其生存时间仅为正常红细胞的1/2或更短。见于珠蛋白生成障碍性贫血（常＞20％）、严重缺铁性贫血、某些血红蛋白病、肝病、阻塞性黄疸和脾切除后，也可见于血涂片制作后未及时干燥固定、EDTA抗凝过量等。

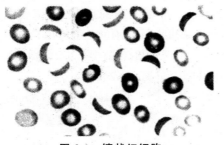

图2-9 镰状红细胞

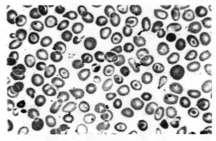

图2-10 靶形红细胞

（7）棘形红细胞：红细胞表面有多个不规则针状或指状突起，突起长宽不一、外端钝圆、间距不等（图2-11）。见于遗传性或获得性无β-脂蛋白血症（可达70％～80％）、脾切除后、乙醇中毒性肝病、神经性厌食和甲状腺功能减退症等。

（8）刺红细胞：也称锯齿形红细胞，红细胞表面呈钝锯齿状，突起排列均匀、大小一致、外端较尖（图2-12）。见于制片不当、高渗和红细胞内低钾等，也可见于尿毒症、丙酮酸激酶缺乏症、胃癌和出血性溃疡。

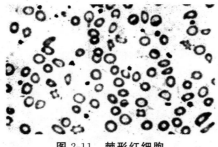

图2-11 棘形红细胞

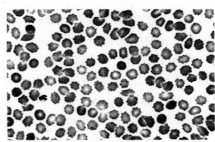

图2-12 刺红细胞

（9）裂红细胞：也称为红细胞碎片或破碎红细胞。指红细胞大小不一，外形不规则，可呈盔形、三角形、扭转形（图2-13），为红细胞通过管腔狭小的微血管所致。正常人血片中＜2％。见于弥散性血管内凝血、创伤性心源性溶血性贫血、肾功能不全、微血管病性溶血性贫血、血栓性血小板计数减少性紫癜、严重烧伤和肾移植排斥时。

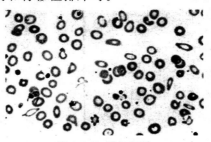

图2-13 裂红细胞

(10)红细胞形态不整:指红细胞形态发生无规律变化,出现各种不规则的形状,如豆状、梨形、蝌蚪状、麦粒状和棍棒形等(图 2-14),可能与化学因素(如磷脂酰胆碱、胆固醇和丙氨酸)或物理因素有关。见于某些感染、严重贫血,尤其是 MA。

3.红细胞染色异常

(1)低色素性:红细胞生理性中心淡染区扩大,染色淡薄,为正细胞低色素红细胞或小细胞低色素红细胞,甚至仅细胞周边着色为环形红细胞(图 2-15),提示红细胞血红蛋白含量明显减少。见于缺铁性贫血、珠蛋白生成障碍性贫血、铁粒幼细胞性贫血和某些血红蛋白病等。

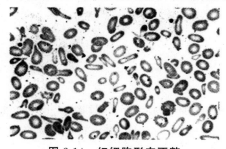

图 2-14　红细胞形态不整

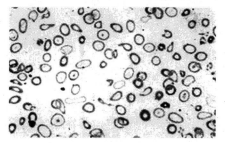

图 2-15　低色素性红细胞

(2)高色素性:红细胞生理性中心淡染区消失,整个细胞染成红色,胞体大(图 2-16),提示红细胞血红蛋白含量增高,故平均红细胞血红蛋白含量(MCH)增高,见于 MA 和遗传性球形红细胞增多症。球形红细胞因厚度增加,也可呈高色素,其胞体小,故 MCH 不增高。

(3)嗜多色性:红细胞淡灰蓝色或灰红色,胞体偏大,属尚未完全成熟红细胞(图 2-17),因胞质内尚存少量嗜碱性物质 RNA,又有血红蛋白,故嗜多色性。正常人血片中为 0.5%～1.5%。见于骨髓红细胞造血功能活跃时,如溶血性贫血和急性失血。

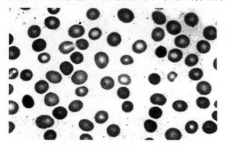

图 2-16　高色素性红细胞

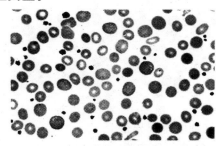

图 2-17　嗜多色性红细胞

(4)双相形红细胞:又称双形性红细胞。指同一血涂片上红细胞着色不一,出现 2 种或 2 种以上染色不一致红细胞,如同时出现小细胞低色素、正细胞正色素或大细胞高色素红细胞等,为血红蛋白充盈度偏离较大所致。见于铁粒幼细胞性贫血、输血后、营养性贫血、骨髓增生异常综合征。可通过血红蛋白分布宽度(hemoglobin distribution width,HDW)反映出来。

4.红细胞内出现异常结构

(1)嗜碱点彩红细胞:简称点彩红细胞(图 2-18),指在瑞特-吉姆萨染色条件下,红细胞胞质内出现大小形态不一、数量不等蓝色颗粒(变性核糖核酸)。其形成原因:①重金属损伤细胞膜使嗜碱性物质凝集;②嗜碱性物质变性;③某些原因致血红蛋白合成过程中原卟啉与亚铁结合受阻。正常人甚少见(约为 1/10 000)。见于铅中毒,为筛检指标;常作为慢性重金属中毒指标;也可见于贫血,表示骨髓造血功能旺盛。

(2)豪-乔小体:又称染色质小体(图2-19)。指红细胞胞质内含有1个或多个直径为1～2 μm的暗紫红色圆形小体,可能为核碎裂或溶解后残余部分。见于脾切除后、无脾症、脾萎缩、脾功能低下、红白血病和某些贫血,尤其是MA。

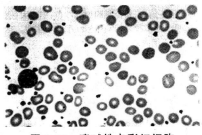

图2-18 嗜碱性点彩红细胞

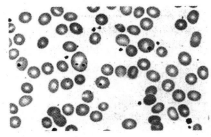

图2-19 豪-乔小体

(3)卡伯特环:指红细胞胞质中含紫红色细线圈状结构,环形或"8"字形(图2-20),可能为:①核膜残余物,表示核分裂异常;②纺锤体残余物;③胞质中脂蛋白变性,多出现在嗜多色性或嗜碱性点彩红细胞中,常伴豪-乔小体。见于白血病、MA、铅中毒和脾切除后。

(4)帕彭海姆小体:指红细胞内铁颗粒,在瑞特或吉姆萨染色下呈蓝黑色颗粒,直径<1 μm。见于脾切除后和骨髓铁负荷过度等。

(5)寄生虫:感染疟原虫、微丝蚴、巴贝球虫和锥虫时,红细胞胞质内可见相应病原体(图2-21)。

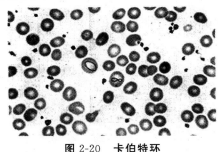

图2-20 卡伯特环

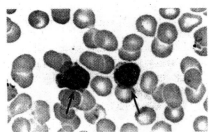

图2-21 红细胞内疟原虫

5.红细胞排列异常

(1)缗钱状红细胞:当血浆中纤维蛋白原、球蛋白含量增高时,红细胞表面负电荷降低,红细胞间排斥力削弱,红细胞互相连接呈缗钱状(图2-22)。见于多发性骨髓瘤等。

(2)红细胞凝集:红细胞出现聚集或凝集现象(图2-23)。见于冷凝集素综合征和自身免疫性溶血性贫血等。

6.有核红细胞(nucleated erythrocyte,nucleated red blood cell,NRBC)

有核红细胞指血涂片中出现有核红细胞(图2-24)。正常时,出生1周内新生儿外周血可见少量有核红细胞。如成年人出现,为病理现象,见于溶血性贫血(因骨髓红系代偿性增生和提前释放所致)、造血系统恶性肿瘤(如急、慢性白血病)或骨髓转移癌(因骨髓大量异常细胞排挤释放增多所致)、骨髓纤维化(因髓外造血所致)和脾切除后(因滤血监视功能丧失所致)。血涂片检查有助于发现和诊断疾病(表2-2)。

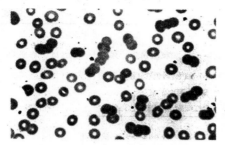

图 2-22　缗钱状红细胞

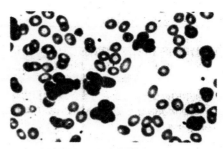

图 2-23　红细胞凝集

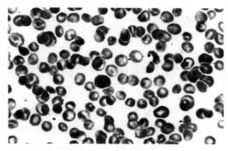

图 2-24　有核红细胞

表 2-2　血涂片检查有助于发现和诊断的疾病

血涂片发现	疾病
球形红细胞、多色素红细胞、红细胞凝集、吞噬红细胞增多	免疫性溶血性贫血
球形红细胞、多色素红细胞	遗传性球形红细胞增多症
椭圆形红细胞	遗传性椭圆形红细胞增多症
卵圆形红细胞	遗传性卵圆形红细胞增多症
靶形红细胞、球形红细胞	血红蛋白 C 病
镰状红细胞	血红蛋白 S 病
靶形红细胞、镰状红细胞	血红蛋白 SC 病
小红细胞、靶形红细胞、泪滴状红细胞、嗜碱点彩红细胞、其他异形红细胞	轻型珠蛋白生成障碍性贫血（地中海贫血）
小红细胞、靶形红细胞、嗜碱点彩红细胞、泪滴状红细胞、其他异形红细胞	重型珠蛋白生成障碍性贫血（地中海贫血）
小红细胞、低色素红细胞、无嗜碱点彩红细胞	缺铁性贫血
嗜碱点彩红细胞	铅中毒
大红细胞、卵圆形大红细胞、中性粒细胞分叶过多	叶酸或 B$_{12}$缺乏症
球形红细胞、多色素红细胞、红细胞凝集、吞噬红细胞增多	免疫性溶血性贫血
球形红细胞、多色素红细胞	遗传性球形红细胞增多症
椭圆形红细胞	遗传性椭圆形红细胞增多症
卵圆形红细胞	遗传性卵圆形红细胞增多症
靶形红细胞、球形红细胞	血红蛋白 C 病
镰状红细胞	血红蛋白 S 病
靶形红细胞、镰状红细胞	血红蛋白 SC 病

续表

血涂片发现	疾病
小红细胞、靶形红细胞、泪滴状红细胞、嗜碱点彩红细胞、其他异形红细胞	轻型珠蛋白生成障碍性贫血(地中海贫血)
小红细胞、靶形红细胞、嗜碱点彩红细胞、泪滴状红细胞、其他异形红细胞	重型珠蛋白生成障碍性贫血(地中海贫血)
小红细胞、低色素红细胞、无嗜碱点彩红细胞	缺铁性贫血
嗜碱点彩红细胞	铅中毒
大红细胞、卵圆形大红细胞、中性粒细胞分叶过多	叶酸或维生素 B_{12} 缺乏症

（王付巧）

第三节　红细胞平均指数测定

红细胞平均指数(值)包括平均红细胞体积、平均红细胞血红蛋白含量、平均红细胞血红蛋白浓度3项指标,是依据 RBC、Hb、Hct 三个参数间接计算出来的,能较深入地反映红细胞内在特征,为贫血鉴别诊断提供更多线索。

一、检验原理

对同一抗凝血标本同时进行 RBC、Hb 和 Hct 测定,再按下列公式计算3种红细胞平均指数。

(一)平均红细胞体积

平均红细胞体积(mean corpuscular volume,MCV)是指红细胞群体中单个红细胞体积的平均值。单位:飞升(fL,1 fL$=10^{-15}$ L)。

$$MCV = \frac{Hct}{RBC} \times 10^{15} (fL)$$

(二)平均红细胞血红蛋白含量

平均红细胞血红蛋白含量(mean corpuscular hemoglobin,MCH)是指红细胞群体中单个红细胞血红蛋白含量的平均值。单位:皮克(Pg,1 pg$=10^{-12}$ g)。

$$MCH = \frac{Hb}{RBC} \times 10^{12} (Pg)$$

(三)平均红细胞血红蛋白浓度

平均红细胞血红蛋白浓度(mean corpuscular hemoglobin concentration,MCHC)是指红细胞群体中单个(全部)红细胞血红蛋白含量的平均值。单位:g/L。

$$MCHC = \frac{Hb}{Hct} (g/L)$$

二、操作步骤

红细胞计数、血红蛋白和血细胞比容测定参见本章相关内容。

三、方法评价

手工法红细胞平均指数测定不需特殊仪器，但计算费时，又易出错。

四、质量管理

红细胞平均指数是根据 RBC、Hb、Hct 结果演算而来，其准确性受此三个参数的影响，因此，必须采用同一抗凝血标本同时测定 RBC、Hb 和 Het。此外，红细胞平均值只表示红细胞总体平均值，"正常"并不意味着红细胞无改变，如溶血性贫血、白血病性贫血属正细胞性贫血，但红细胞可有明显大小不均和异形，须观察血涂片才能得出较为准确的诊断。

五、临床应用

（一）参考范围

MCV、MCH、MCHC 参考范围见表 2-3。

表 2-3 MCV、MCH、MCHC 参考范围

人群	MCV(fL)	MCH(Pg)	MCHC(g/L)
成年人	80～100	26～34	320～360
1～3 岁	79～104	25～32	280～350
新生儿	86～120	27～36	250～370

（二）临床意义

依据 MCV、MCH、MCHC 3 项指标有助于贫血观察，对贫血的形态学分类有鉴别作用（表 2-4）。如缺铁性贫血和珠蛋白生成障碍性贫血都表现为小细胞低色素性贫血，但前者在血涂片上可见红细胞明显大小不均。如缺铁性贫血合并巨幼细胞贫血表现为小红细胞和大红细胞明显增多，但 MCV、MCH 正常。

表 2-4 MCV、MCH、MCHC 在贫血分类中的意义

指数	临床应用		
	正常	增高	降低
MCV	大部分贫血：如慢性炎症、慢性肝肾疾病、内分泌疾病、消化不良、吸收不良、恶性肿瘤所致贫血、急性失血和溶血性贫血、部分再生障碍性贫血	巨幼细胞贫血、吸烟、肝硬化、乙醇中毒；同时出现小红细胞和大红细胞疾病，如缺铁性贫血合并巨幼细胞贫血、免疫性溶血性贫血、微血管病性溶血性贫血	铁、铜、维生素 B_6 缺乏性贫血，铁缺乏最常见
MCH	同上	叶酸、维生素 B_{12} 缺乏等所致大细胞性贫血	铁、铜、维生素 B_6 缺乏性贫血
MCHC	同上，大多数都正常	遗传性球形红细胞增多症、高滴度冷凝集素	铁、铜、维生素 B_6 缺乏性贫血，Hb 假性降低或 Hct 假性增高

（王付巧）

第四节 红细胞沉降率测定

红细胞沉降率(erythrocyte sedimentation rate,ESR)简称血沉,是指在一定条件下,离体抗凝血在静置过程中,红细胞自然下沉的速率。红细胞膜表面唾液酸带负电荷,可在红细胞表面形成 zeta 电位,彼此相互排斥,形成 25 nm 的间距,因此,具有一定悬浮流动性,下沉缓慢。红细胞下沉过程分为 3 个时段。①红细胞缗钱状聚集期:约需 10 min;②红细胞快速沉降期:约40 min;③红细胞堆积期:约需 10 min。此期红细胞下降缓慢,逐渐紧密堆积于容器底部。

一、检测原理

(一)魏氏法

将枸橼酸钠抗凝血置于特制刻度血沉管内,垂直立于室温中,因红细胞比重大于血浆,在离体抗凝血中能克服血浆阻力下沉。1 h 时读取红细胞上层血浆的高度值(mm/h),即代表红细胞沉降率。

(二)自动血沉仪法

根据红细胞下沉过程中血浆浊度的改变,采用光电比浊、红外线扫描或摄影法动态检测红细胞下沉各个时段红细胞与血浆界面处血浆的透光度。微电脑显示并自动打印血沉结果及红细胞下沉高度(H)与对应时间(t)的 H-t 曲线。

二、操作步骤

(一)魏氏法

1.采血

采集 1:4 枸橼酸钠抗凝静脉血。

2.吸血

用魏氏血沉管吸取充分混匀的抗凝血。

3.直立血沉管

将血沉管垂直立于血沉架,室温静置。

4.读数

1 h 时准确读取红细胞下沉后上层血浆的高度值(mm/h),即为 ESR。

(二)自动血沉仪法

目前临床广泛应用的自动血沉仪主要有以下两种类型。

1.温氏法血沉仪

采用温氏法塑料血沉管测定 1:4 枸橼酸钠抗凝静脉血。仪器每 45 s 扫描 1 次,30 min 后报告温氏法和换算后的魏氏法两种结果并打印 H-t 曲线。

2.魏氏法血沉仪

1:4 枸橼酸钠抗凝静脉血放入测定室后,仪器自动定时摄像或用红外线扫描。将红细胞下沉过程中血浆浊度变化进行数字转换,1 h 后根据成像情况及数字改变计算血浆段高度,经数据处理报告魏氏法血沉结果(mm/h)。

三、方法评价

(一)魏氏法

魏氏法为传统手工法,也是 ICSH 推荐参考方法。ICSH、CLSI 及 WHO 均有血沉检测标准化文件。ICSH(1993 年)和 CLSI H2-A4(2000 年)方法,均以魏氏法为基础,对血沉测定参考方法或标准化方法制定操作规程,对血沉管规格、抗凝剂使用、血液标本制备和检测方法等重新做了严格规定。魏氏法操作简便,只反映血沉终点变化,耗时、易造成污染、缺乏特异性,一次性血沉测定器材成本高、质量难以保证。温氏法则按 Hct 测定方法要求采血,通过血沉方程 K 值计算,克服了贫血对结果的影响,多用于血液流变学检查。

(二)自动血沉仪法

操作简单,可动态检测血沉全过程,且自动、微量、快速、重复性好、不受环境温度影响,适于急诊患者。温氏法血沉仪测试时将血沉管倾斜,势必造成人为误差。CLSI 建议血沉仪法可采用 EDTA 抗凝血,即可与血液分析仪共用 1 份抗凝血标本,并采用密闭式采血系统,但尚未广泛应用。

四、质量管理

(一)检验前

1.生理因素

患者检查前应控制饮食,避免一过性高脂血症使 ESR 加快。

2.药物影响

输注葡萄糖、白明胶和聚乙烯吡咯烷酮等,2 d 内不宜做 ESR 检验。

3.标本因素

静脉采血应在 30 s 内完成,不得有凝血、溶血、气泡,不能混入消毒液;枸橼酸钠 (0.109 mmol/L,AR 级)应新鲜配制(4 ℃保存 1 周),与血液之比为 1∶4,混匀充分;标本室温下放置<4 h,4 ℃保存<12 h,测定前应置室温平衡至少 15 min(CLSI 建议)。

4.器材

应清洁干燥。魏氏血沉管应符合 ICSH 规定标准,即管长为(300.0±1.5) mm;两端相通,端口平滑;表面自上而下刻有规范的 0～200 mm 刻度,最小分度值为 1 mm(误差≤0.02 mm);管内径为(2.55±0.15) mm,内径均匀误差≤0.05 mm。

(二)检验中

1.操作因素

(1)吸血:吸血量应准确,避免产生气泡。

(2)血沉管装置:严格垂直(CLSI 规定倾斜不能超过 2°)、平稳放置,并防止血液外漏。如血沉管倾斜,血浆沿一侧管壁上升,红细胞则沿另一侧管壁下沉,受到血浆逆阻力减小,下沉加快 (倾斜 3°,ESR 可增加 30%)。

(3)测定温度:要求为 18 ℃～25 ℃,室温过高应查血沉温度表校正结果,室温低于 18 ℃应放置 20 ℃恒温箱内测定。

(4)测定环境:血沉架应避免直接光照、移动和振动。

(5)测定时间:严格控制在(60±1)min 读数。

(6)质控方法:ICSH 规定 ESR 测定参考方法的质控标本为 EDTA 抗凝静脉血,Hct≤0.35,血沉值为 15~105 mm/h,测定前至少颠倒混匀 12 次(CLSI 推荐),按常规工作方法同时进行测定。用参考方法测定其 95% 置信区间应控制在误差小于±0.5 mm/h。

2.标本因素

(1)血浆因素:与血浆蛋白质成分及比例有关,使血沉加快的主要因素是带正电荷大分子蛋白质,其削弱红细胞表面所带负电荷,使红细胞发生缗钱状聚集,红细胞总表面积减少,受到血浆逆阻力减小,并且成团红细胞质量超过了血浆阻力,因而下沉。带负电荷小分子蛋白质作用则相反。

(2)红细胞因素:包括红细胞的数量、大小、厚度和形态等。总之,血浆因素对血沉影响较大,红细胞因素影响较小。影响血沉的因素见表 2-5。

表 2-5　影响血沉测定结果血浆和红细胞因素

内在因素	影响因素
血浆	
ESR 增快	①纤维蛋白原(作用最强)、异常克隆性免疫球蛋白,γ、α、β 球蛋白和急性时相反应蛋白(α1-AT,α_2-M,Fg)等;②胆固醇和三酰甘油等;③某些病毒、细菌、代谢产物、药物(如输注葡萄糖、白明胶、聚乙烯吡咯烷酮等)和抗原抗体复合物
ESR 减慢	清蛋白、磷脂酰胆碱和糖蛋白等
红细胞	
数量减少	表面积减少,血浆阻力减小,ESR 增快
数量增多	表面积增多,血浆阻力增大,ESR 减慢
形态异常	①球形、镰状红细胞增多或大小不均,不易形成缗钱状,表面积增大,ESR 减慢;②靶形红细胞增多,红细胞直径大、薄,易形成缗钱状,表面积减小,ESR 增快

(三)检验后

因血沉变化大多数由血浆蛋白质变化所致,这种变化对血沉影响持续。因此,复查血沉的时间至少应间隔 1 周。

五、临床应用

(一)参考范围

魏氏法:成年男性<15 mm/h,成年女性<20 mm/h。

(二)临床意义

ESR 用于疾病诊断缺乏特异性,也不能作为健康人群筛检指标,但用于某些疾病活动情况的监测、疗效判断和鉴别诊断具有一定参考价值。

1.生理性加快

(1)年龄与性别:新生儿因纤维蛋白原含量低而红细胞数量较高,血沉较慢(≤2 mm/h)。12 岁以下儿童因生理性贫血血沉稍快,但无性别差异。成年人,尤其是 50 岁后,纤维蛋白原含量逐渐升高,血沉增快,且女性高于男性(女性平均 5 年递增 2.8 mm/h,男性递增 0.85 mm/h)。

(2)女性月经期:子宫内膜损伤及出血,纤维蛋白原增加,血沉较平时略快。

（3）妊娠与分娩：妊娠期3个月直至分娩3周后，因贫血、纤维蛋白原增加、胎盘剥离和产伤等影响，血沉加快。

2.病理性加快

病理性血沉加快临床意义见表2-6。因白细胞直接受细菌毒素、组织分解产物等影响，其变化出现早，对急性炎症诊断及疗效观察更有临床价值。血沉多继发于急性时相反应蛋白增多的影响，出现相对较晚，故 ESR 用于慢性炎症观察，如结核病、风湿病活动性动态观察或疗效判断更有价值。

表 2-6 病理性血沉加快临床意义

疾病	临床意义
感染及炎症	急性炎症，血液中急性时相反应蛋白（如 α_1-AT、α_2-M、CRP、Tf、Fg 等）增高所致，为最常见原因。慢性炎症（如结核病、风湿病、结缔组织炎症等）活动期增高，病情好转时减慢，非活动期正常，ESR 监测可动态观察病情
组织损伤	严重创伤和大手术、心肌梗死（为发病早期特征之一），与组织损伤所产生蛋白质分解产物增多和心肌梗死后3~4 d急性时相反应蛋白增多有关
恶性肿瘤	与 α_2-巨球蛋白、纤维蛋白原、肿瘤组织坏死、感染和贫血有关
自身免疫性疾病	与热休克蛋白增多有关。ESR 与 CRP、RF 和 ANA 测定具有相似灵敏度
高球蛋白血症	与免疫球蛋白增多有关，如多发性骨髓瘤、肝硬化、巨球蛋白血症、系统性红斑狼疮、慢性肾炎等
高脂血症	与三酰甘油、胆固醇增多有关，如动脉粥样硬化、糖尿病和黏液水肿等
贫血	与红细胞减少受血浆阻力减小有关

3.血沉减慢

血沉减慢一般无临床意义。见于低纤维蛋白原血症、充血性心力衰竭、真性红细胞增多症和红细胞形态异常（如红细胞球形、镰状和异形等）。

（王付巧）

第五节　网织红细胞计数

网织红细胞（Reticulocyte，Ret）是介于晚幼红细胞和成熟红细胞之间的尚未完全成熟的红细胞，因胞质中残留一定量的嗜碱性物质核糖核酸（RNA），经新亚甲蓝或煌焦油蓝等碱性染料活体染色后，RNA 凝聚呈蓝黑色或蓝紫色颗粒，颗粒多时可连成线状或网状结构（图2-25）。Ret 在骨髓停留一段时间后释放入血，整个成熟时间约 48 h。Ret 较成熟红细胞大，直径为8.0~9.5 μm。随着红细胞发育成熟，RNA 逐渐减少至消失；Ret 网状结构越多，表示细胞越幼稚。ICSH 据此将其分为Ⅰ~Ⅳ型（表2-7）。

一、检测原理

Ret 检测方法有显微镜法、流式细胞术法和血液分析仪法。

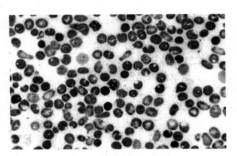

图 2-25　网织红细胞

表 2-7　网织红细胞分型及特征

分型	形态特征	正常存在部位
Ⅰ型（丝球型）	RNA 呈线团样几乎充满红细胞	仅存在骨髓中
Ⅱ型（网型或花冠型）	RNA 呈松散的线团样或网状	大量存在骨髓中，外周血很难见
Ⅲ型（破网型）	网状结构少，呈断线状或不规则枝状连接或排列	主要存在骨髓中，外周血可见少量
Ⅳ型（颗粒型或点粒型）	RNA 呈分散的颗粒状或短丝状	主要存在外周血中

（一）显微镜法

活体染料的碱性基团（带正电荷）可与网织红细胞嗜碱性物质 RNA 的磷酸基（带负电荷）结合，使 RNA 间负电荷减少而发生凝缩，形成蓝色颗粒状、线状甚至网状结构。在油镜下计数一定量红细胞中 Ret 数，换算成百分率。如同时做 RBC 计数，则可计算出 Ret 绝对值。

显微镜法 Ret 活体染色染料有灿烂煌焦油蓝（又称灿烂甲酚蓝）、新亚甲蓝（又称新次甲基蓝）和中性红等，其评价见表 2-8。

表 2-8　显微镜法 Ret 活体染色染料评价

染料	评价
煌焦油蓝	普遍应用，溶解度低，易形成沉渣附着于红细胞表面，影响计数；易受 Heinz 小体和 HbH 包涵体干扰
新亚甲蓝	对 RNA 着色强且稳定，Hb 几乎不着色，利于计数。WHO 推荐使用
中性红	浓度低、背景清晰，网织颗粒鲜明，不受 Heinz 小体和 HbH 包涵体干扰

（二）流式细胞术（flow cytometry，FCM）法

Ret 内 RNA 与碱性荧光染料（如派洛宁 Y、吖啶橙、噻唑橙等）结合后，用流式细胞仪或专用自动网织红细胞计数仪进行荧光细胞（Ret）计数，同时报告 Ret 绝对值。仪器还可根据荧光强度（RNA 含量）将 Ret 分为强荧光强度（HFR）、中荧光强度（MFR）和弱荧光强度（LFR），计算出 Ret 成熟指数（Reticulocyte maturation index，RMI）。

$$RMI\% = \frac{HFR + MFR}{LFR} \times 100$$

二、操作步骤

显微镜法（试管法）。①加染液：在试管内加入染液数滴；②加血染色：加入新鲜全血数滴，立即混匀，室温放置一定时间（CLSI 推荐 3～10 min）；③制备涂片：取混匀染色血滴制成薄片，自然干燥；④观察：低倍镜下观察并选择红细胞分布均匀、染色效果好的部位；⑤计数：常规法，油镜

下计数至少 1 000 红细胞数量中 Ret 数；Miller 窥盘法，将 Miller 窥盘置于目镜内，分别计数窥盘小方格（A 区）内成熟红细胞数和大格内（B 区）Ret 数。

计算算式如下。

$$常规法：Ret\% = \frac{计数 1\ 000 个成熟红细胞中网织红细胞数}{1\ 000} \times 100$$

$$Miller\ 窥盘法：Ret\% = \frac{大方格内网织红细胞数}{小方格内红细胞数 \times 9} \times 100$$

$$Ret\ 绝对值（个/升）= \frac{红细胞数}{升} \times Ret（\%）$$

三、方法评价

网织红细胞计数的方法评价见表 2-9。

表 2-9 网织红细胞计数方法评价

方法	优点	缺点
显微镜法	操作简便、成本低、形态直观。试管法重复性较好、易复查，为参考方法。建议淘汰玻片法	影响因素多、重复性差、操作烦琐
流式细胞术法	灵敏度、精密度高，适合批量检测	仪器贵、成本高，成熟红细胞易被污染而影响结果
血液分析仪法	灵敏度、精密度高，易标准化，参数多，适合批量检测	影响因素多，H-J 小体、有核红细胞、镰状红细胞、巨大血小板、寄生虫等可致结果假性增高

四、质量管理

(一)检验前管理

1.染液

煌焦油蓝染液最佳浓度为 1%，在 100 mL 染液中加入 0.4 g 柠檬酸三钠，效果更好。应储存于棕色瓶，临用前过滤。WHO 推荐使用含 1.6% 草酸钾的 0.5% 新亚甲蓝染液。

2.标本因素

因 Ret 在体外可继续成熟使数量逐渐减少，因此，标本采集后应及时处理。

3.器材和标本采集等要求

同红细胞计数。

(二)检验中管理

1.操作因素

(1)染色时间：室温低于 25 ℃时应适当延长染色时间或放置 37 ℃温箱内染色8～10 min。标本染色后应及时检测，避免染料吸附增多致 Ret 计数增高。

(2)染液与血液比例以 1∶1 为宜，严重贫血者可适当增加血液量。

(3)使用 Miller 窥盘(ICSH 推荐)：以缩小分布误差，提高计数精密度、准确度和速度。

(4)计数 RBC 数量：为控制 CV 为 10%，ICSH 建议根据 Ret 数量确定所应计数 RBC 数量(表 2-10)。

表 2-10　ICSH：Ret 计数 CV＝10％时需镜检计数 RBC 数量

Ret(%)	计数 Miller 窥盘小方格内 RBC 数量	相当于缩视野法计数 RBC 数量
1～2	1 000	9 000
3～5	500	4 500
6～10	200	1 800
11～20	100	900

（5）CLSI 规定计数时应遵循"边缘原则"，即数上不数下、数左不数右。如忽视此原则对同一样本计数时，常规法计数结果可比窥盘法高 30％。

2.标本因素

（1）ICSH 和 NCCLS 规定：以新亚甲蓝染液染色后，胞质内凡含有 2 个以上网织颗粒的无核红细胞计为 Ret。

（2）注意与非特异干扰物鉴别：Ret 为点状或网状结构，分布不均；HbH 包涵体为圆形小体，均匀散布在整个红细胞中，一般在孵育 10～60 min 后出现；Howell-Jolly 小体为规则，淡蓝色小体；Heinz 小体为不规则突起状，淡蓝色小体。

3.质控物

目前，多采用富含 Ret 抗凝脐带血制备的质控品，通过定期考核检验人员对 Ret 辨认水平进行 Ret 手工法质量控制，但此法无法考核染色、制片等环节。CLSI 推荐 CPD 抗凝全血用于 Ret 自动检测的质量控制物。

五、临床应用

（一）参考范围

参考范围见表 2-11。

表 2-11　网织红细胞参考范围

方法	人群	相对值(%)	绝对值(×10⁹/L)	LFR(%)	MFR(%)	HFR(%)
手工法	成年人、儿童	0.5～1.5	24～84			
	新生儿	3.0～6.0				
FCM	成年人	0.7±0.5	43.6±19.0	78.8±6.6	18.7±5.1	2.3±1.9

（二）临床意义

外周血网织红细胞检测是反映骨髓红系造血功能的重要指标。临床应用主要如下。

1.评价骨髓增生能力与判断贫血类型

（1）增高：表示骨髓红细胞造血功能旺盛，见于各种增生性贫血，尤其是溶血性贫血，Ret 可达 6％～8％或 8％以上，急性溶血时可达 20％～50％或 50％以上；红系无效造血时，骨髓红系增生活跃，外周血 Ret 则正常或轻度增高。

（2）降低：见于各种再生障碍性贫血、单纯红细胞再生障碍性贫血等。Ret＜1％或绝对值＜15×10⁹/L 为急性再生障碍性贫血的诊断指标。

通常，骨髓释放入外周血 Ret 主要为 Ⅳ 型，在血液中 24 h 后成为成熟红细胞。增生性贫血时，年轻 Ret 提早进入外周血，需 2～3 d 才成熟，即在血液停留时间延长，使 Ret 计数结果高于实际水平,不能客观反映骨髓实际造血能力。因 Ret 计数结果与贫血严重程度(Hct 水平)和 Ret 成熟时间有关,采用网织红细胞生成指数(Reticulocyte production index,RPI)可校正 Ret 计数结果。

$$RPI = \frac{\text{患者 Hct}}{\text{正常 Hct}(0.45)} \times \frac{\text{患者 Ret}(\%)}{\text{Ret 成熟时间}(d)}$$

HcT/Ret 成熟时间(d)关系为:(0.39~0.45)/1,(0.34~0.38)/1.5,(0.24~0.33)/2.0,(0.15~0.23)/2.5和<0.15/3.0。正常人 RPI 为 1;RPI<1 提示贫血为骨髓增生低下或红系成熟障碍所致;RPI>3提示贫血为溶血或失血,骨髓代偿能力良好。

2.观察贫血疗效

缺铁性贫血或巨幼细胞贫血分别给予铁剂、维生素 B$_{12}$ 或叶酸治疗,2~3 d 后 Ret 开始增高,7~10 d 达最高(10%左右),表明治疗有效,骨髓造血功能良好。反之,表明治疗无效,提示骨髓造血功能障碍。EPO 治疗后 Ret 也可增高达 2 倍之多,8~10 d 后恢复正常。

3.放疗、化疗监测

放疗和化疗后造血恢复时,可见 Ret 迅速、短暂增高。检测幼稚 Ret 变化是监测骨髓恢复较敏感的指标,出现骨髓抑制时,HFR 和 MFR 首先降低,然后出现 Ret 降低。停止放疗、化疗,如骨髓开始恢复造血功能,上述指标依次上升,可同时采用 RMI 监测,以适时调整治疗方案,避免造成骨髓严重抑制。

4.骨髓移植后监测骨髓造血功能恢复

骨髓移植后第 21 天,如 Ret>15×10^9/L,常表示无移植并发症。如 Ret<15×10^9/L 伴中性粒细胞和血小板计数增高,提示骨髓移植失败可能,此可作为反映骨髓移植功能良好指标,且不受感染影响。

(王付巧)

第六节　血细胞比容测定

血细胞比容(hematocrit,Hct,HCT)又称红细胞压积(packed cell volume,PCV),是在规定条件下离心沉淀压紧红细胞在全血中所占体积比值。

一、检验原理

(一)微量法

一定量抗凝血液,经一定速度和时间离心沉淀后,计算压紧红细胞体积占全血容积的比例,即为血细胞比容。

(二)温氏法(Wintrobe 法)

温氏法与微量法同属离心沉淀法,微量法用高速离心,温氏法则为常量、中速离心。

(三)电阻抗法

电阻抗法为专用微量血细胞比容测定仪。根据血细胞相对于血浆为不良导体的特性,先用仪器测定标准红细胞含量的全血电阻抗值,再以参考方法测定其 HCT,计算出 HCT 与电阻抗值之间的数量关系(校正值),再利用待测标本测定电阻抗值间接算出标本 HCT。

(四)其他方法

如放射性核素法、比重计法、折射仪法和黏度计法等。

二、操作步骤

微量法。①采血:常规采集静脉 EDTA-K$_2$ 抗凝血;②吸血:用虹吸法将血液吸入专用毛细管;③封口:将毛细管吸血端垂直插入密封胶封口;④离心:毛细管置于离心机,以一定相对离心力(relative centrifugal force,RCF)离心数分钟;⑤读数:取出毛细管,置于专用读数板中读数,或用刻度尺测量红细胞柱(以还原红细胞层表层的红细胞高度为准)、全血柱长度,计算两者比值即为血细胞比容。如 Hct>0.5 时,须再离心 5 min。

三、方法评价

临床常用 Hct 检测方法评价见表 2-12。

表 2-12　常用 Hct 检测方法评价

方法	优点	缺点
微量法	快速(5 min)、标本用量小、结果准确、重复性好,可批量检测。WHO 推荐参考方法	血浆残留少,需微量血液离心机
微量法(计算法)	ICSH(2003)推荐为候选参考方法,可常规用于 Hct 测定校准,Hct=(离心 Hct−1.0119)/0.9736	需用参考方法测定全血 Hb 和压积红细胞 Hb 浓度。Hct=全血 Hb/压积红细胞 Hb
温氏法	操作简单,无须特殊仪器,广泛应用	不能完全排除残留血浆,需单独采血,用血量大
血液分析仪法	简便、快速、精密度高,无须单独采血	需定期校正仪器
放射性核素法	准确性最高,曾被 ICSH 推荐为参考方法	操作烦琐,不适用于临床批量标本常规检测

四、质量管理

(一)检验前管理

(1)器材:应清洁干燥。CLSI 规定专用毛细管规格应符合要求(长为 75 mm±0.5 mm,内径为 1.155 mm±0.085 mm,管壁厚度为 0.20 mm,刻度清晰)。密封端口底必须平滑、整齐。离心机离心半径应>8.0 cm,能在 30 s 内加速到最大转速,在转动圆周边 RCF 为 10 000～15 000 g 时,转动 5 min,转盘温度不超过 45 ℃。

(2)采血:空腹采血,以肝素或 EDTA-K$_2$ 干粉抗凝,以免影响红细胞形态和改变血容量。采血应顺利,静脉压迫时间超过 2 min 可致血液淤积和浓缩,最好不使用压脉带。应防止组织液渗入、溶血或血液凝固。

(3)CLSI 规定标本应储存在 22 ℃±4 ℃,并在 6 h 内检测。

(二)检验中管理

1.操作因素

(1)注血:抗凝血在注入离心管前应反复轻微振荡,使 Hb 与氧充分接触;注入时应防止气泡产生。吸入血量在管长 2/3 处为宜;用优质橡皮泥封固(烧融封固法会破坏红细胞),确保密封。

(2)离心速度和时间:CLSI 和 WHO 建议微量法 RCF 为 10 000～15 000 g,RCF(g)=

$1.118 \times$ 有效离心半径(cm)$\times$(r/min)^2。

(3)放置毛细管的沟槽应平坦,胶垫应富有弹性。一旦发生血液漏出,应清洁离心盘后重新测定。

(4)结果读取与分析:应将毛细管底部红细胞基底层与标准读数板基线(0 刻度线)重合,读取自还原红细胞层以下红细胞高度。同一标本 2 次测定结果之差不可＞0.015。

2.标本因素

(1)红细胞增多(症)、红细胞形态异常时(如小红细胞、椭圆形红细胞或镰状红细胞)可致血浆残留量增加,Hct 假性增高,WHO 建议这类标本离心时间应至少延长 3 min。

(2)溶血和红细胞自身凝集可使 Hct 假性降低。

(三)检验后管理

如离心后上层血浆有黄疸或溶血现象,应予以报告,以便临床分析。必要时可参考 RBC、Hb 测定结果,以核对 Hct 测定值的可靠性。

五、临床应用

(一)参考范围

微量法:成年男性 0.380～0.508;成年女性 0.335～0.450。

(二)临床意义

(1)Hct 增高或降低:其临床意义见表 2-13。Hct 与 RBC、MCV 和血浆量有关。红细胞数量增多,血浆量降低或两者兼有可致 Hct 增高;反之,Hct 降低。

表 2-13　Hct 测定临床意义

Hct	原因
增高	血浆量减少:液体摄入不足、大量出汗、严重腹泻或呕吐、多尿、大面积烧伤
	红细胞增多:真性红细胞增多症、缺氧、肿瘤、EPO 增多
降低	血浆量增多:竞技运动员、妊娠、原发性醛固酮增多症、补液过多
	红细胞减少:各种原因的贫血、出血

(2)作为临床补液量参考:各种原因致机体脱水,Hct 均增高,补液时应监测 Hct,当 Hct 恢复正常时表示血容量得到纠正。

(3)用于贫血的形态学分类:计算红细胞平均体积和红细胞平均血红蛋白浓度。

(4)作为真性红细胞增多症的诊断指标:当 Hct＞0.7,RBC 为(7～10)$\times 10^{12}$/L 和 Hb ＞180 g/L 时即可诊断。

(5)作为血液流变学指标:增高表明红细胞数量偏高,全血黏度增加。严重者表现为高黏滞综合征,易致微循环障碍、组织缺氧,故可辅助监测血栓前状态。

RBC、Hb、Hct 每个参数均可作为贫血或红细胞增多的初筛指标。由于临床产生贫血的原因不同,其红细胞的数量、大小和形态改变各有特征,因此,必须联合检测和综合分析,才可获得更有价值的临床信息。

（王付巧）

第七节　血红蛋白测定

血红蛋白（hemoglobin，Hb，HGB）为成熟红细胞主要成分，在人体中幼、晚幼红细胞和网织红细胞中合成，由血红素和珠蛋白组成结合蛋白质，相对分子质量为 64458。每个 Hb 分子含有 4 条珠蛋白肽链，每条肽链结合 1 个亚铁血红素，形成具有四级空间结构四聚体。亚铁血红素无种属特异性，由 Fe^{2+} 和原卟啉组成。Fe^{2+} 位于原卟啉中心，有 6 个配位键，其中 4 个分别与原卟啉分子中 4 个吡咯 N 原子结合，第 5 个与珠蛋白肽链的 F 肽段第 8 个氨基酸（组氨酸）的咪唑基结合，第 6 个配位键能可逆地与 O_2 和 CO_2 结合。当某些强氧化剂将血红蛋白 Fe^{2+} 氧化成 Fe^{3+} 时，则失去携氧能力。珠蛋白具有种属特异性，其合成与氨基酸排列受独立的基因编码控制。每个珠蛋白分子由 2 条 α 类链与 2 条非 α 类链组成，非 α 类链包括 β、γ、δ、ε 等。人不同时期其血红蛋白的种类、肽链组成和比例不同（表 2-14）。

表 2-14　不同时期血红蛋白种类、肽链组成和比例

时期	种类	肽链	比例
胚胎时期	血红蛋白 Gower-1（Hb Gower-1）	$\xi_2\varepsilon_2$	
	血红蛋白 Gower-2（Hb Gower-2）	$\alpha_2\xi_2$	
	血红蛋白 Portland（Hb Portland）	$\xi_2\gamma_2$	
胎儿时期	胎儿血红蛋白（HbF）	$\alpha_2\gamma_2$	新生儿>70%，1 岁后<2%
成人时期	血红蛋白 A（HbA）	$\alpha_2\beta_2$	90% 以上
	血红蛋白 A2（HbA2）	$\alpha_2\delta_2$	2%～3%
	胎儿血红蛋白（HbF）	$\alpha_2\gamma_2$	<2%

血红蛋白在红细胞中以多种状态存在。生理条件下，99% Hb 铁呈 Fe^{2+} 状态，称为还原血红蛋白；Fe^{2+} 状态的 Hb 可与 O_2 结合，称为氧合血红蛋白；如果 Fe^{2+} 被氧化成 Fe^{3+}，称为高铁血红蛋白。若第 6 个配位键被 CO 占据，则形成碳氧血红蛋白（carboxyhemoglobin，HbCO），其比 O_2 的结合力高240 倍；若被硫占据（在含苯肼和硫化氢的环境中），则形成硫化血红蛋白（sulfhemoglobin，SHb）。这些统称为血红蛋白衍生物。

Hb 测定方法有多种，现多采用比色法，常用方法有氰化高铁血红蛋白（hemiglobincvanide，HiCN）测定法、十二烷基硫酸钠血红蛋白（sodium dodecyl sulfate hemoglobin，SDS-Hb）测定法、叠氮高铁血红蛋白（hemiglobin azide，HiN_3）测定法、碱羟高铁血红素（alkaline heamatindetergent，AHD_{575}）测定法和溴代十六烷基三甲胺（CTAB）血红蛋白测定法等。其中，HiCN 测定法为目前最常用 Hb 测定方法。1966 年，国际血液学标准化委员会（International Council for Standardization in Haematology，ICSH）推荐其作为 Hb 测定标准方法。1978 年，国际临床化学联合会（International Federation of Clinical Chemistry，IFCC）和国际病理学会（International Academy of Pathology，IAP）联合发表的国际性文件中重申了 HiCN 法。HiCN 法也是 WHO 和 ICSH 推荐的 Hb 测定参考方法。本节重点介绍 HiCN 测定法。

一、检测原理

HiCN 法是在 HiCN 转化液中,红细胞被溶血剂破坏后,高铁氰化钾可将各种血红蛋白(SHb 除外)氧化为高铁血红蛋白(Hi),Hi 与氰化钾中 CN-结合生成棕红色氰化高铁血红蛋白(HiCN)。HiCN 最大吸收峰为 540 nm。在特定条件下,毫摩尔吸收系数为44 L/(mmol·cm),根据测得吸光度,利用毫摩尔吸收系数计算或根据 HiCN 参考液制作标准曲线,即可求得待测标本血红蛋白浓度。

HiCN 转化液有多种,较为经典的有都氏液和文-齐液。WHO 和我国卫生行业标准 WS/T341-2011《血红蛋白测定参考方法》推荐使用文-齐液。血红蛋白转化液成分与作用见表 2-15。

表 2-15 血红蛋白转化液成分与作用

稀释液	试剂成分	作用
都氏液	$K_3Fe(CN)_6$、KCN	形成 HiCN
	$NaHCO_3$	碱性,防止高球蛋白致标本浑浊
文-齐液	$K_3Fe(CN)_6$、KCN	形成 HiCN
	非离子型表面活性剂	溶解红细胞、游离 Hb,防止标本浑浊
	KH_2PO_4(无水)	维持 pH 为 7.2±0.2,防止高球蛋白致标本浑浊

二、操作步骤

(一)直接测定法

(1)加转化液:在试管内加入 HiCN 转化液。

(2)采血与转化:取全血加入试管底部,与转化液充分混匀,静置一定时间。

(3)测定吸光度:用符合 WHO 标准的分光光度计,波长为 540 nm、光径为 1.000 cm,以 HiCN 试剂调零,测定标本吸光度。

(4)计算:换算成单位体积血液内血红蛋白浓度。

(二)参考液比色测定法

若无符合 WHO 标准分光光度计,则采用此法。

(1)按直接测定法(1)~(3)步骤测定标本吸光度。

(2)制作 HiCN 参考液标准曲线:将 HiCN 参考液倍比稀释成多种浓度的 Hb 液,按标本测定条件分别测定吸光度,绘制标准曲线。通过标准曲线查出待测标本 Hb 浓度。

三、方法评价

血红蛋白测定方法评价见表 2-16。

表 2-16 血红蛋白测定方法评价

方法	优点	缺点
HiCN	操作简便、快速,除 SHb 外均可被转化,显色稳定;试剂及参考品易保存,便于质量控制;已知吸收系数,为参考方法。测定波长为 540 nm	①KCN 有剧毒;②高白细胞和高球蛋白可致浑浊;③HbCO转化慢

续表

方法	优点	缺点
SDS-Hb	试剂无公害,操作简便,呈色稳定,准确度和精密度高,为次选方法。测定波长为 538 nm	①SDS-Hb 消光系数未确定,标准曲线制备或仪器校正依赖 HiCN 法;②SDS 质量差异性大;③SDS 溶血性强,破坏白细胞,不适于溶血后同时计数 WBC
HiN$_3$	显色快且稳定,准确度和精密度较高,试剂毒性低(为 HiCN 法的 1/7)。测定波长为 542 nm	①HbCO 转化慢;②试剂有毒
AHD$_{575}$	试剂简单无毒,显色稳定。准确度和精密度较高。以氯化血红素为标准品,不依赖 HiCN 法。测定波长为 575 nm	①测定波长为 575 nm,不便于自动化分析;②采用氯化血红素作标准品纯度达不到标准
CTAB	溶血性强,但不破坏白细胞	精密度和准确度较上法略低

四、质量管理

(一)检验前管理

1.器材

(1)分光光度计校准:分光光度计波长、吸光度、灵敏度、稳定性、线性和准确度均应校正。波长:误差<±1 nm;杂光影响仪器线性、灵敏度和准确性,应采用钕镁滤光片校正;杂光水平控制在1.5%以下;HiCN 参考品法:$A_{\lambda540\,nm}/A_{\lambda504\,nm}=1.590\sim1.630$。

(2)比色杯光径为 1.000 cm,允许误差为≤±0.5%,用 HiCN 试剂作空白,波长为 710～800 nm,吸光度应<0.002。

(3)微量吸管及玻璃刻度吸管规格应符合要求或经校正。

(4)制作标准曲线或标定 K 值:每更换 1 次转化液或仪器使用一段时间后应重新制作标准曲线或标定 K 值。

2.试剂

(1)HiCN 转化液:应使用非去离子蒸馏水配制,pH 7.0～7.4,滤纸过滤后 $A_{10\,mm}^{\lambda540\,nm}<0.001$;用有塞棕色硼硅玻璃瓶避光储存于 4 ℃～10 ℃,储存在塑料瓶可致 CN-丢失,冰冻保存可因结冰致高铁氰化钾还原失效;变绿或浑浊不能使用;Hb(除 SHb 和 HbCO 外)应在 5 min 内完全转化;配制试剂应严格按照剧毒品管理程序操作。

(2)HiCN 参考液(标准液):纯度应符合 ICSH 规定的扫描图形,即在 450～750 nm 的波长范围吸收光谱应符合波峰为 540 nm、波谷为 504 nm、$A_{\lambda540\,nm}/A_{\lambda504\,nm}$ 为 1.590～1.630 和 $A_{\lambda750\,nm}\leqslant0.003$;无菌试验(普通和厌氧培养)阴性;精密度 CV≤0.5%;准确度以 WHO 和 HiCN 参考品为标准,测定值与标示值之差≤±0.5%;稳定性于 3 年内不变质、测定值不变,棕色瓶分装,每支不少于10 mL;在有效期内 $A_{\lambda540\,nm}/A_{\lambda504\,nm}$ 为1.590～1.630。

(3)HiCN 工作参考液:测定值与标定值之差≤±1%。其他要求同参考液。

(4)溶血液:以参考液为标准,随机抽取 10 支测定,其精密度(CV)<1%;准确度测定值与标示值误差≤±1%;稳定 1 年以上,每支不少于 0.5 mL,包装密封好;其纯度标准达到 HiCN 工作参考液。

3.其他

标本采集等要求同红细胞计数。临床实验室标准委员会(CLSI)推荐采用 EDTA 抗凝静脉血。

(二)检验中管理

1.标本因素

(1)血浆中脂质或蛋白质(异常球蛋白)含量增高、WBC>$20×10^9$/L、PLT>$700×10^9$/L、HbCO增高,因浊度增加引起血红蛋白假性增高。因白细胞过多引起的浑浊,可离心后取上清液比色;如为球蛋白异常增高所致,可向转化液中加入少许固体 NaCl(约 0.25 g)或 K_2CO_3(约 0.1 g),混匀后可使溶液澄清。

(2)HbCO转化为HiCN的速度较慢,可达数小时,加大试剂中 $K_3Fe(CN)_6$ 的用量(×5),转化时间可为5 min,且不影响检测结果。

2.其他

(1)转化液稀释倍数应准确。

(2)红细胞应充分溶解。

(3)应定期检查标准曲线和换算常数 K。

3.来料质量质控(IQC)及室间质量评价(EQA)

(1)国际通用评价方法:血红蛋白允许总误差是靶值±7%。

(2)质量控制物:枸橼酸-枸橼酸钠-葡萄糖(acid citrate dextrose,ACD)抗凝全血质控物可用于多项血细胞参数的质量控制;醛化半固定红细胞可用于红细胞和血红蛋白质量控制;溶血液、冻干全血可用于单项血红蛋白质量控制。其中,定值溶血液适用于手工法血红蛋白质量控制。

(三)检验后管理

1.标本因素

某些因素可影响检测结果,如大量失血早期,主要是全身血容量减少,而血液浓度改变很少,红细胞和血红蛋白检测结果很难反映贫血存在。如各种原因所致脱水或水潴留,影响血浆容量,造成血液浓缩或稀释,红细胞和血红蛋白检测结果增加或减少,影响临床判断。

2.废液处理

检测完毕后,将废液集中于广口瓶中,以水1:1稀释废液,再向每升稀释废液中加入 35 mL 次氯酸钠溶液(或 40 mL“84”消毒液),混匀后敞开容器口放置 15 h 以上才能进一步处理。HiCN 废液不能与酸性溶液混合,因氰化钾遇酸可产生剧毒的氢氰酸气体。

五、临床应用

(一)参考范围

红细胞及血红蛋白参考范围见表 2-17。

(二)临床意义

血红蛋白测定与红细胞计数临床意义相似,但某些贫血两者减少程度可不一致;红细胞计数可判断红细胞减少症和红细胞增多症,判断贫血程度时血红蛋白测定优于红细胞计数。因此,两者同时测定更具临床应用价值。

表 2-17　红细胞及血红蛋白参考范围

人群	RBC($\times 10^{12}$/L)	Hb(g/L)
成年男性	4.0～5.5	120～160
成年女性	3.5～5.0	110～150
新生儿	6.0～7.0	170～200
婴儿	4.0～4.3	110～120
儿童	4.0～4.5	120～140
老年男性(>70 岁)		94～122
老年女性(>70 岁)		87～112

1.生理变化

(1)生理性增高：见于机体缺氧状态,如高原生活、剧烈体力活动等;肾上腺素增高,如冲动、兴奋和恐惧等情绪波动;长期重度吸烟;雄激素增高(如成年男性高于女性);日内上午 7 时最高;静脉压迫时间>2 min增高 10%;毛细血管血比静脉血高 10%～15%;应用毛果芸香碱、钴、肾上腺素、糖皮质激素药物等,红细胞一过性增高。

(2)生理性降低：见于生理性贫血,如 6 个月到 2 岁婴幼儿为造血原料相对不足所致,老年人为造血功能减退所致,孕妇为血容量增加、血液稀释所致;长期饮酒减少约 5%。生理因素影响与同年龄、性别人群的参考范围相比,一般波动在±20%以内。

2.病理性变化

(1)病理性增高：成年男性 RBC>6.0×10^{12}/L,Hb>170 g/L;成年女性 RBC>6.5×10^{12}/L,Hb>160 g/L为红细胞和血红蛋白增高。①相对增高：见于呕吐、高热、腹泻、多尿、多汗、水摄入严重不足和大面积烧伤等因素造成暂时性血液浓缩。②继发性增高：见于缺氧所致 EPO 代偿性增高疾病,如慢性心肺疾病、异常血红蛋白病和肾上腺皮质功能亢进等;病理性 EPO 增高疾病,如肾癌、肝细胞癌、卵巢癌、子宫肌瘤和肾积水等。③原发性增高：见于真性红细胞增多症和良性家族性红细胞增多症等。

(2)病理性降低：各种病理因素所致红细胞、血红蛋白、血细胞比容低于参考范围下限,称为贫血。贫血诊断标准见表 2-18。根据病因和发病机制贫血可分为三大类(表 2-19)。此外,某些药物可致红细胞减少引起药物性贫血。

表 2-18　贫血诊断标准(海平面条件)

	Hb(g/L)	Hct	RBC($\times 10^{12}$/L)
成年男性	120	0.40	4.0
成年女性	110(孕妇低于 100)	0.35	3.5
出生 10 d 以内新生儿	145		
1 月以上婴儿	90		
4 月以上婴儿	100		
6 个月至 6 岁儿童	110		
6～14 岁儿童	120		

表 2-19　根据病因及发病机制贫血分类

病因及发病机制	常见疾病
红细胞生成减少	
骨髓造血功能障碍	
干细胞增殖分化障碍	再生障碍性贫血，单纯红细胞再生障碍性贫血，急性造血功能停滞，骨髓增生异常综合征等
骨髓被异常组织侵害	骨髓病性贫血，如白血病、多发性骨髓瘤、骨髓纤维化、骨髓转移癌等
骨髓造血功能低下	继发性贫血，如肾病、肝病、慢性感染性疾病、内分泌疾病等
造血物质缺乏或利用障碍	
铁缺乏或铁利用障碍	缺铁性贫血，铁粒幼细胞性贫血等
维生素 B_{12} 或叶酸缺乏	巨幼细胞贫血等
红细胞破坏过多	
红细胞内在缺陷	
红细胞膜异常	遗传性球形、椭圆形、口形红细胞增多症，PNH
红细胞酶异常	葡萄糖-6-磷酸脱氢酶缺乏症，丙酮酸激酶缺乏症等
血红蛋白异常	珠蛋白生成障碍性贫血，异常血红蛋白病，不稳定血红蛋白病
红细胞外在异常	
免疫溶血因素	自身免疫性，新生儿同种免疫性，药物诱发，血型不合输血等
理化感染等因素	微血管病性溶斑性贫血，化学物质、药物、物理、生物因素所致溶血
其他	脾功能亢进
红细胞丢失增加	
急性失血	大手术，严重外伤，脾破裂，异位妊娠破裂等
慢性失血	月经量多，寄生虫感染（钩虫病），痔疮等

红细胞计数和血红蛋白测定的医学决定水平为当 RBC＞6.8×10^{12}/L 应采取治疗措施；RBC＜3.5×10^{12}/L 为诊断贫血界限。临床上，常以血红蛋白量判断贫血程度，Hb＜120 g/L（女性 Hb＜110 g/L）为轻度贫血；Hb＜90 g/L 为中度贫血；Hb＜60 g/L 为重度贫血；Hb＜30 g/L 为极重度贫血；当 RBC＜1.5×10^{12}/L，Hb＜45 g/L 时，应考虑输血。

（王付巧）

第三章

白细胞检验

第一节　白细胞检验的基本方法

一、白细胞功能检验

(一)墨汁吞噬试验

1.原理

血液中中性粒细胞及单核细胞对细菌、异物等具有吞噬作用。在一定量的肝素抗凝血中,加入一定量的墨汁,经 37 ℃温育 4 h,涂片染色镜下观察吞噬细胞对墨汁的吞噬情况,并计算吞噬率及吞噬指数。

2.参考值

成熟中性粒细胞吞噬率为 74%±15%,吞噬指数为 126±60;成熟单核细胞吞噬率为95%±5%,吞噬指数为 313±86。

3.临床评价

粒细胞的吞噬功能仅限于成熟阶段,单核细胞幼稚型和成熟型都具有吞噬能力。急性单核细胞白血病 M5a 为弱阳性,M5b 吞噬指数明显增高。急性粒细胞白血病(M₂)、急性淋巴细胞白血病和急性早幼粒细胞白血病的原始及幼稚细胞多无吞噬能力,吞噬试验为阴性。急性粒-单核细胞白血病呈阳性反应,对鉴别有一定价值。慢性粒细胞白血病的成熟中性粒细胞吞噬能力明显降低。

(二)白细胞吞噬功能试验

1.原理

分离白细胞悬液,将待测的吞噬细胞与某种可被吞噬而又易于查见计数的颗粒物质如葡萄球菌混合。温育一定时间后,细菌可被中性粒细胞吞噬,可在镜下观察中性粒细胞吞噬细菌的情况,根据吞噬率和吞噬指数即可反映吞噬细胞的吞噬功能。

2.参考值

吞噬率(%)=吞噬细菌的细胞数/200 个(中性粒细胞)×100%;正常人为 62.8%±1.4%;

吞噬指数＝200 个中性粒细胞吞噬细胞总数/200 个（中性粒细胞）；正常人为 1.06±0.05。

3.临床评价

吞噬细胞分大吞噬细胞和吞噬细胞两大类。前者包括组织中的巨噬细胞和血循环中的大单核细胞，后者主要是中性粒细胞。本试验可了解中性粒细胞的吞噬功能。比如吞噬率和吞噬指数增高，反映中性粒细胞吞噬异物功能的增强，常见于细菌性感染。对疑有中性粒细胞吞噬功能低下者，有帮助确诊的价值。

（三）血清溶菌酶活性试验

1.原理

溶菌酶能水解革兰氏阳性球菌细胞壁乙酰氨基多糖成分，使细胞失去细胞壁而破裂。以对溶菌酶较敏感的微球菌悬液为作用底物，根据微球菌的溶解程度来检测血清或尿中溶菌酶的活性。

2.参考值

血清中含 5～15 mg/L，尿中含 0～2 mg/L（比浊法）。

3.临床评价

在人体血清中的溶菌酶，主要来自血中的单核细胞和粒细胞，其中以单核细胞含量最多。在中性粒细胞中，从中幼粒到成熟粒细胞可随细胞的成熟程度而增高。嗜酸性粒细胞，除中幼阶段外，均无此酶活性。淋巴细胞中则含量极低。血清和血浆中的溶菌酶大部分是由破碎的白细胞所释放。血清溶菌酶含量增高。可见于部分急性髓细胞白血病。急性单核细胞白血病（简称急单）的血清溶菌酶含量明显增高，由于成熟单核细胞溶菌酶的含量很多，因而在周围血中成熟单核细胞的多少，直接影响血清溶菌酶的测定值。一般认为急单血清溶菌酶增高，是由于患者的单核细胞不能转移到组织内或溶菌酶迅速从单核细胞释放入血的结果。尿溶菌酶含量也增高，故尿溶菌酶阴性可排除急单的诊断。急性粒-单核细胞白血病血清溶菌酶含量也有明显增高，其增高程度与白细胞总数有关在治疗前其含量明显高，表示细胞分化程度较好，预后亦较好。急性粒细胞白血病的血清溶菌酶的含量可正常或增高，临床意义与急粒-单核细胞白血病相似。急性粒细胞白血病和急性单核细胞白血病都是在治疗缓解，白细胞减少时，其含量也同时下降，但在复发时上升。血清溶菌酶含量降低。急性淋巴细胞白血病多数降低，少数正常。慢性粒细胞白血病血清溶菌酶含量正常，但急变时下降。

（四）硝基四氮唑蓝还原试验

1.原理

硝基四氮唑蓝（NBT）是一种染料，其水溶性呈淡黄色。当被吞入或掺入中性白细胞后，有产生过氧化物酶的作用，可接受葡萄糖中间代谢产物葡萄糖-6-磷酸在己糖磷酸旁路代谢中 NADPH 氧化脱下的氢，而被还原成非水溶性的蓝黑色甲䐶颗粒，呈点状或片状沉着在胞质内有酶活性的部位，可在显微镜下观察并计数阳性细胞百分比。

2.参考值

正常成人的阳性细胞数为 10% 以下。若有 10% 以上中性粒细胞能还原 NBT，即为 NBT 还原试验阳性，低于 10% 则为阴性。

3.临床评价

用于中性粒细胞吞噬杀菌功能异常的过筛鉴别和辅助诊断儿童慢性肉芽肿（CGD），葡萄糖-6-磷酸脱氢酶（G-6-PD）缺乏症，髓过氧化物酶缺乏症和 Job 综合征，NBT 还原试验阳性如在涂片中能查出几个出现甲膳沉淀的中性粒细胞即可排除 CGD。故本试验可用于这些疾病的过筛鉴别和辅助诊断。如在涂片中未查出有甲膳沉淀的中性粒细胞而又不能确定是 CGD 时,可作细菌内毒素激发试验确诊之。方法:将 10 g 大肠埃希菌内毒素溶于 50 mL 生理盐水,取0.05 mL 与 0.5 mL 肝素抗凝血(12.5 单位肝素/毫升血)在试管内混匀,盖住管口置室温 15 min 后,按前述方法进行 NBT 还原试验。若 NBT 还原阳性细胞超过 29%,即可否定 CGD;若仍在 10% 以下,即可诊断为中性粒细胞吞噬杀菌功能异常。用于细菌感染的鉴别。全身性细菌感染时,患者的 NBT 还原阳性细胞在 10% 以上,而病毒感染或其他原因发热的患者则在 10% 以下。但若细菌感染而无内毒素等激发白细胞还原 NBT 的物质入血时,也可在 10% 以下。器官移植后发热的鉴别。器官移植后发热,若非细菌感染所致,其 NBT 还原试验阴性;若该试验阳性,则提示可能有细菌感染。无丙种球蛋白血症、镰状细胞病、恶性营养不良、系统性红斑狼疮、类风湿性关节炎、糖尿病等,以及应用激素、细胞毒药物、保泰松等治疗时,NBT 还原阳性细胞比例可降低。新生儿、小儿成骨不全症、心肌梗死急性期、淋巴肉瘤、变应性血管炎、脓疮性银屑病、皮肌炎、某些寄生虫感染(如疟疾)和全身性真菌感染(如白色念珠菌性败血症)、注射伤寒菌苗后、口服避孕药或黄体酮后,NBT 还原阳性细胞比例可增高。

(五)白细胞趋化性试验

1.原理

在微孔滤膜的一侧放入粒细胞,另一侧放入趋化因子(如细菌毒素、补体 C3a、淋巴因子等),检测离体粒细胞潜过滤膜到达趋化因子这一侧定向移动的能力。

2.参考值

趋化指数为 3.0～3.5。

3.临床评价

趋化性是粒细胞到达炎症局部所必需的。本试验是观察粒细胞向感染灶运动能力的一项重要检测方法。趋化功能异常可见于 Wiskot-Aldrich 综合征、幼年型牙周炎、糖尿病、烧伤、新生儿、慢性皮肤黏膜白色念珠菌病、高 IgE 综合征、先天性鱼鳞病、膜糖蛋白(相对分子质量 11000)缺陷症、肌动蛋白功能不全症、Chediak-Higashi 综合征。

(六)吞噬细胞吞噬功能试验

1.原理

活体巨噬细胞、单核细胞在体内外均有吞噬细菌、异物的功能,在体外将细胞与异体细胞或细菌混合孵育后,染色观测其吞噬异体细胞或细菌的数量,可了解其吞噬功能。利用中药斑蝥在人的前臂皮肤上发疱,造成非感染性炎症,诱使单核细胞游出血管大量聚集于疱液内,抽取疱液则成为天然提纯的吞噬细胞悬液。以鸡红细胞为靶细胞,在体外 37 ℃条件下观察吞噬细胞对鸡红细胞的吞噬消化活性,取试管内的细胞进行涂片染色和镜检并计算吞噬百分率和吞噬指数。

2.参考值

吞噬百分率为(62.77±1.38)%,吞噬指数为 1.058±0.049。

3.临床评价

吞噬细胞是机体单核-吞噬系统的重要组成部分,而单核-吞噬系统与肿瘤的发生发展有密切关系。吞噬细胞在组织中含量多、分布广、移动力强且能识别肿瘤细胞,所以,吞噬细胞在机体免疫监视系统中发挥主要作用。吞噬细胞功能检测对基础理论研究和临床治疗都有重要意义,此法可测定吞噬细胞的非特异性吞噬功能。吞噬细胞吞噬功能低下主要见于各种恶性肿瘤,吞噬率常低于 45%，手术切除好转后可以上升，故可作为肿瘤患者化疗、放疗、免疫治疗疗效的参考指标。一些免疫功能低下的患者，吞噬率降低，可作为预测感染发生的概率，并观测疗效、判断预后的指标。

二、白细胞代谢及其产物检验

(一)末端脱氧核苷酰转移酶检测

1.酶标免疫细胞化学显示法

(1)原理：末端脱氧核苷酰转移酶(TdT)是一种 DNA 聚合酶，它不需要模板的指导，就可以催化细胞的脱氧核苷酸，使其转移到低聚核苷酸或多聚核苷酸的 3′-OH 端，合成单链 DNA。兔抗牛 TdT 抗体能和人细胞的 TdT 产生交叉反应，可采用免疫荧光技术或酶标免疫细胞化学技术，用辣根过氧化物酶-抗酶复合物在细胞涂片上定位，显示细胞内的 TdT。

(2)结果：阳性反应为棕黄色颗粒，定位在细胞核上。TdT 为早期 T 淋巴细胞的标志，在正常情况下不成熟的胸腺淋巴细胞出现阳性反应，正常人外周血细胞中极少或无活性。

(3)临床评价 95% 以上急性淋巴细胞白血病和大约 30% 慢性粒细胞白血病急淋变患者外周血细胞有明显的 TdT 活力，病情缓解后阳性率逐渐减弱。在急性淋巴细胞白血病中，由于细胞表面标志不同，TdT 活性也有变化，T-ALL，早 B 前体-ALL 细胞的阳性率很高，B-ALL 细胞阴性。当外周血中此酶活性升高，就预示着血细胞的恶性变。因此，TdT 的测定对急性白血病的鉴别和治疗都有一定意义。

2.同位素检测法

(1)原理：以 ^{3}H 或 ^{14}C 标记的脱氧核苷三磷酸等的 dXTP 为基质，用低聚脱氧核苷(dA)等人工同聚物作为引物，由于酶反应与引物重合，使基质不溶于三氯醋酸，可用玻璃纤维盘将其吸附，从未被放射性核素标记的反应基质中分离出反应的生成物，计测放射活性。除去不加引物所测定的内源性反应所引起的活性之后，可测算酶的活性。

(2)参考值：正常人骨髓细胞的活性为 dGTP 掺入 $1×10^8$ 个细胞的量为 $(0\sim0.09)$mmol/L。

(3)临床评价：急性淋巴细胞白血病(B-ALL 除外)可检出较高的 TdT 活性，慢性粒细胞性白血病急性变时，约有 1/3 的病例在原始细胞中能检出高活性的 TdT。恶性淋巴瘤中，原始淋巴细胞性淋巴瘤的淋巴结细胞中能检出高的 TdT 活性。此酶检检查在研究造血细胞的分化与白血病的关系、白血病细胞的起源、白血病的治疗药物选择上都有较重要的价值。

(二)N-碱性磷酸酶检测

1.原理

用 P-硝基酚磷酸盐(P-NPP)作为细胞碱性磷酸酶(APase)总活性检测的基质，在反应中生成 P-硝基酚，测量 400 nm 时的吸光密度，借以检测出细胞 A-Pase 的总活性。此外，可通过 CASP 作为基质来测定 N-碱性磷酸酶(N-Apase)的活性。通过酶反应，生成巯乙胺，这是用二硝基苯(DNTB)置换 5-硫-硝基酚酸；检测412 nm 的吸光密度，借以检测 N-APase 的总活性。在基质液中加入用 N-丁醇：水(1:3)的混合液提取粗酶液，室温下放置 60 min，记录酶反应，求出酶反应的速度。一般情况下，N-APase 的 P-NPP 与 CASP 的水解速度之比(VP-NPP/VCASP)在 1.1~2.0 的范围内，平均为 1.8。因此，N-APase 的活性许可用VP-NPP-1.8VCASP求出，再从 VP-NPP-1.8VCASP 计算 N-APase 的百分率。

2.参考值

正常人的粒细胞、淋巴细胞中不能检出 N-APase 的活性。

3.临床评价

在 AML 及 CML 慢性期、CML 急性变的原粒细胞中,均不能检出 N-APase。但在 ALL 和 CML 急淋变时,原始淋巴细胞能检出 N-APase,且不仅在非 T-ALL、非 B-ALL 的幼稚细胞,就是在 T-ALL 及具有 B 细胞标志物的原始细胞中亦可检出。因此,认为此酶是从未成熟的白血病性原始淋巴细胞向 T 细胞、B 细胞分化过程中,未成熟的淋巴系统的细胞标志酶。此外,在鼻咽癌、喉癌等被认为是病毒感染的肿瘤细胞中,以及与 EB 病毒有关的传染性单核细胞增多症、Burkitt 淋巴瘤等,均可检出此酶。

(三)酸性 α-醋酸酯酶检测

1.原理

血细胞中的酸性 α-醋酸酯酶(ANAE),在弱酸性(pH 5.8)条件下能将基质液中的 α-醋酸萘酯水解,产生 α-萘酚。产生的 α-萘酯酚再与六偶氮副品红耦联形成不溶性暗红色偶氮副品红茶酚沉淀,定位于胞质内酶活性处,呈现单一的或散在的红色点块状或颗粒状。

2.结果

酸性 α-醋酸酯酶(ANAE)主要分布在 T 细胞和单核细胞内。粒细胞、B 细胞、红系细胞、巨核细胞和血小板中含量较少。T 细胞为 ANAE 阳性细胞,胞质内有大小不等、数量不一的紫红色颗粒或斑块;B 细胞为 ANAE 阴性细胞,胞质呈黄绿色,胞质内无红色斑块;单核细胞为 ANAE 阳性,其胞质内有细小红褐色颗粒斑块。

3.临床评价

有助于区分 T 细胞和 B 细胞 ANAE 染色在 T 细胞胞质中呈现点状颗粒或大块局限阳性反应;B 细胞大多数为阴性反应,偶见稀疏弥散细小颗粒。鉴别急性白血病类型:急性 T 细胞白血病细胞为点状或块状阳性,局限分布;急性粒细胞白血病细胞 ANAE 染色大部分呈阴性或弱阳性反应,颗粒增多的早幼粒白血病细胞阳性反应较强,为弥散性分布;急单呈强阳性反应,胞质为均匀一致的弥散样淡红色或深红色,无点状颗粒。

三、白细胞动力学检验

(一)氚标记脱氧胸苷测定

1.原理

分离的粒细胞并在培养过程中加入 PHA 或特异性抗原刺激后,进入有丝分裂期,此时加入 ^{3}H-TdR,可被细胞摄入参与 DNA 合成,其掺入量与 DNA 合成的量以及增殖细胞数成正比,用液体闪烁计数器测定 ^{3}H-TdR 的掺入量,即可判定粒细胞的增殖水平。

2.参考值

SI<2。

3.临床评价

在正常情况下,体内粒细胞在增殖池(骨髓)、循环池(血液)及边缘池(组织)之间处于平衡状态,末梢血中成熟粒细胞数为 $(2.5～5.5)×10^9$/L。在罹患血液等病理情况下,这种平衡状态受到不同程度的破坏,即可能出现异常。研究白血病细胞动力学时给急性白血病患者连续静脉输入 ^{3}H-TdR,8～10 d 后观察到仍有 8%～10% 的白血病细胞未被标记,这一部分白血病细胞增殖相当缓慢,说明白血病细胞是一群非同步化增殖的细胞。

(二)泼尼松刺激试验

1.原理

正常时骨髓中粒细胞储备量大于外周血中的 10～15 倍,泼尼松具有刺激骨髓中性粒细胞由储备池向外周血释放的功能。如果受检者骨髓的粒细胞储备池正常,服用泼尼松后经过一定时间储备池大量释放至血流而使外周血中性粒细胞的绝对值明显增高。反之,则无此作用或作用不明显。可间接测定骨髓粒细胞池粒细胞的储备功能。

2.参考值

服药后中性粒细胞最高绝对值$>20\times10^9$/L(服药后 5 h 为中性粒细胞上升到高峰的时间)。

3.临床评价

泼尼松试验可反应骨髓中性粒细胞储备池的容量。中性粒细胞减少患者,如服用泼尼松后外周血中性粒细胞最高绝对值$>20\times10^9$/L,表明患者中性粒细胞的储备池正常,粒细胞减少可能是由于骨髓释放障碍或其他因素所致。这对于某些骨髓受损引起粒细胞减少的轻微病例有一定参考及诊断价值。反之,则反映储备不足。

(三)肾上腺素激发试验

1.原理

白细胞(主要是指中性粒细胞)进入血流后,约半数进入循环池,半数黏附于血管壁成为边缘池的组成成分。此部分白细胞在外周血白细胞计数中不能得到反映。注射肾上腺素后血管收缩,黏附于血管壁上的白细胞脱落,从边缘池进入循环池,致外周血白细胞数增高,其作用持续时间为 20～30 min。分别在注射前和注射后 20 min 取血,计数中性粒细胞数。

2.参考值

粒细胞上升值一般低于 1.5×10^9/L。

3.临床意义

白细胞计数减少者,注射肾上腺素后,如外周血白细胞能较注射前增加 1 倍以上或粒细胞上升值超过1.5×10^9/L,表示患者白细胞在血管壁黏附增多,提示患者粒细胞分布异常,即边缘池粒细胞增多,如无脾大,可考虑为"假性"粒细胞减少。如果增高低于上述值,则应进行其他检查,进一步确定白细胞计数减少的病因。

(四)二异丙酯氟磷酸盐标记测定

1.原理

二异丙酯氟磷酸盐标记($DF^{32}P$)是利用含有放射性磷的二异内酯氟磷酸作为胆碱酯酶的抑制剂,与细胞上的胆碱酯酶结合,即使细胞崩解,也不再与其他细胞相结合。故对测定血液循环中细胞池的大小以及滞留的时间均非常方便。用于粒细胞动力学研究时,一旦采血制成离体标志物后,即做静脉注射。经过一段时间再次采血。分离粒细胞,通过追踪观察其放射活性的变化,可测知外周血中有关粒细胞池的参数。

2.参考值

(1)粒细胞总数的测定。①标记粒细胞半衰期($t_{1/2}$):4～10 h;②血中滞留时间:10～14 h。③全血粒细胞池(TBGP):$(35～70)\times10^7$/kg;④循环粒细胞池(CGP):$(20～30)\times10^7$/kg;⑤边缘粒细胞池(MGP):$(15～40)\times10^7$/kg;⑥粒细胞周转率(GTR):$(60～160)\times10^7$/(kg·d)。

(2)单核细胞总数的测定。①标记单核细胞半衰期:4.5～10.0 h;②全血单核细胞池

（TBMP）：$(3.9\sim12.7)\times10^7/kg$；③循环单核细胞池（CMP）：$(1.0\sim2.7)\times10^7/kg$；④边缘单核细胞池（MMP）：$(2.4\sim11.7)\times10^7/kg$；⑤单核细胞周转率（MTR）：$(7.2\sim33.6)\times10^7/kg$。

3.临床评价

在慢性白血病、真性红细胞增多症和骨髓纤维化时，TBGP及GTR显著增加。粒细胞半寿期明显延长急性粒细胞白血病时有轻微的延长，而再生障碍性贫血时各指数测定值均偏低。流式细胞仪检测DNA合成及含量：流式细胞仪（FCM）是对单细胞快速定量分析和分选的新技术。当被测细胞被制成单细胞悬液，经特异性荧光染料染色后加入样品管中，在气体压力推动下，流经 $100~\mu m$ 的孔道时，细胞排成单列，逐个匀速通过激光束，被荧光染料染色的细胞受到强烈的激光照射后发出荧光，同时产生散射光。荧光被转化为电子信息，在多道脉冲高度分析仪的荧光屏上，以一维组方图或二维点阵图及数据表或三维图形显示，计算机快速而准确地将所测数据计算出来，结合多参数分析，从而实现了细胞的定量分析。

（五）DNA 合成的检测

1.原理

与氚-胸腺嘧啶标记法的原理一样，用 5-溴脱氧尿嘧啶（5-BrdU）掺入 S 期细胞的 DNA，然后用抗5-BrdU抗原的特异性抗体，通过免疫荧光技术，用 FCM 准确测定 DNA 合成速率。

2.结果

快速提供有关细胞周期各时相分布的动态参数，间接了解 DNA 的合成情况。

3.临床评价

可直接用于白血病患者体内细胞增殖的动态研究，据此按化疗药物对细胞动力学的干扰理论设计最佳治疗方案，静止期肿瘤细胞对化疗不敏感而增殖期（SG_2M）敏感，可将 G_0 期细胞分化诱导进入 SG_2M 期，再予以细胞杀伤药物，以达到最佳杀伤瘤细胞的效果。

（六）DNA 含量的检测

1.原理

碘化丙啶（PI）荧光染料可嵌入到双链 DNA 和 RNA 的碱基对中与之结合。用 PI 染 DNA 后能在指定波长的光波激发下产生红色荧光，利用 FCM 可将细胞按不同的荧光强度即 DNA 含量分类并绘出 DNA 直方图。细胞在增殖周期的不同阶段，其 DNA 含量是不同的，从 DNA 直方图中可以得出细胞周期不同阶段的细胞百分数。

2.结果

细胞 DNA 含量。V1 细胞中 DNA 含量多少用 DNA 指数（DI）来表示。

根据 DI 值来判断细胞 DNA 倍体的方法是以正常同源组织细胞作为样品 2CDNA 含量细胞的内参标准。DNA 倍体的判断标准为 $DI=0.1\pm2CV$。二倍体：$DI=1.0\pm2CV$（直方图上仅1个 G_0/G_1 峰）。非整倍体（aneuplid，AN）：DI 值<0.91，>1.10。DNA 指数（DI）＝样品 G_0/G_1 期 DNA 量平均数/标准二倍体 DNA 量平均数。细胞周期各时相细胞比率包括 G_0/G_1 期、S 期和 G_2M 期，计算各时相细胞的百分比。其中 S 期细胞百分比也叫 SPF。$SPF(\%)=[S(G_0/G_1+S+G_2M)]\times100\%$ 细胞增殖指数（$PI,\%$）＝$[(S+G_2M)\div(G_0/G_1+S+G_2M)]\times100\%$。

3.临床评价

DNA 非整倍体细胞是肿瘤的特异性标志，从 FCM 的 DNA 图形分析，可得知血细胞和骨髓细胞 DNA 的相对含量，从而了解白血病细胞的倍体水平及增殖活动。以纵坐标表示细胞数，横坐标表示 DNA 相对含量，可绘出 DNA 不同含量血细胞分布曲线，得到 G 期、S 期和 G_2+M 期细胞的百分比,尤其是对白血病患者血细胞动力学的了解更为重要。急性白血病患者在未经治疗时其骨髓细胞(大多数为白血病细胞)S%(S 期细胞 DNA 的百分含量)明显低于正常骨髓。用流式细胞仪对白血病化疗后监测药效是目前较为灵敏的方法,对比化疗后的细胞内 DNA 含量表化,可迅速得出是否敏感的结论,从而指导临床对初治或复发白血病患者选用和及时更换化疗方案。白血病患者外周血白血病细胞多处于 G_0 或 G_1 期。S 期细胞百分率(S%)高者对常用周期特异性药物较为敏感,患者的完全缓解率高,但容易复发。S%低者对化疗不敏感,但一旦缓解,不易复发。根据增殖期细胞对周期特异药物比静止期细胞更为敏感,应用 G-CSF 来复苏 G_0 期白血病细胞,有利于提高化疗效果。

四、粒细胞抗体检测

(一)荧光免疫法检测

1.原理

受检血清中的抗体和粒细胞结合后,加标记荧光物质的羊抗人 IgG 血清,可使粒细胞膜显示荧光,然后在荧光显微镜下观察阳性比率和荧光强度。

2.结果

阳性反应表示受检血清中存在粒细胞抗体。

3.临床评价

本法敏感性较好,特异性强,临床上常作为确诊免疫性粒细胞减少症的方法。

(二)化学发光法检测

1.原理

用化学发光技术测定单个核细胞与抗体被覆的粒细胞相互作用产生的代谢反应,间接测定抗粒细胞抗体。

2.结果

用发光仪测定增强的化学发光反应,用发光指数表示结果。

3.临床评价

本法比间接荧光免疫法更灵敏,可用于确诊免疫性粒细胞减少症。

(三)流式细胞技术检测

1.原理

采用正常人 O 型抗凝血分离出单核细胞和粒细胞,经 1%多聚甲醛固定,二者再等量混合制成细胞悬液,加受检血清孵育,再加结合异硫氰酸荧光素(FITC)和抗人 F(ab)2IgG,采用流式细胞分析仪进行分析来检测同种反应性粒细胞抗体。

2.结果

荧光强度与粒细胞抗体量呈线性关系,根据荧光强度的大小即可得出粒细胞抗体的量。

3.临床评价

本法不但可对粒细胞抗体作半定量测定,还可以对抗体类型进行分析,以确定是否存在免疫复合物。

五、白细胞免疫标记检测

(一)荧光显微镜计数检测

1.原理

将抗体标记上荧光素制成的荧光抗体,在一定条件下与细胞表面的分化抗原簇相互作用,洗去游离的荧光抗体后,结合于细胞表面的荧光素在一定波长激发光照射下,发出一定波长的荧光,借此用荧光显微镜就可检测到与荧光抗体特异结合的表面标志。以鼠抗羊 IgG 作阴性对照,标本中有明显荧光现象就证明有相应的抗原存在,借此对标本中的抗原作鉴定和定位。根据标志物和反应程序的不同分为:①直接荧光法,即将荧光素直接标记在特异性抗体上,直接与相应抗原起反应,根据荧光有无来检测抗原;②间接荧光法:将荧光素标记抗体,待基质标本中的抗原与相应抗体(一抗)反应,再用荧光标记抗抗体(二抗)结合第一抗体,呈现荧光现象。另外,还有双标记法,即用两种荧光素分别标记不同抗体,对同一基质标本进行染色,可使两种抗原分别显示不同颜色的荧光。主要用于同时观察细胞表面两种抗原的分布与消长关系。常用异硫氰酸荧光素(FITC)和藻红蛋白做双重标记染色,前者发黄绿色荧光,后者发红色荧光。

2.结果

观察标本的特异性荧光强度一般用+号表示:-表示无荧光;±为极弱的可疑荧光;+为荧光较弱但清楚可见;++为荧光明亮;3+~4+为荧光闪亮。

3.计算公式

阳性细胞率=荧光阳性细胞/(荧光阳性细胞+荧光阴性细胞)×100%。

(二)流式细胞仪计数检测

1.原理

流式细胞仪可看作荧光显微镜的延伸,是将标本细胞用荧光标记制备成悬液,使荧光标记的细胞一个个地通过仪器的毛细管,分别辨认细胞形态大小和荧光特征,称为荧光活化细胞分选法(FACS)。与荧光显微镜相比,流式细胞仪优势是短期可分析数万个细胞,还可用计算机记录处理,对各个细胞进行快速多参数定量分析。多色荧光分析还可识别一个细胞上同时存在的数种荧光颜色。

2.结果

流式细胞术的数据显示以直方图形式表示。

(1)单参数直方图(图 3-1):它是一维数据用得最多的图形,可用来进行定性分析和定量分析。在图中横坐标表示荧光信号或散射光强度的相对值,其单位用"道数"表示。"道"即多道脉冲分析器中的道,亦可看成相对荧光(或散射光)的单位。横坐标可以是线性的,也可以是对数的。直方图的纵坐标通常代表细胞出现的频率或相对细胞数。

(2)二维点阵图(图 3-2):为了显示两个独立数与细胞定量的关系时,可采用二维点阵图的显示方式。例如,在此图上,点阵图横坐标是 CD8 淋巴细胞的相对含量,纵坐标是 CD4 细胞的相对含量。图上每一点代表一个细胞,每个点与纵轴的距离即表示该点的相对值 CD4 值。可以由点阵图得到两个直方图,但两个直方图无法反演成一个二维点阵图。这说明一个点阵图所携带的信息量大于两个直方图所携带的信息量。此外,用流式细胞仪检测时,为分析一群较纯的细胞的表面标志,也可用门技术把其他细胞排除于被分析的细胞外。

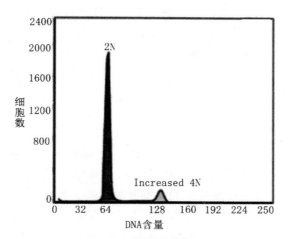

图 3-1 单参数直方图

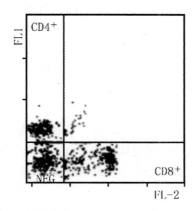

图 3-2 人外周血 CD4$^+$ 和 CD8$^+$ 细胞的二维点阵图

FL1 为第一荧光道,FL2 为第二荧光道,NEG 为阴性

(三)碱性磷酸酶-抗碱性磷酸酶桥联酶标法检测

1.原理

碱性磷酸酶-抗碱性磷酸酶桥联酶标志(APAAP)法,是用碱性磷酸酶作为标志物标记已知抗体或抗抗体,进行抗体抗原反应。先用鼠单抗制备一种碱性磷酸酶-抗碱性磷酸酶单克隆抗体(APAAP)复合物,然后按照细胞抗原成分与第 1 抗体(鼠抗人单抗)、第 2 抗体(兔抗鼠抗体)、APAAP 复合物依次结合后,通过碱性磷酸酶水解外来底物显色,达到抗原定位。

2.结果

高倍镜下计数 200 个有核细胞,其中细胞膜上或细胞质内有红色标志物着染的细胞为阳性细胞,无红色标记为阴性细胞,计算出各片阳性细胞百分率。该百分率即分别代表各单抗所针对抗原的阳性百分率。阳性细胞≥20％为阳性结果。

(四)生物素-亲和素酶标法检测

1.原理

生物素-亲和素酶标(ABC)法是依据亲和素和生物素者间有很强的亲和力,生物素可以和抗体相结合,且结合后仍保持与亲和素连接的强大能力。辣根过氧化物酶标记在亲和素与生物素复合物上形成亲和素-生物素-过氧化物酶复合物即 ABC。细胞抗原成分与特异性抗体称第一抗体结合后,与已标记上生物素的第二抗体起反应,再与 ABC 结合。ABC 上辣根过氧化物酶作用于显色剂,使其产生有色沉淀,指示抗原存在部位。

2.结果

同 APAAP 法。

3.临床评价

抗人白细胞分化抗原 CD 系列单克隆抗体与流式细胞仪和多色荧光染料的联合应用,成为研究造血细胞免疫表型,分化发育、激活增生,生物学功能和恶变关系以及造血细胞分离纯化强有力的手段,大大促进了血液学和免疫学的发展。对造血干、祖细胞的研究或 CD34$^+$ 造血干细胞(HSC)/祖细胞(HPC)分析与鉴定。由于 CD34$^+$ HCS/HPC 具有自我更新、多向分化及重建长期造血的细胞生物学性质与功能,分离纯化造血干/祖细胞具有重要的理论与应用价值,也是研究造血增殖、分化、调控机制、干/祖细胞体外扩增、干细胞库的建立、造血干细胞移植净化以及基因治疗等的条件与手段。目前,CD34 已成为能识别人类最早造血干/祖细胞的重要标志。人类 CD34$^+$ 细胞分别占骨髓、脐血和外周血有核细胞的 $1\%\sim4\%$,$0.5\%\sim1.5\%$ 和 $0.05\%\sim0.1\%$。用阴性选择(用各种抗成熟血细胞单抗去除成熟细胞)和阳性选择(CD34 单抗选择出 CD34$^+$ 细胞),开展了分离造血干细胞、祖细胞的研究,还可用流式细胞仪或免疫磁珠吸附分离法对 CD34$^+$ 细胞进行亚群的分选和分析。

T 细胞亚群检测:用 CD4 和 CD8 单抗可将外周淋巴器官和血液中的 T 细胞分为 CD4$^+$、CD8$^-$(Th)和 CD4$^-$、CD8$^+$(Ts)两个主要亚群。临床上常用测定全 T(CD3)、Th(CD4)、Th(CD8)以及计算 Th/Ts(CD4/CD8)比值作为机体免疫状态,某些疾病诊断、病期分析、监测治疗和判断预后的参数。可用 T_4/T_8 之比作为排斥检测的指标,比值增高,提示有排斥反应。急性白血病分型诊断。白血病是白细胞在分化到某个阶段受阻滞后呈克隆性异常增殖的结果。它的发病是多阶段的,不同病因引起的白血病其发病机制不同,白血病细胞具有与其对应的正常细胞相同的分化抗原,利用白细胞分化不同阶段出现的细胞表面标记可以对白血病进行免疫分型。使用单克隆抗体和 FCM 检测已成为对血细胞免疫分型的一种有效方法,既客观,重复性又好。该法结合形态学、细胞化学,可大大提高对血细胞的识别能力,对白血病分型诊断的准确性从 $60\%\sim70\%$ 提高到 97%。

恶性淋巴瘤分类与诊断中的应用:淋巴瘤的正确分类有助于提高诊断治疗效果和预后的客观判断。免疫表型与组织学、细胞学的密切结合,使淋巴瘤的分类与诊断更为合理,更能反映其生物学特性。通过淋巴细胞表面抗原进行连续性评价,可弄清淋巴细胞分化过程各阶段抗原表达情况。一个单一表型淋巴细胞群体的检出,表明某一淋巴细胞亚群的单克隆性增生,这是恶性淋巴瘤的特征。利用 McAb 和细胞免疫标记技术不仅可确定淋巴瘤细胞来源(B 细胞、T 细胞、组织细胞或树突状细胞),而且可对细胞在组织中的分布情况进行精确视察。如 B 细胞淋巴细胞瘤单一细胞群体的标志,是具有某一种类型的轻链或重链和/或某一特定 B 细胞分化抗原的表达。

微量残留白血病诊断:通过检测白血病细胞特异的异常抗原表达来研究微量残留病(MRD),观察有特异标志的细胞所占的比率大小。还有某些特殊标志,如 TdT 正常只表达于 T 细胞上,存在于胸腺和骨髓有限的细胞中,大部分白血病细胞表达 TdT,因此,如在外周血或脑脊液中发现 TdT 阳性细胞,可立即确定其为恶性细胞。应用多种标志组合的方式,包括

CD34,CD56,TdT,淋系抗原,结合其抗原密度,也可敏感地检测大部分 AML 的 MRD。FCM 结合双标记技术或多参数多色荧光 FACS,是可定量的快速而敏感的鉴定 MRD 的方法,也可根据白血病时白血病细胞在外周增殖、分裂,用 FCM 检测分裂期 SM 峰来研究 MRD。

在血小板研究中的应用:血小板膜糖蛋白(glycoprotein,GP)是血小板参与止血与血栓形成等多种病理生理反应的基础。用抗 GP 的单抗作为分子探针对血小板进行免疫荧光标记检测,对临床上诊断先天性、获得性血小板 GP 异常所致疾病的诊断、治疗、预防,尤其是对血栓性疾病的诊断、预防有重要的理论与实践意义。例如,CD62P(P-选择素)、CD63 是活化血小板最为特异灵敏的分子标志物。血小板无力症其 CD41、CD61 明显缺乏。巨大血小板综合征有 CD42b、CD42a 的缺乏。

骨髓移植及免疫重建的鉴定:可通过标记的 CD34 单抗来检测外周血中的干细胞并对其定量。对移植前骨髓细胞免疫表型分析,可清楚地了解骨髓处理情况,如 T 细胞剔除、化学净化和用免疫磁珠对特殊细胞进行剔除的结果,并能确定为患者进行移植的类型。还可研究各种细胞因子在移植前的变化与并发症产生的因果关系。并可检测活化淋巴细胞来诊断移植排斥反应,若发现 CD8$^+$ HLA-DR$^+$ 细胞增加或 CD16$^+$ HLA-DR$^+$ 细胞增加,表示可能产生排斥现象。

(王付巧)

第二节 白细胞检验的临床应用

一、慢性粒细胞白血病

慢性粒细胞白血病(CML)简称慢粒,是起源于造血干细胞的克隆性增殖性疾病,以粒系增生为主。本病在亚洲发病率最高,占成人白血病总数的 40%,占慢性白血病的 95% 以上,国内统计资料表明,慢粒仅次于急粒和急淋,占第 3 位,以 20～50 岁多见。本病的自然临床过程是慢性期进展为加速期,最后发展成急变期,一旦急变,往往在 3～5 个月内死亡。慢性期起病缓慢,初期症状不明显,逐渐出现乏力、盗汗、消瘦及低热。最突出的体征是脾大,可有中等度大,胸骨压痛也较常见,随病程进展出现贫血并逐渐加重。发病 1～4 年内有 70% 患者转变为加速期及急变期,总的病程平均为 3.5 年,常规治疗不能延长生命。本病在细胞遗传学上有恒定的、特征性的 Ph 染色体及其分子标志 *BCR/ABL* 融合基因。

(一)检验

1.血常规

红细胞和血红蛋白早期正常,少数甚至稍增高,随病情发展渐呈轻、中度降低,急变期呈重度降低。贫血呈正细胞正色素性,分型中见有核红细胞、多染性红细胞和点彩红细胞。白细胞数显著升高,初期一般为 $50 \times 10^9/L$,多数在 $(100～300) \times 10^9/L$,最高可达 $1\,000 \times 10^9/L$。可见各阶段粒细胞,其中以中性中幼粒及晚幼粒细胞增多尤为突出,分别可占 15%～40% 及 20%～40%,杆状核及分叶核也增多,原始粒细胞(Ⅰ型＋Ⅱ型)低于 10%,嗜碱性粒细胞可高达 10%～20%,是慢粒特征之一。嗜酸性粒细胞和单核细胞也可增多。随病情进展,原始粒细胞可增多,加速期

可＞10％，急变期可＞20％。血小板计数增多见于1/3～1/2的初诊病例，有时可高达 1 000×
10^9/L，加速期及急变期，血小板可进行性减少。

2.骨髓细胞学检查

有核细胞增生极度活跃，粒红比例明显增高可达(10～50)：1。粒细胞分类类同于周围血常
规，这是慢粒慢性期的特点。显著增生的粒细胞中，以中性中幼粒、晚幼粒和杆状核粒细胞居多。
原粒细胞和早幼粒细胞易见，原粒细胞＜10％。嗜碱和嗜酸性粒细胞增多，有时可见到与葡萄糖
脑苷细胞和海蓝细胞相似的吞噬细胞。幼红细胞早期增生，晚期受抑制，巨核细胞增多，骨髓可
发生轻度纤维化。加速期及急变期时，原始细胞逐渐增多。慢粒是多能干细胞水平上突变的克
隆性疾病，故可向各系列急性变，以原粒细胞增多者为急粒变，占 50％～60％，以原始淋巴细胞
(原淋＋幼淋)增多者为急淋变，约占 30％。此外，还可有慢粒急变为原始单核、原始红细胞、原
始巨核细胞、早幼粒细胞、嗜酸或嗜碱粒细胞等急性白血病。急变期红系、巨核系均受抑制。慢
粒的粒细胞有形态异常，细胞大小不一，核质发育不平衡，有些细胞核染色质疏松，胞质内有空泡
或呈细胞破裂现象，偶见奥氏小体，疾病晚期可见到 Pelger-Huet 异常，分裂细胞增加，可见异常
分裂细胞。

(二)慢性粒细胞白血病的临床分期及诊断标准

1.慢性期

具下列四项者诊断成立：①贫血或脾大；②外周血白细胞计数≥30×10^9/L，粒系核左移，原
始细胞(Ⅰ型＋Ⅱ型)＜10％；③嗜酸粒细胞和嗜碱粒细胞增多；④可有少量有核红细胞。骨髓细
胞学检查：增生明显活跃至极度活跃，以粒系增生为主，中、晚幼粒和杆状粒细胞增多，原始细胞
(Ⅰ型＋Ⅱ型)≤10％；中性粒细胞碱性磷酸酶积分极度降低或消失；Ph 染色体阳性及分子标志
BCR/ABL 融合基因；CFU-GM 培养示集落或集簇较正常明显增加。

2.加速期

具下列之二者，可考虑为本期：不明原因的发热、贫血、出血加重和/或骨骼疼痛，脾进行性
大，非药物引起的血小板进行性降低或增高，原始细胞(Ⅰ型＋Ⅱ型)在血中和/或骨髓中＞10％，
外周血嗜碱粒细胞＞20％，骨髓中有显著的胶原纤维增生出现 Ph 以外的其他染色体异常，对传
统的抗慢粒药物治疗无效，CFU-GM 增殖和分化缺陷，集簇增多，集簇和集落的比值增高。

3.急变期

具下列之一者可诊断为本期：原始细胞(Ⅰ型＋Ⅱ型)或原淋＋幼淋，或原单＋幼单在
外周血或骨髓中≥20％，外周血中原始粒＋早幼粒细胞≥30％，骨髓中原始粒＋早幼粒细
胞≥50％，有髓外原始细胞浸润。此期临床症状、体征比加速期更恶化，CFU-GM 培养呈小
簇生长或不生长。

(三)细胞化学染色

NAP 阳性率及积分明显降低，甚至为 0 分。慢粒合并感染、妊娠及急变期，NAP 积分可升
高。治疗获得完全缓解时，若 NAP 活力恢复正常，预示预后较好。

(四)免疫学检验

慢粒急变后标记表达较复杂。慢粒髓细胞变多表现 CD33，CD13，CD15，CD14 及 HLA-R 阳性；
淋巴细胞变往往有 CD3，CD7，CD2，CD5，CD10，CD19，CD20，CD22，SIg 及 HLA-DR 阳性；巨核
细胞变可现 CD41a，CD41b 及 PPO 阳性。

（五）血液生化

血清维生素 B_{12} 浓度及其结合力显著增高是本病特点之一，血及尿液中尿酸含量增高，血清乳酸脱氢酶、溶菌酶和血清钾亦增高。

（六）遗传学及分子生物学检验

Ph 染色体是 CML 的特征性异常染色体，检出率为 $90\% \sim 95\%$，其中绝大多数为 t(9;22)(q^{34};q^{11})，称为典型易位。它不仅出现于粒细胞，也出现于幼红细胞、幼稚单核细胞、巨核细胞及 B 细胞，提示 CML 是起源于多能干细胞的克隆性疾病。基因分析发现，其正常位于染色体 $9q^{34}$ 上的癌基因 C-ABL 移位至 $22q^{11}$ 的断裂点丛集区 BCR 基因，组成 BCR 和 ABL（同源基因）融合基因，表达具有高酪氨酸蛋白激酶（PTK）活性的 BCR/ABL 融合蛋白，该蛋白在本病发病中起重要作用。此外，少数 CML 可有变异移位，包括简单变异易位，即 22 号与非 9 号（2、10、13、17、19、21 号）之间的易位，及繁杂交易易位即 3 条或更多条染色体易位，如 t(2;9;22)(q^{15};q^{34};q^{11})。Ph 染色体存在于 CML 的整个病程中，治疗缓解后，Ph 染色体却持续存在，因此，采用骨髓移植，消除 Ph 阳性克隆，才可能达到最终治愈。Ph 阴性的 CML 均占 $5\% \sim 10\%$。分子水平研究证明，部分 Ph 阴性 CML 同样存在 BCR/ABL 融合基因，但仍有小部分不能发现任何 Ph 染色体的分子学证据。此类患者年龄较大，外周血单核细胞相对增多，骨髓病态造血更趋明显，染色体核型异常多见，RAS 原癌基因突变发生率高，治疗效果差，有人认为与慢性粒单细胞白血病有一定关系。在 CML 慢性期，出现新增加的染色体异常，如 2Ph,i(17q),+16,+8,+19,+21 等常预示急变，核型改变可以在临床急变前 2～4 个月、甚至 18 个月之前出现，并发现急变类型与 BCR 断点亚区有关，BCR 断点亚区 2 多见于急粒变，断点亚区 3 多见于急淋变。有报道降钙素（CT）基因甲基化异常同 CML 的进展有关。

（七）诊断

CML 诊断不困难，凡有不明原因的持续的细胞数增高、有典型的血常规和骨髓细胞学检查变化、NAP 阴性、脾大、骨髓细胞 Rh 阳性或检测到 BCR-ABL 基因，诊断即可确定。确诊后应予以准确的分期。慢粒的骨髓常发生轻度纤维化，应与骨髓纤维化相鉴别，见表 3-1。

表 3-1　慢粒与骨髓纤维化的鉴别

鉴别要点	慢粒	骨髓纤维化
发热	常见急变期	不常见
贫血	明显	不一致
脾大	更明显	明显
血常规		
异性红细胞	不明显	明显，见泪滴状红细胞
白细胞计数	增多	正常，减少或增多
有核红细胞	无或少见	常见，量多
NAP（积分）	降低或为零，急变可增高	正常，增多或减少
骨髓涂片	以中、晚、杆粒细胞增生	多为干抽
骨髓活检	粒系增生与脂肪组织取代一致	为纤维组织取代；有新骨髓组织形成，巨核细胞增多
Ph 染色体	90%阳性	阴性
BCR/ABL 融合基因	阳性	阴性

二、阴性恶性组织细胞病

恶性组织细胞病，简称恶组，是异常组织细胞增生所致的恶性疾病，本病任何年龄均可发病，15～40岁占多数（68.4%），男女之比约为3∶1。本病的病因和发病机制仍不清楚。恶组在病理上表现有异常组织细胞浸润，常累及多个脏器，包括非造血组织。故除常见的肝、脾、淋巴结、骨髓等处侵及外，其他许多器官和组织如肺、胸膜、心、消化道、胰、胆囊、肾、皮肤、乳房、神经系统及内分泌腺等也可受累。异常的组织细胞呈斑片状浸润，有时也可成粟粒、肉芽肿样或结节状改变，一般不形成肿块，很少见纤维组织增生。有吞噬血细胞现象。无原发灶与转移灶之分，这与实体瘤有所区别。病灶的多形性、异形性及吞噬性是恶组病理组织学的共同特点。临床起病急骤，以高热、贫血、肝脾大、淋巴结肿大、全血细胞计数减少、出血、黄疸和进行性衰竭为主要特征。其中又以发热最为突出，常为首发和最常见（97.2%）症状。患者多在半年内死亡。有些患者可因某一部位的病变比较突出，而产生相应的表现，如皮下结节、乳房肿块、胸腔积液、胃肠道梗阻、骨质破坏等。由于临床表现的多样性，因此本病极易造成误诊和漏诊。

（一）检验

1.血常规

大多有全血细胞计数减少，早期即有贫血，多为中度，后呈进行性加重。网织红细胞计数正常或轻度增高。白细胞计数在疾病早期高低不一，疾病中、晚期减少。血小板计数多数减少。晚期随着疾病的进展，全血细胞计数减少更加严重。白细胞分类中少数可有中、晚幼粒细胞，部分病例（17.71%）在片尾可找到异常组织细胞和不典型单核细胞。浓缩白细胞涂片，可提高异常组织细胞的检出率。中性粒细胞碱性磷酸酶阳性率和积分明显低于正常或阴性。当大量异常组织细胞在外周血中出现，白细胞数可高至（10～100）×10^9/L，则称为白血病性恶性组织细胞病。

2.骨髓细胞学检查

骨髓多数增生活跃，仍可见各系正常造血细胞。增生低下，病例多已达晚期。常可发现多少不一的异常组织细胞，这是本病最重要的特征。这类细胞呈分散或成堆分布，由于病变分布不均，多次多部位骨髓穿刺可提高阳性检出率。根据恶性组织细胞的形态学特征，可归纳为以下5个类型。

（1）异常组织细胞：细胞大小不等，一般体积较大，直径可达20～30 μm，形态畸异。核圆形、椭圆形或不规则形，有时有分支状，偶有双核者。染色质呈细致网状。核仁显隐不一，有的较大。胞质较丰富，着色深蓝或浅蓝，深蓝者常无颗粒，浅蓝者可有数目不等的小颗粒，并可出现空泡。该类细胞无吞噬细胞现象。此型细胞对诊断有价值。

（2）多核巨组织细胞：这类细胞与异常组织细胞基本相似，其特点是体积巨大，胞核更多。胞体直径为50～95 μm，外形极不规则，通常含核3～6个，彼此贴近或呈分叶状，核仁显隐不一。胞质浅蓝，无颗粒或有少数颗粒，此型细胞较少见，对诊断有重要意义。

（3）淋巴样组织细胞：如淋巴细胞大小、外形和淋巴细胞或内皮细胞相似。细胞呈圆形、椭圆形、不规则圆形或狭长弯曲如拖尾状。胞核常偏于一侧，染色质较细致，偶见核仁，胞质浅蓝色，有时可含细小颗粒。

（4）单核样组织细胞：形似单核细胞，但核染色质较粗，胞质浅蓝色，有时含细小颗粒。

（5）吞噬性组织细胞：体积可以很大，单核或双核，椭圆形偏位，染色质疏松，核仁大而清楚，胞质中含有被吞噬的成熟红细胞或其碎片、幼红细胞、血小板及中性粒细胞等，一个吞噬性细胞最多可吞噬 20 余个红细胞。

以上所列 5 种形态学类型组织细胞,以异形组织细胞和/或多核巨组织细胞对恶组有诊断意义。吞噬性组织细胞因在其他疾病中也可出现,因此缺乏特异性诊断价值。

(二)细胞化学染色

中性粒细胞碱性磷酸酶积分显著降低,苏丹黑 B 和 β-葡萄糖醛酸酯酶呈阴性反应,恶组细胞酸性磷酸酶、非特异性酯酶呈弥漫性中度到强阳性。以醋酸 α 萘酚为基质的特异性酯酶染色,单核细胞和异常组织细胞都为阳性,如改用 AS-D 萘酚作为基质,单核细胞可被氟化钠所抑制,而恶性组织细胞非特异性酯酶染色仍为阳性。恶组细胞质溶菌酶阳性,粒细胞碱性磷酸酶阳性率及积分均明显低于正常值,有助于感染性疾病引起的反应性组织细胞增多的鉴别。

(三)其他检查

恶性组织细胞单克隆抗体表面标记检查为 $CD68^+$、Ia^+、$LeuM3^+$、$63D3^+$,提示恶组细胞起源于单核-吞噬细胞系统。恶性组织细胞病染色体核型变化常以多倍体为著,有较高比例的亚三倍体和超二倍体,此外,可有染色体易位,恶组细胞在第 5 对染色体长臂有恒定破裂点($5q35bp$)。与 $5q35$ 有关的染色体易位已在较多的儿童与青年患者中发现,这可能是一种与本病有关的重要标志。本病 62% 患者有血清谷丙转氨酶增高,54.3% 尿素氮增高;47.6% 血沉增生降低或增生异常;肝功能异常(血 LDH 显著增高,可超过 1 000 U/L)及凝血功能障碍(纤维蛋白原 ≤1.5 g/L),伴高铁蛋白血症;噬血组织细胞占骨髓涂片有核细胞 2% 及以上,和/或有累及骨髓、淋巴结、肝脾及中枢神经系统的组织学证据。

三、类白血病反应

类白血病反应是指机体对某些刺激因素所产生的类似白血病表现的血常规反应。类白血病反应简称类白反应。其特点:血常规类似白血病表现但非白血病,白细胞数显著增高,或有一定数量的原始和幼稚细胞出现;绝大多数病例有明显的致病原因,以感染和恶性肿瘤多见,其次是某些药物的毒性作用或中毒;在原发疾病好转或解除后,类白反应也迅速自然恢复,本病预后良好。根据外周血白细胞总数的多少可将类白反应分为白细胞增多性和白细胞不增多性两型,临床以增多性类白反应多见。若按病情的缓急可分为急性和慢性两型。按细胞的类型又可分为以下几种类型。

(一)类白反应的类型

1.中性粒细胞型

此型最常见。粒细胞显著增多,白细胞总数 $>50×10^9/L$,可伴有中幼粒、早幼粒、甚至原始粒细胞出现。中性粒细胞碱性磷酸酶(NAP)积分显著增高。中性粒细胞常见中毒改变,如中毒性颗粒、核固缩、玻璃样变性和空泡等。本型见于各种感染、恶性肿瘤骨髓转移、有机农药或 CO 中毒、急性溶血或出血、严重外伤或大面积烧伤等,其中,以急性化脓性感染为最常见。

2.淋巴细胞型

白细胞计数常为 $(20\sim30)×10^9/L$,也有超过 $50×10^9/L$ 者。分类淋巴细胞超过 40%,其中多数为成熟淋巴细胞,并见幼稚淋巴细胞和异形淋巴细胞。常见于某些病毒性感染,如传染性单核细胞增多症、百日咳、水痘、风疹等,也可见于粟粒性结核、猩红热、先天性梅毒、胃癌等。本症原淋巴细胞和篮细胞增多不明显,是与急性淋巴细胞白血病相区别的指标之一。

3.嗜酸性粒细胞型

白细胞计数＞$20×10^9$/L，嗜酸性粒细胞显著增多，超过20％，甚至达90％，但基本上均为成熟型嗜酸性粒细胞。常由寄生虫病、过敏性疾病所致，其他如风湿性疾病、霍奇金病、晚期癌症等也可发生。

4.单核细胞型

白细胞计数常＞$30×10^9$/L，一般不超过$50×10^9$/L，其中单核细胞常＞30％，偶见幼单核细胞，表示单核-吞噬细胞系统受刺激或活性增强。见于粟粒性结核、感染性心内膜炎、细菌性痢疾、斑疹伤寒、风湿病并血管内皮细胞增多症等。对单核细胞增高的病例，需做长期随访观察。白细胞不增多性类白血病反应，报道见于结核、败血症和恶性肿瘤等。不论嗜中性、嗜酸性粒细胞型抑或淋巴、单核细胞型，其外周血有较多该种类型的幼稚细胞。此时均有必要做骨髓检查，以排除相应细胞类型的急性白血病。

（二）检验

1.血常规

外周血白细胞计数除少数病例不增多外大多显著增加，常＞$50×10^9$/L，一般不超过$120×10^9$/L，按细胞类型分为中性粒细胞型、淋巴细胞型、嗜酸性粒细胞型、单核细胞型及浆细胞型等。不同类型的白细胞呈现形态异常如胞质中常见中毒颗粒、空泡、胞核固缩、分裂异常等。红细胞数和血红蛋白含量无明显变化，血小板计数正常或增多。

2.骨髓细胞学检查

类白反应患者骨髓细胞学检查一般改变不大，除增生活跃及核左移外，常有毒性颗粒改变。少数病例原始和幼稚细胞增多，但形态正常。通常红细胞系和巨核细胞系无明显异常。

3.其他检查

中性粒细胞碱性磷酸酶活性和积分明显增高，Ph染色体阴性及组织活检、病理学检查有助于排除白血病。

（三）诊断类白反应诊断条件

1.有明确的病因

如严重感染、中毒、恶性肿瘤、大出血、急性溶血、过敏性休克、服药史等。

2.实验室检查

红细胞与血红蛋白测定值一般正常，血小板计数正常。

（1）粒细胞型：白细胞可多达$30×10^9$/L以上，或外周血出现幼稚细胞；血常规中成熟中性粒细胞胞浆中往往出现中毒颗粒和空泡，骨髓细胞学检查除了有增生、左移及中毒性改变外，没有白血病细胞的形态畸形等，没有染色体异常，NAP积分则明显增高。

（2）淋巴细胞型：白细胞计数轻度或明显增多，分类中成熟淋巴细胞占到40％以上，并可有幼稚淋巴细胞出现。

（3）单核细胞型：白细胞计数在$30×10^9$/L以上，单核细胞＞30％，并可有幼稚单核细胞出现。

（4）嗜酸性粒细胞型：血常规中嗜酸性粒细胞明显增加，以成熟型细胞为主，骨髓细胞学检查原始细胞不增多，也无嗜酸粒细胞形态异常及Ph染色体等。

（5）红白血病型：外周血中有幼红及幼粒细胞，骨髓细胞学检查除红细胞系增生外，尚有粒细胞系增生，但无红白血病中的细胞畸形。此外，还需排除其他骨髓疾病（如结核、纤维化、恶性肿瘤转移等）所致的幼粒幼红细胞增多症。

(6)白细胞不增多型类白反应:白细胞计数不增多,但血常规中出现幼稚细胞。

3.治疗结果

原发病经治疗去除后,血常规变化随之恢复正常。另外值得一提的是,确诊前有必要排除真正的白血病和骨髓增生异常综合征(MDS),为此骨髓涂片检查必不可少。

(王付巧)

第三节 白细胞计数

白细胞目视计数法和白细胞计数的质量控制。

一、目视计数法

(一)原理

用稀醋酸溶液将血液稀释后,红细胞被溶解破坏,白细胞却保留完整的形态,混匀后充入计数池,在显微镜下计数一定体积中的白细胞,经换算得出每升血液中的白细胞数。

(二)试剂

1.2%冰醋酸

冰醋酸2 mL,蒸馏水98 mL;10 g/L亚甲蓝溶液3滴。2%冰醋酸稀释液为低渗溶液,可溶解红细胞,醋酸可加速其溶解,并能固定核蛋白,使白细胞核显现,便于辨认。

2.21%盐酸

浓盐酸1 mL加蒸馏水99 mL。

(三)器材

与红细胞计数相同。

(四)方法

取小试管1支,加白细胞稀释液0.38 mL。用血红蛋白吸管准确吸取末梢血20 μL。擦去管尖外部余血,将吸管插入盛0.38 mL稀释液的试管底部,轻轻吹出血液,并吸取上清液洗涤3次,注意每次不能冲混稀释液,最后用手振摇试管混匀。充液,将计数池和盖玻片擦净,盖玻片盖在计数池上,再用微量吸管迅速吸取混匀悬液充入计数池中,静置2～3 min后镜检。用低倍镜计数四角的4个大方格内的白细胞总数。对于压线的白细胞,应采取数上不数下、数左不数右的原则,保证计数区域的计数结果的一致性和准确性。

(五)计算

白细胞数/L＝4个大方格内白细胞总数/4×10×20×10^6＝4个大方格内白细胞数×50×10^6。

式中:除以4得每个大格内白细胞数;×10由0.1 μL换算为1 μL;×20乘稀释倍数,得1 μL血液中白细胞数;×10^6由1 μL换算为1L。

(六)正常参考值

成人:(4～10)×10^9/L(4 000～10 000/μL);新生儿:(15～20)×10^9/L(15 000～20 000/μL);6个月～2岁:(11～12)×10^9/L(11 000～12 000/μL)。

(七)目视计数的质量控制

稀释液和取血量必须准确。向计数池冲液前应先轻轻摇动血样 2 min 再冲池,但不可产生气泡,否则应重新冲池。白细胞太低者(白细胞$<5\times10^9$/L),可计数 9 个大方格中的白细胞数或计数 8 个大方格内的白细胞,然后在上面的计算公式中除以 9(或除以 8)。或取血 40 μL,将所得结果除以 2,白细胞计数太高者,可增加稀释倍数或适当缩小计数范围,计算方法则视实际稀释倍数和计数范围而定。计数池中的细胞分布要均匀。判定白细胞在计数池的分布是否均匀,可以采用常规考核标准(RCS)来衡量。

$RCS=(max-min)/\bar{x}\times100\%$,max 为 4 个大方格计数值中的最高值,min 为其中的最低值,$\bar{x}$ 为 4 个大方格计数值中的平均值[即 $=\bar{x}(X_1+X_2X_3+X_4)/4$]。由于计数的白细胞总数不同,对 RCS 的要求也不一样,见表 3-2。

表 3-2 白细胞计数(WBC)的常规考核标准(RCS)

WBC($\times10^9$/L)	RCS(%)
≤4	30~20
4.1~14.9	20~15
≥15	<15

当 RCS 大于上述标准时,说明白细胞在计数池中明显大小不均,应重新冲池计数。

当有核红细胞增多时,应校正后再计数,校正方法如下:核准值$=100A/(100+B)$。式中,A 为校准前白细胞值,B 为白细胞分类计数时 100 个白细胞所能见到的有核红细胞数;当 B≥10 时,白细胞计数结果必须校正。

质量考核与质量要求:根据变异百分数(V)法可以对检验人员进行质量(准确度)考核。$V=|X-T|/T\times100\%$,T 为靶值,X 为测定值。质量得分$=100-2V$。V 值越大,说明试验结果的准确度越低。质量评级优 90~100 分,良 80~89 分,中 70~79 分,差 60~69 分,不及格<60 分。根据两差比值(r)法(见红细胞计数的质量控制)可以对个人技术进行(精密度)考核。若 r≥2,说明两次检查结果的差异显著。

(八)白细胞分类计数法和质量控制

白细胞分类计数法:先用低倍镜观察全片的染色质量和细胞分布情况,注意血片的边缘和尾部是否有巨大异常细胞和微丝蚴等,然后选择血涂片体尾交界处染色良好的区域,用油镜自血膜的体尾交界处向头部方向迂回检查,线路呈"弓"字形,但不要检查血膜的边缘(大细胞偏多,没有代表性),将所见白细胞分别记录,共计数 100 个或 200 个白细胞,最后求出各种细胞所占的比值。

正常参考值:中性杆状核粒细胞 0.01~0.05;中性分叶核粒细胞 0.50~0.70;嗜酸性粒细胞 0.005~0.050;嗜碱性粒细胞 0~0.01;淋巴细胞 0.20~0.40;单核细胞 0.03~0.08。

二、白细胞分类计数的质量控制

一般先选血膜体尾交界处或中末 1/3 邻界处用油镜计数,移动线路呈"弓"字形,避免重复计数。

分类计数时应同时注意白细胞、红细胞、血小板的形态是否异常,以及是否有血液寄生虫。

(一)白细胞

白细胞总数超过 $20\times10^9/L$,应分类计数 200 个白细胞,白细胞数明显减少时($<3\times10^9/L$)可检查多张血片。

白细胞分类计数的可信限:在白细胞分类中,中性粒细胞和淋巴细胞所占的比例较大,它们呈正态分布。白细胞分类的可信限可采用分类值$\pm2s$ 的方式。

$$s=[Q(1-Q)/n]^{1/2}=Q(1-Q)/n$$

Q:白细胞分类百分比(%);n:分类所计数的细胞数(一般为 100)。

例:中性粒细胞分类结果为 70%,如果计数 100 个白细胞,代入上式得 $s=0.045$,95%的可信限为 70%$\pm$4.5%;如果计数 200 个白细胞,那么 $s=0.032$,则 95%可信限为 70%$\pm$3.2%。

以上说明,计数的白细胞越多,精密度越高。

白细胞分类计数的质量评价如下。

1.PD 可靠性试验

将同一张血片做两次分类计数,种种白细胞计数的百分数(或小数)之差总数即为 PD 值。根据陈士竹等对 2 080 个标本的调查 PD=24%(0.24)为及格,质量得分=100$-$182PD(182 为失分系数,即 40$\div$22%$\approx$182)。PD 评分法分级标准见表 3-3。

表 3-3　PD 评价法分级标准

级别	分值	PD(%)	意义
A	85～100	0～8	优
B	70～82	10～16	良
C	60～67	18～22	及格
D	<60	≥24	不及格

2.准确性试验

由中心实验室将同一血液标本制成多张血片并固定,一部分由中心实验室有经验的技师分类计数20 次,求其均值作为靶值,另一部分发至考评者或考评单位,随常规标本一起检查,并将考核者的分类结果与靶值进行比较,计算出被考核者分类计数结果与靶值之差总和。质量评级方法同 PD 可靠性试验。质量要求:PD 可靠性和准确性试验均应在 60 分(C 级)以上。白细胞计数和白细胞分类计数的临床意义:通常白细胞总数高于 $10\times10^9/L(10\ 000/mm^3)$称白细胞增多,低于 $4\times10^9/L(4\ 000/mm^3)$称白细胞减少。由于外周血中白细胞的组成主要是中性粒细胞和淋巴细胞,并以中性粒细胞为主。故在大多数情况下,白细胞增多或减少与中性粒细胞的增多或减少有着密切关系。现将各种类型的白细胞增多或减少的临床意义分述如下。

(二)中性粒细胞

1.中性粒细胞增多

(1)生理性中性粒细胞增多:在生理情况下,下午较早晨为高。饱餐、情绪激动、剧烈运动、高温或严寒等均能使中性粒细胞暂时性升高。新生儿、月经期、妊娠 5 个月以上及分娩时白细胞均可增高。生理性增多都是一过性的,通常不伴有白细胞质量的变化。

(2)病理性中性粒细胞增多:大致上可归纳为反应性增多和异常增生性增多两大类。反应性增多是机体对各种病因刺激的应激反应,是因为骨髓贮存池中的粒细胞释放或边缘池粒细胞进入血液循环所致。因此,反应性增多的粒细胞大多为成熟的分叶核粒细胞或较成熟的杆状核粒细胞。

（3）反应性增多：①急性感染或炎症是引起中性粒细胞增多最常见的原因。尤其是化脓性球菌引起的局部或全身性感染。此外，某些杆菌、病毒、真菌、立克次体、螺旋体、梅毒、寄生虫等都可使白细胞总数和中性粒细胞增高。白细胞增高程度与病原体种类、感染部位、感染程度以及机体的反应性等因素有关。如局限性的轻度感染，白细胞总数可在正常范围或稍高于正常，仅可见中性粒细胞百分数增高，并伴有核左移，严重的全身性感染如发生菌血症、败血症或脓毒血症时，白细胞可明显增多，甚至可达$(20\sim30)\times10^9/L$，中性粒细胞百分数也明显增高，并伴有明显核左移和中毒性改变。②广泛组织损伤或坏死：严重外伤、手术、大面积烧伤以及血管栓塞（如心肌梗死、肺梗死等）所致局部缺血性坏死等使组织严重损伤者，白细胞显著增高，以中性分叶核粒细胞增多为主。③急性溶血：因红细胞大量破坏引起组织缺氧以及红细胞的分解产物刺激骨髓贮存池中的粒细胞释放，致使白细胞增高，以中性分叶核粒细胞升高为主。④急性失血：急性大出血时，白细胞总数常在$1\sim2$ h内迅速增高，可达$(10\sim20)\times10^9/L$，其中主要是中性分叶核粒细胞。内出血者如消化道大量出血、脾破裂或输卵管妊娠破裂等，白细胞增高常较外部出血显著。同时伴有血小板增高。这可能是大出血引起缺氧和机体的应激反应，动员骨髓贮存池中的白细胞释放所致。但此时患者的红细胞数和血红蛋白量仍暂时保持正常范围，待组织液吸收回血液或经过输液补充循环血容量后，才出现红细胞和血红蛋白降低。因此，白细胞增高可作为早期诊断内出血的参考指标。⑤急性中毒：如化学药物中毒、生物毒素中毒、尿毒症、糖尿病酸中毒、内分泌疾病危象等常见白细胞增高，均以中性分叶核粒细胞增高为主。⑥恶性肿瘤：非造血系统恶性肿瘤有时可出现持续性白细胞增高，以中性分叶核粒细胞增多为主。这可能是肿瘤组织坏死的分解产物刺激骨髓中的粒细胞释放造成的；某些肿瘤如肝癌、胃癌等肿瘤细胞还可产生促粒细胞生成因子；当恶性肿瘤发生骨髓转移时可破坏骨髓对粒细胞释放的调控作用。

（4）异常增生性中性粒细胞增多：是因造血组织中原始或幼稚细胞大量增生并释放至外周血中所致，是一种病理性的粒细胞。多见于：①粒细胞性白血病，急性髓细胞性白血病（AML）的亚型中，急性粒细胞性白血病（M_1、M_2 型）、急性早幼粒细胞性白血病（M_3 型）、急性粒-单核细胞性白血病（M4 型）和急性红白血病（M6 型）均可有病理性原始粒细胞在骨髓中大量增生，而外周血中白细胞数一般增至$(10\sim50)\times10^9/L$，超过 $100\times10^9/L$ 者较少，其余病例白细胞数在正常范围或低于正常，甚至显著减少。慢性粒细胞性白血病中，多数病例的白细胞总数显著增高，甚至可达$(100\sim600)\times10^9/L$，早期无症状病例在 $50\times10^9/L$ 以下，各发育阶段的粒细胞都可见到。粒细胞占白细胞总数的 90% 以上，以中幼和晚幼粒细胞增多为主，原粒及早幼粒细胞不超过10%。②骨髓增殖性疾病：包括真性红细胞增多症、原发性血小板增多症和骨髓纤维化症。慢性粒细胞性白血病也可包括在此类疾病的范畴中。本组疾病是多能干细胞的病变引起，具有潜在演变为急性白血病的趋势。其特点是除了一种细胞成分明显增多外，还伴有一种或两种其他细胞的增生，白细胞总数常为$(10\sim30)\times10^9/L$。

2.中性粒细胞减少

白细胞总数低于 $4\times10^9/L$ 称为白细胞减少。当中性粒细胞绝对值低于 $1.5\times10^9/L$ 时，称为粒细胞减少症；低于 $0.5\times10^9/L$ 时，称为粒细胞缺乏症。引起中性粒细胞减少的病因很多，大致可归纳为以下几个方面。①感染性疾病：病毒感染是引起粒细胞减少的常见原因，如流感、麻疹、病毒性肝炎、水痘、风疹、巨细胞病毒等；某些细菌性感染如伤寒杆菌感染也是引起粒细胞减少的常见原因，甚至可以发生粒细胞缺乏症。②血液系统疾病：如再生障碍性贫血、粒细胞减少症、粒细胞缺乏症、部分急性白血病、恶性贫血、严重缺铁性贫血等。③物理化学因素损伤：如放射线、放射性核素、某些化学物品及化学药物等均可引起粒细胞减少，常见的引起粒细胞减少的化学药物有退热镇痛药、抗生素(如氯霉素)、磺胺类药、抗肿瘤药、抗甲状腺药、抗糖尿病药等，必须慎用。④单核-巨噬细胞系统功能亢进：如脾功能亢进、某些恶性肿瘤、类脂质沉积病等。⑤其他：系统性红斑狼疮、某些自身免疫性疾病、过敏性休克等。

(三)嗜酸性粒细胞

1.嗜酸性粒细胞增多

(1)变态反应性疾病：如支气管哮喘、药物变态反应、荨麻疹、血管神经性水肿、血清病、异体蛋白过敏等疾病时，嗜酸性粒细胞轻度或中度增高。

(2)寄生虫病：如血吸虫、中华分支睾吸虫、肺吸虫、丝虫、包囊虫，钩虫等感染时，嗜酸性粒细胞增高，有时甚至可达0.10或更多。呈现嗜酸性粒细胞型类白血病反应。

(3)皮肤病：如湿疹、剥脱性皮炎、天疱疮、银屑病等疾病时嗜酸性粒细胞可轻度或中度增高。

(4)血液病：如慢性粒细胞性白血病、多发性骨髓瘤、恶性淋巴瘤、真性红细胞增多症等疾病时，嗜酸性粒细胞可明显增多。嗜酸性粒细胞白血病时，嗜酸性粒细胞极度增多，但此病在临床上少见。

(5)其他：风湿性疾病、脑垂体前叶功能减退症、肾上腺皮质功能减退、某些恶性肿瘤、某些传染疾病的恢复期等嗜酸性粒细胞增多。

2.嗜酸性粒细胞减少

见于长期应用肾上腺皮质激素或肾上腺皮质激素分泌增加，某些急性传染病(如伤寒)的急性期，但传染病的恢复期嗜酸性粒细胞应重新出现。如嗜酸性粒细胞持续下降，甚至完全消失，则表明病情严重。

(四)嗜碱性粒细胞

嗜碱性粒细胞增多见于慢性粒细胞白血病、骨髓纤维化症、慢性溶血及脾切除后。嗜碱性粒细胞白血病则为极罕见的白血病类型。

(五)淋巴细胞

1.淋巴细胞增多

(1)生理性增多：新生儿初生期在外周血中大量出现中性粒细胞，到第6～9天中性粒细胞逐步下降至与淋巴细胞大致相等，以后淋巴细胞又渐增加。整个婴儿期淋巴细胞较高，可达70%。2～3岁，淋巴细胞逐渐下降，中性粒细胞逐渐上升，至4～5岁二者相等，形成变化曲线上的两次交叉，至青春期，中性粒细胞与成人相同。

(2)病理性淋巴细胞增多：见于感染性疾病，主要为病毒感染，如麻疹、风疹、水痘、流行性腮腺炎、传染性单核细胞增多症、传染性淋巴细胞增多症、病毒性肝炎、流行性出血热等。也可见于百日咳杆菌、结核杆菌、布氏杆菌、梅毒螺旋体等的感染。

(3)相对增高：再生障碍性贫血、粒细胞减少症和粒细胞缺乏时因中性粒细胞减少，故淋巴细胞比例相对增高，但淋巴细胞的绝对值并不增高。其他，如淋巴细胞性白血病、淋巴瘤、急性传染病的恢复期、组织移植后的排斥反应或移植物抗宿主病(GVHD)。

2.淋巴细胞减少

主要见于应用肾上腺皮质激素、烷化剂、抗淋巴细胞球蛋白及接触放射线、免疫缺陷性疾病、丙种球蛋白缺乏症等。

3.异形淋巴细胞

在外周血中有时可见到一种形态变异的不典型的淋巴细胞,称为异形淋巴细胞。Downey 根据细胞形态特点将其分为3型。

Ⅰ型(泡沫型):胞体较淋巴细胞稍大,呈圆形或椭圆形,部分为不规则形。核偏位,呈圆形、肾形或不规则形,核染质呈粗网状或小块状,无核仁。胞质丰富,呈深蓝色,含有大小不等的空泡。胞质呈泡沫状,无颗粒或有少数颗粒。通常此型最为多见。

Ⅱ型(不规则型):胞体较Ⅰ型大,细胞外形常不规则,似单核细胞,故也有称为单核细胞型。胞质丰富,呈淡蓝色或淡蓝灰色,可有少量嗜天青颗粒,一般无空泡。核形与Ⅰ型相似,但核染质较Ⅰ型细致,亦呈网状,核仁不明显。

Ⅲ型(幼稚型):胞体大,直径为 $15\sim18~\mu m$。呈圆形或椭圆形。胞质量多,蓝色或深蓝色,一般无颗粒,有时有少许小空泡。核圆或椭圆形,核染质呈纤细网状,可见1~2个核仁。

除上述3型外,有时还可见到少数呈浆细胞样或组织细胞样的异形淋巴细胞。外周血中的异形淋巴细胞大多数具有 T 淋巴细胞的特点(占 83%~96%),故认为异形淋巴细胞主要是由 T 淋巴细胞受抗原刺激转化而来,少数为 B 淋巴细胞。这种细胞在正常人外周血中偶可见到,一般不超过 2%。异形淋巴细胞增多可见于病毒感染性疾病、某些细菌性感染、螺旋体病、立克次体病、原虫感染(如疟疾)、药物过敏、输血、血液透析或体外循环术后、免疫性疾病、粒细胞缺乏症、放射治疗等。

4.单核细胞

正常儿童单核细胞较成人稍高,平均为 0.09。2 周内婴儿可达 0.15 或更多。均为生理性增多。病理性增多见于某些感染,如疟疾、黑热病、结核病、亚急性细菌感染性心内膜炎等;血液病,如单核细胞性白血病、粒细胞缺乏症恢复期;恶性组织细胞病、淋巴瘤、骨髓增生异常综合征等;急性传染病或急性感染的恢复期。

(王付巧)

第四节　嗜酸性粒细胞直接计数

虽然嗜酸性粒细胞可以从白细胞总数和分类计数中间接求出,但直接计数较为准确,故临床上多采用直接计数法。

一、原理

用适当稀释液将血液稀释一定倍数,同时破坏红细胞和部分其他白细胞,保留嗜酸性粒细胞,并将其颗粒着色,然后在患者计数池中,计数一定体积内嗜酸性粒细胞数,即可求得每升血液中嗜酸性粒细胞数。

二、试剂

嗜酸性粒细胞稀释液有多种,现介绍常用的两种。①乙醇-伊红稀释液 20 g/L:伊红

10.1 mL,碳酸钾 1.0 g,90% 乙醇 30.0 mL,甘油 10.0 mL,柠檬酸钠 0.5 g,蒸馏水加至 100.0 mL。本稀释液中乙醇为嗜酸性粒细胞保护剂,甘油可防止乙醇挥发;碳酸钾可促进红细胞和中性粒细胞破坏,并增加嗜酸性粒细胞着色,柠檬酸钠可防止血液凝固,伊红为染液,可将嗜酸性颗粒染成红色。本试剂对红细胞和其他白细胞的溶解作用较强,即使有少数未被溶解的白细胞也被稀释成灰白色半透明状,视野清晰,与嗜酸性粒细胞有明显区别。嗜酸性粒细胞颗粒呈鲜明橙色,在此稀释液内 2 h 不被破坏。该试剂可保存半年以上,缺点是含 10% 甘油,液体比较黏稠,细胞不易混匀,因此计数前必须充分摇荡。②伊红丙酮稀释液 20 g/L:伊红 5 mL,丙酮 5 mL,蒸馏水加至 100 mL。本稀释液中伊红为酸性染料,丙酮为嗜酸性粒细胞保护剂。该稀释液新鲜配制效果好,每周配 1 次。

三、操作

取小试管 1 支,加稀释液 0.36 mL。取血 40 μL,轻轻吹入上述试管底部,摇匀,放置 15 min,然后再摇匀。取少量混悬液滴入两个计数池内,静置 5 min,待嗜酸性粒细胞完全下沉后计数。低倍镜下计数 2 个计数池中所有的 18 个大方格中的嗜酸性粒细胞数,用下式求得每升血液中的嗜酸性粒细胞数。

四、计算

嗜酸性粒细胞数/L=(18 个大方格中嗜酸性粒细胞数/18)×10×10×10^6=18 个大方格中嗜酸性粒细胞数×5.6×10^6。第一个×10 表示血液稀释 10 倍,第二个×10 表示计数板深 0.1 cm,换算成 1 mm,×10^6 表示由每微升换算成每升。

五、注意事项

凡造成白细胞计数误差的因素在嗜酸性粒细胞计数时均应注意。如用伊红丙酮稀释液,标本应立即计数(<30 min),否则嗜酸性粒细胞渐被破坏,使结果偏低。血细胞稀释液在混匀过程中,不宜过分振摇,以免嗜酸性粒细胞破碎。若用甘油丙酮之类稀释液,稠度较大,不易混匀,须适当延长混匀时间。注意识别残留的中性粒细胞。若嗜酸性粒细胞破坏,可适当增加乙醇、丙酮剂量;反之,中性粒细胞破坏不全时,可适当减少剂量。住院患者嗜酸性粒细胞计数,应固定时间,以免受日间生理变化的影响。

六、正常参考值

国外报道为(0.04～0.44)×10^9/L,国内天津地区调查健康成人嗜酸性粒细胞数为(0～0.68)×10^9/L,平均为 0.219×10^9/L。

七、临床意义

(一)生理变异

一天之内嗜酸性粒细胞波动较大,上午 10 点到中午最低,午夜至凌晨 4 点最高。在劳动、寒冷、饥饿、精神等因素刺激下,由于交感神经兴奋,促肾上腺皮质激素(ACTH)分泌增多,可阻止骨髓内嗜酸性粒细胞释放,并使其向组织浸润,从而使外周血中嗜酸性粒细胞减少。

（二）观察急性传染病的预后

肾上腺皮质激素有促进机体抗感染的能力。急性传染病时，肾上腺皮质激素分泌增加，嗜酸性粒细胞减少，恢复期嗜酸性粒细胞又逐渐增加。若嗜酸性粒细胞持续下降，甚至完全消失，说明病情严重；反之，嗜酸性粒细胞重新出现，则为恢复期的表现。如果临床症状严重，而嗜酸性粒细胞不减少，说明肾上腺皮质功能衰竭。

（三）观察手术和烧伤患者的预后

手术后 4 h 嗜酸性粒细胞显著减少，甚至消失，24～48 h 后逐渐增多，增多速度与病情的变化基本一致。大面积烧伤患者，数小时后嗜酸性粒细胞下降至零，且维持时间较长，若手术或大面积烧伤后，患者嗜酸性粒细胞不下降或持续下降，说明预后不良。

（王付巧）

第五节　红斑狼疮细胞检查

一、红斑狼疮细胞的形成

红斑狼疮患者的血液中有一种红斑狼疮因子（简称 LE 因子），该因子是一种特殊的蛋白质，存在于 γ 球蛋白中。在体外可使白细胞退化，导致细胞核染色质失去正常结构，变成游离肿胀的圆形或椭圆形烟雾状的均匀性物质。均匀体可吸引吞噬细胞（常为中性粒细胞），并被吞噬细胞所吞噬形成红斑狼疮细胞，也有的均匀体同时吸引数个吞噬细胞于周围，形成花形细胞簇。形成红斑狼疮细胞有几个条件：①患者血清中存在有 LE 因子；②受损的或退变的细胞核，即被作用的细胞核，通常为中性粒细胞或淋巴细胞核，该细胞核没有特异性，由患者本身或白血病患者细胞供给均可；③具有吞噬能力的白细胞，通常为中性粒细胞，亦可为单核细胞，嗜酸性或嗜碱性粒细胞；④在体外经一定温度及时间。

二、红斑狼疮细胞检查

抽取患者血液 2～3 mL，注于干燥洁净试管内，于室温待凝。凝固刚形成时，用竹签将凝块搅碎，并将残余凝块除去。以 2 000 转/分离心 10 min，使白细胞聚集在同一层面，以利于狼疮细胞形成。置37 ℃温箱内温育 2 h。将白细胞层附近的血浆和白细胞（包括部分红细胞）取出少许，置红细胞比积管内，以2 000 转/分离心 10 min。吸去上层液，轻轻吸取白细胞层，制成薄片3～4 张。以瑞氏染液染色、镜检。

三、红斑狼疮细胞的形态特征

（一）前期

LE 因子在体外与破损白细胞接触，数分钟后白细胞的核即开始肿胀，溶解成前红斑狼疮细胞。而后胞质崩溃，颗粒不清，胞膜消失，核成淡红色烟雾状均匀体，游离于血清中。

（二）花簇期

由于 LE 因子的调理素作用，吸引了若干完整健康的中性粒细胞，围绕于均匀体周围呈花簇状。

(三)吞噬期(LE 细胞形成)

均匀体完整地被中性粒细胞或其他细胞所吞噬,从而形成一个典型的 LE 细胞,典型的红斑狼疮细胞形态为一个吞噬了一个或数个圆形烟雾状的均匀体的中性分叶核细胞。此均匀体的大小可相当于 1/3 至 4 个红细胞,边缘模糊,染棕红色,嗜中性粒细胞本身的核,被挤在一边,染为深紫红色。仅在均匀体的周围可见少许细胞质。偶尔亦可在单核细胞、中性晚幼粒细胞及中性杆状核粒细胞中见到同样的吞噬现象。有时也可见均匀体着色不很均匀,但仍有疏松肿胀感,与被挤在一边的普通细胞核有明显的差别。均匀体偶分二叶,但边缘光滑清楚。直径多在 $10 \sim 30~\mu m$,也可见一个细胞吞噬两个均匀体,或两个细胞共吞一个均匀体的现象。

整个操作时间不得超过 3 h,红斑狼疮细胞形成后会因时间过长而引起细胞溶解,检出率下降。应与果陷细胞区别,果陷细胞多为单核细胞吞噬淋巴细胞的核所形成,核仍保持原细胞核的结构和染色特点,在此涂片上一般找不到游离的均匀体和玫瑰花形成簇,果陷细胞在任何骨髓涂片和血涂片都可见到无诊断意义。

四、结果报告

找到红斑狼疮细胞(有典型 LE 细胞)。未找到红斑狼疮细胞。若仅见均匀体或花形细胞簇,应多次反复观察,必须找到典型 LE 细胞,才能报告阳性。

五、临床意义

系统性红斑狼疮患者,LE 细胞阳性率一般为 70%~90%,通常在活动期容易找到,在缓解期消失。病情严重者,在血液、骨髓、胸腔积液、腹水的直接涂片中,亦可找到 LE 细胞。因此,未找到 LE 细胞并不能否定红斑狼疮细胞的诊断,应进一步做其他方面的检查。LE 细胞的形成,为一种抗核抗体的免疫反应,除系统性红斑狼疮外,其自身免疫性疾病,亦可发现 LE 细胞,如类风湿、硬皮病、活动性肝炎等。因此,发现 LE 细胞,尚需结合临床表现,才能确诊系统性红斑狼疮症。

(王付巧)

第四章

凝血检验

第一节　D-二聚体检验

　　D-二聚体是反映机体高凝状态和继发性纤溶的标志物,在血栓性疾病的早期排除性诊断、弥散性血管内凝血(disseminated intravascular coagulation,DIC)的诊断与监测、溶栓治疗监测与疗效评价、恶性肿瘤等疾病的预后判断等方面具有重要的临床价值。

　　在凝血级联反应过程的后期,可溶性纤维蛋白多聚体经凝血因子ⅩⅢa交联后形成不溶性纤维蛋白凝块,进而触发纤维蛋白溶解过程,产生一系列降解片段,其中D-二聚体是交联纤维蛋白的特异性降解产物。1975年Gaffney等首先提出D-二聚体可作为凝血活化和纤维蛋白降解的标志物;1983年Rylatt等利用单克隆抗体测定D-二聚体,随后乳胶凝集法定性检测开始应用于临床;20世纪90年代,敏感度更高的乳胶增强免疫分析技术和酶联免疫吸附试验(enzyme linked immunosorbent assay,ELISA)在诊断中的优势逐渐显现并最终成为目前被临床接受的主流检测方法。作为静脉血栓栓塞症(venous thromboembolism,VTE)排除诊断的重要依据,血浆D-二聚体检测与临床风险评估、静脉加压超声和全下肢超声检查共同构成了深静脉血栓的标准诊断流程,广泛应用于国内外临床实践中。此外,由于血浆D-二聚体水平与凝血活化的规模、血栓数量和纤维蛋白负荷密切相关,因此对该指标的动态监测,有助于评估血栓风险人群高凝状态变化趋势、判断血栓再发生风险及监测抗凝溶栓治疗的效果。

一、检测指征

　　VTE的排除诊断;动、静脉血栓和微血栓风险的动态监测;抗凝治疗和溶栓疗效监测;DIC的实验室诊断。

二、试验方法与原理

(一)酶联免疫吸附试验

　　包被于固相载体的抗D-二聚体单克隆抗体与待检血浆中的D-二聚体结合,加入酶标抗体后形成夹心复合物,复合物中的标记酶与其特异性底物发生作用,颜色深浅与标本中D-二聚体浓度呈正比。

(二)酶联免疫荧光试验(enzyme-linked fluorescent assay,ELFA)

采用酶联免疫分析夹心两步法和最后的荧光检测相结合的分析方法测定纤维蛋白降解产物(fibrin degradation product,FbDP)。利用包被抗 FbDP 单克隆抗体的固相管将样品吸出,抗原与包被在固相管上的抗 FbDP 抗体结合为复合物,随后将此复合物加入有碱性磷酸酶标记的抗 FbDP 单克隆抗体共轭物的微孔中进一步反应,形成"夹心"结构。底物(磷酸 4-甲基伞形烷)循环进出 SPR。共轭物酶催化水解底物为荧光产物(4-甲基伞形酮),在 450 nm 处测量其荧光强度。荧光强度与标本中抗原的浓度成正比。

(三)微粒凝集定量检测法

D-二聚体乳胶试剂是包被着特异性抗 D-二聚体单克隆抗体的聚苯乙烯乳胶微粒,微粒体积均匀,处于悬浮状态。血浆、乳胶试剂和缓冲液混合后,包被抗体的乳胶微粒发生聚集,聚集程度与标本中 D-二聚体浓度呈正比。在 405 nm 波长处进行比浊测定。

(四)微粒凝集定性检测法

用抗 D-二聚体特异性抗体包被的乳胶微粒与血浆混合,包被抗体的乳胶微粒与 D-二聚体形成肉眼可见的凝集物。

(五)胶体金法

基于固相载体夹心免疫分析方法。将血浆标本加入检测卡微孔内,血浆中 D-二聚体分子与包被在薄膜中的 D-二聚体特异性单克隆抗体结合。加入 D-二聚体单克隆抗体与胶体金的偶联液,膜中 D-二聚体与偶联液中的金标 D-二聚体单克隆抗体形成夹心式反应,剩余偶联液用洗涤液冲走。标本中存在0.1 mg/L以上的 D-二聚体时,检测膜显色,颜色深浅与标本中 D-二聚体浓度成正比。

(六)化学发光法

采用两步法免疫测定,使用磁性微粒作为固相和化学发光检测系统来定量测定枸橼酸盐抗凝血浆中的 D-二聚体。首先,标本、包被磁性微粒的抗 D-二聚体抗体、反应缓冲液相互混合,标本中存在的 D-二聚体片段可与包被磁性微粒的抗 D-二聚体抗体结合,然后进行磁性微粒分离和洗涤,再加入异氨基苯二酰肼标记的抗 XDP 抗体。第二步,进行孵育,然后进行新的磁性分离和洗涤后,加入两个触发剂并引发化学发光反应,光学系统会检测光能量,光能量与标本中的 D-二聚体浓度呈正比。

三、临床意义

(一)VTE 的排除诊断

VTE 的排除诊断需要结合临床可能性(Wells 评分或 Geneva 评分),依据具有 VTE 排除诊断功能的 D-二聚体试剂的检测结果进行判断。

(1)初发下肢深静脉血栓(deep venous thrombosis,DVT)低度和中度临床可能性的患者,推荐首先进行 D-二聚体检测。如为阳性,可进行近端静脉加压超声检查(compression venous ultrasonography,CUS);如为阴性,不推荐继续进一步检查。

(2)近端CUS首次检查结果为阴性的中度临床可疑DVT患者,推荐1周内复查CUS和/或进行 D-二聚体检查。

(3)不推荐 D-二聚体用于临床高度怀疑DVT患者的排除诊断。如临床高度可疑患者首次近端 CUS 检查为阴性,推荐立即进行 D-二聚体检测,阳性患者进行全下肢超声检查。

(4)对于怀疑复发性下肢 DVT 患者,首先推荐进行 D-二聚体或近端 CUS 检查以评估情况。如为阴性,不推荐进一步检查。

(5)在没有合并高血压和中风的患者群中,血浆 D-二聚体测定联合临床可能性评估可以排除约 30% 的疑似 PE 的急诊患者。但在临床高度怀疑 PE 的急诊患者中,D-二聚体由于阴性预测值较低而不推荐首先使用。

(二)血栓后综合征预测

D-二聚体水平增高与血栓后综合征(post thrombotic syndrome,PTS)关系密切。接受抗凝治疗的 VTE 患者停用口服抗凝药后,血浆 D-二聚体水平的增高提示 VTE 再发生的风险显著增加,而且上调医学决定水平可提高 D-二聚体对 VTE 风险的预测性能。

(三)高凝状态与静脉血栓风险

外科手术、创伤、慢性心力衰竭、恶性肿瘤、脓毒症、肾脏疾病、2 型糖尿病、口服避孕药、遗传性抗凝系统缺陷、妊娠晚期和病理妊娠等均可导致高凝状态、附血管壁或血浆中游离纤维蛋白的形成。血浆 D-二聚体水平增高程度与纤维蛋白栓子大小、栓子数量和凝血系统活化动员的规模密切相关。

有充分的证据显示,男性 VTE 患者抗凝治疗后,血栓复发的风险是女性的 1.75 倍,D-二聚体阳性的患者 VTE 复发风险是阴性患者的 2 倍,同时具备男性和 D-二聚体增高这两种因素的患者风险更高。女性 VTE 患者治疗后 D-二聚体检查呈阴性时,近端 DVT 或 PE 风险较低,因此可作为确定是否延长抗凝治疗的重要依据。存在争议的是,治疗后 D-二聚体检查呈阴性的男性患者,近端 DVT 或 PE 复发风险并未显著降低,D-二聚体水平变化对男性患者治疗方案的选择并不能产生明显影响。

(四)动脉血栓

动脉粥样硬化疾病患者血浆 D-二聚体增高与急性心肌梗死和缺血性卒中风险显著相关。周围动脉闭塞患者出现高水平 D-二聚体时,提示短期内(90 d 内)心血管不良事件风险增加。急性冠脉综合征发生后,血浆 D-二聚体水平可迅速增高,其中 ST 段抬高型心肌梗死患者最为显著,而且 D-二聚体持续处于高水平常提示预后不良。此外,在心、脑血管事件发生后,血浆 D-二聚体水平与 t-PA 抗原含量呈负相关,华法林抗凝治疗有效时,可以降低血浆 D-二聚体的水平。

(五)弥散性血管内凝血(disseminated intravascular coagulation,DIC)

D-二聚体水平是反映 DIC 时继发性纤溶亢进的敏感指标,恶性实体肿瘤、白血病、脓毒症、创伤、子痫前期和大面积烧伤等均可导致 DIC 发生。由于凝血系统显著活化和继发性纤溶功能亢进,D-二聚体水平可持续性增高,并与病情发展和严重程度密切相关,其敏感性和特异性高于血小板计数、纤维蛋白原和 FDP 等筛选试验,因此已成为 DIC 实验室诊断的重要指标。

(六)鉴别纤溶亢进类型

原发性纤溶亢进时由于纤溶酶降解纤维蛋白原,引起 FDP 增高,一般不会引起 D-二聚体水平的增高,因此 D-二聚体与 FDP 联合使用,可鉴别原发性和继发性纤溶亢进。

(七)溶栓治疗的实验室监测

溶栓治疗时,纤维蛋白降解速度及规模均显著增加,血浆 D-二聚体水平通常在溶栓治疗48 h 后升高 2 倍以上,治疗失败者无明显增高现象。

(八)陈旧性血栓

无论血栓负荷大小,血管内如无新形成的纤维蛋白,血浆 D-二聚体水平不会发生明显变化。

四、结果分析及影响因素

(1)急性静脉血栓形成时发生凝血和纤溶系统活化,血浆 D-二聚体水平显著增高,由于该试验具有很高的阴性预测值,因此,可以帮助临床排除不典型的急性 VTE。另一方面,纤维蛋白可在多种病理情况下大量生成,如癌症、感染、出血、创伤、外科术后和坏疽等,导致患者血浆 D-二聚体的阳性预测值降低。在此类患者群中,D-二聚体的排除诊断效果降低,需要调整医学决定水平以改善诊断的敏感性和特异性。

(2)建议针对不同患者群和诊断目的(排除诊断或风险评估)制定相应的医学决定水平。除 D-二聚体排除诊断 VTE 的医学决定水平与其参考区间基本重叠外,D-二聚体针对不同临床目的和人群可有多个医学决定水平,大多数情况下,这些医学决定水平显著高于参考区间。实验室特别要提示临床医师关于参考区间与医学决定水平之间的概念差异。

(3)引起血浆 D-二聚体水平增高的纤维蛋白类型包括,血管内形成较大的血栓栓子、较小的附血管壁纤维蛋白凝块和游离于血浆中的纤维蛋白网状结构。除病理因素外,一过性应激反应、焦虑症和某些药物可能会促进血管内纤维蛋白形成。

(4)D-二聚体的半寿期为 6~8 h,每 24 h 清除速率为 6%。

(5)不同 D-二聚体测定方法间尚未实现标准化,检测数据不具可比性。如需对患者进行连续监测,建议采用来自同一实验室及相同检测系统的数据。

(所 平)

第二节 血小板检验

血小板由骨髓巨核细胞膜延伸而裂解生成并释放入血,健康成人以每天 40×10^9/L 的速度更新,寿命为 7~11 d,浓度水平为 $(125 \sim 350) \times 10^9$/L。血小板主要参与人体止血、炎症和免疫反应等多种生理病理过程,其生成受到血小板生成素、生长因子、炎性因子等因素调控,衰老的血小板主要在脾和肝脏网状内皮系统被破坏。在一期止血过程中,血小板通过其表面糖蛋白 Ⅰb/Ⅸ/Ⅴ(GPⅠb/Ⅸ/Ⅴ)复合物与血管性血友病因子(von willebrand factor,vWF)结合,介导高剪切力下血小板黏附到受损的血管内皮下结构;而 GPⅡb/Ⅲa 则通过与纤维蛋白原或 vWF 结合实现血小板聚集,同时血小板还通过脱颗粒释放胞内促凝物质放大活化效应。血小板质量和数量的异常均可导致出血性或血栓性疾病,因此,血小板数量和功能的检测对临床出血性疾病诊断及评估临床抗血小板治疗的效果具有重要的临床价值。然而,由于血小板相关检测复杂且费时费力,到目前为止仍没有统一的检测标准及结果解释。

血小板计数减少是临床常见的出血性疾病的病因,根据减少的机制可分为血小板生成不足和血小板破坏增加两类。血小板计数是目前最常采用且最简单的检测方法,主要采用自动化血细胞计数仪,对于难以解释的血小板计数减少症患者应采用显微镜直接计数法,并进行外周血涂片观察血小板形态及大小,以排除操作不当或先天性血小板病引起的血小板计数减少。为明确血小板计数减少的病因,通过骨髓检查明确血小板生成减少性疾病及排除血小板破坏增加性疾病;网织血小板比例测定可辅助诊断血小板破坏增加引起的血小板计数减少;血小板相关抗体及血小板特异性抗体的检测对免疫性血小板计数减少症的诊断有重要的辅助价值。

出血时间(Duke法)是最早采用的评价血小板功能的方法。该法简单易行,但试验结果易受到操作者主观影响及受试者状况的影响且具有创伤性,已不推荐使用。目前在临床及研究领域中应用最多的检测方法是20世纪60年代起开始的比浊法检测血小板聚集功能,是血小板聚集功能分析的金标准,但由于耗时、技术要求较高等缺点,限制了其在临床的广泛应用,主要在经验丰富的实验室开展。20世纪80年代发展的全血检测血小板功能法(电阻抗法)能简单且快速地用于血小板功能筛查,但并没有被广泛应用。采用全血检测的PFA-100能模拟人体内的高剪切力状态并具有需血量小等优点,在血小板功能的筛查方面已得到了认可。流式细胞仪用于检测血小板膜糖蛋白质量缺陷具有无可比拟的优势。血小板释放功能检测最常用的指标是三磷酸腺苷(adenosine triphosphate,ATP),亦可采用酶标法检测血小板内其他内容物。

一、血小板计数

血小板计数(platelet count,Plt)是指计量单位体积血液中血小板的数量。正常情况下,循环血液中血小板的数量相对稳定。但在某些生理或病理情况下,血小板计数可增多或减少,因此,血小板计数是反映血小板生成与消耗(破坏)之间平衡的试验。由于血小板体积小,容易发生黏附、聚集和变性破坏,常对计数的准确性产生影响,目前血小板计数的主要方法包括血细胞分析仪法和目视显微镜计数法。

(一)试验方法

血细胞分析仪可直接检测血小板数目并提供血小板直方图来反应血小板体积大小的分布情况。仪器法检测血小板数目具有高精密度的优势,但不能完全将血小板与其他体积类似的物质(如细胞碎片或杂质)区别开来,尤其是血小板直方图异常时仍需采用显微镜计数加以校正,因此,显微镜计数(特别是相差显微镜)仍然是公认的参考方法。

(二)参考区间

仪器法中国汉族人群成人Plt的参考区间为$(125\sim350)\times10^9$/L。由于Plt结果受到地域、人群、年龄、标本类型和检测方法等方面因素的影响。各实验室引用参考区间时应进行验证,必要时建立本实验室的参考区间。

(三)临床意义

1.生理变异

健康人的血小板数量比较稳定,在一天之间没有大的波动,亦无性别与年龄的明显差别。应激状态下,血小板数量可短暂增高。

2.血小板计数减少

常见于血小板破坏过多,如免疫性血小板计数减少症(immune thrombocyte penia,ITP)、脾功能亢进及体外循环等;血小板消耗过多如弥散性血管内凝血(disseminated inravascular coagulation,DIC)、血栓性血小板计数减少性紫癜、溶血性尿毒症综合征、败血症及粟粒性结核等;血小板生成障碍,如白血病、再生障碍性贫血、溶血性贫血、骨髓增生异常综合征、骨髓纤维化等;亦可见于遗传性血小板计数减少症,如湿疹血小板计数减少伴免疫缺陷综合征(Wiskott-Aldich syndrome,WAS)、MYH9相关性血小板计数减少症、灰色血小板综合征、巨血小板综合征、地中海血小板计数减少症、植物固醇血症及先天性无巨核细胞血小板计数减少症等。

3.血小板计数显著增多

主要见于骨髓增殖能力增强,如原发性血小板增多症、真性红细胞增多症、慢性粒细胞白血病及肿瘤骨髓转移(有溶骨性变化时)等。在脾切除术后,血小板计数也能呈现一过性增多。反应性血小板增多症,常见于急慢性炎症、缺铁性贫血、癌症、缺氧及创伤后,尤其是儿童急性感染后常见。原发病经治疗情况改善后,血小板数量会很快下降至正常水平。

(四)结果分析及影响因素

1.采血方面的影响

必须一针见血,标本采集后与抗凝剂迅速混匀。末梢血采集时针刺深度至少 2 mm,使血液自然流出,不要过度挤压。

2.放置时间的影响

静脉血在放置 24 h 后,血小板多发生黏附聚集并形成较大聚集团块,可造成血细胞分析仪计数误差,数量假性降低,因此,应尽量缩短运输和储存的时间。

3.血小板形态异常

血小板体积过大或过小均会影响检测结果。形态异常可使血小板直方图有不规则峰型出现,体积分布低而宽,部分图形尾巴上翘,此时应采用显微镜直接计数法检测。

4.EDTA 诱导的血小板计数减少现象

乙二胺四乙酸(EDTA)可使一些血标本中的血小板发生聚集,造成"假性血小板计数减少"现象,可采用血涂片观察并使用其他抗凝剂(枸橼酸钠)进行鉴别。

5.其他干扰因素

某些溶血性疾病发生血管内溶血,血液标本中出现红细胞碎片。这些碎片易被血细胞分析仪误识别为血小板。慢性粒细胞性白血病经过治疗后,血液中出现大量白细胞碎片,可干扰血小板计数。严重缺铁性贫血患者,如血小板平均体积(meam platelet volume,MPV)<60 fL 时,一些完整的小型红细胞体积可<30 fL,也会影响血小板计数的准确性。

二、网织血小板检测

网织血小板(reticulated platelets,RP)是从骨髓中释放入血的新生血小板,与成熟血小板相比,网织血小板体积更大,RNA 含量多,蛋白质合成能力强。随着血小板的成熟,胞浆内 mRNA 逐渐消失,体积逐渐变小。网织血小板计数可以比较精确地反映骨髓内血小板生成情况。目前主要通过流式细胞仪和血细胞分析仪两种方法进行测定。

(一)试验原理与方法

网织血小板中含有丰富的 RNA,荧光染料噻唑橙(thiazole orange,TO)具有透过活细胞膜特异性结合 DNA/RNA 的特性,当其与 DNA 或 RNA 结合后,发射荧光的能力可增大 3 000 倍。采用荧光标记的血小板膜糖蛋白单克隆抗体标记血小板,通过流式细胞仪检测 TO 阳性血小板的百分率和荧光强度。荧光强度可反映血小板内部的 RNA 含量,即网织血小板成熟情况。

全自动血细胞分析仪检测网织血小板是在流式分析的基础上,通过设门构建网织红细胞和网织血小板的检测通道,并利用分析软件对网织血小板进行识别和计量,从而得到网织血小板的比例和绝对值,并在散点图上标以不同颜色以便区分。

(二)参考区间

采用血细胞全自动分析仪 Sysmex XE-2100 建立的网织血小板计数的参考区间如下。①网织血小板百分比：男性为 $1.07\%\sim6.90\%$，女性为 $0.58\%\sim6.00\%$；②网织血小板绝对值：男性为 $(2.60\sim13.00)\times10^9/L$，女性为 $(1.55\sim11.85)\times10^9/L$。不同检测系统间存在差异，建议每个实验室制定自己的健康人参考区间或对制造商提供的参考区间进行充分验证。采用流式细胞术检测，因影响因素较多，每个实验室需建立各自的参考区间。

(三)临床意义

网织血小板计数增高见于免疫性血小板计数减少症、血栓性血小板计数减少性紫癜和溶血性尿毒症综合征等血小板破坏与消耗增加类的疾病；网织血小板计数降低见于再生障碍性贫血、骨髓增生异常综合征和白血病等血小板生成减少类疾病。

1.鉴别血小板计数减少症

在血小板破坏增多或生成不足所致的疾病中，网织血小板的比例会有显著变化，并可与其他血小板生成不足性疾病（如脾功能亢进等）相鉴别。研究发现，ITP 患者血小板破坏增加，骨髓生成血小板加快，外周血中新生血小板增多，使网织血小板比例升高，而在有些患者中可高达 $50\%\sim60\%$，在临床上可作为 ITP 诊断的重要指标。脾功能亢进虽有血小板计数减少，但网织血小板比例接近正常。

2.反映骨髓抑制后血小板生成能力的恢复

再生障碍性贫血、白血病及肿瘤浸润等患者由于骨髓增殖受抑，血小板总数减少，而网织血小板比例基本正常。化疗后，在血小板计数上升前 $4\sim5$ d，网织血小板比例即开始明显增高。因此，网织血小板比血小板计数能更敏感地反映血小板再生情况。

3.原发性血小板增多症（primary thrombocytosis，PT）

PT 未并发血栓形成时，网织血小板比例与健康人水平相当；PT 并发血栓形成时，网织血小板比例显著高于健康人，可能是与网织血小板对凝血酶原受体激动肽等多种活化诱导剂的刺激有较强反应性有关。

(四)结果分析及影响因素

标本放置时间不宜过长，应尽量使用新鲜标本进行检测。利用流式细胞仪进行检测时，在孵育过程中，网织血小板随 TO 浓度的增加和/或孵育时间的增加呈非饱和性增加，其原因可能与 TO 的亲脂性有关，各个实验室应该建立自己的标准操作流程及参考区间，以达到对临床的辅助诊断目的。

三、血小板形态学检查

(一)试验原理与方法

血小板的形态与功能密切相关，通过血小板形态检查，有助于对疾病进行鉴别及发病机制的研究。血液分析仪作为一种筛查手段，当细胞的数量、比例、分布参数或直方图等发生异常或为临床疑似血液系统疾病时，有必要进行血涂片检查。在某些病理情况下，分析软件不能拟合血小板分布状态时，亦须通过血涂片和人工显微镜血小板计数以明确诊断。

正常血小板体积小，呈圆、椭圆或不规则形，直径为 $1.5\sim3.0$ μm，胞质呈灰蓝或粉红色，内含较多紫红色颗粒，中心有颗粒区，周围透明的胞质称透明区，无细胞核。血小板可散在，亦可呈聚集状态，聚集的血小板数量不等。在血涂片中血小板由于被激活，使颗粒易集中在胞体中央并可见伪足伸出,活化的血小板则呈不规则形,表面有大量星芒状突起,彼此间常发生黏附和聚集。

(二)临床意义

1.大小的变化

病理情况下,血小板可出现明显体积变化,大血小板直径可>3.3 μm,主要见于 MYH9 相关性血小板计数减少症、灰色血小板综合征、巨血小板综合征、地中海血小板计数减少症、植物固醇血症。在 ITP、慢性粒细胞白血病及某些反应性骨髓增生旺盛的疾病可偶见畸形且偏大的血小板。小血小板常见于 Wiskott-Aldich 综合征。

2.形态的变化

正常人外周血中的血小板多为成熟型,也可见少量形态不规则或畸形血小板,但所占比值一般较低。当骨髓巨核细胞增生旺盛时,尤其是重症 ITP 或慢性粒细胞白血病时,可以见到大量蓝色的、巨大的血小板。巨血小板综合征患者的血小板计数常轻度减少,伴巨大血小板,直径可达 8 μm,其嗜天青颗粒集中在血小板中央,形成假核状或淋巴细胞样,为本病的形态学特征。急性 ITP 患者血小板形态大致正常,慢性患者可见异形、巨大血小板等改变。血栓性血小板计数减少性紫癜患者血小板计数减少,亦可见大血小板,并可见较多的红细胞碎片,呈盔形、新月形、小球形等。植物固醇血症患者血小板计数常轻度减少,同时伴偏大至巨大血小板,血小板内容物被周边一圈空泡包围,且口型及靶型红细胞也多见。灰色血小板综合征患者可见血小板内颗粒缺乏,呈苍白状。

3.血小板分布情况

功能正常的血小板在外周血涂片上可聚集成小团或成簇。原发性血小板增多症,血小板聚集成团甚至占满整个油镜视野,其中可见小型、大型、巨型及畸形血小板,偶见巨核细胞碎片。再生障碍性贫血时,涂片中血小板明显减少。EDTA 诱导的血小板计数减少可见 EDTA 抗凝静脉血涂片中血小板聚集成团,而指尖血涂片血小板分布正常。血小板无力症患者血涂片中的血小板形态与数量未见异常,但血小板散在分布,几乎见不到聚集的血小板。

四、血小板功能检测

体外血小板功能检测包括血小板黏附功能、血小板聚集功能、血小板释放功能试验等。在抗凝血标本中加入血小板聚集诱导剂,如胶原、二磷酸腺苷(adenosine diphosphate,ADP)等,模拟体内环境以间接判断体内血小板功能状态。由于试验结果受到取血、操作、设备、试剂等多种因素影响,各项血小板功能试验结果在室内和室间均存在较大差异,国内尚未建立完善的标准操作规范。因而在解释试验结果时需注意排除相关干扰因素,各实验室需建立自己的操作流程和参考区间。多种整体反应血小板功能状态的试验方法已逐步应用于临床,在出血性疾病筛查和抗血小板治疗监测中得到推广。

(一)血小板聚集试验

血小板聚集试验是被广泛应用的血小板功能检测方法,有比浊法、阻抗法(全血法)、光散射法等,目前仍以比浊法最常用。血小板聚集诱导剂主要包括 ADP、胶原、花生四烯酸(arachidonic acid,AA)和瑞斯托霉素(ristocetin,R)等。虽然比浊法简便易行且应用更广泛,但易受患者采血前状态、血液采集过程、富血小板血浆(platelet rich plasma,PRP)制备过程、检测和分析过程等多种因素的影响,至今仍未标准化。2013 年,国际血栓与止血学会公布了比浊法检测血小板聚集功能操作指南。

1.试验原理与方法

(1)试验原理:PRP 在连续搅拌条件下,加入血小板聚集诱导剂,诱导剂与血小板膜上相应的受体结合,使血小板活化并导致血小板发生聚集,PRP 悬液的浊度降低、透光度增加。光电系统将光浊度的变化转换为电讯号的变化,在记录仪上予以记录,根据描记曲线计算出血小板聚集的速率。由于在血小板聚集过程中需要血小板膜糖蛋白、纤维蛋白原与 Ca^{2+} 的参与,因而血小板聚集率可反映血小板数量和功能状态、血浆纤维蛋白原含量和 vWF 水平等。

(2)检测方法如下。

标本采集:从肘静脉顺利取血 4.5 mL,注入含 0.5 mL 枸橼酸钠(0.129 mol/L)的硅化或塑料试管中。

标本处理及检测:①以 200 g 离心 10 min,取出上层血浆即为 PRP,将剩余血液以 1 500 g 离心 15 min,上层较为透明的液体即为乏血小板血浆(platelet pool plasma,PPP);②将 PRP 及 PPP 分别加入两支比浊管内,以 PPP 管调零,并加搅拌磁棒(1 000 转/分钟),在 37 ℃预热 3 min;③将<1/10 体积的诱导剂加入 PRP 中,同时开始搅拌(1 000 转/分钟),记录至少 5 min 聚集波型;④测量最大聚集距 PRP 基线的高度(h_1)及 PPP 基线之间的高度(h_0),通过公式 $MAR=h_1/h_0×100\%$ 获得最大血小板聚集率。

诱导剂的选择:不同的诱导剂检测不同种类的血小板异常,初始检测时不必使用全部的诱导剂,可应用常规诱导剂在标准剂量下检测血小板聚集情况,有异常时再进一步检测。一般情况下,如果低浓度的诱导剂不聚集,再进行高浓度的诱导剂检测;而对于怀疑 2B 型或血小板型血管性血友病(von Willebrand disease,vWD)的患者在常规 1.2 mg/mL 瑞斯托霉素聚集正常时,需进行低浓度(0.5~0.7 mg/mL)瑞斯托霉素检测;如果花生四烯酸聚集降低,需采用血栓素 A_2 的稳类似物 U46619 来区分阿司匹林样缺陷还是血栓烷受体缺陷。

2.参考区间

使用不同种类、不同浓度的血小板聚集诱导剂,最大血小板聚集率的参考区间有显著差别,多在50%~100%,各实验室需建立自己的健康人参考区间。

3.临床意义

(1)血小板聚集率降低:见于血小板无力症、巨大血小板综合征、贮藏池病、低(无)纤维蛋白原血症、尿毒症、肝硬化、维生素 B_{12} 缺乏症和服用血小板抑制药等。

(2)血小板聚集率增高:见于高凝状态和血栓性疾病,如急性心肌梗死、心绞痛、糖尿病、脑血管疾病、深静脉血栓形成、先天性心脏病、高 β-脂蛋白血症、抗原-抗体复合物反应、人工瓣膜、口服避孕药和吸烟等。

4.结果分析及影响因素

血小板聚集试验最易受到采血及制备过程等多种因素的影响,在结果分析时需注意排除各种影响因素,必要时重新采集标本重复测定。

(1)药物的影响:阿司匹林、氯吡格雷、替罗非班、替格瑞洛、双嘧达莫、肝素和部分口服抗凝剂均可抑制血小板聚集。各种药物间的机制、半衰期均存在差异,因此监测时间也不同,如 100 mg阿司匹林作用可持续 1 周,停药 7 d 以上,血小板聚集试验才可能恢复至正常水平。

(2)标本采集的影响:采血过程应顺利,避免反复穿刺而将组织液混入血液或混入气泡。前 3~4 mL 血液不能用于聚集试验,采集血标本应放入塑料试管或硅化的玻璃管中避免血小板活化。标本应在室温下静置 15 min,且采血后 4 h 内完成试验,时间过长会降低血小板的聚集强度

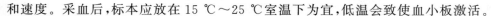

和速度。采血后,标本应放在 15 ℃～25 ℃室温下为宜,低温会致使血小板激活。

(3)标本 pH 的影响:血浆标本 pH 处于 6.8～8.5 时可获得最佳聚集效果。

(4)标本制备的影响:PRP 在制备过程中不应采用带制动的离心机,对于巨大血小板患者可采用自然沉降法获取 PRP。PRP 中如混有红细胞或标本溶血及血脂过高等因素,均可降低透光度,影响血小板聚集率,应在报告中注明。血小板数量过低亦可影响血小板聚集,应在报告中注明。

(5)诱导剂影响:诱导剂应妥善保存,ADP 配制成溶液后宜在 －20 ℃冰箱贮藏,一般半年内不会降低活性;肾上腺素的存储和使用过程应避光。

(二)血小板三磷酸腺苷释放功能检测

1.试验原理与方法

(1)试验原理:血小板中多数腺嘌呤核苷酸储存在致密颗粒中,其中,ATP 的储存率为40%,ADP 的储存率为 60%。血小板受诱导剂刺激活化时,致密颗粒中 ATP、ADP 被释放至细胞外,诱导剂刺激后血小板细胞外液中 ATP 含量变化可反映血小板的释放功能。荧光素-荧光素酶和 ATP 同时存在情况下会发射荧光,光强度与 ATP 浓度平行。血小板释放反应中产生的ADP 在磷酸烯醇丙酮酸作用下转变为 ATP,通过荧光强度的测定可计算出血小板释放的 ATP和 ADP 总量。

(2)检测方法:以 Chrono-log 血小板聚集仪为例,利用荧光法与血小板聚集同步测定。①标本采集与处理:以 0.129 mol/L 枸橼酸钠抗凝全血制备 PRP;②绘制标准曲线:在调零后,反应杯中加入不同浓度的 ATP 标准品,检测并将测定结果绘制成反应曲线;③样本检测:在基底液调零后,加入相应的诱导剂(如 ADP),进行检测并保存检测结果,软件记录释放曲线,根据峰值与ATP 标准品曲线计算 ATP 释放量。

2.参考区间

每个实验室需建立各自的参考区间,以 ADP(浓度为 3.6 μmol/L)作为诱导剂时,ATP 释放量为(1.8±0.8)μmol/10^{11} 个血小板。

3.临床意义

常规检测时,需同时测定正常人血小板 ATP 释放量作为参照。血小板 ATP 释放量减少见于骨髓增生异常综合征、ITP、多发性骨髓瘤、霍奇金病及服用抗血小板药物。贮存池病时,ATP释放减少,血小板聚集二相波消失,为贮存池病最为突出的特征。

4.结果分析及影响因素

采血及制备 PRP 的过程是否规范化、对照样本的选择、环境因素刺激血小板活化等均可干扰检测结果。

(三)血小板功能分析仪

PFA-100 型血小板功能分析仪可用于快速和准确评估血小板功能。该检测仪可模拟体内初期止血过程,敏感反映高剪切力下血小板的止血功能,既可用于检测与血小板黏附、聚集、血小板栓子形成相关的初期止血障碍疾病(如 vWD 和血小板病的筛选),也可用于评估抗血小板药物疗效(如抗血小板药物治疗监测和外科手术前初期止血功能的评价)。而对于凝血因子缺乏性疾病如血友病 A、血友病 B 及无纤维蛋白原血症,PFA-100 测定结果正常。该试验用血量少,耗时短(3～5 min),可代替出血时间测定作为筛选试验。由于仍属于功能筛选试验,且 PFA-100的仪器与配套试剂较贵,该试验提供的信息有限。

1.试验原理与方法

(1)试验原理:该装置使抗凝全血按一定速率通过涂有胶原和肾上腺素或ADP的小孔,使血小板暴露在剪切力及相关诱导剂环境下,血小板发生聚集逐步填充并堵塞小孔,血流停止。中央小孔完全被血小板栓子阻塞所需要的时间即为闭合时间(closure time,CT)。

(2)检测方法:取枸橼酸钠抗凝血0.8 mL加到装有一次性试管的槽内(要求采集4 h内的血样),预温至37 ℃,然后利用真空吸力使血样通过直径为200 μm的不锈钢毛细管和直径为150 μm的硝酸纤维膜微孔,膜上包被胶原蛋白和肾上腺素或ADP。在5 000~6 000/s的高切变和诱导剂的作用下,血小板产生聚集,形成栓子,阻碍血流。检测堵塞微孔所需的时间。

2.临床意义

(1)血小板数目及vWF含量的异常:CT与血小板数目呈负相关,当血小板计数<50×10^9/L时,CT通常延长,当血小板计数<10×10^9/L时,CT明显延长甚至不闭合。CT与血浆vWF的水平呈负相关,O型血人群由于血中vWF含量较其他血型低,因此CT延长10%~20%。

(2)血小板质量异常:胶原/肾上腺素(C/EPI)和胶原/二磷酸腺苷(C/ADP)诱导的CT均延长,除血小板计数减少的因素外,遗传性血小板病(如血小板无力症、Bernard-Soulier综合征、灰色血小板综合征)、血管性血友病也是常见原因。C/EPI的CT延长也见于其他遗传性血小板病(如WAS、MYH9相关疾病)。

(3)抗血小板药物的影响:拮抗血小板膜糖蛋白aIIbβ3类药物,如阿昔单抗、依替巴肽、替罗非班,该类药物应用后C/EPI和C/ADP的CT明显延长,与血小板无力症相似。阿昔单抗停药12 h后,依替巴肽停药4~6 h后,CT方可恢复正常。应用抑制COX-1活性类的非甾体抗炎药(阿司匹林等),95%的健康人应用后C/EPI的CT延长,而C/ADP的CT无变化。而冠脉及外周动脉病变的患者服药后,只有20%~50%患者表现为C/EPI的CT延长。阿司匹林停药6 d后,CT才能恢复正常,布洛芬停药24 h即可恢复正常。

(4)监测DDAVP的疗效:1型vWD患者应用DDAVP治疗后可明显缩短C/ADP和C/EPI的CT,且随血浆vWF水平的升高而缩短,因此可用于监测1型vWD患者对DDAVP的反应。

(5)其他:CT反映血小板及其他参与止血过程的成分的整体功能状态,因此,当测定结果高于参考区间时,需要做进一步实验室检查以明确原因,同时结合病史、用药史、临床表现和其他实验室检查。

3.结果分析及影响因素

分析前多种因素会影响检测结果,应注意控制和排除:①多种药物可影响血小板功能,因此应询问患者用药史;②食物中脂肪或脂肪酸可能抑制血小板功能,检测前提醒患者清淡饮食;③标本溶血会降低血细胞比容,释放ADP,影响闭合时间。

检测过程中的注意事项包括:①血沉较快的患者可能会发生血细胞分层,需充分混匀抗凝全血或需多次重复;②在检测过程中应注意是否有微血栓或气泡混入,微血栓和气泡会对检测结果产生影响。

五、血小板膜糖蛋白检测

血小板膜糖蛋白分为质膜糖蛋白和颗粒膜糖蛋白,前者主要包括GPIb/IX/V、GPIIb/IIIa、GPIa/IIa等,后者主要包括CD62p和CD63。CD62p又称P-选择素或GMP140,仅表达于未活化的血小板颗粒膜上;血小板活化后,CD62p分子在质膜呈高表达。CD63在静止血小板仅分布于溶酶体膜,血小板活化后随颗粒脱落而表达在血小板膜表面。因此,CD62P 和 CD63 在质膜上高表达被视为血小板活化的分子标志物。过去常采用放射免疫法及 SDS-聚丙烯酰胺凝胶电泳法测定,费时费力。目前多使用流式细胞术测定血小板膜糖蛋白表达情况,操作简单方便,对诊断遗传性血小板病有较高价值。

(一)试验原理与方法

1.试验原理

采用荧光素标记的抗血小板膜糖蛋白特异性单克隆抗体作为探针,与血小板膜糖蛋白特异性结合,结合的量与血小板膜糖蛋白含量呈正比。

2.检测方法

(1)采集 EDTA 或枸橼酸钠抗凝的全血,准备荧光素标记的血小板 CD62p、CD63、CD42、CD41 和 CD61 等待测指标的抗体。

(2)加样步骤:①向样本管 1 中依次加入 10 μL 荧光素标记的抗体(具体见抗体说明)、100 μL 磷酸盐缓冲液(phosphate buffer solution,PBS)和 5 μL 待测全血;②向样本管 2 中依次加入 10 μL 荧光素标记的抗体、100 μL PBS 和 5 μL 正常人全血;③向对照管中依次加入 10 μL 荧光素标记的同型对照抗体、100 μL PBS 和 5 μL 待测全血;④轻轻混匀,室温避光孵育 15 min。

(3)加入 1 mL PBS(含 1.0%多聚甲醛)终止反应,用流式细胞仪进行分析。

(4)根据前向角散射(FS-LOG)与侧向角散射(SS-LOG)圈定血小板。以对照管设定阳性阈值,测定 5 000～10 000 个血小板的荧光阳性百分率及平均荧光强度(mean flourscence indensity,MFI)。

(二)参考区间

设定健康人标本平行对照,不同检测体系血小板荧光表达率及 MFI 不同,每个实验室需建立各自的标准。

(三)临床意义

1.血小板功能缺陷

GPⅠb 缺乏,见于巨大血小板综合征;GPⅡb/Ⅲa 缺乏,见于血小板无力症;活化后 CD62p 表达降低或缺乏,见于血小板贮存池缺陷病。

2.血栓前或血栓性疾病

CD62p、CD63 表达增加是血小板活化的特异性标志。急性冠脉综合征、急性脑卒中、糖尿病、高血压、外周动脉血管病均可见血小板活化显著增加。

(四)结果分析及影响因素

血液标本采集与样本处理过程中可能导致血小板的体外激活,引起糖蛋白表达增高,出现假阳性结果。

六、血小板自身抗体检测

血小板自身抗体是机体免疫系统所产生的针对血小板膜糖蛋白 GPⅠb/Ⅸ、GPⅡb、GPⅢa 和 GPⅠa/Ⅱa 等抗原的自身抗体。这些抗体与血小板膜上的相应抗原结合后使血小板被单核巨噬系统大量破坏,表现为血小板数量减少和皮肤黏膜出血。目前血小板自身抗体检测主要包括血小板相关抗体检测及血小板特异性自身抗体检测,前者敏感性可达 90%,但特异性较差,不能区分真正的抗血小板抗体与血小板表面非特异性吸附的抗体。血小板抗原单克隆抗体固相化法

（MAIPA 法）与改良抗原捕获 ELISA 法可特异性检测抗血小板自身抗体，但其灵敏度较低，操作复杂繁琐，限制了其在临床的普及应用。

（一）血小板相关抗体检测

1.试验原理与方法

（1）试验原理：血小板相关抗体大多数为 IgG，荧光素标记的抗人 IgG 能够与血小板相关抗体特异性结合，血小板表面 IgG 越多，结合的荧光标记抗体越多，通过检测荧光强度能够定量检测血小板相关抗体。

（2）检测方法如下。①血小板样本的制备：取正常人 EDTA 抗凝静脉血离心 5 min，取 PRP，用血小板洗涤液 TEN 洗涤 3 次，调整血小板浓度至 1×10^8/mL 备用。取待测血浆 50 μL，加入洗涤血小板 50 μL，室温孵育 60 min，用 TEN 洗涤 3 次。②血小板相关抗体标记测定：向上述制备的样本中加入 10 μL FITC 标记的羊抗人 IgG 工作液，在室温下避光孵育 15 min，加入 800 μL PBS 进行流式检测。选择波长为 488 nm 氩离子激发光，以 FSC-SSC 调整前向角和侧向角电压，选出血小板群。调整仪器处于正常状态，以荧光强度反映血小板表面 IgG 含量，测定荧光标记阳性血小板的百分率。

2.参考区间

不同实验室应建立各自血小板表面 IgG 百分率及荧光强度的参考区间。

3.临床意义

（1）血小板相关抗体增加见于各种原因的免疫性血小板计数减少症，对疾病的诊断、疗效及预后有一定价值。本法虽较敏感，但特异性差，对区分原发性或继发性免疫性血小板计数减少症无意义。

（2）血小板生成减少的患者（如再生障碍性贫血）该指标不增高。皮质类固醇可影响结果，在停药 2 周后检测更具有准确性。

（二）血小板特异性自身抗体检测（MAIPA 法）

1.试验原理与方法

（1）试验原理：洗涤过的正常人血小板与患者血浆孵育，患者自身抗体与正常人血小板糖蛋白结合。裂解血小板，将上清液加入预先包被抗鼠 IgG 和被捕获的相应特异性抗体的高吸附板上，用过氧化物酶标记的抗人 IgG 检测结合在糖蛋白上的自身抗体，用显色剂显色。

（2）检测方法如下。①试验用酶标板制备：用碳酸盐缓冲液稀释羊抗鼠 IgG，包被酶标板氧化每孔 100 μL，4 ℃过夜。次日用含 2% 牛血清蛋白的 PBS 封闭，4 ℃过夜。第 3 天取出甩干后放置冰箱，待用。将不同的鼠源抗血小板膜糖蛋白单克隆抗体分别加入上述已准备的酶标板中，每孔 50 μL，置于 37 ℃条件下孵育 60 min，用洗涤液（含 0.01 mol/L Tween-20 的 PBS）洗板 3 次。②标本检测：收集 O 型正常人洗涤血小板，调整血小板浓度为 1×10^9/mL，每管加入约 1×10^8 个血小板及 110 μL ITP 患者血浆，混匀后，置于室温条件下孵育 60 min。用含 0.5% 乙二胺四乙酸钙二钠（EDTA-Na$_2$）的 PBS 洗血小板 3 次，加入血小板裂解液每管 110 μL，震荡混匀，置于 4 ℃条件下孵育 30 min。每分钟 10 000 转，离心 30 min，取上清稀释，加入已制备酶标板中，置于 37 ℃条件下孵育 60 min，用洗涤液洗板 3 次。每孔加入辣根过氧化物酶（horse radish peroxidase，HRP）标记的抗人酶标二抗 100 μL，置于 37 ℃条件下孵育 60 min 后，用洗涤液洗涤 6 次。加入四甲基联苯胺显色，用 3 mol/L H$_2$SO$_4$ 终止，在 490 nm 波长条件下测定吸光度。

2.参考区间

每次检测需设立 4 例健康人血浆作为正常对照,并计算其检测结果(OD 值)的均值和标准差,以均值+3 倍标准差为参考区间上限,OD 值大于上限者为阳性。

3.临床意义

(1)TP 辅助诊断:正常人抗血小板自身抗体检测阴性,ITP 患者常呈阳性,且为针对单个或多个血小板膜糖蛋白自身抗体阳性。该方法虽特异性较高,但敏感性不足,是诊断 ITP 的主要参考指标。

(2)ITP 患者的疗效与预后判断:如 ITP 患者抗 GPⅠb/Ⅸ自身抗体阳性,则疗效相对较差或易复发。发病半年内抗血小板自身抗体不能转阴者,多数易转为慢性 ITP。

(3)血小板同种抗体的辅助诊断:血小板同种抗原 PLA、Yuk 及 Bak 系统均位于 GPⅡb/Ⅲa 上,故此法亦适用于血小板同种抗体的检测,是诊断新生儿同种免疫性血小板计数减少症与输血后紫癜的主要指标。

(所　平)

第三节　抗凝蛋白检验

对抗凝蛋白研究的历史比凝血因子更为悠久,早在 20 世纪初,研究者们就已经开始了对凝血酶生成抑制的观察,直至目前,关于抗凝蛋白及其作用机制仍在不断深入探索之中。在各种病生理因素的影响下,抗凝血系统通过多种抗凝途径实现对凝血因子的灭活和抑制,以有效防止血栓形成。当抗凝血系统出现先天性或获得性抗凝蛋白缺陷时,可导致血栓风险或静、动脉血栓形成。抗凝血系统的组成成分包括抗凝血酶(antithrombin,AT)、蛋白 C(protein C,PC)、蛋白 S(protein S,PS)、蛋白 C 抑制物、凝血酶调节蛋白(thrombomodulin,TM)、组织因子途径抑制物(tissue factor pathway inhibitor,TFPI)、内皮细胞蛋白 C 受体(endothelial protein C receptor,EPCR)、蛋白 Z 和依赖蛋白 Z 的蛋白酶抑制剂、肝素和肝素辅因子Ⅱ、α_1-抗胰蛋白酶、α_2-巨球蛋白、C_1酯酶抑制物和蛋白酶连接素Ⅰ等。近年来,抗凝血系统在抗炎、抗凋亡、细胞保护和免疫调节等领域的研究逐步深入,对抗凝蛋白的认知已经从基础的病理生理机制逐渐拓展至新型药物的研发,因此,预期未来相关的实验室检测将在多种慢性疾病的病情监测和疗效评估中产生积极意义。

一、抗凝血酶检测

AT 是血浆中重要的生理性抗凝蛋白质,主要由肝脏合成,在血管内皮细胞、巨核细胞及其他脏器(如心、脑、脾、肺、肾和肠)也可少量生成。AT 不但是凝血酶的主要抑制物,还可以中和凝血途径中的其他丝氨酸蛋白酶,如凝血因子Ⅸa、Ⅹa、Ⅺa 和Ⅻa 等。AT 的抗凝机制是其活性位点被丝氨酸蛋白酶裂解,使 AT 构象发生改变并与丝氨酸蛋白酶以共价结合形式形成不可逆的 1:1 复合物。肝素可与 AT 的赖氨酸残基结合,改变其蛋白质构象,使其更易与凝血因子结合。肝素-抗凝血酶复合物对 FⅦa 有缓慢的抑制作用,而对 FⅦa-Ca^{2+}-TF 复合物的抑制速度则显著加快。

（一）检测指征

AT 检测主要用于获得性或遗传性缺陷的诊断、早期 DIC 的监测、静脉血栓高风险人群的筛查、抗凝血酶替代疗法的监测、肝素类药物和磺达肝癸钠等耐药原因的确认、感染性和变应性炎症的病情监测。

（二）试验原理与方法

AT 检测应采用 0.105 mol/L 枸橼酸钠抗凝的血浆标本，血清标本在血凝块形成的过程中可使 AT 降低约 30%。

1.抗凝血酶活性检测（AT:A，发色底物法）

（1）方法 1：在待检血浆中加入过量的凝血酶，凝血酶与血浆中的 AT 形成 1:1 的复合物，剩余的凝血酶（或 FⅩa）作用于发色底物显色肽 S2238，裂解出显色基团对硝基苯胺（paranitroaniline，pNA），显色程度与剩余凝血酶的量呈正相关，而与血浆 AT:A 呈负相关。

（2）方法 2：在有过量肝素的条件下，将 FⅩa 试剂与待测血浆混合孵育。剩余 FⅩa 作用于发色底物，裂解出显色基团 pNA，在 405 nm 波长下检测，显色程度与血浆 AT:A 呈负相关。

2.抗凝血酶抗原含量检测（AT:Ag，ELISA 法）

将抗 AT 抗体包被在固相板上，标本中的 AT 与固相的抗 AT 抗体特异性结合，再加入酶标记的抗 AT 抗体，形成抗体-抗原-酶标记抗体复合物，加入显色基质后，根据显色深浅判断标本中 AT 的含量，显色强度与标本中的 AT 含量呈正相关。

（三）参考区间

健康人 AT:A 参考区间在不同检测系统间存在差异，多为 80%～128%。新生儿和 <1 岁的幼儿的 AT:A 低于成人，16 岁前可略高于成人。近年来国内的相关研究显示，AT:A 在女性人群随年龄增长而逐步增加，在 50 岁后男性人群明显下降。目前，临床上主要的检测系统均提供健康人群参考区间，但由于人体止凝血功能受到地域、人群、年龄和饮食结构等方面因素的影响，因此，建议每个实验室制定自己的健康人参考区间或对制造商提供的参考区间进行充分验证。

（四）临床意义

1.遗传性抗凝血酶缺乏症

Lane 等在 1997 年将遗传性抗凝血酶缺乏症分为两个类型。其中，Ⅰ 型特征为 AT 抗原含量（AT:Ag）和 AT 蛋白功能平行下降，Ⅱ 型特征为 AT:Ag 正常，但 AT 蛋白功能异常。根据蛋白功能异常的不同特点，Ⅱ 型缺乏症又进一步分为 RS、HBS 和 PE 等三个亚型。

遗传性 AT 缺陷患者常在手术、创伤、感染、妊娠期或产褥期发生或反复发生静脉血栓。临床表现主要为静脉血栓形成，部位多在下肢深部静脉，其次为髂静脉、肠系膜静脉，其中约有半数患者发生肺栓塞，少数患者发生缺血性脑卒中，偶见其他类型动脉血栓（如腹主动脉血栓）。明确诊断需要进行实验室检测，一般在尚未进行抗凝、溶栓治疗或在抗凝治疗停止后半个月检查适宜。

2.获得性抗凝血酶缺乏症

（1）合成减少：由于肝脏是合成 AT 的主要器官，因此，肝硬化、重症肝炎、肝癌晚期、急性肝衰竭及营养不良时，抗凝血酶活性与含量均降低，其异常程度通常与疾病严重程度相关，可在伴有或不伴有其他风险因素的情况下诱发静、动脉血栓形成。

（2）消耗性减少：高凝状态和血栓性疾病时，凝血系统的过度活化可大量消耗血浆中的 AT，常见于脓毒症、弥散性血管内凝血（DIC）、急性静脉血栓形成、恶性肿瘤、普外科手术和骨科大手术后、重度子痫前期、产后和口服避孕药时。脓毒症合并 DIC 患者的血浆中 AT：A 持续处于低水平提示不良预后，AT：A 越低，病死率越高。采用抗凝血酶替代治疗，可缓解患者 AT 持续下降的状态，也能降低脓毒症和中毒性休克患者的病死率，但同时出血风险会有不同程度的增加。

（3）丢失过多：肾病综合征时，由于 AT 的分子量较小，易从尿液中随清蛋白流失，患者尿中清蛋白排出量越大，血浆中 AT 丢失越多，故可成为促进肾静脉和深静脉血栓形成的重要风险。渗出性胃肠疾病、高血压所致慢性肾功能不全、大面积烧伤和多发性创伤失血等原因也会造成血浆中 AT 经由不同途径的大量丢失，进而导致严重的高凝状态或血栓形成。

（4）生理性降低：在出生后的最初几天，AT：A 会出现生理性下降，约为正常水平的 30％。早产儿肝脏合成 AT 能力不足，降低更为显著。

（5）药物引发的减少：门冬酰胺酶、肝素类药物和磺达肝癸钠、口服避孕药和雌激素、部分抗肿瘤药物（如环磷酰胺、甲氨蝶呤、丝裂霉素、贝伐单抗、沙利度胺和来那度胺）等均可因不同机制降低血浆 AT：A 水平。

（6）肝素耐药：肝素是 AT 的辅因子，可提高 AT 灭活凝血酶速率 1 000～2 000 倍，当体内 AT：A 降低时，中等剂量肝素治疗的效果将受到明显影响，并且 APTT 的监测效果也会随之变差。因此，在普通肝素抗凝治疗过程中出现疑似"肝素抵抗"现象时应进行 AT：A 的检测。当 AT：A＞80％，肝素可发挥正常的抗凝功能，APTT 可实现有效监测；当血浆 AT：A 为 50％～60％时，肝素抗凝效果降低，APTT 与肝素用量之间的相关性显著降低；AT：A＜30％时，肝素无法发挥抗凝效果，APTT 与肝素用量之间几乎无相关性。此外，由于低分子肝素、磺达肝癸钠选择性结合于 AT，增强 AT 对凝血因子 Ⅹa 的灭活作用，因此，其抗凝效果也会受到 AT 缺陷的影响。

3.AT：A 增高

在变应性哮喘、血友病 A、血友病 B、胆汁淤积和使用黄体酮类药物时，可见 AT：A 增高。

（五）结果分析及影响因素

1.AT 缺陷与止凝血失衡

AT：A 处于 50％～70％的水平，就可以引起凝血-抗凝血平衡一定程度的失调，血栓形成风险增加。由于 AT 的消耗比生成更快，所以 AT 的消耗性降低或凝血酶-抗凝血酶复合物浓度的增高是凝血异常活化的标志。更重要的是，AT 缺陷不仅导致血栓风险增加，还可对病程发展产生重要影响。

2.AT 与 DIC

DIC 多继发于脓毒症、创伤或产科合并症，常出现 AT 显著降低或快速进行性下降的现象，其机制包括抗凝血酶消耗过度、被弹性蛋白酶水解、合成减少、血管壁漏出和肾脏丢失等。在 DIC 时，AT：A 持续处于低水平提示病情未得到有效控制。由于 AT：A 水平与脓毒症患者病死率明显相关，因此被认为是预测脓毒症患者临床结局的独立评价指标。此外，大面积烧伤患者血浆 AT：A 显著降低是提示 28 d 内死亡风险增加的重要指标。

3.AT 检测的影响因素

AT：A 检测可受到获得性因素的影响，如某些生理性因素或急性炎症（感染性炎症或变应性炎症）等，出现一过性降低或增高。因此，不应仅凭一次检测结果作为 AT 缺陷的诊断依据。在静脉血栓事件的急性期，血浆 AT：A 可因消耗出现短暂降低，此时的检测结果不宜作为鉴别遗传性 AT 缺陷的依据。肝素类药物抗凝治疗可能会干扰 AT:A 的检测结果,建议停用肝素类药物至少 24 h 后进行检测。

二、蛋白 C 检测

Stenflo 在 1976 年从牛血浆中分离出了一种维生素 K 依赖的蛋白质,由于属于离子交换层析中的第三洗脱峰,故称为蛋白 C(protein C,PC)。PC 是一种由肝脏合成的血浆糖蛋白,以双链无活性的酶原形式存在于血浆中。在 Ca^{2+} 存在的情况下,凝血酶-凝血酶调节蛋白复合物在微血管和小血管的内皮细胞表面,将重链氨基末端裂解一段小肽,使 PC 快速激活。在大血管的内皮细胞表面,内皮细胞蛋白 C 受体(endothelial protein C receptor,EPCR)在 Ca^{2+} 和 G1a 区的参与下,使 PC 的活化得到加强。由于 EPCR 主要在大血管表面高水平表达,而在毛细血管上低表达甚至缺如,因此,大血管中 PC 的活化更大程度上与 EPCR 有关。活化蛋白 C(activated protein C,APC)具有 3 种主要抗血栓功能,包括对 FⅤa 和 FⅧa 产生水解作用,通过灭活血小板表面 FⅤa 进而抑制 FⅩa 的凝血酶原活化作用,刺激组织型纤溶酶原激活物(tissue plasminogen activator,t-PA)的释放及中和纤溶酶原活化抑制物(plasminogen activator inhibitor,PAI)。PC 缺陷合并其他血栓风险因素时,可使静脉血栓栓塞风险明显增加。此外,APC 还被认为具有独立于抗凝血机制的细胞保护和抗炎功能。临床上,血浆 PC 活性降低可见于多种慢性疾病中(如 2 型糖尿病、动脉粥样硬化、心肌梗死、慢性肠道炎性疾病、慢性肾病和尿毒症等),目前许多研究正在探索基因重组 APC 对慢性疾病进行治疗。由于前期研究中 APC 引发的出血风险较高,因此,如何将 APC 的抗凝特性与细胞保护功能进行剥离已经成为亟待解决的问题。

(一)检测指征

PC 检测主要用于获得性或遗传性缺陷的诊断、静脉血栓高风险人群的筛查、口服香豆素类抗凝剂引起的皮肤坏死原因确认、雌激素替代治疗和口服避孕药时血栓风险的监测、PC 替代治疗的监测、感染性和变应性炎症的监测。

(二)试验原理与方法

1.蛋白 C 活性检测(PC:A)

(1)发色底物法:从蝰蛇毒液中提取的 Protac 为 PC 特异性的激活剂。将血浆与激活剂进行混合孵育,激活后的 PC(APC)作用于特异性发色底物 Chromozym-PCA,释放出对硝基苯胺(pNA)而显色,405 nm 波长下进行动态检测,颜色深浅与 PC:A 呈线性正相关。

(2)凝固法:为基于 APTT 的试验方法,主要是测定 PC 对 FⅤa 和 FⅧa 的灭活能力。由于 FⅤ和 FⅧ的激活可被 APC 抑制,因此,PC 的抗凝活性能使 APTT 延长。为避免干扰,标本需要稀释并与缺乏 PC 的血浆混合,加入 APTT 试剂后,再加入一种来源自铜头蝰蛇毒素的提取酶进行孵育以激活 PC,测定凝固时间,从抗凝时间标准曲线上读取结果。

2.蛋白 C 抗原含量检测(PC:Ag)

(1)ELISA 法:将抗 PC 抗体包被在固相板上,标本中的 PC 与固相的抗 PC 抗体特异性结合,再加入酶标记的抗 PC 抗体,形成抗体-抗原-酶标记抗体复合物,加入显色基质后,显色强度与标本中的 PC:Ag 呈正相关。

(2)免疫火箭电泳法:将待检血浆在含有抗人 PC 抗体的琼脂糖凝胶中电泳,血浆中的 PC 抗原与相应的抗体形成特异性的火箭电泳样免疫沉淀峰,该峰与血浆中 PC:Ag 浓度成正比。

(三)参考区间

健康人 PC:A 参考区间在不同检测系统间存在差异,多为 70%~140%。新生儿和 <1 岁幼儿的 PC:A 低于成人,青少年阶段达到成人水平。近年来国内的相关研究显示,女性血浆 PC:A 低于男性,在不同性别人群均随年龄增长而增加,在 50 岁后男性人群呈下降趋势。目前,临床上主要的检测系统均提供健康人群参考区间,但由于人体止凝血功能受到地域、人群、年龄和饮食结构等方面因素的影响,因此,建议每个实验室制定自己的健康人参考区间或对制造商提供的参考区间进行充分验证。

(四)临床意义

1.遗传性蛋白 C 缺乏症

根据 PC 的功能和水平的异常特征,遗传性蛋白 C 缺乏症可分为两个类型。其中,Ⅰ 型的特征为血浆 PC 活性与含量平行下降;Ⅱ 型特征为 PC:Ag 正常,但 PC:A 异常。根据不同活性检测方法,Ⅱ 型缺乏症又进一步分为 Ⅱa 和 Ⅱb 两个亚型。

遗传性蛋白 C 缺乏症与静脉血栓发生和再发生密切相关。遗传性蛋白 C 缺陷合并其他血栓风险诱因(如恶性肿瘤、大手术、妊娠晚期、口服避孕药、肝病、炎性肠病或甲状腺功能亢进等)或年龄增加时,患者血栓形成风险显著增加。

2.获得性蛋白 C 缺乏症

各类型肝脏疾病时,PC 合成减少。DIC 时由于微循环中凝血活性增强及血管内皮损伤,PC:A 显著降低。由脓毒症或肿瘤引起的急性呼吸窘迫综合征时,PC 活性和浓度降低。口服华法林可引起不同程度的 PC 缺陷,导致患者发生皮肤坏死。

3.PC:A 增高

可见于变应性哮喘及慢性疾病时的代偿性增加。

(五)结果分析及影响因素

1.PC 的其他生物功能

除抗凝机制外,APC 还具有抗炎、抗凋亡和稳定内皮屏障的作用。近年来的研究显示,PC 系统的功能状态与变应性哮喘病生理发展过程相关。轻度变应性哮喘患者支气管肺泡表面的 APC 水平在支气管过敏发作 4 h 后显著低于健康对照组。在气道表面 APC 降低的同时,哮喘患者血浆中 PC 的活性反而显著增高,该现象被推测可能是机体的代偿反应,有助于减轻患者气道的变应性炎症。国内近期的研究发现,不同病情阶段哮喘患者血浆中的 PC 活性普遍增高,其变化趋势与疾病控制水平相关。

2.PC 检测的影响因素

PC:A 检测可受到获得性因素的影响,如某些生理性因素或急性炎症(感染性炎症或变应性炎症)等,出现一过性降低或增高。因此,不应仅凭一次检测结果作为 PC 缺陷的诊断依据。在静脉血栓事件的急性期,血浆 PC:A 可因消耗出现短暂降低,此时的检测结果不宜作为鉴别遗传性 PC 缺陷的依据。口服华法林抗凝治疗可导致血浆 PC 活性水平降低,如需要了解患者 PC:A 的真实水平,应在停药至少 2 周后进行检测。

三、蛋白 S 检测

蛋白 S(protein S,PS)是 1977 年在美国西雅图被研究人员发现并成功分离的,故以该城市名称的第一个字母"S"命名。PS 是由肝细胞和血管内皮细胞合成的依赖维生素 K 的蛋白质,是

PC 的辅因子。男性血浆含量高于女性 $10\%\sim15\%$。PS 是经过一系列转译修饰后的复杂蛋白质分子,抗凝血功能是其生物学作用的核心。PS 本身不能灭活 FVa 和 FⅧa,但可加速 APC 对 FVa 和 FⅧa 的灭活作用。PS 也可以与 FVa 和 FXa 可逆性结合,从而直接抑制凝血酶原激活物的活性。在凝血因子 Va 的三个剪切位点(Arg306、Arg506 和 Arg679)中,APC 对 Arg306 的作用更依赖于蛋白 S 的存在。在血浆中,60% 的 PS 与 C_4 结合蛋白(C_4bp)结合并失去了 APC 辅因子活性,其余 40% 为游离型蛋白 S(free protein S,FPS),具备 APC 辅因子功能。蛋白 S 缺陷与静脉血栓栓塞密切相关,在亚洲人群中,遗传性 PS 缺陷是发病率较高的易栓症类型。除抗凝血功能外,PS 还参与损伤应答过程的调节,包括凋亡细胞吞噬的调节、细胞保护和激活先天免疫。由于 PS 兼具抗凝和抗炎两种功能,目前正被作为独立于 APC 抗凝机制的新型药物进行深入研发,且颇具临床应用前景。

(一)检测指征

PS 检测主要用于获得性或遗传性缺陷的检测、口服香豆素类抗凝剂引起的皮肤坏死原因的确认、雌激素替代治疗和口服避孕药时血栓风险的监测。

(二)试验原理与方法

1.蛋白 S 活性检测(PS:A,凝固法)

采用血浆中 FPS 增强外源性 APC 抗凝作用的原理,通过延长 APTT、PT 或 Russell 蝰蛇毒时间反映 FPS 的功能活性。标本需稀释并与缺乏 PS 的血浆混合。测定加入凝血激活物和 APC 后的血浆凝固时间。

2.蛋白 S 抗原含量检测(PS:Ag,免疫火箭电泳法)

血浆中总 PS 包括 FPS 和与 C_4bp 结合的 PS(C_4bp-PS)。在待检血浆中加入一定量的聚乙二醇6 000,将 C_4bp-PS 沉淀下来,上清液中含 FPS。免疫火箭电泳法在琼脂糖凝胶板上可同时检测总 PS 和 FPS。

3.游离型蛋白 S 抗原含量检测(FPS:Ag,乳胶免疫分析)

FPS:Ag 的测定基于对两种乳胶试剂聚集所产生的混浊度进行分析。其中一种是 C_4bp 包被的乳胶试剂,在 Ca^{2+} 存在的条件下,与待检血浆中的 FPS 有高度的亲和反应;与 C_4bp 包被乳胶试剂结合的 FPS 再次与包被了直接抗人 FPS 单克隆抗体的乳胶试剂发生聚集,聚集程度与样本中的 FPS:Ag 直接相关。

(三)参考区间

健康人参考区间在不同检测系统间存在差异,性别和年龄对 PS 有显著影响。女性的总 PS 和 FPS 水平低于男性,女性 PS:A 多为 $60\%\sim140\%$,男性多为 $75\%\sim150\%$;女性 FPS:Ag 多为 $(95.0\pm15.4)\%$,男性多为 $(111.0\pm19.4)\%$。近年来国内的相关研究显示,血浆 PS:A 在50 岁前的人群中随年龄变化不明显;50 岁后男性呈下降趋势,女性呈上升趋势,男女性之间 PS:A 水平逐步接近。因此,在制定参考区间时应注意年龄和性别差异。建议每个实验室制定自己的健康人参考区间或对制造商提供的参考区间进行充分验证。

(四)临床意义

1.遗传性蛋白 S 缺乏症

遗传性蛋白 S 缺乏症的病因是由 FPS 含量和活性降低所致。根据血浆中总 PS 含量、FPS 含量和活性的不同异常特征,本症可分为三个类型(表 4-1)。

表 4-1　遗传性蛋白 S 缺乏症分型(Bertina 分型)

类型	PS 抗原含量		FPS 活性
	总 PS	FPS	
Ⅰ	↓	↓	↓
Ⅱ	正常	正常	↓
Ⅲ	正常	↓	↓

遗传性蛋白 S 缺乏症可导致静脉血栓发生,在<40 岁的年轻患者群中,也常见动脉血栓形成,如心肌梗死、脑梗死和肠系膜动脉血栓等,严重缺陷患者可同时并发多部位动、静脉血栓。

2.获得性蛋白 S 缺乏症

(1)合成减少:肝脏疾病、肠梗阻可引起 PS 降低。

(2)消耗性减少:DIC 时 PS 可降低或正常。急性呼吸窘迫综合征时 FPS 降低。消耗性 PS 缺陷亦可见于自身免疫性疾病或 HIV 感染。

(3)丢失过多:PS 缺陷还被发现与肾病综合征相关,与 $C_4 bp$ 结合的 PS 不能从肾小球滤过,而 FPS 可从尿中大量丢失,导致血浆中具有活化功能的 PS 水平显著降低,使肾病综合征患者血栓风险显著增加。

(4)生理性降低:新生儿的 PS 处于低水平。在妊娠期,血浆 PS:A 和 FPS:Ag 降低,妊娠晚期时甚至接近遗传性 PS 缺陷患者的水平。

(5)药物引发的减少由于 PS 也是维生素 K 依赖性蛋白质,所以,口服双香豆素类抗凝药物时,可见 PS 不同程度的降低。应用雌激素可使 PS 释放减少;口服避孕药可引起 PS 活性显著降低;绝经前妇女有生理性降低。

(五)结果分析及影响因素

1.PS 与 $C_4 bp$

PS 与 $C_4 bp$ 相互间作用具有非常高的亲和力,FPS 相当于 PS 超过 $C_4 bp\beta+$ 的剩余摩尔浓度,PS 与 $C_4 bp$ 结合后将丧失作为 APC 辅因子的活性,因此,建议对特定患者 PS 的分析,应同时进行 FPS:Ag 的检测。

2.PS 与哮喘

病情未控制的变应性哮喘患者的 PS:A 增高,其病理机制与患者气道的变应性炎症相关,与血浆抗凝血功能无关。

3.PS 检测的影响因素

PS:A 和 FPS:Ag 测定可受到获得性因素的影响,如某些生理性因素或急性炎症(感染性炎症或变应性炎症)等,出现一过性降低或增高。因此不应仅凭一次检测结果作为 PS 缺陷的诊断依据。在静脉血栓事件的急性期,血浆 PS:A 和 FPS:Ag 可因消耗出现短暂降低,此时的检测结果不宜作为鉴别遗传性 PS 缺陷的依据。口服华法林抗凝治疗可导致血浆 PS:A 水平降低,如需要检测患者 PS:A,应在停药至少2周后进行。血小板可引起 PS:A 假性降低,因此检测时应采用乏血小板血浆。此外,体内雌激素水平可对 PS:A 产生影响。

四、组织因子途径抑制物检测

组织因子途径抑制物(tissue factor pathway inhibitor,TFPI)是体内控制凝血启动阶段的一种天然抗凝蛋白质，它对组织因子途径（即外源性凝血途径）具有特异性抑制作用。由于血浆中大部分 TFPI 存在于脂蛋白组分中，故早期曾称为外源途径抑制物（extrinsic pathway inhibitor，EPI）或脂蛋白相关的凝血抑制物（lipoprotein associated coagulation inhibitor，LACI）。TFPI 主要由血管内皮细胞合成，平滑肌细胞和巨核细胞亦可少量合成。大多数的 TFPI（50%～80%）结合在内皮细胞表面，在肝素化后释放入血循环中。TFPI 在血浆中有两种形式，其中 80% 为脂蛋白结合 TFPI，20% 为游离 TFPI，只有游离 TFPI 与抗凝活性相关。TFPI 也被发现存在于血小板（占总 TFPI 的 5%～10%），在血小板活化过程中释放。成熟的 TFPI 有氨基末端酸性区域、3 个 Kunitz 结构域及一个羧基末端碱性区域。TFPI 通过截短形式的 Kunitz1 和 3 结构域与 $FⅩa$、$FⅦa$ 和 TF 在 Ca^{2+} 的参与下形成四联复合物以抑制外源性凝血途径的活性。尽管 $FⅩa$ 不是必需的，但如无 $FⅩa$ 的参与，TFPI 对 $FⅦa$-TF 的抑制则需要更大的浓度。此外，TFPI 可直接抑制 $FⅩa$，对凝血酶原酶复合物中的 $FⅩa$ 作用更强。

（一）检测指征

TFPI 检测主要用于大手术或创伤后的血栓风险评估、妊娠晚期血栓风险评估、先兆子痫病情监测、脓毒症合并 DIC 风险监测和预后评估。

（二）试验原理与方法

1.TFPI 活性检测（发色底物法）

血浆标本与定量 TF-FⅦa 和 FⅩa 进行孵育，剩余 TF-FⅦa-FⅩa 作用于高特异性的发色底物，裂解出发色基团对硝基苯胺（pNA），在 405 nm 波长下进行吸光度测定，并与 TFPI 活性标准曲线比较。

2.总 TFPI 抗原检测（ELISA）

将抗人 TFPI 单克隆抗体作为捕获抗体包被于微孔内壁，将血浆标本和过氧化物酶标记的抗总 TFPI 单克隆抗体加入包被的微孔中。被测血浆中总 TFPI 在被包被于微孔的单克隆抗体捕获的同时，也与标记过氧化物酶的单克隆抗体结合，在一步反应中形成夹心复合物。过氧化物酶与底物邻苯二胺结合，在规定时间内显示过氧化尿素的存在。用强酸终止反应，产生的颜色强度与血浆标本中总 TFPI 浓度呈正相关。

3.游离 TFPI 抗原检测（ELISA）

将抗人 TFPI 单克隆抗体作为捕获抗体包被于微孔内壁，将血浆标本和过氧化物酶标记的抗游离 TFPI 单克隆抗体加入包被的微孔中。被测血浆中游离 TFPI 在被包被微孔的单克隆抗体捕获的同时，也与标记过氧化物酶的单克隆抗体结合，在一步反应中形成夹心复合物。过氧化物酶与底物邻苯二胺结合，在规定时间内显示过氧化尿素的存在。用强酸终止反应，产生的颜色强度与血浆标本中游离 TFPI 浓度呈正相关。

4.TFPI 截短形式抗原检测

将稀释的血浆标本加入包被有捕获抗体（抗 Kunitz 1 结构域单克隆抗体）的微孔中进行孵育，加入抗 Kunitz 1 或 Kunitz 3 结构域多克隆抗体，与各种形式的 TFPI 进行反应。以辣根过氧化物酶标记抗体催化底物四甲基联苯胺反应，溶液最初呈蓝色，加入 0.5 mol/L 硫酸增加灵敏度，反应液最终呈黄色。在 450 nm 波长下进行吸光度测定，根据全长形式 TFPI 标准曲线求得标本中 TFPI 浓度。

（三）参考区间

男性血浆 TFPI 水平高于女性，游离 TFPI 的差异更为显著。在正常血浆中，截短形式

TFPI 约为总 TFPI 的 40％。女性总 TFPI 为（76.0±25.0）ng/mL，男性为（86.0±31.6）ng/mL，平均为（81.2±30.4）ng/mL。女性游离 TFPI 为（8.0±3.8）ng/mL；男性为（11.4±4.2）ng/mL；平均为（10.0±4.8）ng/mL。年龄增加对血浆 TFPI 含量有影响（水平增高），因此老年人群需制定相应的参考区间。由于 TFPI 水平受到地域、人群、年龄、代谢和饮食结构等方面因素的影响，因此，建议每个实验室制定自己的健康人参考区间或对制造商提供的参考区间进行充分验证。

（四）临床意义

遗传性的 TFPI 缺陷可导致血栓风险增加。创伤、手术或脓毒症合并 DIC 时，血浆 TFPI 含量降低，但其水平的突发性上升与病死率增加相关。慢性肾衰竭时，血浆 TFPI 水平增高。恶性实体肿瘤患者应用普通肝素或低分子肝素后，血浆 TPFI 含量与活性增高。

（五）结果分析及影响因素

TFPI 是血液凝固初始阶段重要的天然抗凝蛋白，而 PS 可作为 TFPI 的辅酶，使 TFPI 介导的 FⅩa 抑制率提高 10 倍。此外，由于 PS 与带负电荷的磷脂有高亲和力，可增加 TFPI 与活化血小板表面的亲和力，提高 TFPI 的局部浓度，因此，有助于将形成的血栓凝块局限于血管损伤部位。TFPI 水平与总胆固醇和 LDL 胆固醇水平密切相关，近 80％的 TFPI 与 LDL 呈结合状态。他汀类药物已被发现可以降低高脂血症和冠状动脉疾病患者总 TFPI 水平（并不降低游离 TFPI），但总体数据显示，这种影响是相对轻微的。

（所 平）

第五章

输血检验

第一节　常用血型

一、红细胞血型

血型抗原是人类红细胞(redbloodcell,RBC)表面的结构,当个体缺乏该特殊结构时就会被其免疫系统所识别。通过遗传获得的红细胞抗原多数是血型糖蛋白或糖脂,这些可由血型同种抗体来检测。血型同种抗体的产生可由环境抗原所诱导(基本上是微生物所诱导的,也称"天然性"),或由于机体的免疫系统受到同种异体红细胞(外源性)刺激产生。ABO血型系统是首先发现的人类血型系统。在所有血型系统中,ABO血型系统的特性非常特殊。一个个体的红细胞上如果有A和/或B抗原,其血清中则不会产生抗A和/或抗B抗体;但如果红细胞上无A和/或B抗原,则其血清中必定存在抗A和/或抗B抗体。抗A和抗B抗体在一生中几乎以不变的形式存在,而且可直接凝集具有相应抗原的红细胞。直到抗球蛋白试验应用于检测IgG抗体前,其他的血型只有在出现直接凝集(IgM抗体)时才会被检出,而IgG抗体一般不直接凝集红细胞。以后在输血和妊娠的新生儿溶血病中又发现了许多抗体,这些抗体的大部分今天已被归属于30个血型系统中的某一血型系统中。大多数血型抗原是由红细胞自身合成的,但有一些是从血浆中吸附的。有些血型抗原,如Rh、Kell,只在红细胞上表达,而另一些,如ABO抗原,几乎在所有细胞上都有表达。生化与遗传学的分析表明,血型抗原主要有两种形式,血型基因的产物为蛋白决定簇及在基因控制下产生的糖基转移酶,并将糖基决定簇加在糖蛋白或糖脂上。有些血型抗原的特性是通过蛋白的氨基酸序列来决定的,但这些抗原的识别有时也依赖于该蛋白的糖基化。糖基决定簇的免疫应答与蛋白决定簇的不同,有时这种不同可直接影响到这种同种抗体是否具有临床意义。今天几乎所有的主要血型系统的分子结构都已被研究,但除了ABO和RhD之外,对其他血型抗原的免疫原性了解甚少。

红细胞抗原与抗体的鉴定已成为当前输血前相容性试验和安全输血的基础,并有助于了解胎儿和新生儿溶血性疾病的病因。生物化学和分子的研究已经揭示了血型抗原分子表达在红细胞血型抗原上的分子生物学功能。这些分子对个体是否具有疟原虫、某些病毒和细菌感染的易感性发挥着重要作用。红细胞抗原表达的变化和许多分子背景相关,有些在相关疾病的临床表现中起关键作用。

(一)ABO 血型系统

ABO 血型系统是临床输血中最为重要的一个血型系统,ABO 血型系统中的主要抗原是 A 和 B 两种糖基化结构,它们都以 H 抗原作为结合物。由于 9 号染色体上 ABO 基因座位所编码的糖基转移酶具有不同的特异性,它们负责将各自特异的糖基连接到 H 物质所在的寡糖支链上(A 的是 Gal-NAcα1-3,B 的是 Galα1-3)。ABO 血型系统有 A、B 和 A1 3 种抗原,而表型可分为 A 型、B 型、AB 型和 O 型。O 型是 ABO 血型系统的无效表型,具有该表型的红细胞上不表达 A 抗原和 B 抗原。

在运用血清学方法进行 ABO 血型定型时,抗 A 和抗 B 定型试剂被广泛用于检测红细胞上是否存在 A 或 B 血型特异的糖基,从而确定个体的 ABO 血型。在一定范围内,用血清学的方法可以将 ABO 血型系统中所存在的多态性区分为各种亚型。若增加抗 H、抗 A₁ 和抗 AB 等定型试剂与红细胞反应,所获得的凝集反应格局将有助于各种亚型之间的区分。吸收和抗体释放试验也常用于检出红细胞上存在少量血型抗原,其灵敏度可比经典试管法鉴定 ABO 血型高约十倍。但是,在临床上还是经常会遇到一些用血清学方法无法做出合理解释的 ABO 定型的问题。在这种情况下,如果患者需要输血,通常选用 O 型血,要密切观察可能出现的输血反应。随着分子生物学的发展,很多由血清学所检出的 ABO 多态性都可以从基因水平上加以解释。它们往往是由于基因发生点突变、缺失、重组而使得各种 ABO 糖基转移酶的特异性和反应活性发生了改变。但是,除非遇到这些特殊的问题,在通常情况下所使用的 ABO 定型方法仍是 Landsteiner 在 110 年前所发明的经典试管法。

(二)Rh 血型系统

Rh 血型系是所有血型系统中最复杂的血型系统,它包括从 RH1~RH59 总共 54 个抗原,其中有 5 个已被弃用。Rh 抗原是由位于 1 号染色体短臂上的两个同源及紧密连锁的基因所编码;RHD 基因编码 D 抗原,RHCE 基因编码 Cc 和 Ee 抗原。RHD 和 RHCE 基因所编码的 RhD 蛋白(CD240D)和 RhCcEe 蛋白(CD240CE)是一种具有强疏水性的非糖基化蛋白,它们都在红细胞膜上穿膜 12 次。

临床上最为重要,也是该血型系统中首先被发现的抗原是 RhD 抗原。在白种人中 D 抗原在 85% 的个体红细胞上表达,而在非洲和亚洲,表达的频率更高。

尽管对大多数人来说,他们不是 D^+,就是 D,D 抗原是 Rh 抗原中免疫原性最强的抗原。60%~70% 的 RhD-受体在输入一个单位的 RhD^+ 血液后能产生抗-D。在胎母血型同种免疫中,由抗-D 所引起的新生儿溶血病是最严重的新生儿溶血病之一。D 抗原还存在许多变异体,有些变异体可导致 D 抗原表达减弱,而有些变异体会出现 D 抗原结构和部分表位缺失(被称为不完全 D 或部分 D)。这些 RhD^+ 的人可能产生针对其缺失表位的抗 D 抗体。

在远东,D 抗原是高频率抗原,在有些人群中可达 100%。采用常规血型血清学技术,中国人与日本人 D^+ 率都是 99.7%,但在剩下的被分类为 D 的人群中,有些具有很微弱的 D 抗原,被称为 DEL。D 抗原在不同类型红细胞上表达的强度不均一,从很强的 D,到弱 D,最弱的是 DEL。就连在常规表型中 D 抗原表达的量也存在很大差异。当 C 抗原表达时,D 抗原表达的量就减少;当测定抗-D 效价时,用 DcE/DcE 所测得的效价就要高于用 DCe/DCe 测得的效价。用单克隆和多克隆抗-D 通过流式荧光测得的 D 抗原强度从强到弱依次为 DcE/DcE>DCe/DcE

>DCe/DCe>DcE/Dce>DCe/dce。

C 和 c、E 和 e 是两对相对应的抗原,它们的多态性是由 RHCE 基因所控制的。因为在 D、Cc 和 Ee 之间没有重组,作为单倍型遗传的等位基因可表示为 DCe、DcE、dce 等(其中 d 表示 RHD 基因缺失或失活)。血清学的结果一般无法决定一个个体真正的 RH 基因型,而表型则只是根据已知的单倍型频率而推断出最有可能的基因型符号。随着 D 抗原在输血前诊断的普及,在目前的临床输血中,抗 E 和抗 c 抗体的检出率已超过抗 D 抗体,成为较常见的血型同种免疫性抗体。

(三)红细胞其他血型系统

在人类红细胞上除了 ABO 和 Rh 血型外,还存在许多其他的红细胞血型系统。

1.Kell 血型系统

在白种人中十分重要,在欧美国家 K 抗原的鉴定也像 ABO 和 RhD 一样被列为输血前的检测项目。K 抗原也具有较强的免疫原性,抗 K 抗体可造成严重的溶血性输血反应和新生儿溶血病。白种人 K 抗原的阳性率为 7%,但中国汉族人 K 抗原的阳性率只有 0.06%,因此汉族人被 K 抗原免疫的机会很小。

2.MNS 血型系统、P 血型系统和 Lewis 血型系统

MNS 血型系统、P 血型系统和 Lewis 血型系统的抗体也经常在临床检测中出现,有时在健康献血者血清中也可发现抗 M、抗 P 和抗 Le^b 等血型抗体。但它们大多是 IgM 抗体,且不具有临床意义。

3.Duffy 血型系统、Kidd 血型系统、Diego 血型系统 Duffy

血型系统、Kidd 血型系统、Diego 血型系统中的血型抗体一般为 IgG 抗体。这类血型系统的抗体可以引起新生儿溶血病和轻度到中度的溶血性输血反应。Duffy 血型糖蛋白也是红细胞膜上的趋化因子受体,Fy(a-b-)表型被认为可阻断疟原虫裂殖子进入红细胞。Kidd 血型糖蛋白是红细胞膜上的尿素通道,JK(a-b-)表型的红细胞可在 2 mol 尿素溶液中保持一定时间的细胞膜完整性。Diego 血型是位于带 3 蛋白上的一组血型多态性,黄色人种的 Di^a 抗原阳性频率明显高于其他人种。

在临床输血中较为麻烦的是当遇到具有稀有血型的患者需要输血。通常的解决方式是向国内或国际稀有血型库寻求帮助,也可在患者的直系家属中开展筛查,因为血型是遗传的,在直系家属中发现相同的稀有血型的概率较大。

(四)红细胞抗体的临床意义

1.溶血性输血反应

具有临床意义的抗体可破坏输入的红细胞。该反应的严重程度随抗体的特性和抗原的密度而变化。

一般于血管内溶血的抗体有抗-A、抗-B、抗-JKa 和抗-JKb。由于 ABO 抗原在红细胞上表达很多,而其抗体结合补体的能力又很强,所以 ABO 血型不合最易引起立即性溶血反应。Kidd 抗体通常引起的是迟缓型溶血反应,它们较难检测出,而且在循环中消失的较快。在正常体温条件下具有反应性的 IgG1 和 IgG3 抗体可造成血管内溶血,如 Rh、Kidd、Kell、Duffy 或 Ss 抗原的抗体。具有临床意义的抗体几乎就是这些抗体。那些不造成红细胞破坏的抗体是在 37 ℃ 以下才能反应的抗体和 IgG2、IgG4 亚类的抗体。

2.胎儿和新生儿的溶血性疾病

胎儿和新生儿的溶血性疾病（HDFN）是由孕妇与其阳性抗原的胎儿之间血型不一致。在HDFN 中最具意义的抗体是那些能通过胎盘屏障的抗体（IgG1 和 IgG3），这些抗体可在正常体温下反应并破坏红细胞，而且直接针对发育成熟的红细胞抗原。母婴 ABO 血型不合最为常见。但 ABOHDFN 在临床上发病较为温和，这可能是出生时 ABO 抗原发育并不完全所致。直接针对 D 抗原的抗体可导致严重的 HDFN，当抗-D 效价大于 1∶16 时，需仔细监控以防胎儿死亡。其他血型抗体所导致的严重 HDFN 较难预判，例如抗-K，不但可造成红细胞溶血，也会抑制红系生成。

3.自身免疫性溶血性贫血

自身免疫性溶血性贫血是由直接针对自身红细胞反应的"温型"或"冷型"自身抗体所致。这类抗体可由疾病、病毒感染或药物，使免疫系统针对自身抗原的耐受崩溃；或由外来抗原诱导产生的抗体具有针对自身抗原发生交叉反应的能力。自身抗体的特异性并不是总能完全确定，因为有时当有自身抗体存在时，抗原的表达会下调。

温型自身抗体在 37 ℃时活性最强，而且通常是 IgG 类的抗体（很少有 IgM 和 IgA）。它们多数是直接针对 Rh 抗原，但也有针对 Wrb、Kell、Kidd 和 U 血型特异性的报道。

冷反应性自身抗体主要是 IgM 类抗体。它们一般是在低于 25 ℃的条件下反应良好，但也可在接近37 ℃时凝集红细胞和激活补体，导致溶血或在温度低的外周循环中造成血管栓塞。患有冷凝集素综合征的患者红细胞上常有 C3 d，这种 C3 d 可阻止部分溶血。多数冷反应性自身抗体具有抗-I 活性。冷型自身抗体与 I、H、Pr、P 的反应相对较弱。

阵发性寒冷性血红蛋白尿与具有两阶段反应性的冷反应性 IgG 抗体（"Donath-Landsteiner"抗体）有关，这种抗体通常与高频抗原 P 反应。当温度较低时它们结合到红细胞上，而在温度升高前它们已有效地激活了补体。

二、白细胞血型

人类白细胞抗原（humanleukocyteantigen，HLA）是由 6 号染色体上的主要组织相容性复合体（majorhistocompatibility complex，MHC）基因所编码的具有高度多态性的糖蛋白。其生物学功能不仅是在输血、妊娠或移植中作为同种抗原，同时这些分子还在适应性免疫中扮演着肽伴侣分子的重要角色。HLA 主要分为两大类，即Ⅰ类（A、B、C 位点）和Ⅱ类（DR、DQ、DP 位点）。Ⅰ类抗原几乎在所有有核细胞上均有表达，而Ⅱ类抗原主要表达在 B 细胞和其他抗原呈递细胞上，如树突状细胞、内皮细胞和单核细胞。在临床上具有重要作用的还有其他白细胞抗原系统，如中性粒细胞抗原，它们的多态性和引起临床问题的次数都要比 HLA 系统少。针对粒细胞抗原的抗体在自身免疫性中性粒细胞减少症、输血相关急性肺损伤等疾病的发生中具有一定的作用。

（一）HLA 血型的医学应用

1.HLA 与造血干细胞移植

HLA 抗原在造血干细胞移植中起到关键性作用。HLA 配合涉及以下 4 个方面：①充分地配合以容许移植物的植入并防止立即排斥（可通过适当的免疫抑制）；②充分的配合使移植物抗宿主反应降到最低；③充分的免疫重建以允许免疫监视；④对肿瘤的过继免疫治疗有足够的能力。在造血干细胞移植中较重要的 HLA 抗原分别是 HLA-A、HLA-B、HLA-DR。临床上通常所要求的 6 位点配合就是指该 3 个 HLA 位座上的 6 个等位基因都相合。在无全相合的供者时,也可考虑选用脐带血造血干细胞移植。

2.HLA 与实体器官移植

HLA 在实体器官移植中的作用,虽然重要性稍次,但依然非常明确。在肾移植中,HLA 血型匹配的肾移植存活率较高,特别是在再次肾移植的患者中尤为明显。当肾移植患者血清中存在针对供体肾的 HLA 同种抗体时,常会发生急性排斥反应。因此,在肾移植前进行患者血清与供者 T、B 细胞的交叉配合试验是有意义的。

3.HLA 与移植物抗宿主病

供体与受体的遗传差异越大,发生 GVHD 的概率就越低。但这样移植物受排斥的概率却升高。因此,移植后使用的免疫抑制药物需平衡好移植物的免疫活性与 GVHD,同时又需尽可能地使移植物不被排斥。

4.HLA 与疾病的关联

HLA Ⅰ类抗原 B27 与血清阴性脊柱关节病及急性前葡萄膜炎关联,其中强直性脊柱炎(ankylosingspondylitis,AS)与 HLA-B27 抗原有强关联,RR 值可达 300。AS 患者中有 90%～98% 的个体带有 B27 抗原,这使得 B27 抗原的检查成为 AS 的辅助诊断方法之一。与 HLA Ⅱ类抗原关联的疾病主要有:与 DQ6 关联的发作性睡病;与 HLA-DR3 关联的弥漫性毒性甲状腺肿、重症肌无力和阿迪森病;与 DR4 关联的类风湿关节炎;与 DQ2 关联的乳糜泻;与 DR2、DQ6 关联的多发性硬化症及与 DR-DQIDDM 组合关联的 1 型糖尿病。

5.亲子鉴定与法医学的应用

因为服从共显性规律,一个个体的 HLA 抗原能完整地表达在细胞表面并终身不变,使 HLA 抗原检测成为亲子鉴定中的一个有力工具。近年来采用 PCR 为基础的 HLADNA 分型,不仅可以直接确定待检者拥有的等位基因,从而提高了鉴定的科学性和准确性,并可从死亡者极少量的组织标本中进行 DNA 分型,为法医学物证提供了证据。当然,在个体识别中除 HLA 抗原检测外,还常用到数目可变串联重复序列(VNTR)和短串联重复序列技术。

(二)HLA 抗原与抗体的检测

HLA 抗原的检测可分为蛋白水平分型和基因水平分型两个层面。蛋白水平分型的方法包括微量细胞毒试验、纯合子分型细胞(HTC)分型、预处理淋巴细胞分型(PLT);基因水平分型的方法包括正向或反向聚合酶链反应-序列特异性寡聚核苷酸探针(PCRSSOP)、聚合酶链反应-序列特异性引物(PCR-SSP)、聚合酶链反应-限制性酶切片段长度多态性、聚合酶链反应-单链构象多态性(PCR-SSCP)及扩增产物直接测序。为适应骨髓库大量样本的 HLA 定型需求,高通量的 HLA 基因分型技术目前已应用于多个筛选实验室。HLA 抗体检测通常有 3 种方法,分别是交叉配型、群体反应性抗体(PRA)检测和流式细胞仪检测抗体。交叉配型一般采用微量淋巴细胞毒试验及抗人球蛋白-微量淋巴细胞毒试验,采用供者的 T、B 细胞加上患者的血浆进行检测,也可加用患者的 T、B 细胞加上供者的血浆进行双向检测,移植前一般都应该进行该检测,检测到的抗体不局限于 HLA 抗体,也有可能是抗白细胞上的其他抗原的抗体。PRA 是用一组包含大部分 HLA 抗原的细胞板或抗原板检测是否有对应的抗体存在,计算阳性的结果占总反应的比例。利用流式细胞仪检测出有相应的 HLA 抗体,并不是供者选择的绝对反指征,需要排除冷抗体、IgM、药物交叉抗体等情况。所以该方法一般不单独用于 HLA 抗体筛选。FLOW-PRA 是用流式细胞仪检测 PRA。

（三）临床意义与评估

在输血或妊娠后常可发现 HLA 抗体。当输血时，已经存在的 HLA 抗体可结合到具有相应抗原的细胞，影响这些细胞的功能，最典型的例子是长期输注血小板的患者容易产生 HLA 抗体，导致输注无效；另外，储存的血液中可含有脱落的 HLA 抗原，这些可溶性 HLA 分子可封闭受血者的 T 细胞等，造成受血者的免疫功能下调；脱落的生物活性物质也可以造成受血者的输血反应等。输血也可带来益处，如肾移植前异体输血，有研究认为可帮助产生免疫耐受，提高移植后的存活率，或改善自身免疫性疾病的症状。

严重的与 HLA 分子相关的输血反应有输血性移植物抗宿主病（TA-GVHD）、输血性急性肺损伤（TRALI）等，这 2 种疾病的死亡率分别为 95% 和 15% 左右。前者的医疗干预手段主要是预防，对高危患者输注的血液要经过射线照射；后者一般发生于输血后 2～6 h，可能输注的血液或受血者体内具有白细胞抗体，包括 HLA 抗体和 HNA（人类中性粒细胞抗原）抗体，防治手段是避免危险因素，危险因素包括含白细胞抗体、血液存放过久等。但有些危险因素是无法避免的，如患者本身具有某种疾病或缺陷。所以更重要的是及时给出正确的诊断，并立刻停止输血，用糖皮质激素或血液透析治疗等。

三、血小板血型

（一）血小板膜糖蛋白多态性

人类血小板表面携带了多种血型抗原，它们包括 ABO、Ii、P、Lewis 血型抗原，HLA Ⅰ 类抗原及血小板特异性抗原（humanplateletalloantigens，HPA）。这些抗原是引起新生儿同种免疫性血小板性紫癜和临床上血小板输注无效的重要原因。有 4%～10% 的多次输血患者会产生数种抗血小板抗体，其中大多数是针对血小板上的 HLA Ⅰ 类抗原，但也有少数患者仅产生 HPA 抗体。因此，血小板输注前排除血小板抗体或进行血小板配合性输血对多次输注血小板的患者是有益的。血小板细胞膜表面无 Rh，因此血小板输注时一般无须关注 Rh 血型。

（二）血小板抗原抗体的检测

血小板抗原的鉴定可通过血清学方法或基因诊断的方法进行。由于较难大批量获得针对血小板特异性抗原的同种抗体，所以，目前较常见的检测血小板抗原的技术都是基于分子生物学的方法。通过检测点突变而确定受检样本血小板等位基因是当前最常用的技术，而高通量的血小板特异性抗原基因诊断芯片也有商业化产品。

相对于抗原检测，血小板抗原检测较为复杂。目前血小板抗体检测技术是基于测定血小板上结合的免疫球蛋白。其中，以血小板免疫荧光试验（PIFT）、酶联免疫吸附分析（ELISA）、混合红细胞黏附分析（MRCAA）（又称固相法技术）和单克隆抗体免疫固定血小板抗原分析（MAIPA）这 4 种技术在临床的应用较为广泛。同样，这些技术也是临床上用于输血前血小板相容性配血试验和输血后血小板输血不良反应检测的主要方法。由于在检测血小板抗体时，经常会受到 HLA Ⅰ 类抗体的干扰，用氯喹预处理血小板 20 min，可使 PIFT 试验中 80% 的 HLA 抗原去除。用 MAIPA 检测血小板抗体时则不会受 HLA 抗体的干扰。

检测血小板自身抗体时，通常也使用免疫荧光技术。但受该技术灵敏度的限制和如果需对阳性结果进行进一步特异性确认，则需要采用更为敏感的放射免疫分析（radioimmunoassay，RIA），测定血小板上所绑定的 Ig 和 MAIPA 试验来确定血小板放散液中自身抗体的特异性。将致敏在血小板上的抗体解离下来的放散方法有乙醚放散法和酸放散法。

（三）临床意义与评估

对于血浆中存在血小板或 HLA 抗体的患者，几乎所有通过输血前血小板相容性试验的血小板输注，都比随机输血小板的效果好。输注配合的血小板与输注不配合的血小板，患者在输注后 1 h 和 24 h 后的血小板计数可相差 8 倍和 30 倍。

大多数输血后紫癜（PTP）发生在经产妇女中，在白种人群体中，抗 HPA-1a 是最常见的血小板特异性同种抗体，而在黄种人群体中是抗 HPA-3a 和抗 HPA-5b。用 PIFT 检测不同类型的特发性血小板计数减少性紫癜（ITP）患者，自身抗体的阳性率在 30%～90%。

四、血清蛋白型

在输血中针对血清蛋白所产生的抗体并不多。在输注因子Ⅷ时，有时会遇到针对因子Ⅷ的抗体，但大多数针对因子Ⅷ的抗体是 IgG4 亚型。因此这类抗体不会结合补体，也不诱导产生输血反应。针对免疫蛋白的抗体可干涉血清学试验的判读。尽管也发现存在抗血清脂蛋白的抗体，但其临床意义尚不明确。

（一）免疫球蛋白（IgG）同种异型

不同个体之间 IgG 分子的蛋白多态性被称为 Gm 型。目前已发现 Gm 同种异型抗原约为 30 种，分别被命名为 Gm1，Gm2，…，GmN。

Gm 同种异型与较多疾病相关，如自身免疫性疾病、恶性黑色素瘤、疟疾和伤寒等疾病的患者血清中常存在抗 Gm 抗体。在弥漫性毒性甲状腺肿、桥本甲状腺炎、重症肌无力患者中 Gm2 多见。在输血中，供受者之间 Gm 不相容一般不会产生输血反应。

（二）免疫球蛋白轻链（Km）同种异型

Km 的同种异型分别是 Km1，2，-3；Km-1，-2，3；Km（1，-2，-3）。造成 Km 产生同种异型的分子基础是 153 和 191 位氨基酸置换。

（三）免疫球蛋白 A（IgA）同种异型

IgA 有两个亚类，IgA1 和 IgA2。它们都有 2 条 α 型 H 链间二硫键，IgA2 又可按其遗传标记不同分为 A2 m（1）和 A2 m（2）。IgA 可以单体、双体或三聚体的形式存在，但双体或三聚体中的单体轻链都是相同的。人血清中 IgA1 与 IgA2 的比例约为 9∶1。

（四）免疫球蛋白同种异型的检测

1.凝集抑制试验

在微量板中将被检血清与抗 Gm、Am 或 Km 混合后，加入 0.2% 的抗-D 致敏红细胞作为试验的指示细胞，4 ℃过夜或 1 h 室温反应后离心，若被检血清中同种异型抗体存在，则致敏红细胞不凝集。

2.被动血凝试验

将标准化的血清蛋白抗原包被至载体上（红细胞常在该试验中作为载体），通过特定的试剂处理红细胞（如氯化铬），将蛋白"非特异地"结合到红细胞上。如果所检测的血清中存在同种异型抗体，则红细胞会被凝集。通常该类型的试验是采用 U 型孔底或 V 型孔底的微量板进行。试验可通过离心以增强凝集。

（五）临床意义与评估

在选择性 IgA 缺乏（IgA 水平低于 0.05 g/L）的患者中有 30%～50% 的人血清中有抗 IgA 抗体。如果受血者血清中存在的是抗 A2 m 抗体，而供血者血浆中存在相应的 IgA 抗原，则在临床上可发生输血反应,通常表现为过敏症状的出现。输注洗涤红细胞和 IgA 缺乏的血浆对这类患者是有意义的。

(所 平)

第二节 血液制品种类和用途

一、红细胞制品

(一)全血

全血是将一定量人的血液采集到含一定量保养液的采血袋内所制成的血液制剂。目前输血中全血输注已经很少,而全血输注的主要目的是补充红细胞。因此,此处将全血归入红细胞制品。适用于急性大量出血、体外循环、需要换血的患者。新鲜全血适用于新生儿溶血病的换血。

(二)悬浮红细胞

悬浮红细胞是将采集到的多联袋内的全血中的大部分血浆在全封闭的条件下分离后向剩余物加入红细胞添加液制成的红细胞成分血。血细胞比容为 0.50~0.65。适用于贫血需要补充红细胞的患者,特别是伴有充血性心力衰竭时。与晶体液或胶体液一起应用于急性失血的患者。减少了输注全血后循环负荷过重的危险;又减少了血浆中的抗体或血浆蛋白成分引起的发热和过敏等输血不良反应;分离出的大部分血浆可供临床输用或进一步制备血浆蛋白制品。

(三)悬浮少白细胞红细胞

悬浮少白细胞红细胞是将采集到的多联袋内的全血中的大部分白细胞、血小板及血浆在全封闭的条件下去除后向剩余物加入红细胞添加液制成的红细胞成分血。血细胞比容为 0.45~0.60。适用于由白细胞抗体引起的输血发热反应、长期输血及器官移植的患者。在特定情况下用于需减少传播巨细胞病毒风险的患者。

(四)洗涤红细胞

洗涤红细胞是采用物理方式在无菌条件下将保存期内全血、浓缩红细胞、悬浮红细胞血液制剂用大量静脉注射用 0.9% 生理盐水洗涤,去除绝大部分非红细胞部分,并将红细胞悬浮在 0.9% 生理盐水中所制成的红细胞成分血。红细胞回收率≥70%,白细胞清除率≥80%,血浆蛋白清除率≥98%。洗涤红细胞适用于对血浆蛋白有变态反应或有输血发热反应的贫血患者。洗涤红细胞缺乏抗 A、抗 B,因此,O 型洗涤红细胞可以输给除(类)孟买亚型以外的 ABO 亚型的患者。洗涤红细胞还适用于自身免疫性溶血性贫血患者,缺 IgA 抗原而已产生相应抗体的患者。

(五)冷冻解冻去甘油红细胞

冷冻解冻去甘油红细胞是采用物理方式在无菌条件下将保存时间在 6 d 内的全血、浓缩红细胞、悬浮红细胞血液制剂中的红细胞分离并加入红细胞保护剂甘油于低温(−65 ℃以下)冷冻保存,此红细胞经过解冻去甘油后加入一定量的静脉注射用 0.9% 生理盐水或同时冻存的分离血浆所制成的红细胞成分血。红细胞回收率≥80%。适用于稀有血型、自体输血及有发热或变态反应的患者。

(六)照射红细胞

为防止淋巴细胞增殖,用 γ 射线辐射过的红细胞制剂为照射红细胞。照射红细胞可有效预防输血相关性移植物抗宿主病,适用于严重免疫功能缺陷或免疫抑制和造血干细胞移植后输血患者。

二、血小板制品

(一)单采血小板

单采血小板是采用血液单采机在全封闭的条件下自动将全血中的血小板分离出并悬浮于一定量血浆内制成的单采成分血。适用于血小板生成障碍引起的血小板计数减少、血小板功能障碍性疾病及预防性输注。

(二)浓缩血小板

浓缩血小板是将室温保存的多联袋内的全血与采血后 6 h 内在 20 ℃~24 ℃ 的全封闭条件下将血小板分离并悬浮在血浆中所制成的成分血。用途与单采血小板相同,但由于浓缩血小板为多人份混合血小板制品,刺激受者产生血小板抗体的概率高于单采血小板。

(三)单采少白细胞血小板

单采少白细胞血小板是采用血液单采机在全封闭的条件下自动将全血中的血小板分离并过滤去除白细胞后悬浮于一定量血浆内制成的单采成分血。适用于:血小板数量减少或功能障碍引起的出血且有输血发热反应及需要长期或大量输注血小板的患者。

三、血浆制品

(一)新鲜冰冻血浆

新鲜冰冻血浆(FFP)是在全血采集后 6 h(全血保养液为 ACD)或 8 h(全血保养液为 CPD、CPDA-1)内,在全封闭的条件下将血浆分离并冻结制成的成分血。FFP 含有各种凝血因子及清蛋白、免疫球蛋白等。适用于:单纯凝血因子缺乏的补充;口服抗凝剂过量引起的出血;肝病患者获得性凝血障碍;大量输血伴发的凝血障碍;抗凝血酶Ⅲ缺乏;血栓性血小板计数减少性紫癜;等等。

(二)冷沉淀凝血因子

冷沉淀凝血因子是保存期内的新鲜冰冻血浆,在 1 ℃~6 ℃ 封闭状态融化后,在 1 ℃~6 ℃ 无菌条件下分离出沉淀在血浆中的冷不溶解物质并在 1 h 内冻结而制成的成分血。冷沉淀凝血因子主要含有因子Ⅷ、von Willebrand 因子(vWF)、纤维蛋白原(fibrinogen,Fg)、因子ⅩⅢ和纤维结合蛋白。适用于儿童和轻型成人血友病 A、血管性血友病、先天性或获得性 Fg 缺乏症、凝血因子ⅩⅢ缺乏症患者。有时冷沉淀凝血因子还用于手术后出血、DIC、重度创伤等患者的替代治疗。

(三)凝血因子制剂

凝血因子制剂主要包括因子Ⅷ浓缩剂(低、中、高纯度的 FⅧ浓缩剂,重组人凝血因子Ⅷ)、凝血酶原复合物浓缩剂(PCC)、凝血因子Ⅸ浓缩剂、Fg 制剂,以及 vWF 制剂、猪抗血友病球蛋白制剂、抗凝血酶、蛋白 C 制剂、重组人凝血因子Ⅶa 等其他凝血因子制品。

因子Ⅷ和因子Ⅸ浓缩剂分别用于血友病 A 和血友病 B 的治疗。PCC 含有维生素 K 依赖性凝血因子Ⅱ、Ⅶ、Ⅸ和Ⅹ,因此适用于上述因子缺乏症患者,尤其是血友病 B 患者。Fg 制剂适用于先天性无 Fg 症、先天性 Fg 减少症、先天性 Fg 异常或功能不全、DIC、突发性胎盘早期剥离大出血、死胎、羊水栓塞等。vWF 制剂用于血管性血友病。猪抗血友病球蛋白制剂专用于治疗有抑制物的血友病 A 患者。抗凝血酶适用于先天性和获得性抗凝血酶缺乏患者血栓性疾病的预防与治疗。蛋白 C 制剂对凝血和纤溶起着重要的调节作用,用于治疗 DIC 有显著的疗效。重组人凝血因子Ⅶa 制品适用于有抑制物重组的血友病的治疗及手术、危及生命或肢体的出血的治疗等。

(四)血浆蛋白制剂

血浆蛋白制剂主要包括清蛋白制剂和免疫球蛋白制剂。免疫球蛋白制剂又可分为肌内注射用的正常人免疫球蛋白(丙种球蛋白)、静脉注射免疫球蛋白(IVIG)、特异性免疫球蛋白(抗乙型肝炎免疫球蛋白、抗 RhD 免疫球蛋白、抗破伤风免疫球蛋白等)。

清蛋白可用于补充血管内外的清蛋白缺乏,扩充血容量,治疗出血、肝硬化腹水及急性肝衰竭、烧伤和休克等。正常人免疫球蛋白用于预防某些病毒和细菌感染,如麻疹、传染性肝炎等。抗 RhD 免疫球蛋白用于预防 RhD 新生儿溶血病。抗乙型肝炎免疫球蛋白可用于皮肤或黏膜接触 HBsAg 阳性物质个体的被动免疫和 HBsAg 阳性母亲所生婴儿的母婴垂直阻断。IVIG 适用于免疫缺陷和免疫功能低下的患者的抗感染补充治疗及自身免疫性疾病的免疫抑制治疗。

四、自体输血

自体输血是指采集患者自身血液,或回收手术野或创伤区无污染的血液,并随后再回输给患者的技术。自体输血的优点在于:避免输血传染病;避免红细胞、白细胞、血小板及血浆蛋白抗原产生同种免疫反应所致的疾病,如溶血、发热、过敏和移植物抗宿主病等;避免发生输同种异基因血的差错事故;节约同种异基因血源,为无供血条件的边远地区提供用血途径;反复自体输血可刺激骨髓细胞加速增生;为稀有血型患者解决了输血的困难。

(一)储存式自体输血

储存式自体输血是在手术前数周甚至数月前采集和储存自身血液(全血或分离成分)以备手术时使用,也可在某些疾病缓解期采集自身血液成分,以备必要时使用。适用于下列临床情况:心胸外科、血管外科、整形外科、骨科等择期手术者;患者有多种红细胞抗体或高频率抗原的同种抗体,通常对所有供血不配合;有严重输血反应者;稀有血型者;预防因输血产生同种免疫抗体。

(二)稀释式自体输血

稀释式自体输血是自体输血中较常用的方式。在手术开始前即刻采集一定量的患者自体血,同时补充足量的晶体液或胶体液以维持血容量;手术期间,血液稀释的患者丢失的血液含相对较少的红细胞;而在手术出血已控制时将所采集的自体血再回输。自体血是新鲜血,含所有的凝血因子和血小板。

稀释式自体输血适用于下列临床情况:术中出血量较大,术前血红蛋白>110 g/L,血小板计数>$100×10^9$/L,无明显肝功能障碍及心肺疾病,凝血酶原时间正常的患者。特别适用于体外循环或深低温下进行心内手术的患者。

(三)回收式自体输血

回收式自体输血是收集从患者伤口、体腔或关节腔流出的血液,处理后再回输给该患者。常用于大手术和外伤的大量失血。将手术和外伤中流出的血液收集和处理后再回输,可节约血液资源,并减少异体血的使用。

回收式自体输血适用于下列临床情况:心血管外科、胸腹外科、整形外科、骨科、妇产科等手术中失血较多者;突然大量出血者,如大动脉瘤破裂、脾破裂、肝移植、宫外孕、股关节置换术、侧弯矫正术、脊椎和脊髓肿瘤摘除术等。

(孙丽艳)

第三节　血样本的处置和记录

血样本的交接和处置应严格执行操作规程要求,并坚持核查、记录制度,以确保准确和可追溯性。血样本应在试验前后妥善保存在 2 ℃～8 ℃的冰箱,以便需要时复检。

一、分离血清(血浆)

(1)将装有血样本的试管经 2 000～3 000 r/min 离心 5 min 后,用滴管吸取血清或血浆至另一干燥试管中。

(2)刚刚采集的不抗凝血样本,可置 37％水浴保温 1 h 使血液收缩,再经 2 000～3 000 r/min 离心 5 min,分离血清。

(3)将分离的血清用吸管吸取至干净空试管内,立即做好标记,备用。

二、配制和保存红细胞悬液

(1)取被检血液适量加入另一试管中,并向试管中加入 8～10 倍的生理盐水。用滴管吸取混匀后在 2 000 r/min 离心 5 min,弃上清,即为压积红细胞。遇特殊情况或进行抗球蛋白试验时应将压积红细胞反复洗 3 遍。

(2)洗涤后的压积红细胞用生理盐水配成浓度为 3％～5％的红细胞悬液备用。红细胞悬液的简便配制法如下:①取压积红细胞 1 滴加生理盐水 2 mL,大约配成 2％红细胞悬液;②若取压积红细胞 1 滴加入生理盐水 1 mL,约为 5％红细胞悬液。

三、试验中抗原抗体反应比例

在输血前检查的各种试验中,确保抗原(红细胞)、抗体(血清)反应的比例很重要。

(1)在试管法试验中一般 2～3 滴血清加入 1 滴红细胞悬液混匀。

(2)使用玻片法时血清与红细胞的比例以 1∶1 为宜。

(3)当怀疑血清中可能存在某种弱抗体时,可适当增加血清用量。

四、结果判定

(1)在输血前检查中,对凝集反应结果的判定很重要,原则是将反应结果进行离心后,先用肉眼观察结果,再用显微镜观察结果。

(2)结果的离心条件应严格,一般为 1 000 r/min 离心 1 min 或 3 400 r/min,离心 15 s,以免干扰试验结果。首先观察试管底部沉积的红细胞团,红细胞团外围呈花边状或锯齿状多为凝集,边缘整齐多为不凝集。如肉眼未观察到明显凝集,应坚持镜检观察。

（3）用试管法操作时,可根据凝集块大小及游离红细胞的多少判定凝集程度:①＋＋＋＋表示一个大凝块,几乎没有游离红细胞;②＋＋＋为有多个较大凝块和少量游离红细胞;③＋＋为有许多小凝块,游离红细胞约占0.5;④＋是肉眼可见的许多细小凝块在大量游离红细胞中;⑤仅有极细凝集颗粒,有时需在显微镜下判定。

（4）真假凝集的鉴别在观察凝集反应时,应注意区别真凝集与假凝集反应。轻度假凝集在镜下呈缗钱状,此时可采用用盐水处理技术鉴别。如向反应试管中加入17 mL生理盐水并混匀,再经1 000 r/min离心1 min或3 400 r/min离心15 s弃上清后观察,假凝集一般消失,严重的假凝集使细胞集聚呈块,与真凝集难以区别。

（孙丽艳）

第四节 供血者血液标本检查

供血者健康标准和医学检查必须以确保输血安全、可靠、高质量为出发点,以不损害供血者健康为基础,严格按国家卫健委颁发的《献血者健康检查标准》进行。

年满18～55岁的健康公民,符合献血条件,可自愿申请献血。要求献血时,填写"献血健康状况征询表",对自身健康状况进行评估并签名存档。

一、血样本的采集要求

（1）采供血机构必须经省级以上卫生行政部门批准设置并提供整齐洁净、温度适宜、空气清新、明亮舒适的采血环境,配备相应设备、仪器、试剂和卫生技术管理。

（2）由具备上岗资格的医师、护士和检验人员认真核对供血者身份后,严格按国务院卫生行政部门制定的《献血者健康检查标准》免费给予健康体检,并留取相关资料和标本。

（3）供血者献血前一天晚餐及献血当日早餐不吃油腻食物。

（4）采血前核对献血表单与献血者姓名无误后方可采血。

（5）献血前快速检测用血样本一般采用一次性采血针或激光采血设备,按标准操作规程采集耳垂血或指尖血,并迅速完成献血前的血型鉴定、血色素（或血比重）、转氨酶、乙肝表面抗原等项目检测,结果合格后采集血液。

（6）采血时利用血袋导管留取复检和配血标本,常规血液检测血样本采集留取要求如下:①当采血达到一定要求时,在献血采血结束时留取3～4 mL抗凝血;②应采用坚固、防水并带有旋盖的塑料标本试管存放血样本,应及时贴上献血编码标签;③采血结束后,在距血袋20 cm处用止血钳夹紧采血管,由专人封口并热合数段分别用于血样本保存和临床输血前检查用;④将供血者的试管血样本和采血导管及时送检验科。

二、血样本处置

每次采集血样本和采集血液结束后,认真核对体检表、血样标本管数和标签是否完整,填写记录,以2 ℃～8 ℃冷链方式保存、运输和移交检验科。

（1）血样本接收人员核查血样本标签是否与要求相符,并记录血样本的来源和接收日期等,

4 ℃妥善存放。

（2）进行血液检测前将血样本离心备用，依次进行各项。

（3）检查血样本有否溶血、足量，不符合要求的血样本须再留取采血导管。

（4）试验后，血样本须在 2 ℃～8 ℃保存 7 d，以备复检用。血清样本须在－20 ℃保存半年以上。

（5）检验科在标准操作规程指导下，利用不同人员、不同试剂对艾滋病毒抗体、梅毒抗体、丙型肝炎抗体、乙型肝炎表面抗原、转氨酶、血型正反定型等规定项目进行两遍检验，均合格后方可向临床发血。

（孙丽艳）

第五节　受血者血液标本检查

一、检查项目

输血前免疫学检查（输血前检查）是输血科的主要工作。目的是通过检查为受血者选择输注后能在受血者体内有效存活的血液产品。要使受血者和供血者的血液在免疫血液学方面达到"相容"，输血前免疫学检查程序如下。

（1）认真审核输血申请单并做好受血者血样本和病史的收集、核对、检查，主要包括确认受血者信息和受血者血样本。

（2）受血者、供血者 ABO 血型鉴定。

（3）受血者 Rh 血型鉴定。

（4）受血者红细胞抗体筛查和鉴定。

（5）用受血者血样本与供血者血样本做交叉配血试验。

（6）有条件的实验室可进行白细胞抗体检查、血小板输血前检查和配血。

二、申请输血准备工作

（一）申请输血

申请输血时，医师需填写输血申请单应一式两份，以使检验人员尽可能多地了解受血者的相关病史资料和需要输用的血液成分品种，并存档。输血申请单应包括以下内容。

（1）受血者的姓名、年龄、性别、民族。

（2）科室、床号、临床诊断。

（3）既往输血史、妊娠史、用药史。

（4）申请输血品种和数量。

（5）受血者输血前血常规和传染病相关检查结果。

（6）医师签名。

这些受血者病史信息，有助于解决临床输血检查中出现的问题，也可协助分析输血不良反应和制定较安全的输血方案。

（二）阅读输血申请单内容

输血科工作人员应仔细阅读输血申请单内容。凡资料不全的输血申请单,特别是缺少输血史、已婚女患者缺少妊娠史、无医师签名、不准确或填写潦草的输血申请单和血液标本,输血科（血库）不应接收,应退回科室让医师将相关内容补齐。

三、血液标本采集要求

（一）对受血者的要求

（1）受血者血标本一般要求在输血前 3 d 内采集,以代表受血者当前的免疫状况。

（2）对近期反复输血患者应尽量采集最新的血样本进行检查,以避免输血导致的记忆性弱抗体漏检。

（二）对血标本要求

（1）一般需采集血样本 2～3 mL。抗凝血或不抗凝血均可用做检查,但若是抗凝血,应注意排除纤维蛋白原和补体的干扰。如果患者使用肝素治疗,采出的血样本不凝集,应用鱼精蛋白处理血样本;治疗中使用右旋糖酐、聚乙酰吡咯烷酮等药物的患者血样本应将红细胞洗涤后使用或在用药前采集血样本。

（2）血液标本在采集前要反复核对输血申请单受血者姓名是否与实际受血者一致,确证无误后采血。

（3）采集血样本后立即在试管上贴好标有姓名、编号、采血日期的标签,并与被采血患者本人核对,采集后的血液标本须与输血申请单上的内容核对和确认。血标本应在 2 ℃～8 ℃冰箱内妥善存放,能代表受血者当前的免疫学状况,避免溶血和稀释。

（4）血样本用于血型鉴定和配合性试验前,应对血样本外观和标签上的所有内容再次核对,若有不符或疑问,须重新抽取血样本。

（5）输血后血样本在 2 ℃～8 ℃冰箱内保存至少 7 d,不能马上丢弃,若受血者发生输血反应,可对存留的血样本进行血型和交叉配血等试验复查。

（6）尽量不从输液静脉采集血样本,以免血清被稀释,如果患者正在输液,允许从输液管中抽血,但要用生理盐水冲洗管道并弃去最初抽出的 5 mL 血液后再采血。

（孙丽艳）

第六节　红细胞血型抗体筛检和鉴定

《临床输血技术规范》要求,对有输血史、妊娠史的受血者血样本应常规进行红细胞抗体筛检试验,以便及时发现具有临床意义的不规则抗体,避免误输不配合的血液。

一、临床准备工作

医师出具输血申请单或血型抗体申请单,写明患者的姓名、性别、年龄、病案号、病区床号、诊断和患者既往输血史、妊娠史等情况。

二、血样采集与储存

(1)一般需采集静脉血样本 3～5 mL,采集抗凝血或不抗凝血均可,最好是不抗凝血。

(2)血标本一般要求在输血前 3 d 内采集,反复输血患者应尽量采集最新的血样本进行检查,输血反应患者血样应在输血后和输血 7 d 后各采集一次筛检更好。

(3)采血前确认受血者,采血后对试管标记,并再次核对被采血者姓名。

(4)血样本应在试验前后妥善保存在 2 ℃～8 ℃冰箱,至少保存 7 d,以便复检。

三、技术要点

(1)对有输血史、妊娠史的受血者血样本应常规进行红细胞抗体筛检试验。

(2)试验可在交叉配血试验之前或同时进行。

(3)试验中所用试剂红细胞可采用 O 型筛选红细胞商品试剂,也可实验室自制,但每套试剂应尽可能多地包括以下常见抗原,如 D、C、c、E、e、M、N、S、s、P、K、k、Fy 等。

(4)试验方法应采用能检出完全抗体和不完全抗体的技术方法,以检出具有临床意义的抗体。应灵活运用盐水试验法、酶介质法、抗球蛋白法、凝聚胺法、柱凝集试验法等。

(5)抗体筛检阳性的血样本应进行抗体特异性鉴定,或送血站(血液中心)进一步检查。

四、注意事项

(1)抗体筛检试验阳性时,应采用自身对照和试剂红细胞进行抗体鉴定,确定抗体特异性。

(2)如果患者携带的是低频抗原的抗体或抗体表现出剂量效应,可能出现假阴性结果。因此,对可疑的试验结果可考虑用多人份红细胞谱细胞或采用敏感性更高的试验技术进行进一步检测。

(3)当怀疑受检血样本中含有两种以上的同种抗体时,可采用吸收放散试验。

(4)对患者血样本进行相关的红细胞抗原鉴定,以协助判断筛检出的相应特异性抗体。

(5)阳性反应格局中,可能观察到对各个细胞反应强度不同的剂量效应。

(孙丽艳)

第七节　交叉配血试验

一、概述

受血者在输血前,须将其血样本与供血者血样本进行交叉配合试验。交叉配血试验(配合性试验)的目的是要使受血者和供血者的血液之间不存在相应的抗原抗体,在交叉配血中无凝集和溶血结果,即达到免疫学上的"相容",确保受血者和供血者血液是相合的。

交叉配血是在输血前必做的试验,其做法系使供血者红细胞与受血者血清反应(主侧交叉配血)和受血者红细胞与供血者血清反应(次侧交叉配血),观察两者是否出现凝集的试验。其目的是检查受血者与供血者是否存在血型抗原与抗体不合的情况。

交叉配血中最重要的是 ABO 血型配合,必需 ABO 血型相同,且交叉配血无凝集才能输血。多年来一直沿用室温盐水配血法,这种方法的主要缺点是只能检出不相配合的完全抗体,而不能检出不相配合的不完全抗体,所以仅可以满足大部分输血者 ABO 血型配血要求。而除 ABO 系统以外的其他血型系统的抗体或多次接受输血患者及多次妊娠的妇女产生的抗体绝大多数为 IgG,在盐水介质中不能凝集红细胞。为检出不完全抗体,常用方法有抗人球蛋白法、蛋白酶法及胶体介质法等,这些方法也还存在某些缺点。为了输血安全及操作方便,必须改良配血方法。最近提出的用聚凝胺配制的试剂可以检出 IgM 与 IgG 两种性质的抗体,发现可引起溶血性输血反应的绝大多数抗体。

聚凝胺配血法的原理认为聚凝胺是带有高价阳离子的多聚季氨盐($C_{13}H_{30}Br_2N_2$)x,溶解后能产生很多正电荷,可以中和红细胞表面的负电荷,减少细胞间排斥力,缩小其间距离,有利于红细胞产生凝集。用此法可以检出能引起溶血性输血反应的几乎所有规则与不规则抗体。此法已在实践中逐渐推广。

二、临床准备工作

医师出具输血申请,写明受血者的姓名、性别、年龄、病案号、病区床号、诊断等,还要写明既往输血史、妊娠史、输血异常反应等情况。

三、受血者(供血者)血样本要求

(1)受血者一般须采血 3~5 mL,采集抗凝血或不抗凝血均可,最好是不抗凝血。

(2)受血者血标本一般要求在输血前 3 d 内采集,反复输血的受血者应尽量采集最新的血样本进行交叉配血。

(3)采血样本前确认受血者,采集后及时对试管标记,并再次核实被采血者姓名。

(4)从血袋上预留的配血"小辫"留取供血者血样本并放入试管,核对试管与血袋标记,确保一致。

(5)交叉配血后,受血者和供血者血样本均不能马上丢弃,须在 2 ℃~6 ℃至少保存 7 d,输血后血袋至少保存 1 d,以便需要时复检。

四、技术要点

(1)分别分离、制备受血者及供血者血清(血浆)和 3%~5% 红细胞悬液备用。

(2)交叉配血除采用盐水试验法外,至少还要采用凝聚胺试验法。有条件也可按需要增加酶技术、抗球蛋白试验和微柱凝集技术等,以检出具有临床意义的抗原抗体反应。

(3)交叉配血通常应包括:①受血者血清或血浆对供血者红细胞(主侧配血);②受血者红细胞对供血者血清或血浆(次侧配血);③受血者血清或血浆对受血者红细胞(自身对照)。

五、注意事项

(1)缗钱状凝集:交叉配血试验中,在室温条件下出现凝集结果,但在 37% 条件下凝集消失或减弱,镜下呈现细胞集聚呈缗钱状,用盐水技术处理假凝集可散开。该现象常见于多发性骨髓瘤、巨球蛋白血症及表现血沉加快的疾病。

(2)交叉配血时主侧或次侧配血出现凝集,而自身对照阴性,提示存在某种同种抗体。

（3）交叉配血时主侧或次侧出现凝集，自身对照出现同等或更强程度的凝集，而受血者无近期输血史，提示存在自身抗体。应避免输血，必要时输用同型洗涤红细胞。

（4）交叉配血出现主侧及自身对照凝集，自身对照凝集较主侧配血凝集弱，提示可能存在自身抗体伴同种抗体的情况，或患者存在输血反应。应进一步鉴定，并积极联系血站或血液中心予以特殊合血服务。

（5）抗体筛检试验阴性而交叉配血试验阳性时，提示可能存在未检出的抗体。

（6）交叉配血中应严格掌握离心条件要求，离心速度或离心力不当，易造成假阴性或假阳性结果。

（7）交叉配血前，红细胞不正确的洗涤、悬浮，悬液红细胞浓度过低或过高，可能干扰试验结果。

（8）交叉配血中出现溶血为阳性结果，其相应红细胞可能被溶解而非凝集，应引起重视。

（孙丽艳）

第八节　输血相关免疫检查

一、人类白细胞抗原(HLA)检测

(一)概述

HLA 是人类最主要的组织相容复合物，这些抗原抗体不仅是白细胞特有，而且存于其他许多组织上，在调节机体免疫反应、破坏表达外来抗原的靶细胞方面有重要作用。HLA 又称移植抗原，通过 HLA 配型能提高移植物的存活率，它作为一种遗传标记已用于有关疾病及人类遗传学的研究。在临床输血学中，对 HLA 的研究有助于提高成分输血的疗效及防止输血反应，HLA 的研究已广泛应用于基础医学、临床医学、预防医学、法医学、社会医学等方面。

HLA 是一个等显性遗传系统，即每个基因所决定的抗原都在细胞膜上显示，同一条染色体上不同位点的等位基因紧密连锁在一起，组成单倍型，从亲代传给子代。因此，每个人都有分别来自父母的两个单倍型。对一个个体做 HLA 分型时，得到的是表型结果。每一位点最多检查出两个抗原。如只检查出一个抗原说明是纯合子，或是带一个空白基因，只有通过家系调查才能知道其基因型。

(二)HLA 抗原

（1）Ⅰ类基因产物为 HLA-A,-B,-C 抗原，由两条糖蛋白链（重链和轻链）组成，重链相对分子量约为45000，由 HLA 密码基因控制，有多态性。轻链为 β_2，相对分子量为 11800，为单一条多肽，不由 HLA 密码控制，两条链以非共价链相连。Ⅱ类基因产物为 HLA-DR,-DQ,-DP 抗原，由 α 和 β 两条糖蛋白链构成。α 链相对分子量为 34000，β 链为29000，DRα 链无多态性，DQα 与 DPα 有多态性，β 链均有多态性。仅链由一个基因位点控制，β 链由 4 个基因位点控制。

（2）HLA 抗原主要分布在细胞膜上，不同细胞上抗原分子多少也不同。HLA Ⅰ类抗原分布广泛，几乎存在于所有有核细胞，但以淋巴细胞上密度最高。在正常情况下，肝细胞和心肌细胞上极少或缺如。成熟红细胞上无 HLA-A,B,C 和 D 抗原，而幼稚红细胞上有。但随成熟度增加而减少,除细胞外,血浆中也有相当含量的可溶性 HLA I 类抗原,可能由细胞膜上分离下来。血小板除有 HLA-A,B 抗原外,还可从血浆中吸附一部分可溶性 HLA 抗原。血小板上某些 HLA 抗原如 Bw4 和 Bw44,较淋巴细胞高 40 倍。HLA II 类抗原较 I 类范围窄,密度最高主要有单核细胞,还有些吞噬细胞及 B 淋巴细胞。II 类抗原作为一种分化抗原在不同细胞上表达。大多数骨髓分化细胞具有 HIA～II 类抗原。T 细胞一般不表达 II 类抗原,但其被活化后也可能少量产生。肿瘤细胞可以表达 II 类抗原,但其正常细胞却可以没有。例如,黑色素细胞无 II 类抗原,而黑色素瘤细胞却常有 II 类抗原。

(三)HLA 分型方法

常用的有序列特异性引物分析、序列特异性寡核苷酸探针分析和建立在测序基础的分型技术 3 种。

(四)标本采集要点

(1)采血时间:有近期输血的患者要求在输血或输血液制品一周后采集静脉血标本 3～5 mL。

(2)采集血标本使用 EDTA 抗凝真空采血管,不能使用肝素抗凝,采集后立即颠倒混匀 8 次以上,以免标本凝集。

(五)标本储存和运输

(1)血标本采集后可以在 2 ℃～8 ℃冰箱放置 5 d,如需要长期保存,需要放置－40 ℃冰箱。

(2)运输 2 ℃～8 ℃保存的标本在冰盒中即可,－40 ℃保存的标本需要首先复融,然后冰盒保存运输。

(六)试验常见问题

1.DNA 量少

白细胞数低,如再生障碍性贫血、肾脏透析患者,应加抽血量或降低溶解,DNA 的 dH_2O 量。

2.扩增效率低

(1)DNA 不纯时,重新抽提 DNA。

(2)DNA 浓度太低,需适当增加模板 DNA 量。

(3)Taq 酶用量太低,活力不足时,适当增加酶用量,并注意各种酶的活力及耐热性可能有所不同。

3.非特异性扩增

(1)DNA 不够纯:为主要原因,应检测 DNA 纯度,重新抽提 DNA。

(2)PCR 产物污染:操作时必须戴手套,必要时须戴口罩,各工作区域物品严禁混用,并妥善处理废弃品。

4.内对照条带不出现

(1)反应体系中可能存在抑制因素。

(2)肝素抗凝血中抽提的 DNA。

(3)DNA 溶解于含有 EDTA 的缓冲液,注意不要把 DNA 溶于 TE 缓冲液,因为 EDTA 能够抑制 Taq 酶活力。

(4)DNA 不够纯。

(5)DNA 浓度太低。

5.假阴性扩增

体系中存在 Taq 酶抑制因子。

6.假阳扩增

(1)PCR 污染:戴手套操作,操作步骤要认真、细致,避免交叉污染。

(2)DNA 不纯:加样器、滴头质量不过关,加样不准确,引物混合物、Taq 酶、DNA 加样前未混匀。

(七)HLA 的临床意义

1.器官移植

HLA 配型能改善移植物的存活率。供体和受体的 HLA-A,B,DR 完全相同者的存活率显然高于不同者。在尸肾移植中,HLA-DR 配型效果更甚于 HLA-A,B 配型。HLA 配型的作用可以归纳为以下几点。

(1)在肾移植中,供受双方共有的 DR 抗原越多,或已检出的 DR 错配抗原数越少,移植存活率就越高。

(2)在移植前输血的患者中,DR 配型能提高存活率。

(3)骨髓移植前不宜输血,以防受体被免疫。且因经过射线或药物处理,供、受双方 HLA 型相合比 ABO 血型相合更为重要。

其他如心、肝、肺等器官的移植,多用于生命垂危的患者,脏器来源稀少,可供选择的器官有限,实际很难达到 HLA 配型相同,主要要求 ABO 血型相同。

自身骨髓移植虽不存在 HLA 配型问题,但只能用于白血病、肿瘤等,而不适用于原发性骨髓功能不全的疾病,如再生障碍性贫血等。

2.输血

为了合理使用血液,现在提倡成分输血疗法。例如,输入血小板、白细胞等血液制品,如HLA 同型血液,当能提高疗效。因此,血站应建立有关献血员的 HLA 信息系统,以便于查询应用。

临床输血的发热反应中,有些是由 HLA 抗体引起,尤其是多次输血的患者,HLA 抗体可以破坏白细胞,为避免 HLA 引起输血反应,可在输血前做交叉淋巴细胞毒试验。

3.亲子鉴定

HLA 是至今所知人类最复杂的一个遗传多态性系统。如前所述,其表型之多难以计数,这个特点是其他血型系统难与相比的。因此,由于 HLA 系统的高度多态性,新生儿出生时 HLA抗原就已完整表达,以及 HLA 的遗传规律已阐明等原因,而使其成为亲子鉴定中的一个有力工具,能肯定某些亲子关系,在法医学中具有重要意义。

4.疾病的诊断

经过多年研究调查,发现许多疾病与 HLA 有关。例如,我国的强直性脊椎炎(AS)患者中,91%带有 B27 抗原,而正常人带 B27 抗原者只占 6.6%。因此,检查 B27 抗原有诊断意义。

二、简易致敏红细胞血小板血清学试验

(一)概述

反复输血的患者可能导致血小板输血反应和输注无效状态,为防止和减少血小板输注无效的发生,必要时需在血小板输注前采用 SEPSA 技术进行血小板抗体检查和/或血小板交叉

配血。

SEPSA 是在 U 型孔微量反应板上进行。将血小板抗原固定在 U 型孔底上,与相应抗血清反应后,以抗 IgG 致敏红细胞为指示剂。如果血小板上有抗原抗体复合物,指示红细胞上的抗 IgG 和抗原抗体复合物结合,在 U 型孔底形成膜状红细胞层,为阳性结果;如果血小板上没有结合相应的 IgG 抗体,则指示红细胞向孔底移动不受阻,聚集在孔底中央,成为红细胞扣,为阴性结果。

(二)标本采集要点

(1)用促凝管采集静脉血 3~5 mL,立即送实验室。

(2)送检单详细说明患者情况,包括现病史、用药史、输血史、主要症状及相关化验结果。

(三)固化血小板的制备

(1)采集静脉血 7 mL,加入 1 mL ACD-A。液抗凝(采血后 6 h 内)。

(2)中型离心机 1 400 r/min 离心 10 min 制得富含血小板血浆(PRP)。

(3)PRP 中加入 1/10 量的 ACD-A 液,混合,2 800 r/min 离心 15 min。

(4)血小板压积(PC)用无菌生理盐水洗涤 2 次(2 800 r/min 离心 10 min),血小板悬液制备时,不能用力,应加少量盐水轻轻使血小板悬浮,然后加 5 mL 盐水混匀。

(5)PC 用生理盐水调整为 10^5/pL。

(6)96 孔 U 型反应板,下面垫一块湿布,置 15 min,以除去静电。

(7)各孔加入上述制备的血小板悬液 50 μL,振荡 10 s。

(8)2 000 r/min 离心 5 min,使血小板黏附于孔底。

(9)每孔中加入 100 μL,8% 甲醛(用 pH 为 7.2 的 PBS 稀释)固定 20 min。

(10)用无菌生理盐水洗板 5 次,最后一次置 10 min,弃盐水,然后加入无菌生理盐水(含 1% 蔗糖及 0.1% NaN_3 备用)。

(11)可通过间接试验来检查被检血清中的抗血小板抗体。

(四)血小板交叉配血

1.患者标本准备

(1)从静脉采集患者血样 3~5 mL,不抗凝。最快时间送到血站配型实验室。检验申请单详细说明患者情况,包括现病史、用药史、输血史、主要症状及相关化验结果。

(2)输血后重新采集标本。

2.供血者标本准备

在试验前留取供者标本 5~8 mL,用 ACD 抗凝,迅速颠倒混匀,送实验室室温静置 10 min,离心取富含血小板的血浆试验备用。标本在 6 h 内有效。

3.血小板交叉配血

将供血者标本离心后的血小板悬液,调整其浓度为 10^5/μL 后,将血小板抗原包被于 U 型板上,与受血者血清反应后,再加入指示红细胞(结合有抗人 IgG 的绵羊红细胞),观察反应结果。如血细胞成纽扣状,集中在孔底中央则为阴性结果,提示该血小板为配合性血小板。

(五)注意事项

(1)进行抗体检查时,在检查前将被检血清 4 000 r/min 离心 10 min,以去除沉淀。

(2)用于抗体检查的被检血样本不能使用血浆,须采集不抗凝血。

(3)被检血清不需要灭活。

（4）为防止静电干扰,宜在室温状态下操作。

三、微量淋巴细胞毒试验(LCT)

LCT 是血液 HLA 抗原和/或 HLA 抗体检查的常用技术。特异性的 HLA 抗体与相应淋巴细胞结合后在补体的参与下会引起淋巴细胞胀大溶解,溶解的淋巴细胞因细胞膜破坏染料透入被着色,如果 HLA 抗体和淋巴细胞之间没有发生抗原抗体反应,则细胞膜不被破坏,染料不能进入细胞,细胞不着色。

检验前应填补检验申请单,并详细说明患者情况,包括现病史、用药史、输血史、主要症状及相关化验结果。首先用肝素抗凝管采集静脉血样本 3～5 mL。血样本运输时温度应控制在15 ℃～28 ℃,不能放置在冰块中,以免白细胞和血小板发生凝集。标本采集后应尽快送实验室,立即分离淋巴细胞用于试验或保存。如果路途远,为避免淋巴细胞自然死亡,应在血样中加入 TeraseKi 溶液,比例为 1：1。

四、外周血淋巴细胞的分离

混合淋巴细胞分离是利用密度梯度离心法。将肝素化稀释血置于具有一定比重(1.077)的淋巴细胞分离液上,通过离心使比重大于分离液的红细胞、粒细胞沉到分离液下层,比重小于分离液的淋巴细胞、血小板等留到分离液上面。进一步低速离心去除大部分血小板而获得较纯的淋巴细胞。

T、B 细胞分离是利用 B 细胞对固体表面有黏附性的特点,将混合淋巴细胞悬液注入尼龙棉柱,通过 37% 孵育使 B 细胞黏附在尼龙棉上。然后用不同温度的组织培养液冲洗尼龙棉柱,将非黏附的 T 细胞和黏附于尼龙棉上的 B 细胞分离,但应注意以下问题。

（1）血液病患者应注意采血时间。重型再生障碍性贫血患者,应在治疗前采血;急性白血病患者在第一次完全缓解后停止化疗 2～3 周,或下次化疗前停止输血 2～3 周时采血;慢性粒细胞白血病患者,外周血白细胞计数 10×10^9/L 左右,淋巴细胞＞20%,停止化疗 2～3 周时静脉采血。

（2）肝素和淋巴细胞分离液使用前应预温至 22 ℃。

（3）肝素化血样在送往实验室过程中,应注意保温,切勿放置冰或干冰。

（4）在淋巴细胞分离过程中,应控制室温在 22 ℃～25 ℃,过低或过高应适当延长或缩短离心时间。

（5）细胞悬液置 4 ℃保存前,应尽量去除血小板,以避免保存过程中发生聚集。

五、HLA 抗体群体反应活性试验(PRA)

PRA 采用 ELISA 在 96 孔板上进行,板中各孔中已包被有 HLA-Ⅰ、Ⅱ类不同抗原,如果待检血清存在相应的 HLA 抗体,则相应孔中将发生抗原抗体反应,反应结果根据 ELISA 的原理来确定。肉眼观察,蓝色为阳性,无色为阴性。

标本制备:采集静脉血 3～5 mL,用促凝真空采血管,可以 4 ℃保存 5 d。输过血的患者要在输血 1 周后采集标本。邮寄或短途运送需要放 4 ℃冰盒保存,应避免剧烈震荡,防止溶血。

六、造血干细胞捐献者血样本检测

(一)试管的选择

用 5～8 mL 的一次性真空采血试管作为采血容器,试管中的抗凝剂为液态的 $EDTA-Na_2$,ACI 或 CPD,试管的材质首选耐深低温冷冻的塑胶试管,在得不到此种试管时可以购买玻璃材质的试管。如果试管中的抗凝剂为固态,一定要检查抗凝剂是否为"熔化"后的重结晶,如果是,请不要使用。采集血样所用试管、针头、止血带、消毒剂、辅料等均应符合相关国家标准要求。

(二)采血要求

用一次性注射器或一次性真空采血试管上所带的采血针采集捐献者静脉血 5～8 mL,然后将注射器的针头从采血试管的胶塞上直接扎进试管内(真空试管的采血针不用此步),使血液自动流入试管,颠倒试管若干次,使血液和试管中的抗凝剂充分混匀,防止凝集。

(三)注意事项

(1)血液的采集量一定要满试管的真空度,即 5～8 mL。

(2)采血时一定要防止交叉污染。

(3)真空试管的塞子一定不要打开。

(4)必须将血样管颠倒混匀数次,使血样充分抗凝。

(5)采血试管上可以自行编号(如 1、2、3……),也可写上捐献者的名字,但一定和捐献者登记表上的编号或名字一致。试管的排列顺序要和登记表的顺序一致。

(6)血样采集完成后,请采血单位将血样于 40 ℃冰箱保存 1 d,检查血样是否有凝集。如果有凝集,请重新采集;如果没有凝集,请尽快将合格的血样送到实验室。在 4 ℃冰箱保存限 7 d,长期保存应置于 −40 ℃或 −80 ℃的冰箱内。

(所　平)

第九节　输血反应与输血传播性疾病

一、输血反应

当临床输血中发生输血反应时,应立即停止输血,对症治疗并查找原因,以便采取有效治疗措施。

(一)临床准备工作

(1)一旦发生输血反应,在及时救治的同时,医师应申请输血反应原因检查,出具检验申请单时应详细填写受血者病史情况,特别是既往输血史、妊娠史、用药史、申请输血品种和数量、输血反应症状和血常规结果。

(2)查找输血用血袋,送检验科或血站(血液中心)进行血型、抗体和交叉配血复检。

(二)患者血标本要求

(1)一般需采血 4～5 mL 不抗凝血。

(2)确认患者,采血后及时对试管标记,并再次核实被采血者姓名。

（3）将输血前、后血样本离心，观察上清液颜色变化并及时进行血型、抗体和交叉配血复检。

（三）技术要求

（1）分别分离制备受血者、供血者血清（血浆）和红细胞悬液备用。

（2）将输血前、后血样本离心，观察上清液颜色有无溶血。

（3）对输血后样本进行胆红素检测。

（4）对输血后患者血样本做直接、间接抗球蛋白试验检查。

（5）进行受血者和供血者 ABO/Rh 血型鉴定，并与输血前检查结果比较是否一致。

（6）交叉配血复检：①受血者血清或血浆对供血者红细胞（主侧配血）；②受血者红细胞对供血者血清或血浆（次侧配血）；③受血者血清或血浆对受血者红细胞（自身对照）。

（7）用标准 O 型筛选红细胞或多人份与患者 ABO 同型的红细胞进行抗体检查。

（8）抗体筛检阳性的血样本应进行抗体特异性鉴定，或送血站（血液中心）进一步检查。

二、输血传播性疾病

输注血液或血液制品均有传播疾病的危险，常见的有乙型、丙型肝炎，艾滋病，巨细胞病毒感染，梅毒，疟疾，弓形体病等。此外，如血液被细菌污染，可使受血者由此引起菌血症，严重者可致败血症。在由输血引起的疾病中，以肝炎和艾滋病危害性最大。

（一）肝炎

输血后肝炎的传播情况与下列因素有关：①献血者人群中肝炎流行情况；②所用检测肝炎试验的灵敏度与特异性；③血浆制品中肝炎病毒灭活效果。

近年来，由于采用了比较灵敏的乙型与丙型肝炎的筛选试验，传播率明显下降，但仍不能避免其发生，尤以使用混合血浆制品时可能性为大。

（二）艾滋病

输入 HIV 感染的血液或血制品可患艾滋病。HIV 既存在于血浆中，也存在于细胞中，所以输入全血、细胞成分、血浆或其制品，均能传播艾滋病。血友病患者因常输入用大份数混合血浆制备的浓缩Ⅷ因子，而感染艾滋病的机会更多。

（三）巨细胞病毒

输血也是巨细胞病毒（CMV）感染途径之一，且多发生在免疫功能低下的受血者。如早产儿、先天性免疫缺陷者、器官移植患者等。在库存血中 CMV 存活时间较短。所以输库存血比输新鲜血传播 CMV 的机会少。

（四）疟疾

输全血或成分血均可传播疟原虫，疟原虫在冷冻红细胞中可存活数年之久。输血传播疟疾的潜伏期与输入疟原虫数量及种属有关。

（五）梅毒

献血者患梅毒并处于梅毒螺旋体血症阶段，可以传播梅毒。梅毒螺旋体在体外生活能力低，4 ℃时生存 48～72 h，40 ℃失去传染力，100 ℃立即死亡。近年来我国性病增加，因此对预防输血传播梅毒应给予高度重视。

（六）其他

此外，当献血者有 EB 病毒感染、黑热病、丝虫病、回归热、弓形体感染时，均有可能通过输血传播。

（所　平）

第六章

糖 类 检 验

第一节　葡萄糖的代谢与调节

葡萄糖是人体能量的主要来源,神经系统包括大脑不能储存碳水化合物,完全依靠外周体液的葡萄糖为能量来源,保持稳定的葡萄糖供应对其有重要意义。外周循环中的葡萄糖浓度必须保持在一个有限宽度的范围,如果低于一定水平,神经组织就会失去能量来源,导致不能保持正常功能。

一、葡萄糖的代谢

葡萄糖进入细胞后,可进入包括有氧氧化、无氧氧化在内的糖酵解途径、磷酸己糖支路及糖原合成途径。糖酵解是葡萄糖供能的重要途径,磷酸己糖途径的意义在于产生磷酸核糖、NADPH 和 CO_2,糖原合成是葡萄糖储能的重要方式,进入哪种代谢途径取决于物质供给及细胞状态。

三种代谢途径的第一步都是在己糖激酶的作用下,葡萄糖转化为葡萄糖-6-磷酸,消耗 1 分子 ATP,葡萄糖-6-磷酸进入糖酵解或磷酸己糖途径,或转化为糖原。

糖酵解途径中,葡萄糖分解成为两个三碳分子丙酮酸。丙酮酸可进入三羧酸循环转化生成乙酰辅酶 A,这个途径需氧参加称为有氧氧化,也可以在缺氧情况下转化为乳酸,获取能量,称无氧氧化。肌肉组织常在缺氧情况下需要能量供应,产生的乳酸从肌肉组织中扩散出来,进入循环系统后由肝脏摄取利用。葡萄糖无氧氧化过程中,一分子葡萄糖消耗 2 分子 ATP,产生 4 分子ATP,净生成 2 分子 ATP。丙酮酸进入三羧酸循环,NADH 传递电子链进一步产生更多 ATP。其他物质也能在几个节点进入有氧氧化途径:三酰甘油水解释放的甘油可在三磷酸甘油酸环节进入;脂肪酸、酮体和部分氨基酸可以转化或分解为乙酰辅酶 A;其他氨基酸可转化为丙酮酸盐或脱氨基 α-酮酸。氨基酸的转化可在肝脏、肾脏等组织内进行。

磷酸己糖支路即磷酸戊糖途径,实际上是从糖酵解途径的葡萄糖-6-磷酸分支转化为 6-磷酸葡萄糖酸。氧化反应的产物是 5-磷酸核糖及 NADPH。对于缺乏线粒体及三羧酸循环的红细胞,NADPH 具有重要意义,其还原性可以帮助细胞防止氧及自由基的损害。缺乏 NADPH 时,磷脂双层细胞膜及重要的酶类受损,可导致细胞死亡。磷酸戊糖途径还可使戊糖,例如核糖进入糖酵解途径。

当细胞的能量需求得到满足后,葡萄糖可以被储存为糖原,即糖原合成途径。葡萄糖-6-磷酸转化为葡萄糖-1-磷酸,然后转化为尿苷二磷酸葡萄糖,在糖原合成酶的作用下合成糖原。肝脏和肌肉是合成糖原的主要组织。肝细胞能从糖原或其他来源释放葡萄糖以保持血糖水平,也能够合成葡萄糖-6-磷酸酶,使葡萄糖-6-磷酸进入糖异生途径。肌肉细胞不合成葡萄糖-6-磷酸酶,不能使葡萄糖去磷酸化。所以,葡萄糖进入肌肉细胞后以糖原形式保存,除非被分解。糖原分解是糖原转化为葡萄糖-6-磷酸,进入糖酵解途径。

当较长时间葡萄糖供给缺乏时,除了组织减少对葡萄糖的利用外,还依赖肝脏将非糖化合物如乳酸、甘油、生糖氨基酸等转变为葡萄糖或糖原,称为糖异生。糖异生途径与糖酵解途径的多数反应是共有、可逆的,糖酵解途径中磷酸烯醇式丙酮酸→丙酮酸,6-磷酸果糖→1,6-二磷酸果糖,葡萄糖→葡萄糖-6-磷酸的三个反应为不可逆。糖异生途径中丙酮酸→磷酸烯醇式丙酮酸、1,6-二磷酸果糖→6-磷酸果糖,葡萄糖-6-磷酸→葡萄糖的三个反应不可逆。糖异生的主要生理意义是维持血糖稳定,补充或恢复肝糖原储备。

二、血糖浓度的调节

肝脏、胰腺及其他内分泌腺体共同调节血糖浓度,使血糖维持于 $3.89\sim6.11$ mmol/L 的正常范围之间。

(一)血糖的来源与去路

血糖主要来源于食物中糖类的消化和吸收、肝糖原分解、非糖物质糖异生。血糖消耗于氧化分解供能、糖原合成肝糖原和肌糖原、磷酸戊糖途径转化为其他糖类、转化合成脂肪氨基酸等。

(二)内分泌激素调节

血糖水平主要由两类激素调节:一类是降低血糖的激素,主要包括胰岛素和胰岛素样生长因子;另一类是升高血糖的激素,主要包括胰高血糖素、肾上腺素、糖皮质激素、甲状腺素、生长激素抑制素等。血糖水平是这些激素共同调节的结果。

1.胰岛素

胰岛素由胰腺 β 细胞产生,是人体内降低血糖的唯一激素。当人体食入碳水化合物时,通过肠道吸收,葡萄糖进入外周循环,血糖升高。$GLUT_4$ 载体将葡萄糖运输至 β 细胞,进入糖酵解途径,ATP 增加导致细胞膜上 ATP 调控的 K^+ 通路关闭。K^+ 外流减少使细胞膜去极化,细胞膜上电压调控的 Ca^{2+} 通路开放,Ca^{2+} 的流入触发细胞外排释放胰岛素。血糖因胰岛素的作用降低,己糖激酶及糖酵解减弱,β 细胞检测到后减少胰岛素的分泌。

胰岛素能够促进葡萄糖通过非特异性受体进入肝脏、肌肉、脂肪等组织,用于氧化分解、合成肝糖原、转化成非糖物质。胰岛素激活糖酵解途径,促进葡萄糖氧化成为丙酮酸、乙酰辅酶A,乙酰辅酶A在肝脏中被合成脂肪酸,脂肪酸生成三酰甘油,以血浆极低密度脂蛋白(VLDL)的形式输出至全身组织。胰岛素还能够通过抑制胰高血糖素分泌抑制肝糖原分解和糖异生。胰岛素也有促进蛋白合成、抑制蛋白降解的作用。

2.胰岛素样生长因子

胰岛素样生长因子(insulin-like growth factors,IGF)是一种多肽,与胰岛素结构相似,主要为 ICF I 和 IGF II,IGF II 的生理作用尚不清楚,IGF I 主要在生长激素的调控下由肝脏产生,又称为生长调节素 C,是细胞生长和分化的主要调节因子之一,通过特异的 IGF 受体或胰岛素受体而发挥作用。血液中的 IGF 浓度约比胰岛素高 1 000 倍,大部分以蛋白结合的形式存在。

IGF 外源性注入可导致低血糖,缺乏可引起生长迟缓。胰腺外肿瘤时会导致 IGF 生成过量,出现饥饿性低血糖。测定 IGF I 可帮助评价生长激素的缺乏或过量,监测机体的营养状况。IGF 在正常糖代谢中的作用尚不清楚。

3.胰高血糖素

胰高血糖素由胰腺 α 细胞产生,是 29 个氨基酸的多肽,是促进分解代谢的激素,具有很强的促进糖原分解和糖异生作用,是升高血糖的主要激素。胰高血糖素的主要靶器官是肝脏和脂肪组织。胰高血糖素通过 cAMP-PK 系统,激活肝细胞的磷酸化酶,加速糖原分解。胰高血糖素加速氨基酸进入肝细胞,激活糖异生有关的酶。胰高血糖素还可以激活脂肪酶,促进脂肪分解。胰高血糖素的分泌受血中葡萄糖浓度和氨基酸浓度的调节,胰岛素可以通过调节血糖间接调节胰高血糖素的分泌,β 细胞分泌的胰岛素直接作用于邻近的 α 细胞抑制胰高血糖素的分泌。胰岛素和胰高血糖素是一对作用相反的激素,当机体处于不同的功能状态时,血中两者的摩尔比值(I/G)是不同的,由两者哪一种分泌占优势决定。

4.其他激素

肾上腺素(epinephrine,E)产生于肾上腺髓质,是强有力的升血糖的激素,在应激状态下发挥调节血糖的作用,可以抑制胰岛素分泌、促进糖原和脂类分解。糖皮质激素主要是皮质醇,在促肾上腺皮质激素(adrenocorticotropic hormone,ACTH)的刺激下从肾上腺皮质释放,可以通过减少葡萄糖进入肝外组织,促进糖异生、脂肪动员升高血糖。另外,生长激素可抑制葡萄糖进入组织细胞,促进血糖浓度升高,甲状腺素可以通过促进小肠糖吸收、肝糖原分解、糖原合成来提高血糖浓度。

(三)神经系统调节

神经系统主要通过下丘脑-垂体-靶腺轴和自主神经系统调控激素分泌。在下丘脑存在食欲中枢(腹内侧核和外侧核),对机体血糖水平存在两种相反的效应,它们通过自主神经系统(交感神经和副交感神经),控制胰岛素、胰高血糖素、肾上腺素的分泌从而影响糖代谢途径中关键酶活性,影响糖代谢过程,以达到调控血糖水平的目的。

(赵保永)

第二节 血糖的 POCT 监测及质量管理

糖尿病患者特别是使用胰岛素的患者,要求持续监测以保持血糖控制到接近正常水平。由于体积小、用血量少、快速,便携式血糖仪被普遍使用于急性或慢性危重患者床旁监测、医师办公室、患者在家自我监测血糖。对于胰岛素治疗者,ADA 推荐使用血糖仪检测每天≥3 次,大部分糖尿病患者保持血糖到正常或接近正常水平。对于血糖仪的使用和质量管理 ISO15197 提出了具体要求。

一、POCT 检测的原理

(一)葡萄糖氧化酶法

葡萄糖氧化酶催化从葡萄糖到铁氰化物之间的电子传递反应,生成亚铁氰化物。血糖仪在工作电极上加电压,驱动电子从亚铁氰化物流出,测定产生的电流强度,电流强度在一定范围内与血样本中葡萄糖浓度成比例,可计算出血糖浓度。由于样本、环境中的氧会影响检测结果,采用氧化酶法的血糖仪一般只用来检测毛细血管血液样本,对于动脉、静脉及新生儿样本受限。当血氧含量及血细胞比容受到影响时,应慎用葡萄糖氧化酶法血糖仪检测。患者的体内代谢物如尿酸,药物如对乙酰氨基酚等也会影响检测结果。但葡萄糖氧化酶法也有很多优点,如特异性好,与其他糖类不发生交叉反应等。

(二)葡萄糖脱氢酶法

1.葡萄糖脱氢酶-PQQ 法

在葡萄糖脱氢酶的作用下,葡萄糖被氧化成葡萄糖酸内酯,辅酶 PQQ 被还原成 PQQH2,苯醌二亚胺还原成苯二胺,加入电压后,苯二胺被重新氧化成苯醌二亚胺,产生两个电子,产生的总的电子数量是葡萄糖浓度的两倍,可以检测到。葡萄糖脱氢酶-PQQ 试纸能与麦芽糖、半乳糖、木糖交叉反应,但不受血氧影响。

2.葡萄糖脱氢酶-FAD 法

在葡萄糖脱氢酶的作用下,葡萄糖传递电子给铁氰化物,生成还原性亚铁氰化物,血糖仪在工作电极上加电压,亚铁氰化物被氧化,电子在电极间流动,测定产生的电流强度。葡萄糖脱氢酶-FAD 试纸能与木糖发生交叉反应,但不与麦芽糖、半乳糖反应,也不受到氧的影响。

以上所有方法都受到血细胞比容的影响,高细胞比容会减缓葡萄糖在试纸上的扩散,计数会偏低,低比容会加快血样扩散,反应速率提高,从而导致结果偏高。目前商业提供的血糖仪可在一定范围内对结果进行校正,但仍有一定范围限制。另外,环境中的温度、湿度对试纸条检测都会有影响,需要保持干燥、正确储存、使用试纸。

二、方法学评价与质量管理

血糖仪的方法学评价及其标准根据 ISO 颁布的文件制定,国家卫健委也据此制定了自己的管理标准。

(赵保永)

第三节 糖化血红蛋白测定

一、概念

糖化血红蛋白(glycosylated hemoglobin,GHb)是血红蛋白 A 组分的某些特殊分子部位和葡萄糖经过缓慢而不可逆的非酶促反应结合而形成的。被糖化的血红蛋白部分称为 HbA_1, HbA_1 由 HbA_{1a}、HbA_{1b} 和 $HbA1c$ 组成。前两部分代表其他己糖和 Hb 互相作用的产物,

HbA1c是结合葡萄糖的HbA₁。它与血糖浓度成正比。由于红细胞在血循环中的寿命约为120 d,如果血糖的水平波动不大,则约3个月的平均血糖和HbA1c的水平有很好的相关性,其代表了测定前2～3个月的血糖平均水平。

二、方法

EDTA试管,静脉取血送检。

三、正常参考值

HbA1c:4%～6%。

四、注意事项

(1)如果糖尿病患者经常监测血糖都显示控制较好,而糖化血红蛋白偏高,则需考虑是否平时监测血糖不够全面(如只测空腹血糖而忽略了餐后血糖),或者可能血糖仪测出的数值不够准确(如机器老化,试纸受潮、过期等)。

(2)由于糖化血红蛋白是反映血糖的平均值,如果糖尿病患者血糖波动较大,经常发生低血糖,继而又发生高血糖,其糖化血红蛋白完全有可能维持在正常范围。在这种情况下,它的数值就不能反映真正的血糖变化了。同时,糖化血红蛋白还受红细胞的影响,在合并影响红细胞质和量的疾病(如肾脏疾病、溶血性贫血等)时,所测得的糖化血红蛋白也不能反映真正的血糖水平。

(3)当空腹血糖超过患者糖化血红蛋白对应的预测值时,则显示近期血糖控制不好,可能与采血时紧张、劳累、晚餐进食过多、治疗不当、急性并发症等有关,需要调整治疗方案。

(4)同时还应该注意各种贫血、出血性疾病或用普萘洛尔、吗啡、氢氯噻嗪等药物可使糖化血红蛋白下降,而用大量阿司匹林、维生素D及肾功能不全、甲亢者可使其增高。

(5)检测的方法是影响HbA1c的重要因素之一,目前使用最多的是NGSP标化方法。另外,HbA1c存在种族差异。

(6)在我国糖化血红蛋白不推荐作为诊断糖尿病的依据,也不能取代糖耐量试验,可作为糖尿病的普查和健康检查的项目。

(7)血糖控制未达到目标或治疗方案调整后,应每3个月检查一次糖化血红蛋白。血糖控制达到目标后也应每年至少检查两次糖化血红蛋白。

(8)进餐不影响糖化血红蛋白测定,故可以在任意时间抽血。血中浓度在取血后保持相对稳定,在室温下放置3～14 d也不会明显影响测定结果(静脉血糖浓度随血样留置时间延长而逐渐下降)。

五、临床评估

HbA1c代表近2～3个月的血糖平均水平,与血糖值相平行,血糖越高,HbA1c就越高。HbA1c在糖尿病监测中的意义如下。

(一)HbA1c是DM患者血糖总体控制情况的指标

HbA1c的测定目的在于消除血糖波动对病情控制观察的影响,因而对血糖波动较大的T1DM患者,测定HbA1c是一个有价值的血糖控制指标。HbA1c是目前评价血糖控制的金指标。4%～6%:血糖控制正常;6%～7%:血糖控制比较理想;7%～8%:血糖控制一般;8%～

9%:控制不理想,需加强血糖控制,多注意饮食结构及运动,并在医生指导下调整治疗方案；＞9%:血糖控制很差,是慢性并发症发生发展的危险因素,可能引发糖尿病性肾病、动脉硬化、白内障等并发症,并有可能出现酮症酸中毒等急性并发症。

由于糖尿病患者 HbA1c 水平与平均血糖的控制相关,国际糖尿病联合会(IDF)建议大多数糖尿病患者将 HbA1c 控制在 6.5% 以下,而美国糖尿病协会(ADA)的推荐标准则是 7.0% 以下。医疗人员在制定 HbA1c 控制目标时,必须考虑患者个人的健康状况、低血糖风险、特殊健康风险等具体情况。例如,对于青少年和儿童 1 型糖尿病患者,HbA1c 的控制目标和成人有所不同,因为这部分人群血糖多变不易控制,而且在发育中的大脑比成年人的大脑更容易受到低血糖的损害,所以血糖控制不宜过分严格,美国糖尿病协会(ADA)给出的建议可参考表 6-1。

表 6-1 不同年龄段青少年儿童控制目标

年龄	糖化血红蛋白(HbA1c)控制目标
＜6 岁	7.5%～8.5%
6～12 岁	＜8.0%
13～19 岁	＜7.5%

(二)有助于糖尿病慢性并发症的认识

HbA1c 升高,是心肌梗死、脑卒中死亡的一个高危因素。在男性患者中,糖化血红蛋白每增加 1%,病死率的相对危险性增加 24%,女性患者增加 28%。一旦 HbA1c 超过 7%,发生心脑血管疾病的危险性就增加 50% 以上。反之,随着 HbA1c 水平的降低,越接近正常值,糖尿病的并发症降低越明显。英国前瞻性糖尿病研究(United Kingdom Prospective Diabetes Study,UKPDS)证实:HbA1c 每下降 1%,糖尿病相关的病死率降低 21%；心肌梗死发生率下降 14%；脑卒中发生率下降 12%；微血管病变发生率下降 37%；白内障摘除术下降 19%；周围血管疾病导致的截肢或病死率下降 43%；心力衰竭发生率下降 16%。因此,HbA1c 对糖尿病患者来说是一项非常重要的监测指标,它的高低直接决定将来各种严重影响糖尿病患者生活质量的慢性并发症的发生和发展。

(三)指导对血糖的治疗方案的调整

根据 HbA1c 可推算出平均血糖的水平,可预测出近期血糖控制的好坏。

HbA1c 与估计的平均血糖水平的对应关系可由以下的近似公式得出。

估计的平均血糖(mg/dL)＝28.7×糖化血红蛋白－46.7；估计的平均血糖(mmol/L)＝1.59×糖化血红蛋白－2.59。HbA1c＜7.3% 时,餐后血糖对 HbA1c 的水平影响较大；当在 7.3%～8.4% 时,空腹和餐后血糖对 HbA1c 的功效差不多；当＞8.5% 时,空腹血糖所扮演的角色更重要。因此,HbA1c 在 7%～8% 者要更多干预餐后血糖,减少低血糖反应；＞8% 者要兼顾空腹和餐后血糖。因此,HbA1c 可以更好地全面判断病情,指导治疗。

(四)区别应激性血糖增高和糖尿病

在心、脑血管急症时,由于应激反应可使血糖增高,HbA1c 检测正常。若 HbA1c 增高预示患者存在糖尿病。

(五)在妊娠糖尿病中的检测意义

妊娠糖尿病(gestational diabetes mellitus,GDM)仅测定血糖是不够的,一定要监测糖化血红蛋白,并使其保持在 8% 以下。如此可避免巨大胎儿、死胎和畸形胎儿的发生。

（六）用于 DM 的诊断

2009 年美国糖尿病协会（ADA）、欧洲糖尿病研究协会（EASD）和国际糖尿病联盟（IDF）共同组成的国际专家委员会一致同意推荐使用 HbA1c 检测用于非妊娠期人群糖尿病的诊断，建议采用 HbA1c≥6.5%作为诊断 2 型糖尿病的切点，将在≥6.0%和≤6.5%范围内个体定义为"高危的亚糖尿病状态"，并推荐：当 HbA1c≥6.5%时可诊断糖尿病，需重复检测以证实诊断；症状典型的个体血糖水平＞11.1 mmol/L 时无须进行确证试验；国内有学者研究指出，HbA1c 的诊断切点选择在 6.3%可能更符合中国人的体质，这有待于我们进一步研究确认。

（七）HbA1c 是筛查糖尿病的重要指标

HbA1c 除了可以用来诊断糖尿病外，它还可以用来筛查糖尿病。Saudek 等把筛查糖尿病的 HbA1c 的切点定为 6.0%，敏感性达到 63%～67%，特异性达到 97%～98%。Buell 等制订的切点分别是正常≤6.0%，糖尿病≥7.0%，糖尿病前期为 6.1%～6.9%，启动其他检查为≥5.8%。

（赵保永）

第四节　血糖调节激素测定

调节血糖的激素主要有胰岛素、胰高血糖素、肾上腺皮质激素、生长激素、甲状腺激素等多种。本节仅介绍胰岛素、胰高血糖素和胰岛素抵抗的检测及临床意义。

一、胰岛素原、胰岛素和 C-肽测定

（一）生理和生物化学

胰岛素是第一个被纯化的蛋白类激素，是放射免疫法检测到的第一种物质，是重组 DNA 技术应用的第一个实践案例。人胰岛素分子量 5 808 Da，包含 51 个氨基酸。人胰岛素由 A、B 两条链组成，两条链之间以两个二硫键连接，A 链本身含有第三个二硫键。人胰岛素与很多哺乳动物胰岛素具有相似的免疫学和生物学特性，在人重组胰岛素广泛应用以前，长期在临床治疗中使用牛和猪源胰岛素。

胰岛 β 细胞粗面内质网的核糖体首先合成 100 个氨基酸组成的前胰岛素，很快被酶切去信号肽，生成 86 个氨基酸的胰岛素原，其生物活性只有胰岛素生物活性的 1/10，储存于高尔基体的分泌颗粒中，最后在蛋白水解酶的作用下水解成 51 个氨基酸的胰岛素和无生物活性的 31 个氨基酸的 C 肽。正常人的胰岛素释放呈脉冲式，基础分泌量约 1 U/h，每天总量约 40 U。健康人摄入葡萄糖后，胰岛素呈双时相脉冲式分泌，葡萄糖入血后的 1～2 min 是第一时相，储存胰岛素快速释放，在 10 min 内结束，第二时相可持续 60～100 min，直到血糖水平回到正常，为胰岛素合成和持续释放时相。胰岛素主要在肝脏摄取并降解，半衰期 5～10 min。

正常情况下在外周循环中无法检测到前胰岛素。仅有少量胰岛素原（胰岛素的 3%）和中间剪切体入血，因肝脏清除胰岛素原率仅是清除胰岛素的 1/4，胰岛素原的半衰期是胰岛素的 2～3 倍，空腹时循环胰岛素原是胰岛素浓度的 10%～15%。C 肽对于维持胰岛素正常结构必需，半衰期长（35 min），空腹时循环 C 肽是胰岛素浓度的 5～10 倍。肝脏不代谢 C 肽，C 肽在肾脏中降解并从循环中清除，具有较稳定的尿液清除率。

(二)胰岛素原测定

1.测定方法

胰岛素原准确检测存在一些困难,包括在血中浓度低,不易获得抗体。很多抗血清与胰岛素、C 肽有交叉反应,同时胰岛素原转化中间体也会干扰检测结果,现还不具备纯胰岛素原检测的方法。目前已经将生物合成的胰岛素原应用于制备单克隆抗体,将能提供可靠的胰岛素原标准品和检测方法。

2.临床意义

高浓度胰岛素原见于良性或恶性胰岛 β 细胞瘤,同时胰岛素、C 肽血清水平升高或不升高,伴低血糖症。也有少见疾病如胰岛素转换障碍引起的家族性高胰岛素原。测量胰岛素原有助于判断胰岛素原类似物对胰岛素检测的干扰程度。在部分 2 型糖尿病患者血清中检测到高胰岛素原及其类似物水平,并且与心血管危险因子关联。在慢性肾功能不全、肝硬化、甲状腺功能亢进患者血清中也可能检测到高胰岛素原及其类似物水平。

(三)胰岛素测定

1.标本采集与保存

所有测定方法均可采用血清标本,血浆标本(EDTA 和肝素抗凝)可用于一些免疫分析法。由于红细胞中存在胰岛素降解酶,故可致胰岛素含量降低,使用夹心免疫技术可观察到异嗜性抗体或类风湿因子可引起胰岛素假性升高。胰岛素测定的血清标本应在取血后 5 h 内分离,分离血清中的胰岛素在室温下可稳定 12 h,在 4 ℃ 可稳定 1 周,在 −10 ℃ 可稳定 1 个月。

2.检测方法

虽然胰岛素测定历史已经有 40 年,目前仍然没有高度精确、准确和可靠的方法。目前有很多胰岛素检测商业试剂盒,包括 RIA、ELISA、化学发光免疫法等,其基本原理是免疫分析法,检测免疫反应性胰岛素。除了胰岛素,与胰岛素有共同抗原表位的物质如胰岛素原、胰岛素原转换中间产物、糖基化及二聚体化的胰岛素衍生物等都可能被检测到。胰岛素抗血清与胰岛素原有交叉反应,但不与 C 肽反应。对于健康人体来说,胰岛素检测的特异性不是问题,因健康人血清中低浓度的胰岛素原不会影响胰岛素测量结果。但在某些情况,如糖尿病、胰岛细胞瘤患者,胰岛素原以较高浓度存在,会使胰岛素检测结果偏高,而胰岛素原的活性很低,会得到不准确的具有活性的胰岛素检测结果。

3.胰岛素检测的标准化

ADA 曾经评估 9 个生产商的 12 种不同试剂,结果显示方法内变异达到 3.7%~39%,方法间变异达到 12%~66%,平均变异 24%。一般的胰岛素参考测量程序不能够达到优化方法间变异、使检测结果一致的目的。最近,ADA 胰岛素测量标准工作组与美国糖尿病消化病肾病研究所、CDC、欧洲糖尿病研究协会联合,建立以同位素稀释液相色谱-串联质谱法为参考方法的溯源链,以标准化胰岛素检测。标准化、同质化胰岛素检测对于临床诊疗具有实际意义。

4.参考区间

因方法的批间差异大,目前情况下实验室应建立自己的参考区间,以 SI 单位(pmol/L)报告结果。过夜空腹后,正常健康无肥胖人群的胰岛素范围是 12~150 pmol/L(3~25 μU/mL)。部分特异性较好、减少胰岛素原干扰的方法得到的空腹胰岛素水平是 <60 pmol/L(9 μU/mL)。在肥胖人群,胰岛素水平偏高,非糖尿病患者群及运动员胰岛素水平偏低。

5.临床意义

胰岛素是降低血糖的主要激素,胰岛素测定可用于空腹低血糖症患者的评估,也是2型糖尿病患者治疗方案选择的参考指标,如果胰岛素水平低,选择胰岛素治疗的可能性增加。另外,胰岛素测定是多囊卵巢综合征的评估指标,因为这种疾病的患者常伴胰岛素抵抗及碳水化合物代谢异常。虽然有研究者建议在OGTT检测的同时测定胰岛素,作为糖尿病的早期诊断指标之一,目前ADA所建议的糖尿病诊断指标并不包括胰岛素测定。

(1)胰岛素增高:常见于非胰岛素依赖型糖尿病(2型糖尿病),此类患者常较肥胖,其早期与中期均有高胰岛素血症;胰岛β细胞瘤、胰岛素自身免疫综合征、脑垂体功能减退、甲状腺功能减退、艾迪生病也有异常增高。此外,怀孕妇女、应激状态下如外伤、电击与烧伤等患者胰岛素的水平也较高。

(2)胰岛素降低:常见于胰岛素依赖型糖尿病(1型糖尿病)及晚期非胰岛素依赖型糖尿病(2型糖尿病);胰腺炎、胰腺外伤、β细胞功能遗传性缺陷病的患者及服用噻嗪类药、β受体阻滞剂者常见血胰岛素降低。

(四)C-肽测定

1.标本采集与保存

采用血清标本。如果血清标本不能立即测定,须保存于-20℃,并避免反复冻融。标本溶血可影响胰岛素,而不影响C-P的测定。标本贮存的时间越短越好。测定C-肽的血清加入抑肽酶,-20℃贮存3个月对测定结果无明显影响。

C-肽抗体不能识别胰岛素原,但当血中存在大量胰岛素原时(如胰岛细胞瘤或血浆胰岛素抗体结合大量胰岛素原)也会影响C-肽的测定,使结果偏高。这时测定C-肽须将血清样品先经25%～30%的聚乙二醇(PEG)或葡萄珠结合胰岛素抗体处理,除去胰岛素原后再行测定。

2.测定方法

C-肽检测的基本原理是免疫分析法,包括放射免疫分析(RIA)、酶免疫分析(ELISA)、化学发光免疫分析(CLIA)和电化学发光免疫分析(ECLIA)等。不同方法间变异较大,其原因包括不同的抗血清、与胰岛素原的交叉反应不同、不同的C肽校准品等。比较15个实验室9种不同的C肽常规检测方法,批内、批间变异高达10%及18%,美国CDC成立了C肽检测标准化工作组。

3.参考区间

健康人群空腹血清C肽水平为0.78～1.89 ng/mL(0.25～0.6 nmol/L),葡萄糖或胰高血糖素刺激后,血清C肽水平为2.73～5.64 ng/mL(0.9～1.87 nmol/L),是刺激前的3～5倍。尿C肽的参考范围为74±26 μg/L(25±8.8 pmol/L)。

4.临床意义

C-肽测定比胰岛素测定有更多优点,因其肝脏代谢可以忽略,外周血C肽浓度与胰岛素相比是更好的β细胞功能指示项目,C肽检测不受外源性胰岛素的干扰,与胰岛素抗体无交叉反应,而这些都会影响胰岛素检测结果。

(1)评估空腹低血糖:对于某些β细胞瘤患者,特别是胰岛素间歇分泌过多时,胰岛素水平可以正常,但C肽水平升高。当注射外源性胰岛素导致低血糖时,胰岛素浓度升高,C肽水平降低,因C肽检测方法不识别外源性胰岛素,且外源性胰岛素可抑制β细胞功能。

(2)评估胰岛素分泌能力和速率:检测基础或刺激后的C肽浓度,但在常规糖尿病监测中作用不大。

（3）用于监测胰腺手术效果：在胰腺切除后应该检测不到 C 肽，在胰腺或胰岛细胞成功移植后，C 肽浓度应该升高。

（五）胰岛素和 C-肽释放试验

1.胰岛素释放试验

胰岛素释放试验主要用于了解胰岛 β 细胞的功能状态，协助判断糖尿病类型并决定治疗方案。

（1）方法：口服葡萄糖 75 g 分别在空腹及服葡萄糖开始后 30 min、60 min、120 min、180 min 采血测定血糖和胰岛素水平。可与 OGTT 同时进行。

（2）参考区间：通常为空腹 3～25 mU/L，服糖后分泌高峰在 30～60 min，峰值比空腹升高 4～6 倍，峰值应＜130 mU/L。120 min＜100 mU/L，180 min 后基本恢复到空腹水平。

（3）临床意义：①空腹胰岛素＞25 mU/L，服糖后 2～3 h 仍持续高水平（往往＞100 mU/L），提示可能存在胰岛素抵抗。②糖尿病患者胰岛素释放高峰往往后延，1 型糖尿病患者胰岛素分泌能力降低，分泌曲线呈低平；空腹血浆胰岛素浓度很低，一般＜3 μU/mL（正常为 3～25 μU/mL），甚至测不出；血及 24 h 尿中 C 肽均很低，常不能测出。③2 型糖尿病患者视胰岛素缺乏或抵抗的类型不同，患者空腹胰岛素水平正常或高于正常，刺激后曲线上升迟缓，高峰在 2 h 或 3 h，多数在 2 h 达到高峰，其峰值明显高于正常值，提示胰岛素分泌相对不足。

2.C-肽释放试验

C-肽释放试验是反映自身胰岛素分泌能力的一个良好指标，有助于鉴别 1 型和 2 型糖尿病患者。

（1）试验方法：同胰岛素释放试验。可与 OGTT 同时进行。

（2）参考区间：正常人空腹血浆 C-肽值为 0.8～4.0 μg/L，餐后 1～2 h 增加 4～5 倍，3 h 后基本恢复到空腹水平。

（3）临床意义：C 肽释放试验与胰岛素释放试验的临床意义相同。

C 肽测定常用于糖尿病的分型，它与胰岛素测定的意义是一样的。1 型糖尿病由于胰岛 β 细胞大量破坏，C 肽水平低，对血糖刺激基本无反应，整个曲线低平；2 型糖尿病 C 肽水平正常或高于正常；服糖后高峰延迟或呈高反应。

C 肽测定还用于指导胰岛素用药的治疗，可协助确定患者是否继续使用胰岛素还是只需口服降糖药或饮食治疗。糖尿病患者胰岛素水平相对或绝对不足的原因比较复杂，所以胰岛素水平既可表现为高，也可表现为低。前者用胰岛素治疗无效，后者不用胰岛素则加速糖尿病并发症的出现。若患者接受过胰岛素治疗 6 周后则可产生胰岛素抗体，这时测定胰岛素常不能反映患者体内胰岛素的真实水平。

C 肽可用于低血糖的诊断与鉴别诊断，特别是医源性胰岛素引起的低血糖。

由于胰岛 β 细胞在分泌胰岛素的同时也等分子地释放 C-肽，C-肽与外源性胰岛素无抗原交叉，且生成量不受外源性胰岛素影响，很少被肝脏代谢，因此，C-肽测定可以更好地反映 β 细胞生成和分泌胰岛素的能力。

二、胰高血糖素测定

常采用竞争 RIA 法测定胰高血糖素，校正值由厂商提供，其根据是 WHO 胰高血糖素国际标准(69/194)。空腹时血浆胰高血糖素浓度范围为 $20 \sim 52$ pmol/L($70 \sim 80$ ng/L)。α 细胞患者外周血胰高血糖素浓度最高可达正常参考值上限的 500 倍。胰腺 α 细胞瘤患者外周血中的胰高血糖素极度升高,并常伴有体重减轻、(表皮)松解坏死型游走性红斑、糖尿病、口腔炎、腹泻等症状。低胰高血糖素血症见于慢性胰腺炎、长期使用磺酰脲类治疗。

三、胰岛素抵抗的检测

(一)生理与生物化学

胰岛素抵抗(insulin resistance,IR)又称胰岛素不敏感,是胰岛素对外周组织,主要是肝脏、肌肉、脂肪的作用减弱。20 世纪 30 年代开始使用动物胰岛素制剂治疗糖尿病不久,就已经发现有些患者对胰岛素敏感,有些不敏感,并通过同一患者注射和不注射胰岛素 OGTT 试验血糖下面积之差,不同患者存在较大差异证明了胰岛素抵抗的存在。20 世纪 50 年代末胰岛素的放射免疫分析法建立后,胰岛素抵抗的检测有了突破性进展。目前,胰岛素抵抗的检测方法多适用于科研检测。

(二)测定方法

1.血胰岛素浓度测定

当存在 IR 时,组织利用血糖降低致高血糖趋向,高血糖又刺激胰岛 β 细胞分泌更多的胰岛素以使血糖恢复正常或不能使血糖恢复正常,表现为高胰岛素血症伴正常血糖或高血糖。可空腹采血或常规口服糖耐量试验,同时查血糖和胰岛素,当空腹或餐后胰岛素峰值大于正常人均值+2SD时可诊断为高胰岛素血症。由于个体间基础及餐后胰岛素存在较大差异,不同胰岛素检测方法也存在较大差异,各实验室应设置自己的参考区间,应选择中年、非肥胖的健康人,也可作为不同年龄组的参考区间,例数在 $30 \sim 50$ 人。未检出高胰岛素水平,也不能排除 IR 的存在,高胰岛素血症是 IR 的参考指标。

2.胰岛素作用指数

由于血糖与胰岛素相互作用,有研究者提出以空腹血糖与空腹胰岛素之间的关系作为判断 IR 的参数。

3.葡萄糖耐量加胰岛素释放试验

用 OGTT 加胰岛素释放试验的 G 曲线下面积与 I 曲线下面积之比作为 IR 的比较参数,又称闭环模型。

4.胰岛素抑制试验

胰岛素抑制试验是开环模型方法的一种,其原理是用药物抑制受试者葡萄糖刺激的 β 细胞分泌胰岛素(β 细胞致盲),然后给受试者输注葡萄糖及胰岛素,调整输速,达到血糖稳态及血胰岛素稳态,达到稳态时的血糖浓度和血胰岛素浓度之比值,可作为胰岛素敏感度的参考指标。

5.葡萄糖钳夹试验(GCT)

开环模型方法的一种,是目前测定胰岛素抵抗的金标准。空腹时,血糖浓度相对稳定,机体葡萄糖的生成主要来自肝葡萄糖输出,与葡萄糖的利用是相等的。此时如果输注一定量的胰岛素,造成高胰岛素血症,会增加葡萄糖利用,同时抑制肝糖输出,血糖将降低,但如果同时输注葡萄糖可以使血糖得到补充,使肝糖输出与葡萄糖利用达到平衡,并可调节葡萄糖输速使血糖达到预先设计的靶水平。在输注的胰岛素也达稳态的情况下,此时葡萄糖的输注速度应等于其清除率,这个清除率可以作为胰岛素敏感性的参考指标。

6.最小模型法测定胰岛素敏感度

静脉注射一个剂量的葡萄糖,接下来频繁地检查血糖和血胰岛素约 30 个样本,根据葡萄糖与胰岛素浓度的动力学关系求得胰岛素敏感度指数,又称频繁采血的静脉葡萄糖耐量试验。

(赵保永)

第五节　胰岛自身抗体测定

大多数 1 型糖尿病患者的胰岛 β 细胞因自身免疫攻击而损伤和缺失,被称为免疫介导糖尿病,不同胰岛自身抗体不断被发现,给 1 型糖尿病的诊断及预期提供更多检测指标。目前可以常规检测的胰岛自身抗体包括抗胰岛细胞质抗体(autoantibody to islet cell cytoplasm,ICA)、抗胰岛素抗体(insulin autoantibodies,IAA)、谷氨酸脱羧酶抗体(autoantibody to the 65-kDa isoform of glutamic acid decarboxylase,GAD65A)、胰岛素瘤抗原 2 蛋白抗体(autoantibody to 2 insulinoma antigen 2 proteins,IA-2A/IA-2βA)、抗锌运载体 8 变异体 3 抗体。

一、检测原理及方法

(一)抗胰岛素抗体测定

IAA 目前可以使用放射性核素法检测,加入过量非放射标记胰岛素,计算胰岛素放射性配体结合率的变化。当特异性抗体结合大于 99 百分位数或超过健康人平均值 2~3 SD 时,结果报告为阳性。每个实验室需检测至少 200 个健康个体得到胰岛素自身抗体结合率。对于 IAA 检测需注意的是在胰岛素治疗后人体会产生胰岛素抗体,即便使用人源性胰岛素治疗。从美国糖尿病自身抗体检测标准化计划(Diabetes Autoantibody Standardization Program,DASP)得到的数据显示,IAA 检测的实验室间不精密度较大。

(二)谷氨酸脱羧酶抗体测定

GAD65A、IA-2A 可通过标准放射结合试验检测,使用 35S 标记的重组人源 GAD65 或 IA-2(体外转录产生,掺入 35S 或 3H 标记氨基酸)。商业化的 GAD65A、IA-2A 试剂盒为放射免疫法,分别使用 ^{125}I 标记 GAD65 及 IA-2。另外,目前也有商业化的非放射标记 GAD65A、IA-2A 检测试剂盒。WHO 建立了 GAD65A、IA-2A 检测标准,要求使用国际单位报告结果。Cutoff 值应该从检测 100~200 个健康人样本得到,其结果超过 99 百分位数者报为阳性。DASP 进行了全球多家实验室间的比对,在美国糖尿病免疫协会的支持下,CDC 组织了能力验证计划。GAD65A、IA-2A 商业检测试剂盒也参加 DASP 计划,说明 GAD65A、IA-2A 可能趋向于标准化。

(三)抗胰岛细胞质抗体测定

ICAs 可以使用人胰腺冷冻切片间接免疫荧光法,检测免疫球蛋白与胰岛结合的程度,其结果可与美国生物标准及质量控制研究所提供的 WHO 标准血清检测结果比较,结果以 JDF 单位表示。两次检测≥10 JDF 或一次检测≥20 JDF 患 1 型糖尿病风险显著增加。这种方法使用不便且很难标准化,检测 ICA 的实验室数量明显减少,且不再纳入 DASP 计划。

二、临床意义

(一)在糖尿病筛查与诊断中的意义

85%～90%的 1 型糖尿病患者在检测到空腹高血糖症时已经检测到胰岛细胞自身抗体。自身免疫在高血糖症及糖尿病继发症状出现数月到数年以前就已经存在。1 型糖尿病发病数年后，一些自身抗体浓度降低到最低检测限以下，但 GAD65A 常保持增高。1 型糖尿病患者患其他自身免性疫病的风险性也明显高于正常人，如乳糜泻、毒性弥漫性甲状腺肿、甲状腺炎、艾迪生病、恶性贫血，仅少数 1 型糖尿病患者没有发现明显病因及自身免疫证据。

新诊断 1 型糖尿病患者中 15% 有一级亲属具有 1 型糖尿病病史。1 型糖尿病患者亲属的发病为 5%，是正常人群的 15 倍。对于 1 型糖尿病患者亲属进行胰岛自身抗体筛查有助于找到高风险者。但是，1%～2% 健康个体也具有胰岛自身抗体，但对于 1 型糖尿病为低风险。1 型糖尿病的患病率为 0.3%，单一种胰岛自身抗体的阳性预测值将很低。多种胰岛自身抗体的存在伴随 ＞90% 的 1 型糖尿病患病风险率，但是没有任何治疗干预措施能够阻止糖尿病的发生，所以虽然 1 型糖尿病患者体内检测到了数种胰岛自身抗体，它们多用于临床研究，并未能用于糖尿病患者的诊疗管理。在建立针对儿童的高性价比筛查策略、建立有效预防及干预治疗措施以延缓糖尿病发生之前，胰岛自身抗体的检测不能被推荐在研究以外的范围广泛使用。

对于确定具有 HLA-DR 和/或 HLADQB1 链的儿童，一般不会患 1 型糖尿病，但仍可能有胰岛自身抗体升高，这时胰岛自身抗体已经失去了预期作用，不能再作为预防试验。少数具有 2 型糖尿病症状的成人同样可检测到胰岛自身抗体，特别是 GAD65A，预示着胰岛素依赖性，这种情况被称为潜在成人自身免疫糖尿病或 1.5 型糖尿病，或慢性进展性 1 型糖尿病。虽然 GAD65A 阳性糖尿病患者比阴性患者更快进展到胰岛素依赖状态，很多抗体阴性的 2 型糖尿病患者纵然较慢，也随病程延长进展到胰岛素依赖状态，部分患者表现出胰岛成分的 T 细胞反应性。胰岛自身抗体检测对于 2 型糖尿病患者用途有限，临床医师一般根据血糖控制水平制定胰岛素治疗方案。

(二)在糖尿病监测中的意义

对于胰岛自身抗体阳性个体，目前并没有可接受的有效治疗措施能在糖尿病确诊后延长胰岛细胞存活及避免糖尿病发生。因此，目前重复检测胰岛自身抗体以监测胰岛细胞自身免疫情况没有临床意义。对于胰岛或胰腺移植个体，存在或缺乏胰岛自身抗体可以澄清移植失败是由于自身免性疫病复发还是由于排斥反应。如果部分胰腺从同卵双生个体或其他 HLA 相同同胞移植，胰岛自身抗体检测有助于免疫抑制剂治疗措施的制定，以阻止糖尿病复发，但目前只停留于理论上，尚无具体治疗措施确定下来。

总之，胰岛细胞自身抗体检测可能对于以下情况有利：定义糖尿病亚型。这类患者的初始诊断是 2 型糖尿病，但有 1 型糖尿病的胰岛细胞自身抗体标志，且进展到胰岛素依赖；筛查拟捐献部分肾脏或胰腺的非糖尿病家族成员；筛查妊娠糖尿病患者是否具有进展至 1 型糖尿病的风险；糖尿病确诊后，鉴别 1 型、2 型糖尿病患儿，以制定胰岛素治疗措施，如可能是 2 型糖尿病的患儿给予口服降糖药，胰岛细胞自身抗体阳性的患儿立即给予胰岛素治疗。目前，检测胰岛细胞自身抗体对监测病情仍无临床实际意义，多在研究方案中出现。

三、临床检测建议

美国临床生物化学学会建议：①胰岛细胞自身抗体检测推荐用于筛选希望捐献部分胰腺给

1型糖尿病终末期患者的非糖尿病家庭成员;②胰岛自身抗体检测不推荐用于糖尿病诊断,标准化的胰岛细胞自身抗体试验可用于成人糖尿病患者分类、出生后 HLA 分型1型糖尿病遗传高风险儿童预后研究;③目前不推荐在2型糖尿病患者中进行胰岛自身抗体筛查,但标准化的胰岛自身抗体检测技术可用于研究2型糖尿病患者再次治疗失败的可能机制;④目前不推荐在1型糖尿病患者亲属及正常人群中筛查胰岛自身抗体,标准化的胰岛自身抗体检测技术仅用于预后临床研究;⑤在具有质量控制系统的、经认证的实验室检测胰岛细胞自身抗体,并且参加能力验证活动。

(赵保永)

第六节　糖尿病诊断指标测定

糖尿病的诊断指标包括血浆葡萄糖测定和 OGTT 试验,糖化血红蛋白既往为糖尿病监测指标,在 2010、2011 年 ADA 发布的糖尿病诊断标准中,都将 HbA1c>6.5% 纳入了这一标准,本文也将其置于诊断指标中加以叙述。

一、葡萄糖测定

(一)标本采集及保存

(1)血清、血浆、脑脊液和尿液均为可接受的标本。不同样本类型的血糖浓度存在一定差异,对于一个红细胞比积正常的个体,空腹全血的血糖浓度比血浆低 10%~12%。

(2)标本置室温下,糖酵解使全血样本中的葡萄糖浓度以每小时 5%~7%(5~10 mg/dL)的速度降低,当白细胞数量增多及细菌污染时,降低速度进一步加快。分离后无菌血清中葡萄糖的浓度相对稳定,25 ℃保存可稳定 8 h,4 ℃保存可稳定 72 h。分离的血浆中如果含有白细胞,仍然会代谢葡萄糖,使其浓度降低。因此,采血后应立即离心,分离出血浆,置于干燥洁净试管中,充分凝固后再分离出血清,置 2 ℃~8 ℃冰箱保存。分离血清或血浆的时间,最好不晚于血液标本采集后 1 h。

(3)如果采血后不能迅速分离出血浆或血清,必须使用含氟化物或碘乙酸盐的抗凝管,抑制血细胞(主要是白细胞)对葡萄糖的酵解,稳定全血中的葡萄糖,推荐用草酸钾(2 mg)-氟化钠(2 mg)抗凝血浆。使用氟化钠或碘乙酸盐的抗凝管,血糖可在室温下稳定 3 d。氟离子通过与 Mg^{2+} 离子、无机磷结合形成复合物,抑制需要 Mg^{2+} 离子的烯醇酶。高浓度的氟离子还可抑制尿素酶及其他的酶,所以使用氟化钠的样本不再适用于尿素氮及其他酶类的测定。草酸钾使细胞脱水,稀释血浆,使用其抗凝的样本也不再适用于其他生化分析。

虽然氟化钠能够使样本中的葡萄糖在较长时间内保持稳定,在样本采集后的第一个小时内仍不能抑制血糖的降解,所以对于在 1 h 内检测或能及时分离血浆的样本,使用氟化钠样本采集管的必要性不大。对于白细胞数量明显升高的患者,有必要使用氟化钠样本采集管,否则在样本采集后的 1~2 h 内血糖差异可达 65 mg/dL。

(4)减少糖酵解最好的方法是将采集后样本立即置于冰水浴中,30 min 内分离血浆,也可使用柠檬酸盐管。

(5)建议使用带分离胶的真空采血管,并及时分离血清,可防止血细胞对葡萄糖的酵解。

(6)脑脊液样本可能被细菌污染或含有其他细胞,必须立即进行葡萄糖检测。如不能及时检测,则需立即离心,储存样本于 4 ℃或−20 ℃。

(7)对于 24 h 尿液,可在第一次收集样本时加入 5 mL 冰醋酸,这样可保持尿液的 pH 在 4～5,可抑制细菌生长,也可加入 5 克甲苯酸钠,其他防腐剂包括氯己定、0.1%叠氮钠、0.01%苯乙胺氯,并且将尿液样本保存在 4 ℃,如放置于室温,葡萄糖会在 24 h 后损失 40%。

(二)检测方法

应用酶学方法测定血液葡萄糖是临床化学中的主流方法。最常用的酶学方法有葡萄糖氧化酶法和己糖激酶法,此外还可以采用葡萄脱氢酶法。其特点是具有较高的灵敏度、准确度和精密度,操作简单,适用于自动生化分析仪。己糖激酶方法和葡萄糖氧化酶方法相比,具有更好的特异性,是葡萄糖检测的参考方法,特别适用于急诊检验使用。

1.己糖激酶法

在己糖激酶(HK)催化下,葡萄糖和 ATP 发生磷酸化反应,生成葡萄糖-6-磷酸(G-6-P)与 ADP,随后在葡萄糖-6-磷酸脱氢酶(G-6-PD)催化下脱氢,生成 6-磷酸葡萄糖酸(6-PG),同时使 NADP 还原成NADPH。

根据反应方程式,NADPH 的生成速率与葡萄糖浓度成正比,在波长 340 nm 处监测吸亮度,从而计算得到葡萄糖浓度。本法的线性范围为 0～500 mg/dL,高于 500 mg/dL 的样本须稀释重做。

己糖激酶法的特异性比葡萄糖氧化酶法高,目前已适用于自动生化分析仪。轻度溶血、脂血、黄疸、维生素 C、氟化钠、肝素、EDTA 和草酸盐等不干扰测定,但对于溶血样本,如果血红蛋白超过 5 g/L 时,因从红细胞释放出较多的有机磷酸酯和一些酶,干扰本法测定。

2.葡萄糖氧化酶法

本法有极谱分析法和比色法两类。但二者的初始反应都是在葡萄糖氧化酶的催化下,葡萄糖被氧化成葡萄糖酸,同时消耗溶液中的氧,产生过氧化氢。极谱分析法是用氧电极监测溶液中氧的消耗量,氧消耗量与葡萄糖浓度成正比。比色分析法是用葡萄糖氧化酶和辣根过氧化物酶的偶联反应系统。初始反应中过氧化氢的生成量与葡萄糖浓度成正比。在辣根过氧化物酶催化下,过氧化氢与各种色原(联大茴香胺或 4-氨基安替比林偶氮酚)反应,生成有色化合物,可进行比色测定。

使用葡萄糖氧化酶法测定葡萄糖需考虑以下因素的影响。

(1)葡萄糖氧化酶仅对 β-D-葡萄糖高度特异,溶液中的葡萄糖约 36%为 β 型,64%为 α 型。葡萄糖的完全氧化需要 α 型到 β 型的变旋过程。国外有些商品葡萄糖氧化酶试剂盒中含有葡萄糖变旋酶,促进α-D-葡萄糖转变为 β-D-葡萄糖。这一过程在极谱法测定葡萄糖(速率法)时尤为重要。在终点法中延长孵育时间可达到自发变旋过程。新配制的葡萄糖标准液主要是 α 型,因此必须放置 2 h 以上(最好过夜),待变旋平衡后方可应用。

(2)第二步反应中的过氧化物酶特异性较低,多种物质包括尿酸、抗坏血酸、胆红素、血红蛋白、三酰甘油、谷胱甘肽等可能与色原物质竞争过氧化氢,从而消耗反应过程中所产生的过氧化氢,产生竞争性抑制,使 GOD-POD 偶联法的测定结果偏低。此外,一些葡萄糖氧化酶生产时即含一种过氧化氢酶,它可以分解过氧化氢,减少有色体产生量。

(3)在本法的测定条件下,溶血标本血红蛋白浓度达 10 g/L,黄疸标本胆红素浓度达

342 μmol/L,均不影响测定结果。氟化钠浓度达 2 g/L 不干扰测定结果。标本中含尿素浓度达 46.7 mmol/L,尿酸浓度达 2.97 mmol/L,肌酐浓度达 4.42 mmol/L,半胱氨酸浓度达 4.1 mmol/L,三酰甘油浓度达 5.65 mmol/L,对测定结果均无显著影响。

(4)葡萄糖氧化酶法可直接检测脑脊液中葡萄糖含量,但尿液含有高浓度的尿酸等干扰过氧化物酶活性的物质,会产生异常偏低的结果,所以葡萄糖氧化酶法不能用于尿液检测。

(5)干化学检测系统使用葡萄糖氧化酶法检测,只需 10 μL 样本,使用样本体积小,无须液体试剂,试剂稳定,利于储存。

(6)若采用草酸钾-氟化钠为抗凝剂的血浆标本,抗凝管的制备如下:取草酸钾 6 g,氟化钠 4 g,加水溶解至 100 mL。吸取 0.1 mL 到各支试管中,置 80 ℃烤箱中烤干。该抗凝管可抗凝 2～3 mL 血液在 3～4 d 内不凝固,并能抑制葡萄糖的分解。

3.葡萄糖脱氢酶法

葡萄糖脱氢酶催化葡萄糖脱氢,氧化生成葡萄糖酸(D-葡萄糖酸-δ-内酯)。检测试剂内加入了变旋光酶,以缩短反应到达平衡的时间。在反应过程中,NADH 的产生量与葡萄糖量成正比。

葡萄糖脱氢酶的催化反应对于葡萄糖具有高度特异性,不受抗凝剂及血清内其他物质的干扰,其结果与己糖激酶法最为一致。一般浓度的抗凝剂或防腐剂如肝素、EDTA、柠檬酸盐、草酸盐、氟化物和碘乙酸等不干扰测定。胆红素 342 μmol/L 和血红蛋白 1 g/L 时可使表观葡萄糖浓度偏高。当口服木糖吸收试验时,不能用脱氢酶法测定血清葡萄糖浓度。

(三)临床检测建议

2011 年美国临床生物化学学会糖尿病诊断及管理的实验室分析指南,对于体液、血液定量葡萄糖检测提出了以下建议:①葡萄糖检测结果用于糖尿病诊断时,使用静脉血浆检测结果;②葡萄糖检测结果用于筛查高风险个体时,推荐使用静脉血浆检测结果;③用于糖尿病诊断、筛查的样本建议在经认可的实验室检查;④不推荐以常规检测的血浆葡萄糖(随机或空腹)结果作为病情监测和治疗评估的主要依据,ADA 推荐以 HbA1c 作为评估血糖控制的主要指标优于单纯的血糖检测指标,如果使用空腹血糖检测结果评价治疗效果,需进行周期性检测;⑤建议空腹葡萄糖检测在夜间空腹至少 8 h 后,早晨采血;⑥在生物变异的基础上,血糖检测分析不精密度需≤2.9%,偏倚≤2.2%,总误差≤6.9%。

(四)参考区间

葡萄糖氧化酶法、己糖激酶法、葡萄糖脱氢酶法:3.9～6.1 mmol/L(7～110 mg/dL)。

(五)临床意义

血糖浓度受神经系统和激素的调节而保持相对稳定,当这些调节失去原有的相对平衡时,则出现高血糖或低血糖。

1.生理性变化

生理性血糖增高主要见于饭后 1～2 h、摄入高糖食物、紧张训练、剧烈运动和情绪紧张、肾上腺分泌增加等。生理性低血糖主要见于饥饿和剧烈运动后。

2.病理性血糖增高

病理性血糖增高主要见于以下疾病。①原发性糖尿病;②内分泌疾病:嗜铬细胞瘤、甲状腺毒症、端肥大症、巨人症、库欣综合征、高血糖素细胞瘤;③胰腺疾病:急性或慢性胰腺炎、流行性腮腺炎引起的胰腺炎、胰腺囊性纤维化、血色病(血红白沉着症)、胰腺肿瘤;④抗胰岛素受体抗体及有关疾病:棘皮症、韦尼克脑病。

3.病理性低血糖

病理性低血糖主要见于：①胰岛细胞瘤、胰高血糖素缺乏；②对抗胰岛素的激素分泌不足，如垂体前叶功能减退、肾上腺皮质功能减退和甲状腺功能减退使生长激素、肾上腺皮质激素和甲状腺素分泌减少；③严重肝病患者，肝细胞糖原储存不足及糖原异生功能低下，肝脏不能有效地调节血糖。

二、口服葡萄糖耐量试验

口服葡萄糖耐量试验(oral glucose tolerance test，OGTT)是检查人体血糖调节功能的一种方法。正常人在服用一定量葡萄糖后，血液葡萄糖浓度暂升高，但一般不超过 8.9 mmol/L (160 mg/dL)，在 2 h 内葡萄糖浓度又恢复到空腹水平，称为耐糖现象。人在服用一定量葡萄糖后，间隔一定时间测定血液葡萄糖和尿糖，观察血液葡萄糖水平及有无尿糖出现，称为耐糖试验。若因内分泌失调等因素引起糖代谢失常时，食入一定量葡萄糖后，血液葡萄糖浓度可急剧升高或升高不明显，而且短时间内不能恢复到原来的浓度水平，称为糖耐量失常。临床上对症状不明显的患者，可采用口服葡萄糖耐量试验来判断有无糖代谢异常。

(一)试验方法

检查前三天正常饮食(每天碳水化合物量一般控制在 250～300 g)，试验前一天晚餐后不再进食，空腹过夜(8～14 h)。次日晨抽取空腹静脉血 2 mL，测定血浆葡萄含量(FPG)。将无水葡萄糖 75 g 溶于 200～300 mL 水中，5 min 内饮完。对于儿童可给予葡萄糖 1.75 g/kg 体重，直至达到 75 g 为止。口服葡萄糖后 2 h 采取静脉血 2 mL。如需要观察糖耐量曲线，在口服葡萄糖后准确 30 min、1 h、2 h、3 h 时间点各采取静脉血 1 mL，测定血糖浓度。将各次测得的血糖浓度与对应的时间作图，绘制耐糖量曲线。

(二)糖耐量曲线

1.正常糖耐量(NGT)

FPG≤6.1 mmol/L，且 2 h PG ＜7.8 mmol/L。

2.空腹血糖受损(IFG)

7.0 mmol/L＞FPG≥6.1 mmol/L，2 h PG ＜7.8 mmol/L。

3.糖耐量受损(IGT)

FPG ＜7.0 mmol/L 和 11.1 mmol/L＞2 h P G≥7.8 mmol/L。

4.糖尿病(DM)

FPG≥7.0 mmol/L，2 h PG≥11.1 mmol/L。

不同情况下的糖耐量曲线见图 6-1。

(三)临床应用注意事项

(1)临床上首先推荐空腹血糖测定，因为大多数糖尿病患者会出现空腹血糖水平增加。若空腹血糖＜5.6 mmol/L 或随机血糖＜7.8 mmol/L，则可排除糖尿病的诊断。虽然 OGTT 比空腹血糖测定更敏感，但有很多因素可影响其准确性。一般建议在做第一次 OGTT 后，间隔一定时间重做一次，以判断 OGTT 是否异常。

(2)对不能承受大剂量口服葡萄糖、胃切除后及其他可致口服葡萄糖吸收不良的患者，为排除影响葡萄糖吸收的因素，应进行静脉葡萄糖耐量试验(intravenous glucose tolerance test，IGTT)。IGTT 的适应证与 OGTT 相同。

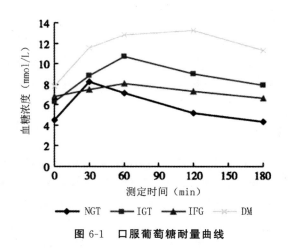

图 6-1　口服葡萄糖耐量曲线

（3）中华医学会糖尿病分会于 2005 年指出，糖调节受损（impaired glucose regulation，IGR）是任何一种类型糖尿病发病过程中的中间阶段。根据空腹血糖值和负荷后血糖值，IGR 可分为 IFG 和 IGT 两种高血糖状态，并对 IFG 下限诊断切点提出以下建议：①降低 IFG 的诊断切点，即从 6.1 mmol/L 降至 5.6 mmol/L。②IFG 上限的诊断切点不变，仍为＜7.0 mmol/L。③IGR 可分为单纯 IFG、单纯 IGT 和二者兼有等三种状态。单纯 IFG 空腹血糖≥5.6 mmol/L，但 OGTT 2 h PG≤7.8 mmol/L；单纯 IGT 空腹血糖＜5.6 mmol/L，但 OGTT 2 h 血糖在 7.8～11.1 mmol/L。④要求所有空腹血糖≥5.6 mmol/L 的个体均接受 OGTT 检测，可以大大提高糖尿病或糖尿病前期的检出效率以减少漏诊。对于单纯 IFG 个体，应积极提倡生活方式干预，以预防和延缓糖尿病的发生。

（四）临床意义

1.糖尿病

空腹时血糖值往往超过正常，服糖后血糖更高，而且维持高血糖时间很长，每次尿标本尿糖均阳性。

2.肾性糖尿

由于肾小管重吸收功能降低，肾糖阈下降，以致肾小球滤液中正常浓度的葡萄糖也不能完全重吸收，此时出现的糖尿，称为肾性糖尿。

3.其他内分泌疾病

垂体前叶功能亢进时，生长激素或促肾上腺皮质激素分泌过多或患肾上腺皮质、肾上腺髓质肿瘤时，肾上腺皮质激素或肾上腺髓质激素分泌过多等，都会导致高血糖和糖尿。艾迪生病患者，因肾上腺皮质功能减退，血糖浓度较正常人低，进食大量葡萄糖后，血糖浓度升高不明显，短时间内即可恢复原值。

4.急性肝炎

服用葡萄糖后在 0.5～1.5 h 血糖急剧增高，可超过正常。

5.反应性低血糖

空腹血糖正常，峰值稍高，餐后 2～3 h 出现低血糖。

6.胰岛素瘤

空腹血糖降低，服糖后血糖升高不明显，呈现低平曲线。

几种常见的低血糖症 OGTT 糖耐量曲线的特点见图 6-2。

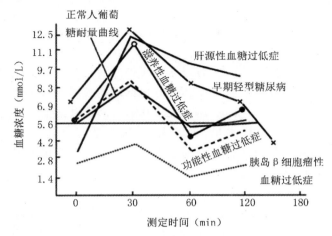

图 6-2　OGTT 各种低血糖症的特点

三、糖化血红蛋白测定

血液中的葡萄糖可以将糖基连接到蛋白质的氨基酸残基上,生成糖化蛋白。这是一个缓慢、不可逆的非酶促反应,与血糖浓度、高血糖持续时间有关。血红蛋白、血清蛋白、胶原蛋白等多种蛋白质都可以糖基化,蛋白质糖基化也是糖尿病慢性并发症的主要原因之一。糖化血红蛋白既往为糖尿病监测指标,随着检测技术的成熟与标准化,这一指标发挥着日益重要的作用,2010 年ADA 将其列入诊断标准。

(一)生理和生物化学

糖化血红蛋白是葡萄糖或其他糖与血红蛋白的氨基发生非酶催化反应形成的一种不可逆的糖化蛋白质。成人血红蛋白(Hb)通常由 HbA(约 90%)、HbA1(6.5%)、HbA2(2.5%)和 HbF(0.5%)组成。HbA 由两条 α 肽链和两条 β 肽链组成。HbA1 称为糖化血红蛋白(glycated hemoglobins,GHb),包括 HbA1a、HbA1b 和 HbA1c。HbA1 的 80% 是HbA1c,约占总 Hb 的 4.5%。

HbA1c 由葡萄糖与 HbA 的 β 肽链缬氨酸残基缩合而成。HbA1a 又由 HbA1a1 和HbA1a2 组成,两者分别是血红蛋白 β 链与 1,6-二磷酸果糖和 6-磷酸葡萄糖缩合而成;HbA1b由丙酮酸与 β 链结合而成。HbA1c 的形成是不可逆的,其血浓度与红细胞寿命和该时期内血糖的平均浓度有关,不受每天葡萄糖波动的影响,也不受运动或食物的影响。因为红细胞平均寿命为 90~120 d,所以 HbA1c 能反映近 8~10 周内平均血糖水平,成为反映糖尿病较长时间血糖控制水平的良好指标。在有溶血性疾病或其他原因引起红细胞寿命缩短时,HbA1c 明显减少。同样,如果近期有大量失血,新生红细胞大量产生,会使 HbA1c 结果偏低。但 HbA1c 仍可用于监测上述患者,其测定值必须与自身以前测定值做比较而不是与参考值进行比较。用胰岛素治疗的 DM 患者,应将 HbA1c 或 HbA1 作常规检测指标,至少每 3 个月 1 次。在某些临床状态下如GDM 或调整治疗方案时,每 4 周测定 1 次,可及时提供有价值的信息。

(二)样本采集和保存

患者无须空腹,使用 EDTA、草酸盐或氟化物的样本采集管。样本的稳定性取决于检测方法。全血样本可以在 4 ℃保存一周。4 ℃以上保存时，HbA1a 和 HbA1b 时间及温度依赖性升高，HbA1c 轻度升高。不建议将样本保存于－20 ℃。对于部分方法，样本保存于－70 ℃至少可以稳定 18 个月。肝素化的样本必须在两天内完成检测，不适用于部分方法检测。

(三)测定方法

糖化血红蛋白的检测方法有 30 多种，有根据电荷差异及迁移率差异的离子交换层析法、高效液相层析法、常规电泳法和等电聚焦电泳法等；有根据结构差异的亲和层析免疫测定法；有根据化学分析的比色法、分光亮度法。无论哪种方法，其结果都是以糖化血红蛋白占总的血红蛋白百分比例表示。实验室根据需要样本量、患者人群、成本选择合适的方法。ADA 建议使用 NGSP 认证的方法且能溯源到 DCCT 参考物质。IFCC 推荐高效液相色谱-同位素稀释-质谱测定法为 HbA1c 测定参考方法。

1.离子交换层析法

离子交换层析法在电荷差异的基础上分离血红蛋白变异体。一次性使用的微柱中装有负电荷化的阳离子交换树脂，可与带正电荷的血红蛋白结合。患者的血液样本被溶血后，红细胞溶解液加入微柱内，由于 HbA1 的两个 β 链 N 末端正电荷被糖基清除，正电荷较 HbA 少，用 pH 6.7 磷酸盐缓冲液可将正电荷较少、吸附力较弱的 HbA1 洗脱下来，用分光亮度计测定洗脱液中的 HbA1。不同离子强度的第二次缓冲液洗涤将正电荷较多的 Hb 洗脱下来，分光亮度法测量总血红蛋白，计算 HbA1 占总 Hb 的比例为糖化血红蛋白检测结果。试剂、微柱的温度、pH 影响检测结果，需控制在稳定水平。

在红细胞预处理步骤，需分解不稳定的前 HbA1（糖化 Hb 部分由醛亚胺键连接），否则不稳定的前 HbA1 会与稳定的 HbA1（酮亚胺键连接）共同洗脱下来，产生假性高值。不稳定的前 HbA1 对血糖急性改变敏感，不能作为长期血糖控制指标。当 Hb 的电荷受非碳水化合物影响时，也可与 GHb 共同分离，如尿毒症时氨基甲酰血红蛋白，乙醇中毒、铅中毒或长期使用大剂量阿司匹林（乙酰血红蛋白）。如果不能将其他修饰的血红蛋白与 HbA 或 HbA1c 分开，就会产生假性升高或降低的糖化血红蛋白检测结果。

2.离子交换高效液相色谱分析法

曾经应用于美国 DCCT 的研究，是检测糖化血红蛋白 HbA1c 的金标准，基于 Hbβ 链 N 末端缬氨酸糖化后所带电荷不同而建立。在中性 pH 条件下，HbA1c 携带的正电荷相对较少，因此可通过 HPLC 法将其与其他组分（HbA1c、HbA1b、HbA1a、HbF、HbA0）区分开。

3.免疫法

免疫法使用 HbA1c 单克隆抗体，其抗原结构是酮胺键及血红蛋白 β 链 N 末端的 4～8 个氨基酸残基。免疫法试剂中凝集物含有多拷贝的合成 HbA1c 免疫反应片段，HbA1c 单克隆抗体与乳胶微粒连接，两试剂混合会产生凝集，影响光散射和吸收，患者样本中的 HbA1c 竞争与 HbA1c 单克隆抗体-乳胶微粒连接，抑制乳胶微粒聚集。HbA1c 单克隆抗体特异性好，不识别不稳定 HbA1c，也不识别其他 GHb 如 HbA1a、HbA1b，同样也不识别其他血红蛋白变异体。目前这种方法已经应用于使用毛细管血的小型便携式检测仪，专供临床医师使用。

4.亲和层析法

亲和层析胶柱由交联间-氨基苯硼酸的琼脂糖珠组成，硼酸与结合在 Hb 分子上的葡萄糖的顺位二醇基反应，形成可逆的五环化合物，非糖化的 Hb 被洗脱。山梨醇缓冲液可解离五环化合物，洗脱 GHb，415nm 测量结合与未结合部分，计算 GHb 所占比例。这种方法不受非糖基化血红蛋白干扰,不稳定 HbA1c 对其干扰小,也不受温度影响,血红蛋白变异体如 HbF、HbC、HbS 对其干扰也有限,精密度可接受。因本法检测的是血红蛋白 α、β 链上的赖氨酸、缬氨酸残基酮氨结构,故检测的是总 GHb。一些商业试剂盒经校准后可报告 HbA1c,这是一种以前广泛应用,目前已经很少使用的试验方法。

(四)参考区间

健康成年人糖化血红蛋白的参考区间为以下几个。

离子交换层析法:均值 6.5%,范围 5.0%~8.0%。

HbA1c 免疫法:IFCC 计算方案,参考区间为 2.8%~3.8%。

DCCT/NGSP 计算方案,参考区间为 4.8%~6.0%。

亲和层析法:均值 6.5%,范围 5.0%~8.0%。

(五)临床检测建议

糖尿病患者应该常规检测 HbA1c 以监测血糖控制情况:①建议在认可实验室使用 NGSP 认可的方法检测 HbA1c,并能溯源至 DCCT 参考物质及 IFCC 参考方法;②建议实验室参加能力验证活动并了解可能影响本室 HbA1c 检测的因素,如血红蛋白病、红细胞转换异常的疾病等;③对于检测结果低于参考区间下限,或高于 15% 的样本,需重复检测验证,对于与临床表现不符合的检测结果需进一步调查;④糖尿病患者的治疗目标,按 ADA 建议进行,推荐保持 HbA1c <7%,对于无低血糖症的患者可以考虑适当严格,对于儿童和青少年可适当放宽要求,对于生命期有限、严重并发疾病、有严重低血糖症史、进展中合并症的患者,要求也可以适当放宽;⑤糖尿病患者每半年检测一次 HbA1c,治疗改变的患者每 3 个月检测一次;⑥POCT 的 HbA1c 检测准确度还不足以达到用于糖尿病诊断的要求。

(六)临床意义

(1)用于糖尿病的诊断。2010 年,ADA 首先将 HbA1c≥6.5% 作为糖尿病的诊断指标。

(2)用于评价糖尿病的控制程度。当糖尿病控制不佳时,糖化血红蛋白浓度可高至正常 2 倍以上。本试验已成为反映糖尿病较长时间血糖控制水平的良好指标。糖化血红蛋白所占比率能反映测定前1~2 个月内平均血糖水平。如果 HbA1 的浓度高于 10%,胰岛素的剂量就需要调整。在监护中的糖尿病患者,其 HbA1 的浓度改变 2%,就具有明显的临床意义。

(3)HbA1c 水平低于确定的参考区间,可能表明最近有低血糖发作、Hb 变异体存在或红细胞寿命过短。

(4)任何原因使红细胞生存期缩短,将减少红细胞暴露到葡萄糖中的时间,随之 HbA1c 就会降低,即使这一时间平均血液葡萄糖水平可能是升高的。红细胞寿命缩短的原因,可能是溶血性贫血或其他溶血性疾病、镰状细胞、妊娠、最近显著的血液丧失或慢性血液丧失等。当解释这些患者的 HbA1c 结果时,应予注意。

(赵保永)

第七节　糖尿病监测指标测定

用于糖尿病监测的指标主要包括糖化血红蛋白、糖化血清蛋白和糖基化终末产物等,糖化血红蛋白已在糖尿病诊断指标中加以叙述,本节仅介绍糖化血清蛋白和糖基化终末产物测定。

一、糖化血清蛋白

糖化血清蛋白(glucosylated serum protein,GSP)是血清中的各种蛋白质与葡萄糖发生缓慢的非酶促糖化反应的产物。葡萄糖与血清蛋白质主要是清蛋白发生结合,故 GSP 也可称作糖化清蛋白。

(一)生理与生物化学

GSP 是血清蛋白质在高血糖作用下发生的缓慢连续的非酶促糖化反应的产物。各种血清蛋白质包括清蛋白、膜蛋白、晶状体蛋白等与葡萄糖的结合过程基本相同,蛋白质分子上非离子型的 ε 或 α-氨基与醛糖上的羧基形成不稳定加合物,即席夫碱,这是一个可逆反应,席夫碱既可解离为蛋白质与醛糖,又可通过转位重排生成较稳定的氨基-1-脱氧-2-酮糖加合物,称之为酮胺。其结构类似于果糖胺(fructosamine,FMN),故又将 GSP 测定称果糖胺测定。果糖胺是血浆氨基酮蛋白的统称,所有的糖化血清蛋白都是果糖胺,清蛋白是主要的血清蛋白组分,检测果糖胺又被认为主要是检测糖化清蛋白。

(二)标本

血清或血浆标本均可。标本置 2 ℃～8 ℃至少可保存 2 周,置－20 ℃可保存 2 个月。

(三)测定方法

目前,测定血清糖化蛋白质的方法主要分为化学法与层析法两大类。化学法通过测定全血清糖化蛋白质上的酮胺来评价糖化蛋白质含量,而层析法则是将糖化蛋白质分离后再予以定量。目前,硝基四氮唑盐(NBT)还原法(又称果糖胺法)和酶法是目前适用于自动化分析的常规方法,但由于 NBT 法易受 pH、反应温度和还原性物质的影响,目前已少用。酶法特异性较高、干扰少、线性宽,是理想的 GSP 测定方法。

1.四氮唑蓝法

在碱性环境中,果糖胺经 Amadori 重排,重排产物具有可与其他还原性物质区分的还原活性。在碳酸盐缓冲液中,果糖胺重排并还原 NBT,产生紫色甲腙,在 530 nm 处两点检测吸亮度变化,计算果糖胺浓度。此方法可用于自动化检测,批间差异小,溶血(Hb＞100 mg/dL)、黄疸(胆红素＞4 mg/dL)对检测有干扰,抗坏血酸＞5 mg/dL 会产生阴性干扰。

2.酮胺氧化酶法

首先使用蛋白酶将 GSP 水解为 GSP 片段,然后利用特异的酮胺氧化酶(KAO)作用于葡萄糖与氨基酸残基间的酮胺键,使两者裂解,并有 H_2O_2 生成,最后通过过氧化物酶指示系统生成有色物质,色原的生成量与 GSP 含量成正比,通过测量 550 nm 左右吸亮度值,从而求出 CSP 浓度。

(四)参考区间

四氮唑蓝法:205～285 μmol/L,校正为糖化清蛋白后为 191～265 μmol/L。

酮胺氧化酶法:122～236 μmol/L。

(五)临床意义

血清蛋白比红细胞周期短,如清蛋白的半衰期 20 d,糖化血清蛋白的浓度可以反映血糖在 2～3 周内的控制水平,比糖化血红蛋白更灵敏,是能够反映短期内血糖变化的指标,对于部分患者如妊娠期糖尿病和糖尿病治疗监测者有重要意义。当患者有血红蛋白异变体如 HbS 或 HbC 时,会使红细胞寿命下降,此时糖化血红蛋白的意义不大,而糖化血清蛋白很有价值。当清蛋白浓度和半衰期发生明显变化时,会对糖化清蛋白产生很大影响,故对于肾病综合征、肝硬化、异常蛋白血症或急性时相反应之后的患者,果糖胺结果不可靠。

二、糖基化终末产物测定

(一)生理与生物化学

高血糖产生的毒性影响的分子机制尚未清楚,组织蛋白糖基化可能在其中起重要作用。葡萄糖经非酶促反应与生命周期较长的分子如组织胶原结合,产生稳定的 Amadori 早期糖基化产物,随后经历一系列重排、脱水、断裂反应,产生稳定的糖基化终末产物(advanced glycation end products,AGEs)。血糖水平被控制后,AGE 不能恢复至正常水平,而是在生命周期中持续累积。高血糖加速蛋白结合 AGE 的产生,糖尿病患者的组织内 AGE 高于正常人。ACE 影响蛋白、细胞外基质的功能,并且可能在糖尿病大血管和微血管并发症中起一定作用,ACE 形成抑制剂氨基胍在动物模型中可抑制多种并发症的发生,并在临床试验中应用。

(二)检测方法

1.荧光法

AGEs 在 Ex370/Em440 nm 有特征性吸收光谱,荧光光谱分析是测定 AGEs 较常用的方法,通过荧光测定可大致估计体内 AGEs 的实际水平及变化趋势,但有时会低估 AGEs 的实际水平,可能与 AGEs 的有些结构不具有荧旋光性质有关。非糖基化蛋白复合物如葡萄糖、脂质源氧化产物具有同样的荧光谱,对 ACE 检测具有干扰,荧光光谱法测定 AGEs 尚缺乏特异性。

2.放射受体检测法

一种巨细胞样肿瘤细胞系的表面具有 AGE 受体,能够用以定量循环中和组织蛋白中的 AGE,其特异性、精确性和重复性均好,但检测时须用较大量放射性核素,易造成环境污染,在普通实验室难以应用。

3.放射免疫分析法

检测 AGEs 的灵敏度高,但对抗 AGEs 抗体纯度的要求很严格。

4.酶免疫法

AGE 抗体能够与数种 AGE 蛋白反应,ELISA 法是近年来发展起来的 AGEs 检测技术,具有特异性高、精确性好、简便、快速和可在普通实验室应用等优点,已成为目前检测 AGEs 的常用方法。

ELISA 法可用于测定 AGE-血红蛋白,用这种方法检测的 AGE-血红蛋白与 HbA1c 具有线性相关性,但是抗体制备和分析方法的标准化等问题尚有待提高。目前尚无通用的 AGEs 表示单位和绝对标准。理论上,由于单克隆抗体具有高度特异性和均一性,抗 AGE 单克隆抗体可能比抗 AGEs 多克隆抗体优越,但由于 AGEs 呈多样性,其真实化学结构不明,抗 AGEs 单抗不能识别目前已提到的一些 AGEs 结构。并且,单抗仅能识别单一抗原位点,其灵敏度不如多抗。用 AGEs 单抗测定血清 AGEs 时灵敏度不及多抗。但在免疫组织化学研究中,AGEs 单抗似乎优于多抗。

(三)临床意义

AGEs 具有广泛的致病作用。AGEs 形成后引起蛋白质分子间广泛交联,致使蛋白质结构、机械强度、溶解性和配位结合等性质均发生改变。体内多种蛋白质糖基化可从多个方面影响机体,如引起血管通透性增大、血管基底膜增厚和细胞外基质积聚等。AGEs 与其细胞表面受体

（RAGE）结合，通过趋化和活化单核巨噬细胞，激活转录因子 NF-κB，促进细胞因子和组织因子的释放，灭活一氧化氮和产生氧自由基等途径，参与糖尿病慢性并发症的发生和发展。由于 AGEs 的不可逆性，即使高血糖被纠正后，AGEs 水平也不能恢复到正常，而继续在组织中累积。从组织 AGEs 自然解释出的反应中间物，如不能经肾脏消除，可再次结合到其他结构上，发生 AGEs 的第二次或第三次生成。

AGEs 水平随年龄增长而缓慢增加。但在老化过程，特别是在糖尿病持续高血糖情况下，这一反应的速度显著加快，AGEs 形成量明显增多。AGEs 在动脉粥样硬化、糖尿病肾病、糖尿病视网膜病变、早老性痴呆（Alzheimer 病）和老化性病变的发生中起重要作用，血清 AGEs 水平与糖尿病肾病早期肾小球形态改变有明显相关。

健康人血红蛋白-AGE 是循环血红蛋白的 0.4%，糖尿病患者的血红蛋白-AGE 水平显著升高。血红蛋白-AGE 是一项比 HbA1c 更长期，在红细胞大部分生命周期中都能够反映血糖水平的指标。

（赵保永）

第八节　糖尿病并发症监测指标测定

一、酮体测定

酮体是脂肪酸代谢产物，包括乙酰乙酸、β-羟丁酸、丙酮。其增加的原因是三酰甘油代谢增加及肝脏利用减少。监测血、尿酮体含量是糖尿病酮症酸中毒诊断的辅助指标。目前没有能同时检测这三种物质的方法。

（一）乙酰乙酸测定

1.检测方法

目前常用的方法是氯化高铁法及硝普盐法，氯化高铁法只能检测乙酰乙酸，硝普盐法用于检测乙酰乙酸，对丙酮敏感度差，与 β 羟丁酸不发生反应。

（1）酮体检测片法：酮体检测片包括甘氨酸、硝普盐、磷酸二氢钠及乳糖混合物，乙酰乙酸和丙酮在甘氨酸存在时与硝普盐反应，形成淡紫色-紫色化合物，β 羟丁酸不与硝普盐反应，磷酸盐缓冲保持适当的 pH。在一滴样本（尿液、血清或全血）加入后，分别在 30 s、2 min、10 min 时通过反应产物颜色判读检测结果。酮体检测片主要检测尿酮体，如果检测血清，检测片需要被压碎成粉末，否则会导致错误的检测结果。检测结果阳性提示尿酮体浓度＞5 mg/dL（0.5 mmol/L），血酮体浓度＞10 mg/dL（1 mmol/L），可根据试剂盒提供的色板判读检测结果，得到半定量的结果。在样本内酮体浓度可能大于检测上限 80 mg/dL 时，需用盐水稀释样本检测，这样也会引入误差。

（2）尿酮体检测试剂条：基于硝普盐法，检测低限为乙酰乙酸 50 mg/L，使用色板可读到 50、150、400、800、1 600 mg/L 结果。丙酮也可与试剂条反应，但敏感度差。

2.样本采集及保存

尿液必须新鲜，久置后乙酰乙酸可变为丙酮。

3.参考区间

正常人的血、尿中都不能检测到酮体。

4.临床意义

严重未治疗的糖尿病酸中毒患者酮体可呈强阳性反应。妊娠剧烈呕吐、长期饥饿、营养不良、剧烈运动后可呈阳性反应。

大多数检测酮体的方法实际上是检测乙酰乙酸,酮症酸中毒患者发病初期,酮体检测可能为弱阳性,治疗后,由于 β羟丁酸转化为乙酰乙酸,酮体结果才逐渐呈阳性增强。常用的以硝普盐法为基础的半定量酮体检查片、尿化学检测条对 β羟丁酸不敏感,所以阴性的硝普盐法检测结果不能排除酮症酸中毒诊断。

(二)β-羟丁酸测定

1.检测方法

传统检测尿液 β-羟丁酸的方法是间接法,要求加热样本以通过蒸发去除丙酮和乙酰乙酸,然后通过氧化反应使 β-羟丁酸转化为乙酰乙酸、丙酮,再通过高氯化铁法或硝普钠法检测生成的乙酰乙酸。

血清中 β-羟丁酸的测定方法有酸氧化比色法、气相色谱法、酶法、毛细管等速电泳法,但在临床实验室应用得最多的还是酶法。酶法具有灵敏度高、速度快、样品用量少、不需提纯或预处理的优点,适用于各种型号的生化自动分析仪。其原理是 β-羟丁酸在 NAD^+ 的存在,在 pH 8.5～9.5 的碱性环境中,由 β-羟丁酸脱氢酶催化,转化为乙酰乙酸,产生可以被多种方法检测的 NADH。

2.标本

血清或血浆(肝素或 EDTA 抗凝)标本均可。草酸盐、氟化物、柠檬酸盐等抗凝剂对检验结果不发生干扰。取样后需在 24 h 内分离血清或血浆,样品保存在 4 ℃不得超过 1 周。

3.参考区间

健康成年人的血清 β-羟丁酸是 0.03～0.30 mmol/L。

4.临床意义

酮体包括乙酰乙酸、β-羟丁酸、丙酮,一般 78% 为 β-羟丁酸,20% 为乙酰乙酸,2% 为丙酮。酮症酸中毒使体内 NADH 生成增加,进而使乙酰乙酸形成 β-羟丁酸。严重酸中毒者发病早期阶段,代谢中 β-羟丁酸/乙酰乙酸比值可以从正常人的 2∶1 提高到 16∶1,治疗进程中该比值随着 β-羟丁酸被氧化为乙酰乙酸而降低。患者病情改善时乙酰乙酸反而增加,只监测乙酰乙酸不能反映真实病情变化,需监测 β-羟丁酸。

二、乳酸和丙酮酸测定

(一)生理和生物化学

血液中的乳酸主要来自红细胞和肌肉。乳酸是丙酮酸还原的产物,二者都是葡萄糖代谢的中间产物。在正常生理 pH 下乳酸被解离,所以实际情况下血浆乳酸以乳酸根和氢离子的形式存在。人体组织在无氧条件下(例如肌肉剧烈活动时的缺氧情况),葡萄糖酵解供能,最终产物为乳酸。血乳酸浓度与缺氧程度一致。成熟红细胞仅靠葡萄糖酵解获得能量。有的组织,即使在有氧条件下,仍能进行糖酵解以获得能量供应的一部分,如皮肤、视网膜、睾丸、肾髓质等。在激烈运动时,能量的需要增加,即使呼吸和循环加快以增加氧的供应量,仍不能满足体内糖完全氧化时所需要的氧量,这时肌肉处于相对缺氧状态,糖酵解过程加强,血中乳酸浓度成倍地升高。从平原进入高原初期,组织细胞也常通过增加糖酵解来获得能量。

在病理情况下,如严重贫血、呼吸障碍、肺及心血管疾病所引起的机体缺氧,组织细胞也可增强糖酵解以获得能量。在这些过程中,造成乳酸浓度增加,严重者可导致乳酸酸中毒。所以,血乳酸浓度可作为观察患者循环障碍,无氧代谢的一项生化指标。不仅用于患者的诊断和预后评价,也适用于评价生理适应和运动效应。

(二)乳酸测定

1.检测方法

血液乳酸测定有化学氧化法、酶催化法、电化学法和酶电极感应器法等。化学氧化方法使用高锰酸盐或二氧化锰将乳酸氧化成乙醛和 CO_2 或 CO,然后分别测定乙醛和 CO_2 或 CO 的生成量,计算乳酸的含量。酶催化法使用乳酸脱氢酶催化乳酸氧化,生成丙酮酸和 NADH,然后用分光亮度法或荧光亮度法测定 NADH 的生成量,计算乳酸的含量。电化学法的原理,是在乳酸脱氢酶的催化下铁氰基团[$Fe(CN)_6^{3-}$]氧化乳酸,同时本身还原成亚铁氰基团[$Fe(CN)_6^{4-}$]。反应过程中所生成的亚铁氰基团在铂电极(参比电极为银/氯化银)表面被氧化,所产生的电流与亚铁氰基团生成量成正比,亦即与乳酸浓度成正比。酶电极感应器法的原理,是在乳酸氧化酶催化下氧化乳酸,生成丙酮酸和过氧化氢;过氧化氢在铂电极表面发生氧原反应,释放出电子,产生电流,用安培计测定过氧化氢生成量,计算乳酸浓度。

2.样本采集

血浆或全血均可。应该在空腹及休息状态下采血,抽血时不用止血带,不可用力握拳,如必须用止血带,应在穿刺后除去止血带至少等待 2 min 后再抽血。最好用肝素化的注射器抽血,抽取后立即注入预先称量的含有蛋白沉淀剂(预冷至 4 ℃)的试管中。如用血浆测定,宜采用 10 mg/mL 氟化钠及 2 mg/mL 草酸钾抗凝,立即冷却样本并在 15 min 内离心。

(三)丙酮酸测定

1.测定方法

目前,测定丙酮酸的首选方法是乳酸脱氢酶方法。其检测原理是乳酸检测的逆反应,在 pH 7.5 时,反应向右侧进行,丙酮转化为乳酸盐,NADH 转化为 NAD^+。反应特异,不受酮戊二酸、草酰乙酸盐、乙酰乙酸、β 羟丁酸的影响。

近年来,开发出一种生物敏感器,可用来直接测定全血或血清中丙酮酸的浓度。该生物传感器由过氧化氢传感器和丙酮酸氧化酶组成。

产生的过氧化氢用安培计测量,然后计算样品中丙酮酸的浓度。

2.样本采集及保存

患者须空腹采血,可以用止血带,但不要超过 2 min。2 min 内的止血带不会引起丙酮酸浓度的任何改变。血液必须放在碘乙酸抗凝管中,可阻止葡萄糖被血细胞分解代谢而转变成丙酮酸。丙酮酸在血液中很不稳定,须在 4 ℃ 条件下尽快地分离出血浆(或血清),保存在冰箱中,并尽可能快地进行分析测定。如不能及时测定,建议制备成无蛋白滤液保存。沉淀剂最好用偏磷酸(终浓度为 40 g/L),它对辅酶Ⅰ的影响较小。丙酮酸在无蛋白滤液中的稳定性分别为室温6 d、冰箱 8 d 和冰冻 42 d。

(四)参考区间

乳酸和丙酮酸测定的参考区间见表 6-2。

表 6-2　乳酸及丙酮酸参考区间

样本类型	乳酸		丙酮酸	
	mmol/L	mg/dL	mmol/L	mg/dL
静脉血				
休息	0.5~1.3	5~12 P	0.03~0.1	0.3~0.9
医院内患者	0.9~1.7	8~15		
动脉血				
休息	0.36~0.75	3~7	0.02~0.08	0.2~0.7
医院内患者	0.36~1.25	3~11		
脑脊液	与血液一样		0.06~0.19	0.5~1.7
24 h 尿	5.5~22 mmol/24h		<1 mmol/24 h	

（五）临床意义

组织严重缺氧导致三羧酸循环中丙酮酸需氧氧化障碍，丙酮酸还原成乳酸增加，血乳酸与丙酮酸比值增高。休克、心功能失代偿、血液病和肺功能不全时，低氧血症同时伴高乳酸血症，处理低氧血症后可逆。在极端情况下，乳酸增加可达 25 mmol/L，标志着细胞氧化过程恶化，与显著的呼吸增强、虚弱、疲劳、恍惚及昏迷相联系，此时的高乳酸血症常为不可逆的，见于休克、糖尿病昏迷及各种疾病的终末期。在肝脏灌流量降低的病例，因肝脏乳酸清除率降低，也可能出现高乳酸血症。

血液丙酮酸测定主要用于维生素 B_1 缺乏症诊断，维生素 B_1 的焦磷酸酯是丙酮酸在细胞内进一步氧化分解为乙酰辅酶 A 的脱羧辅酶，维生素 B_1 缺乏导致血丙酮酸水平增加。

三、尿微量清蛋白测定

（一）生理和生物化学

清蛋白（albumin，ALB）是一种带负电荷的大分子，分子量为 69 kD，半径为 3.6 nm。正常肾小球基底膜具有滤过功能，平均孔径为 5.5 nm，表面均匀地带一层负电荷。因此，正常情况下可有少量 ALB 被滤过，但 95% 的 ALB 又在近曲小管被重吸收，故尿中 ALB 含量很低，通常在几个 mg/L 以下，当 >30 mg/L 或尿清蛋白清除率（UAE）>20 $\mu g/min$ 时，一般认为即不正常，称之为微量清蛋白尿（microalbuminuria，MCA）。

MCA 是糖尿病肾病和高血压肾病最早出现的生化指标。糖尿病诱发 MCA 的原因有三：一是肾小球损伤的结果，具体地说是肾小球滤膜上电荷的丢失，尤其是孔径大小选择功能破坏所致；二是血流动力学的改变，糖尿病患者常有肾小球血管调节功能障碍，从而引起肾内高压；三是组织和血液中的蛋白与高浓度的葡萄糖接触后增加了非酶糖酰化的速率，从而引起基膜屏障功能的改变。原发性高血压诱发 MCA 的主要原因是高血压引起肾小球血流动力学改变，促进清蛋白穿过基膜，形成清蛋白尿。

（二）样本采集及保存

尿清蛋白清除率受多种因素的影响，如活动量、体位、利尿，样本采集的方法必须标准化。样本不能在劳累、尿路感染、急性病、手术后或急性液体潴留的情况下采集。样本类型包括 24 h 尿、夜尿（8 或 12 h 尿）、1 或 2 h 尿、晨尿。使用计时尿检测尿清蛋白，非计时尿检测清蛋白肌酐比值,其中 24 h 尿及 8 或 12 h 夜尿是最敏感的样本,晨尿检测清蛋白/肌酐比值是操作性强、方便取样的方法。晨尿有利于减少个体差异,比随机尿更好,可固定收集的时间点以减少不同时间点的变异,取样前 2 h 禁食,但不禁水。以上样本均需至少检测 3 次不同天的样本,以避免日间及个体间差异,尿液收集后放置在 4 ℃,或加入 2 mL 叠氮钠(50 g/L)每 500 mL 尿液,有些检测方法不推荐使用防腐剂。

(三)测定方法

测定尿中微量清蛋白的方法有两类:一类是染料结合法,另一类是免疫学方法。染料结合法中最早使用的是溴酚蓝(BPB)染料结合法直接测定尿中清蛋白。此法虽简单、快速,但灵敏度低,尿中非蛋白成分会干扰 BPB 反应,不适宜测定微量清蛋白尿。采用凝胶过滤法,将尿标本先用 Sephadex G-50 凝胶过滤,除去尿中色素及其他干扰成分,将过滤后的样本加入 BPB 使之与清蛋白结合显色,用同样显色的清蛋白标准建立标准曲线,得到尿中清蛋白浓度。该法简单、方便,提高了灵敏度,排除了干扰,适宜基层单位使用;其特异性虽比免疫学法差,但可满足临床使用。

最近发现了一种阴离子染料称清蛋白蓝 580,对清蛋白有特别的选择性,结合到清蛋白上,形成很强的荧光复合物,而其他蛋白质则无反应。此法试剂稳定、简单、快速,可与免疫学方法相媲美,已用于尿清蛋白测定,但国内目前尚无试剂供应。免疫学方法有散射比浊法和透射比浊法两种。二者的基本原理是使用抗清蛋白抗体,与尿清蛋白在缓冲液中反应生成抗原-抗体复合物。前者需专门设备,后者适用于手工和各型生化分析仪,且有试剂盒供应,在临床已广泛应用。

(四)参考区间

尿清蛋白的参考区间见表 6-3。

表 6-3　尿清蛋白参考区间

	UAE(μg/min)	24 h 尿清蛋白(mg/24 h)	清蛋白/肌酐比值(mg/g)
正常	<20	<30	<30
微量清蛋白尿	20～200	30～300	30～300
临床清蛋白尿	>200	>300	>300

(五)临床意义

清蛋白是重要的血浆蛋白质组分之一,正常情况下不能通过肾小球基底膜,健康人尿液中仅含有很低浓度的清蛋白。糖尿病患者易并发肾损害,1/3 的 1 型糖尿病患者在肾病终末期依靠透析或肾移植生存,肾损害在 2 型糖尿病不如在 1 型患者常见,但因其患病人群数量众多,约 60% 糖尿病肾病发生于 2 型糖尿病患者中。蛋白尿是常用的筛查糖尿病肾病的方法,当 UAE >200 μg/min 时,提示明显肾功能损害。糖尿病肾病与较长时间病程有关,1 型糖尿病患者常患病不少于 5 年。糖尿病肾损害出现后,肾功能迅速恶化、进展,治疗能延缓但不能中止肾损害的过程。肾功能损害出现之前的时期,常规方法不能检测到 UAE 增加,UAE 为 20～200 μg/min 或 30～300 mg/24 h 称为微量清蛋白尿,提示少量清蛋白分子存在于尿液,清蛋白跨毛细血管清除率增加,是微血管疾病的指示指标。UAE 持续 >20 μg/min 时,糖尿病患者肾功能损害的危险度高于正常人 20 倍,UAE 增加提示:糖尿病肾损害、终末期肾脏疾病、1 型糖尿病增殖性视网膜病变,非糖尿病患者冠状动脉性疾病。严格控制血糖可以延缓糖尿病肾病的进程,控制血压例如使用血管紧张素抑制剂能降低糖尿病肾病发病率。

　　ADA 建议,1 型糖尿病 5 年,2 型糖尿病患者诊断及妊娠时需检测 UAE,检测结果阴性的患者每年复查一次,如果使用半定量检测,阳性者需使用定量试验再次检测。如果确证试验阳性,开始使用 ACE(血管紧张素酶)抑制剂治疗。如无治疗措施,UAE 会以每年 10%～30%的速度升高,而经 ACE 抑制剂治疗者,尿清蛋白肌酐比值会保持稳定或下降最多到 50%。

　　清蛋白/肌酐比值≥30 mg/g 是心血管疾病持续风险因素。

(赵保永)

第七章

蛋白质检验

第一节　血浆蛋白质的功能和分类

一、血浆蛋白质的功能

血浆蛋白质有多方面的功能,具体如下。

(1)营养作用,修补组织蛋白。

(2)维持血浆胶体渗透压。

(3)作为激素、维生素、脂类、代谢产物、离子、药物等的载体。

(4)作为 pH 缓冲系统的一部分。

(5)抑制组织蛋白酶。

(6)一些酶在血浆中起催化作用。

(7)代谢调控作用。

(8)参与凝血与纤维蛋白溶解。

(9)作为免疫球蛋白与补体等免疫分子组成体液免疫防御系统。

二、血浆蛋白质的分类

血浆蛋白质的分类是一个较为复杂的问题,随着分离方法的进展和对血浆蛋白质功能了解的增多,可以从不同角度来进行归纳分类。最简单的是将血浆蛋白质分为清蛋白和球蛋白两大类。目前,常见的血浆蛋白分类是通过电泳获得血浆蛋白质图谱的电泳分类法。而功能分类比较复杂,但有利于对血浆蛋白质进行研究。

(一)电泳分类法

利用醋酸纤维素薄膜电泳将血浆蛋白质分为清蛋白和 α_1、α_2、β、γ-球蛋白5个主要区带,在分辨率高时 β 区带中还可分出 $\beta1$ 和 β_2 区带,有时甚至在 α_2 区带中又可分出两个区带。在琼脂糖凝胶电泳中血浆蛋白质同样可分5个区带。如果采用聚丙烯酰胺凝胶电泳,在适当条件下可以分出30多个区带。近年来,免疫化学分析技术的进展使许多血浆蛋白质,尤其是微量血浆蛋白质的检测成为可能,与电泳法结合可以为血浆蛋白质的分析和临床意义提供更有价值的资料。

(二)功能分类法

许多学者试图将血浆蛋白质按功能进行分类,如脂蛋白、免疫球蛋白、补体蛋白、凝血系统蛋白、纤溶系统蛋白、受体等。

(赵保永)

第二节　血浆蛋白质的检测

临床上既测定血浆中的总蛋白,也测定不同类的蛋白质,如球蛋白。目前,特定蛋白或个别蛋白在机体某些疾病中的诊断作用也越来越受到人们的关注。

一、血清总蛋白

(一)生化及生理

血清总蛋白(serum total protein,STP)是血浆中全部蛋白质的总称,可利用不同的方法将其分离,其含量变化对临床疾病诊断和治疗监测具有重要临床意义。血清中的清蛋白,α_1、α_2、β-球蛋白,纤维蛋白原,凝血酶原和其他凝血因子等均由肝细胞合成。γ-球蛋白主要来自浆细胞。当肝脏发生病变时,肝细胞合成蛋白质的功能减退,血浆中蛋白质即会发生质和量的变化。临床上用各种方法检测血清蛋白的含量来协助诊断肝脏疾病,并作为疗效观察、预后判断的指标。

(二)检测方法

1.凯氏定氮法

经典的蛋白质测定方法。测得样品中氮含量后,根据蛋白质平均含氮量16％计算蛋白浓度。该法结果准确性好,精密度高,灵敏度高,是公认的参考方法,目前用于标准蛋白质的定值和校正其他方法等,并适用于一切形态(固体和液体)的样品。但该法操作复杂、费时,不适合体液总蛋白常规测定,而且样品中各种蛋白质含氮量有一定的差异,尤其是在疾病状态时差异可能更大,故本法不适于临床应用。

2.双缩脲法

两个尿素分子缩合后生成的双缩脲,可在碱性溶液中与铜离子作用形成紫红色的反应物;蛋白质中的连续肽键在碱性溶液中也能与铜离子作用产生紫红色络合物,因此,将蛋白质与碱性铜反应的方法称为双缩脲法。该法对各种蛋白质呈色基本相同,特异性和准确度好,且显色稳定性好,试剂单一,方法简便。该法灵敏度虽不高,但对血清总蛋白定量很适宜,胸腔积液、腹水中蛋白质含量多数大于10 g/L,基本上也能用该法测定,而对蛋白质浓度很低的其他体液尤其是脑脊液和尿液,不是合适的定量方法。

3.染料结合法

在酸性环境下,蛋白质带正电荷,可与染料阴离子反应而产生颜色改变,常用染料有氨基黑、丽春红、考马斯亮蓝、邻苯三酚红钼等。前两种常用作为血清蛋白电泳的染料。考马斯亮蓝常用于需更高呈色灵敏度的蛋白电泳中,也可用于尿液、脑脊液等样品的蛋白质定量测定,优点是鉴别、快速、灵敏,但比色杯对染料有吸附作用,在自动生化分析仪中无法很好地清洗(手工清洗常采用乙醇)。染料结合法均存在不同蛋白质与染料结合力不一致的问题。目前临床上最常用的是邻苯三酚红钼法。

4.比浊法

某些酸如三氯乙酸、磺基水杨酸等能与蛋白质结合而产生微细沉淀,由此产生的悬浮液浊度大小与蛋白质的浓度成正比。该法的优点是操作简便、灵敏度高,可用于测定尿液、脑脊液等蛋白质浓度较低的样品;缺点是影响浊度大小的因素较多,包括加入试剂的手法、混匀技术、反应温度等,且各种蛋白质形成的浊度亦有较大的差别。目前临床上较多应用的是苄乙氯铵法。

5.酚试剂法

原理是运用蛋白质中酪氨酸和色氨酸使磷钨酸和磷钼酸还原为钨蓝和钼蓝。该法灵敏度较高。Lowry 将酚试剂法进行了改良,先用碱性铜溶液与蛋白质反应,再将铜-肽键络合物中的酪氨酸和色氨酸与酚试剂反应,产生最大吸收在 $745\sim750$ nm 的颜色,使呈色灵敏度更为提高,达到双缩脲法的 100 倍左右,有利于检出较微量的蛋白质。各种蛋白质中酪氨酸和色氨酸的含量不同,如清蛋白含色氨酸 0.2%,而球蛋白含色氨酸 2%~3%,因此本法不适合测定混合蛋白质,只适合测定单一蛋白质,如测定组织中某一蛋白质抽提物。该法易受还原性化合物的干扰,如带—SH 的化合物、糖类、酚类等。

6.直接紫外吸收法

根据蛋白质分子在 280 nm 处的紫外吸光度值计算蛋白质含量。其原理是:芳香族氨基酸在 280 nm 处有一吸收峰,可用于蛋白质的测定。因生物样品常混有核酸,核酸最大吸收峰为 260 nm,在 280 nm 也有较强的吸收,因而测得的蛋白质浓度可采用两个波长的吸光度予以校正,即蛋白质浓度 $(g/L)=1.45A_{280\ nm}-0.74A_{260\ nm}$。该法准确性受蛋白质分子中芳香族氨基酸的含量影响甚大,而且尿酸和胆红素在 280 nm 附近有干扰,所以不适合血清、尿液等组成复杂的体液蛋白质测定,常用于较纯的酶、免疫球蛋白等测定。本法不加任何试剂且不需要任何处理,可保留制剂的生物活性,可回收全部蛋白质。

(三)标本要求与保存

采用血清或血浆,血清首选,血浆用肝素或 EDTA 抗凝。标本量 1 mL,至少 0.5 mL。最好在 4 h 内分离血清/血浆。分离后标本在室温(25 ℃)、冷藏(4 ℃)或冷冻(−20 ℃)稳定保存 14 d。可反复冻融 3 次。

(四)参考区间

(1)血清:脐带血 48~80 g/L。

(2)早产儿:36~60 g/L。

(3)新生儿:46~70 g/L。

(4)1 周:44~76 g/L。

(5)7 个月~1 岁:51~73 g/L。

(6)1~2 岁:56~75 g/L。

(7)大于 2 岁:60~80 g/L。

(8)成人(活动):64~83 g/L。

(9)成人(休息):60~78 g/L。

(10)大于 60 岁:比成人低 0~2 g/L。

（五）临床意义

1.升高

脱水、水分摄取不足、腹泻、呕吐、静脉淤血、糖尿病酸中毒、发热、肠梗阻和穿孔、外伤、急性感染等；单核-巨噬细胞系统疾病（球蛋白增多）；多发性骨髓瘤、巨球蛋白血症、白血病等；慢性感染性疾病（球蛋白增多）：细菌、病毒、寄生虫感染，关节炎等。

2.降低

血浆蛋白漏出：出血、溃疡、蛋白质尿、胃肠炎的蛋白漏出；营养不良（清蛋白减少）：营养失调症、低清蛋白血症、维生素缺乏症、恶病质、恶性贫血、糖尿病、妊娠中毒等；肝功能障碍（清蛋白合成减少）：肝硬化、肝癌、磷中毒等。

血清总蛋白存在生理变动：脐带血、新生儿等与成人比较约低 15 g/L，血浆总蛋白随年龄增长而增加，13～14 岁则达到成人水平，呈稳定的平衡状态，但随年龄老化有降低趋势。成人女性比男性低 1.0～2.0 g/L，妊娠中期会下降。

血清总蛋白含量正常者，并不表明其组分也正常，例如，肝硬化患者往往呈现血浆清蛋白减少，而 γ-球蛋白增加，两因素相互抵消则血浆总蛋白仍处于正常范围。为了使其结果有临床意义，除测定总蛋白外，还需加测 Hb 和血细胞比容（Hct）或者循环血液量，进行综合判断。

（六）影响因素

严重溶血、明显的脂血、高胆红素会引起蛋白质浓度的假性上升。检测前应离心去除样品中的沉淀。

二、清蛋白

（一）生化及生理

清蛋白（albumin，Alb）是 580 个氨基酸残基的单链多肽，分子量为 66 300，分子结构中含 17 个二硫键，不含糖。在体液 pH 7.4 的环境中，清蛋白为负离子，每分子可以带有 200 个以上负电荷。清蛋白（albumin，Alb）由肝实质细胞合成，在血浆中其半衰期 15～19 d，是血浆中含量最多的蛋白质，占血浆总蛋白的 57%～68%。各种细胞外液中均含微量的清蛋白；正常情况下清蛋白在肾小球中滤过量甚微，约为血浆中清蛋白量的 0.04%，即使如此，每天从肾小球滤过液中排出的清蛋白即可达 3.6 g，为终尿中蛋白质排出量的 30～40 倍，由此可见滤过液中多数清蛋白可被肾小管重新吸收。

其主要生理功能包括以下几方面。①血浆的主要载体蛋白：许多水溶性差的物质可以通过与清蛋白的结合而被运输，具有活性的激素或药物等一旦与清蛋白结合时，则不呈现活性；这种结合是可逆性的，当清蛋白含量改变或血液 pH 等因素变化时，与清蛋白结合的激素和药物结合量发生改变使其游离型含量也随之变化，从而导致生理活性增强或减弱。②维持血浆胶体渗透压：病理状态下，因为血浆清蛋白丢失或浓度过低时，可引起水肿、腹水等症状。③具有缓冲酸碱的能力：蛋白质是两性电解质，含有许多—NH_2 和—COOH 基团；当血液偏酸时，以—NH_3^+ 和—COOH 形式存在，当血液碱性过强时，则以—NH_2 和—COO^- 形式存在。④重要的营养蛋白：清蛋白可以在不同组织中被细胞内吞而摄取，其氨基酸用于组织修补。因疾病等食物摄入不足或手术后患者常给予静脉清蛋白注射液。

（二）检测方法

体液清蛋白浓度的测定方法包括电泳法、免疫化学法和染料结合法。电泳法只能测定其百分含量,乘以总蛋白浓度可得其浓度,用于清蛋白定量操作不方便,且精密度不如直接定量。免疫化学法包括免疫比浊法和放射免疫法等,这类方法特异性好、灵敏度高,且清蛋白易纯化,因而其抗血清容易制备,较适合于尿液和脑脊液等低浓度清蛋白的测定。血清中清蛋白浓度很高,以染料结合法最多用,其原理是:阴离子染料溴甲酚绿(bromcresol green,BCG)或溴甲酚紫(bromcresol purple,BCP)能与清蛋白结合,其最大吸收峰发生转移,BCG 与清蛋白反应形成的蓝绿色复合物在 630 nm 处有吸收峰,BCP 与清蛋白反应形成的绿色复合物在 603 nm 处有吸收峰。而球蛋白基本不结合这些染料。

(三)标本要求与保存

血清或血浆,血清首选,血浆用肝素或 EDTA 抗凝。标本量 1.0 mL,至少0.5 mL。最好在 45 min 内分离血清/血浆。分离后标本在室温(25 ℃)、冷藏(4 ℃)或冷冻(−20 ℃)稳定保存 14 d。可反复冻融 3 次。

(四)参考区间

1.血清蛋白随年龄有所变化

0~4 d 为 28~44 g/L;4 d~14 岁为 38~54 g/L,此后下降;14~18 岁为 32~45 g/L;成人为35~52 g/L;60~90 岁为 32~46 g/L;大于 90 岁为 29~45 g/L;走动者比卧床者平均高3 g/L。

2.医学决定水平

大于 35 g/L 时正常;28~34 g/L 为轻度缺乏;21~27 g/L 为中度缺乏;小于21 g/L 则严重缺乏;低于 28 g/L 时,会出现组织水肿。

(五)临床意义

血浆清蛋白增高仅见于严重脱水时,无重要的临床意义。低清蛋白血症见于下列疾病。

1.清蛋白合成不足

严重的肝脏合成功能下降如肝硬化、重症肝炎;蛋白质营养不良或吸收不良,血浆清蛋白受饮食中蛋白质摄入量影响,可作为个体营养状态的评价指标,但体内总量多、生物半衰期长,早期缺乏时不易检出。

2.清蛋白丢失

清蛋白在尿中丢失,如肾病综合征、慢性肾小球肾炎、糖尿病性肾病、系统性红斑狼疮性肾病等;胃肠道蛋白质丢失,如肠道炎症性疾病时因黏膜炎症坏死等丢失;皮肤丢失,如烧伤及渗出性皮炎等。

3.清蛋白分解代谢增加

组织损伤,如外科手术和创伤;组织分解增加,如感染性炎症疾病等。

4.清蛋白的分布异常

如门静脉高压时大量蛋白质尤其是清蛋白从血管内漏入腹腔;肝硬化导致门脉高压时,由于清蛋白合成减少和大量漏入腹水的双重原因,使血浆清蛋白显著下降。

5.无清蛋白血症

无清蛋白血症是极少见的遗传性缺陷,血浆清蛋白含量常低于 1 g/L。但没有水肿等症状,部分原因可能是血管中球蛋白含量代偿性升高。

(六)影响因素

不能使用氟化物血浆;试验前需离心含沉淀物的标本。

三、α₁-酸性糖蛋白

(一)生化及生理

α₁-酸性糖蛋白(α₁-acid glycoprotein,AAG)主要由肝脏实质细胞合成,某些肿瘤组织也可合成。AAG 含糖约 45%,其中包括 11%～20% 的唾液酸,是血清中黏蛋白的主要成分,黏蛋白是可以被高氯酸或其他强酸沉淀的一组蛋白质。AAG 是主要的急性时相反应蛋白,在急性炎症时增高,与免疫防御功能有关。

α₁-酸性糖蛋白是主要的急性时相反应蛋白,在急性炎症时增高,与免疫防御功能有关。早期认为肝脏是合成 AAG 的唯一器官,近年有证据认为某些肿瘤组织亦可以合成。AAG 分解代谢首先是其唾液酸的分子降解而后蛋白质部分在肝中很快消失。AAG 可以结合利多卡因和普萘洛尔等,在急性心肌梗死时,AAG 作为一种急性时相反应蛋白升高后,使药物结合状态增加而游离状态减少,因而使药物的有效浓度也下降。

(二)检测方法

免疫比浊法。

(三)标本要求与保存

血清或血浆,肝素或 EDTA 抗凝。标本量 1 mL,至少 0.5 mL。分离后标本在室温(25 ℃)、冷藏(4 ℃)或冷冻(−20 ℃)稳定保存 14 d。可反复冻融 3 次。

(四)参考区间

0.5～1.2 g/L。

(五)临床意义

(1)AAG 目前主要作为急性时相反应的指标,在风湿病、恶性肿瘤及心肌梗死等炎症或组织坏死时一般增加 3～4 倍,3～5 d 时出现浓度高峰,AAG 增高是活动性溃疡性结肠炎最可靠的指标之一。

(2)糖皮质激素增加,包括内源性的库欣综合征和外源性泼尼松、地塞米松等药物治疗时,可引起 AAG 升高。

(3)在营养不良、严重肝损害、肾病综合征及胃肠道疾病致蛋白严重丢失等情况下 AAG 降低。

(4)雌激素使 AAG 降低。

四、触珠蛋白

(一)生化及生理

触珠蛋白(haptoglobin,Hp)由肝脏合成,在血清蛋白电泳中位于 α₂ 区带,为 α₂β₂ 四聚体。α 链有 α₁ 及 α₂ 两种,α₁ 又有 α₁F 及 α₁S 两种遗传变异体,α₁F、α₁S、α₂ 三种等位基因编码形成 αβ 聚合体,因此个体之间可有多种遗传表型。Hp 能与红细胞中释放出的游离血红蛋白(Hb)结合,每分子 Hp 可集合两分子 Hb,从而防止 Hb 从肾丢失,为机体有效地保留铁,避免 Hb 对肾脏的损伤。Hp-Hb 复合物不可逆,转运到网状内皮系统分解,其氨基酸和铁可被再利用。同时 Hp-Hb 复合物也是局部炎症的重要控制因子,具有潜在的过氧化氢酶作用。Hp 不能被重新利用,溶血后其含量急剧降低,血浆浓度多在 1 周内再生恢复到原有水平。其作用是运输血管内游离的血红蛋白至网状内皮系统降解。血管内溶血后,1 分子的触珠蛋白可结合 1 分子的游离血红蛋白,此种结合体很快地从血中被肝实质细胞清除。3~4 d后,血浆中 Hp 才复原。

(二)检测方法

放射免疫扩散法、免疫比浊法。

(三)标本要求与保存

血清或血浆,血清首选,血浆用肝素或 EDTA 抗凝。标本量 2.0 mL。防止过度溶血或脂血。分离后标本在室温(25 ℃)、冷藏(4 ℃)或冷冻(-20 ℃)稳定保存 14 d。可反复冻融 3 次。

(四)参考区间

儿童:0.2~1.6 g/L。

成人(20~60 岁):0.3~2.0 g/L。

(五)临床意义

(1)各种溶血性贫血,无论血管内溶血或血管外溶血,血清中 Hp 含量都明显减低,甚至测不出,这是因为 Hp 可与游离血红蛋白结合,清除了循环血中的游离血红蛋白所致。如果血管内溶血超出 Hp 的结合能力,即可出现血红蛋白尿。

(2)鉴别肝内和肝外阻塞性黄疸,前者 Hp 显著减少或缺乏,后者 Hp 正常或增高。

(3)传染性单核细胞增多症、先天性触珠蛋白血症等血清 Hp 可下降或缺如。

(4)急性或慢性感染、结核病、组织损伤、风湿性和类风湿性关节炎、恶性肿瘤、淋巴瘤、系统性红斑狼疮(SLE)等,血清 Hp 含量可增高,在此情况下,如测得 Hp 正常,不能排除溶血。

(六)影响因素

从出生至 40 岁左右,血清中的浓度不断升高。女性高于男性。

五、转铁蛋白

(一)生化及生理

转铁蛋白(transferrin,TRF)主要由肝细胞合成,电泳位置在 β 区带。TRF 能可逆地结合多价阳离子,包括铁、铜、锌、钴等,每一分子 TRF 可结合两个三价铁原子。从小肠进入血液的 Fe^{2+} 被铜蓝蛋白氧化为 Fe^{3+},再被 TRF 的载体蛋白结合。机体各种细胞表面都有 TRF 受体,该受体对 $TRF\text{-}Fe^{3+}$ 复合物比对 TRF 的载体蛋白亲和力高得多。与受体结合后,$TRF\text{-}Fe^{3+}$ 复合物被摄入细胞,从而将大部分 Fe^{3+} 运输到骨髓,用于 Hb 合成,小部分则运输到各组织细胞,用于形成铁蛋白,以及合成肌红蛋白、细胞色素等。血浆中 TRF 浓度受食物铁供应的影响,缺铁时血浆 TRF 浓度上升,经铁剂有效治疗后恢复到正常水平。

(二)检测方法

TRF 的测定方法有免疫散射比浊法、放射免疫法和电泳免疫扩散法。目前临床常用的是免疫散射比浊法,利用抗人 TRF 血清与待检测的 TRF 结合形成抗原抗体复合物,其光吸收和散射浊度增加,与标准曲线比较,可计算出 TRF 含量。

(三)标本要求与保存

采用血清或血浆,血清首选,血浆用肝素抗凝,不能用 EDTA 抗凝。标本量为 1 mL。避免溶血。分离后标本在室温(25 ℃)、冷藏(4 ℃)或冷冻(-20 ℃)稳定保存 14 d。可反复冻融 3 次。

(四)参考区间

血清:新生儿 1.17~2.5 g/L。

20～60 岁:2.0～3.6 g/L。

大于 60 岁:1.6～3.4 g/L。

(五)临床意义

1.转铁蛋白增高

见于妊娠中、晚期及口服避孕药、反复出血、铁缺乏等,尤其是缺铁性贫血。

2.转铁蛋白减低

见于遗传性转铁蛋白减低症、营养不良、严重蛋白质缺乏、腹泻、肾病综合征、溶血性贫血、类风湿关节炎、心肌梗死、某些炎症及恶病质等。

3.转铁蛋白饱和度降低

血清铁饱和度<15%,结合病史可诊断缺铁,其准确性仅次于铁蛋白,比总铁结合力和血清铁灵敏,但某些贫血也可降低。增高见于血色病、过量铁摄入、珠蛋白产生障碍性贫血。

(六)影响因素

TRF 的浓度受食物供应的影响,机体在缺铁状态时,TRF 浓度上升,经铁有效治疗后恢复到正常水平,所以测定时应统一空腹测定。

六、C 反应蛋白

(一)生化及生理

C 反应蛋白(C-reactive protein,CRP)由肝细胞所合成,含 5 个多肽链亚单位,非共价结合为盘形多聚体,分子量为 115 000～140 000,电泳分布在慢 γ 区带,时而可以延伸到 β 区带,其电泳迁移率易受一些因素影响,如钙离子及缓冲液的成分等。CRP 不仅结合多种细菌、真菌及原虫等体内的多糖物质,在钙离子存在下,还可以结合卵磷脂和核酸。CRP 可以引发对侵入细菌的免疫调节作用和吞噬作用,结合后的复合体具有对补体系统的激活作用,表现炎症反应。CRP 也能识别和结合由损伤组织释放的内源性毒性物质,然后将其进行去毒或从血液中清除,同时CRP 则自身降解。

(二)检测方法

散射免疫比浊法或透射免疫比浊法。

(三)标本要求与保存

采用血清。标本量 1 mL。避免溶血。分离后标本在室温(25 ℃)、冷藏(4 ℃)或冷冻(−20 ℃)稳定保存 14 d。可反复冻融 3 次。

(四)参考区间

成人(20～60 岁):<5 mg/L。

(五)临床意义

CRP 是第一个被认识的急性时相反应蛋白,作为急性时相反应一个极灵敏的指标,血浆中CRP 浓度在急性心肌梗死、创伤、感染、炎症、外科手术、肿瘤浸润时迅速地增高,可达正常水平的 2 000 倍。CRP 是非特异指标,主要用于结合临床病史监测疾病:如炎症性疾病的活动度、监测系统性红斑狼疮、白血病、外科手术后的感染、监测肾移植后的排斥反应等。

(六)影响因素

高浓度的类风湿因子与免疫球蛋白结核可产生假性升高。脂血对结果存在干扰。

七、β₂-微球蛋白

(一)生化及生理

β₂-微球蛋白(β₂-microglobulin,β₂-m)是由淋巴细胞、血小板、多形核白细胞产生的一种内源性低分子量血清蛋白质,它是主要组织相容性抗原(HLA)的β链(轻链)部分(为一条单链多肽),存在于细胞的表面,由人第 15 号染色体的基因编码,分子内含一对二硫键,不含糖。β₂-微球蛋白分子量为 11800。是由 100 个氨基酸残基组成的单一肽链,与免疫球蛋白的 C 结构域类似。β₂-m 存在于所有有核细胞膜表面,作为 HLA 抗原的轻链构成成分。β₂-m 在血液、尿液、唾液、髓液、乳汁、羊水中微量而广泛分布。体内产生的 β₂-m 的量较为恒定,分泌入血中的 β₂-m 迅速从肾脏滤过,血中浓度为 0.8~2.0 mg/L,每日尿中排出量为 0.03~0.1 mg。

(二)检测方法

免疫测定法,如免疫化学发光法(ICMA)、放射免疫测定、酶或发光免疫测定、胶乳增强散射免疫测定。

(三)标本要求与保存

采用血清。标本量 0.5 mL,至少 0.3 mL。避免脂血。分离后标本在室温(25 ℃)稳定保存 7 d,冷藏(4 ℃)或冷冻(-20 ℃)稳定保存 14 d。可反复冻融 3 次。

(四)参考区间

婴儿:3.0 mg/L(平均数)。

0~59 岁:1.9 mg/L(平均数)。

60~69 岁:2.1 mg/L(平均数)。

大于 70 岁:2.4 mg/L(平均数)。

(五)临床意义

1.肾功能损害

血中 β₂-m 与 GFR 呈负相关,与血清肌酐呈正相关,评价 GFR,采用 β₂-m 更优于肌酐。肾透析者,β₂-m 持续呈高值,表明肾出现淀粉样变,有引起腕管综合征的可能性。

2.恶性肿瘤

网质内皮肿瘤、多发性骨髓瘤、慢性淋巴细胞白血病,治疗前血清 β₂-m 为 6 mg/L,治疗后仍在 3 mg/L 以上,表明生存率低,可以用于判断预后。

3.SLE 等免疫异常者

淋巴功能活化亢进及免疫刺激,使肝细胞合成 β₂-m 增加,这也是肝病患者 β₂-m 升高的原因。

4.尿中排出增加

肾小管重吸收障碍时,血中浓度升高(阈值 4.5 mg/L 以上)。

(六)影响因素

儿童血清内 β₂-m 浓度比青年、成年人及 60 岁以上者稍高。不同年龄其浓度有变化。

(赵保永)

第三节　蛋白质电泳分析

一、血清蛋白电泳

(一)检测原理

血清蛋白电泳(serum protein electrophoresis,SPE)常采用 CAM 或琼脂糖凝胶,在pH 8.6 的缓冲液中,血清中各种蛋白质都电离成负离子,在电场中向正极移动;因各种蛋白质 pI 不同, 在相同 pH 下带电荷量有差异,同时各蛋白质的分子大小与分子形状也不相同,因此在同一电场 中泳动速度不同;带电荷多,分子量小者,泳动较快,反之,则较慢。血清蛋白质一般被分成 5 个 主要区带,从正极起依次为 ALB、α_1、α_2、β 及 γ 球蛋白,有时能出现 β_2 区带(C3 和 β_2-mG)。分离 后的蛋白质区带经氨基黑或丽春红 S 等染色后,由光密度扫描仪对各区带进行吸亮度检测,并可 自动画出吸亮度积分曲线。血清蛋白电泳各组分采用各区带的百分含量(%)表示。

(二)参考区间

各区带百分含量:清蛋白57%～68%、α_1 球蛋白 1.0%～5.7%、α_2 球蛋白 4.9%～11.2%、 β 球蛋白7%～13%、γ 球蛋白9.8%～18.2%。不同染色剂和电泳条件时参考区间不同,各实验 室应建立自己的参考区间。

(三)临床意义

1.血清蛋白电泳异常图谱

疾病时 SPE 的区带有很多种变化,根据它们在电泳图谱上的异常特征,可将其进行分型,有 助于临床疾病的判断。

2.血清蛋白电泳典型图谱

(1)肾病型:肾病综合征等的典型图谱特征,除清蛋白下降外,α_2 球蛋白显著升高,β 球蛋白 明显升高,γ 球蛋白不变或相对下降。

(2)肝硬化型:见于肝硬化患者,其图谱特征是 ALB 下降,γ 球蛋白明显升高,典型者 β 和 γ 区带融合,出现 β-γ 桥。

3.免疫球蛋白增多

正常 SPE 图谱上 γ 区带色浅且宽,主要成分是 Ig,包括 IgG、IgA 和 IgM 等,由多克隆浆细 胞所产生。疾病时 γ 区带增多较为常见,包括单克隆增殖和多克隆增殖。

(1)单克隆免疫球蛋白增多:表现为 γ 区带或 γ～β 出现的色泽深染的窄区带,其成分为单克 隆免疫球蛋白或其轻链或重链片段,称为 M 蛋白,见于浆细胞病。M 蛋白的电泳位置可大致反 映出 Ig 类型,如 IgA 位于 β 区后部或 β 和 γ 区之间,IgM 位于 γ 区中部,IgG 位于 γ 区后部。但 确定 M 蛋白及其类型需采用特异性抗体做免疫固定电泳。

(2)多克隆免疫球蛋白增多:系指各种合成 Ig 细胞的全面增殖,表现为 γ 区带呈弥散性升 高。包括慢性肝病、肝硬化、结缔组织病(最有代表性的是 SLE)、慢性感染、恶性肿瘤(早期可出 现 Ig 多克隆增殖)、获得性免疫缺陷综合征(T 淋巴细胞被侵犯并失去功能,而 B 细胞失控和代 偿性相对升高)和淋巴母细胞性淋巴结病(为淋巴母细胞反应性增殖,属于良性,也有人认为是转为恶性的过渡期）。

（四）方法评价

影响 SPE 精密度的因素很多,如电泳介质性质、缓冲液成分和浓度、电压大小、电泳时间、染色液成分、电泳时温度等,因此,实验室之间的精密度较差,甚至实验室内精密度也远不如一般生化指标的定量测定。目前较多实验室已经采用自动电泳仪及其配套的商品试剂进行 SPE,其电泳区带整齐,分离效果好,操作速度快;而且每次电泳时的电压、时间、甚至温度等都能准确控制,加上采用配套的商品试剂,均有利于提高电泳结果精密度。

SPE 各区带中多个蛋白质组分可有重叠、覆盖,如 Cp 常被 AMG 及 Hp 所掩盖;两个区带之间也有少量蛋白质,如 α 脂蛋白、β 脂蛋白迁移带较宽,常使区带之间着色,IgA 通常存在于 β 和 γ 带之间;某些蛋白质组分染色很浅,如脂蛋白和 AAG,其中的脂类或糖类不能被蛋白染料着色;因此,SPE 对异常蛋白质的分析及对疾病的诊治意义比较有限。并且,由于在 SPE 上表现异常的相关疾病大多还有其他检测手段,因此,即使在传统上应用 SPE 最多的慢性肝病和肝硬化这些疾病中,SPE 的作用也已逐渐减少。

二、蛋白质免疫固定电泳

蛋白质免疫固定电泳(Immunofixation electrophoresis,IFE)能确定蛋白质的单克隆属性,从而诊断浆细胞病等,检测标本可以是血清、尿液、脑脊液或其他体液,以血清蛋白免疫固定电泳较多用。

（一）检测原理

检测原理包括蛋白电泳和免疫沉淀两个过程,电泳介质以琼脂糖凝胶多用。将以不同程度稀释的同一份标本加样在琼脂糖凝胶板上的 6 个不同位置,进行电泳。电泳后,将蛋白固定剂加到第一份对照电泳蛋白区带的表面,而将 5 种抗血清即抗 IgG、IgA、IgM、κ 链和 λ 链分别加到第二至六份电泳的蛋白区带表面孵育。如果有对应的抗原存在,则会在适当的区带位置有抗原抗体复合物形成并沉淀下来。随后将整张凝胶片进行清洗,第一份对照电泳中所有蛋白质区带全部保留,第二至第六份电泳区带中未被固定的清蛋白、α_1、α_2、β 球蛋白,以及未结合的游离抗原或抗体被洗去。最后采用考马斯亮蓝等灵敏度高的蛋白质染色剂进行染色。将第二至第六份电泳区带与第一份蛋白电泳区带进行比较,可观察是否有某种单克隆免疫球蛋白存在。

（二）区带表现

第一份对照电泳显示一般的血清蛋白电泳区带;第二至六份电泳分别显示 IgG、IgA、IgM、κ 链、λ 链与其相应抗体的蛋白质复合物区带。正常人区带的染色程度依次是 IgG＞IgA 和 κ 链＞λ 链＞IgM,均呈宽而弥散的区带。单克隆蛋白表现为边界清晰的局部致密条带,条带宽度和深度与其含量成正比,多数出现在 γ 或 β 区,偶见于 α 区。

（三）临床意义

蛋白质免疫固定电泳用于恶性浆细胞病的诊断,以及与多克隆增殖的鉴别诊断,还可用于脑脊液寡克隆蛋白的判断。恶性浆细胞病包括骨髓瘤、原发性巨球蛋白血症、重链病、原发性淀粉样变性等,由于异常浆细胞克隆增殖,产生大量单克隆免疫球蛋白或其轻链或重链片段。各种单克隆蛋白出现频率为:IgG 52％、IgA 21％、IgM 12％、IgD 2％、IgE 0.01％,轻链(κ 或 λ)11％,重链(γ、α、μ 或 δ)1％,也可出现两种或多种克隆蛋白,占 0.5％。

（四）方法评价

免疫固定电泳检测速度较快，整个过程为 1.5～2 h；敏感性高，能检测到 0.5～1.5 g/L 含量的单克隆抗体；分辨率高，能够利用非常短的电泳移动距离分离出单克隆蛋白质组分。通过抗原抗体沉淀模式直接对照常规血清蛋白电泳模式来分析区带，结果较容易判断。但良性 M 蛋白血症（BMG）也表现为类似的单克隆条带。

三、尿蛋白电泳

（一）普通尿蛋白电泳

普通尿蛋白电泳（urine protein electrophoresis，UPE）类似于普通 SPE。以往通常需将尿液进行浓缩使蛋白质浓度达到 30 g/L 以上，否则需要采用高灵敏度的染色方法如金染或银染。不过，目前一些自动电泳仪采用反复多次在琼脂糖凝胶上加样，不需浓缩尿液，以考马斯亮蓝染色，就能显示清晰的区带；这种电泳具有较高的分辨率，能分离出 ALB、α_1、α_2、$\beta1$、β_2 和 γ 球蛋白六个区带。当然由于患者的尿蛋白情况不同，很多时候这些区带不全，各种。从 UPE 能得到尿蛋白全貌，做出初步的蛋白尿类型判断，但因为并非按分子量分离其蛋白质，一般只作为过筛试验。

（二）其他电泳分析方法

其他电泳分析方法包括十二烷基磺酸钠-聚丙烯酰胺凝胶电泳（sodium dodecyl sulfate-polyacarylamide gel electrophoresis，SDS-PAGE）或十二烷基磺酸钠-琼脂糖凝胶电泳（agarose gel electrophoresis，SDS-AGE）。由考马斯亮蓝染色，能将尿蛋白按分子量大小进行分离，从而判断为肾小球性蛋白尿及其选择性和非选择性、肾小管性蛋白尿、混合性蛋白尿、溢出性蛋白尿等。目前一些自动电泳仪能进行尿蛋白 SDS-AGE，SDS-PAGE 则必须采用手工操作。

四、脑脊液蛋白电泳

经充分浓缩后，可以采用与普通 SPE 相似的普通脑脊液蛋白电泳，一般以琼脂糖凝胶为支持介质，由考马斯亮蓝染色，可分为 PA、ALB、α_1、α_2、β、γ 球蛋白 6 个组分，通常还有 $\beta1$ 和 β_2；银染能增加灵敏度而无须浓缩样品；浓缩标本或银染能清楚地发现 IgG 区带。若出现两条或多条稀疏的 IgG 区带，且比同一患者的 SPE 中 γ 区带致密，为 IgG 寡克隆区带；等电聚焦联合免疫印迹法能提高 IgG 寡克隆带的检测灵敏度和特异性。

（赵保永）

第八章

血脂与脂蛋白检验

第一节　血　脂　测　定

临床血脂测定时,要特别重视试剂的合理选择和应用,并且应使测定结果符合一定要求,达到所规定的技术目标。此外,还要注意基质效应对测定结果的影响。所选择的测定方法应具有良好的精密度与准确度、灵敏度和检测范围,特异性好,试剂稳定等特点。

一、总胆固醇测定

(一)生理与生物化学

人体胆固醇除来自食物外,还可在体内合成,提供内源性胆固醇的 90%。胆固醇的主要功能有:胆固醇是所有细胞膜和亚细胞器膜上的重要组成成分;是胆汁酸的唯一前体;是所有类固醇激素,包括性腺和肾上腺激素的前体等。血浆胆固醇在 LDL 中最多,其次是 HDL 和 VLDL,CM 中最少。血浆胆固醇包括 CE 和 FC,分别约占 70% 与 30%,两者合称为 TC。换句话说,TC是指血液中各脂蛋白所含胆固醇之总和。

(二)检测方法

血清 TC 测定一般可分为化学法和酶法两大类。化学法一般包括抽提、皂化、毛地黄皂苷沉淀纯化和显色比色 4 个阶段。其中省去毛地黄皂苷沉淀纯化步骤的化学抽提法——ALBK 法为目前国际上通用的参考方法。国内由北京老年医学研究所生化室建立的高效液相层析法也推荐作为我国 TC 测定的参考方法。化学法曾在很长一段时间内、在临床常规使用,但由于操作复杂,干扰因素多,现多已不用,而由酶法代替。

目前建议酶法如胆固醇氧化酶-过氧化物酶-4-氨基安替比林和酚法(CHOD-PAP 法)作为临床实验室测定血清 TC 的常规方法。此法快速准确,标本用量小,适合在自动生化分析仪上进行批量测定。

TC 测定一般采用静脉血,分离血清或血浆(EDTA 抗凝)后进行测定;特殊情况如体检筛查时也可用末梢血(指血)。对于 TC 测定,建议:不精密度≤3%,不准确度≤±3%,总误差≤9%。酶法测定血清 TC 的其他方法性能:①显色剂用酚时,TC 5.17 mmol/L 时的吸亮度 $A_{500\,nm}$

$0.30 \sim 0.35$，故 $A_{500\,nm} = 0.005$ 时的 TC 浓度约为 0.08 mmol/L。②血清与酶试剂用量之比为 $1:100$ 时，测定上限为 13 mmol/L，过高地提高血清用量的比例，会使测定上限降低。③血清中多种非胆固醇甾醇(正常人血清中约占 TC 的 1%)会不同程度地与本试剂显色。④血红蛋白含量高于 2 g/L 会引起正干扰，胆红素 > 0.1 g/L($100\ \mu$mol/L)时有明显负干扰；血中抗坏血酸与甲基多巴浓度高于治疗水平时也使结果偏低。⑤在 $37\ ℃$ 反应到达终点时间 $37\ ℃$ 不应超过 5 min。

(三)参考区间

成人为 $2.85 \sim 6.22$ mmol/L($110 \sim 240$ mg/dL)。我国新修订的《中国成人血脂异常防治指南》TC 切点的制定与美国国家胆固醇教育计划(NCEP)成人治疗专家组第 3 次报告(ATPⅢ)中的标准基本一致：TC < 5.18 mmol/L(200 mg/dL)为合适水平，$5.18 \sim 6.18$ mmol/L($200 \sim 239$ mg/dL)为边缘升高，$\geqslant 6.22$ mmol/L(240 mg/dL)为升高。临床上以往习惯以 TC $\geqslant 6.5$ mmol/L(250 mg/dL)为高胆固醇血症，$\geqslant 7.8$ mmol/L(300 mg/dL)视为严重的高胆固醇血症。

(四)临床意义

影响 TC 水平的主要因素如下。①年龄与性别：TC 水平常随年龄而上升，但到 70 岁后不再上升甚至有所下降，中青年期女性低于男性，女性绝经后 TC 水平较同年龄男性高；②饮食习惯：长期高胆固醇、高饱和脂肪酸摄入可造成 TC 升高；③遗传因素：与脂蛋白代谢相关酶或受体基因发生突变是引起 TC 显著升高的主要原因。

高胆固醇血症和 AS 的发生有密切关系，已通过动物试验、人体动脉粥样斑块的组织病理学和化学研究、临床上 AS 患者的血脂检查、遗传性高脂血症易早发冠心病、流行病学研究、干预性预防治疗试验的结果等研究证实。因此一致认为胆固醇是 AS 的重要危险因素之一。常用作 AS 预防、发病估计、治疗观察等的参考指标。国的队列研究表明血清 TC(或 LDL-C)升高是冠心病和缺血性脑卒中的独立危险因素之一，人群中约 10% 的缺血性心血管病发病可归因于血清 TC 升高[TC $\geqslant 5.7$ mmol/L(220 mg/dL)]。

TC 升高可见于各种高脂蛋白血症、梗阻性黄疸、肾病综合征、甲状腺功能低下、慢性肾功能衰竭、糖尿病等时。此外，吸烟、饮酒、紧张、血液浓缩等也都可使 TC 升高。妊娠末 3 个月时，可能明显升高，产后恢复原有水平。TC 降低可见于各种脂蛋白缺陷状态、肝硬化、恶性肿瘤、营养不良、巨细胞性贫血等。此外，在女性月经期也可降低。

二、三酰甘油测定

(一)生理与生物化学

TG 又称中性脂肪，其首要功能是为细胞代谢提供能量。血浆中的甘油酯 $90\% \sim 95\%$ 是 TG。除 TG 外，还存在甘油二酯、甘油一酯(二者总和不足 TG 的 3%)和游离甘油[约 0.11 mmol/L(10 mg/dL)]。饮食中脂肪被消化吸收后，以 TG 形式形成 CM 循环于血液中，CM 中的 80% 以上为 TG。血中 CM 的半寿期仅为 $10 \sim 15$ min，进食后 12 h 正常人血中几乎没有 CM，TG 恢复至原有水平。临床上所测定的 TG 是血浆中各脂蛋白所含三酰甘油的总和。TG 水平与种族、年龄、性别及生活习惯(如饮食、运动等)有关。我国人的 TG 水平显著低于欧美白人。应注意 TG 水平的个体内与个体间变异都比 TC 大，人群调查数据比较分散，呈明显的正偏态分布。

(二)检测方法

血清中的 TG 含量测定,从方法学上大致可分为化学法和酶法两类。目前尚无公认的 TG 测定的参考方法,二氯甲烷-硅酸-变色酸法是美国疾病预防与控制中心(CDC)测定 TG 采用的参考方法。用二氧甲烷抽提 TG,同时以硅酸处理去除 PL、游离甘油、甘油一酯和部分甘油二酯,然后经过皂化、氧化、变色酸显色等步骤测定。此法测定值与游离甘油之和可能与决定性方法的总甘油相近。酶法测定血清 TG 的主要优点是操作简便,适合自动分析,线性范围较宽,并且灵敏、精密、相对特异性亦较好,因而目前几乎所有临床实验室均采用此法作为 TG 测定的常规方法。

目前,建议甘油磷酸氧化酶-过氧化物酶-4-氨基安替比林和酚法(GPO-PAP 法)作为临床实验室测定血清 TG 的常规方法。

本法为一步 GPO-PAP 法,缺点是结果中包括游离甘油(FG)。为去除 FG 的干扰,可用外空白法(同时用不含 LPL 的酶试剂测定 FG 作空白)和内空白法(两步法,双试剂法——将 LPL 和 4-AAP 组成试剂 2,其余部分为试剂 1)。一般临床实验室可采用一步 GPO-PAP 法,有条件的实验室(如三级以上医院)应考虑开展游离甘油的测定或采用两步酶法。

对于 TG 测定,建议不精密度≤5%,不准确度≤±5%,总误差≤15%。酶法测定血清 TG 的其他方法性能如下。①灵敏度为 TG 2 mmol/L TG 时 $A_{500 nm}$≥0.2。②线性至少应达 11.3 mmol/L。③LPL 除能水解 TG 外,还能水解甘油一酯和甘油二酯(血清中后两者约占 TG 的 3%),亦被计算在 TG 中,实际上测定的是总甘油酯。④干扰因素与 TC 测定类同,胆红素 >100 μmol/L 或抗坏血酸>170 μmol/L 时出现负干扰。血红蛋白的干扰是复杂的,它本身的红色会引起正干扰。溶血后,红细胞中的磷酸酶可水解磷酸甘油产生负干扰。当 Hb<1 g/L 时反映为负干扰;> 1 g/L 时反映出正干扰,但 Hb≤2 g/L 时干扰不显著,明显溶血标本不宜作为 TG 测定。血中抗坏血酸与甲基多巴浓度高于治疗水平时也使结果偏低。⑤酶法测定血清 TG 在 37 ℃反应到达终点时间,37 ℃不应超过 8 min。血清 FG 对 TG 测定结果的影响一直是临床十分关注的问题。国外资料显示,正常人体血清 FG 含量为 0.06～0.22 mmol/L,占总 TG 的 6%～14%。国内的研究结果与此相近,我国正常人血清 FG 水平平均约为 0.08 mmol/L(0.02～0.33 mmol/L),约占总 TG 7.19%(0.81%～21.64%)。虽然临床标本中 FG 显著升高者很少见,本法比较适合各级医院的实验室开展 TG 测定,测定结果也基本上能反映体内的 TG 水平,但有些异常或病理情况下如应激反应(肾上腺素激活 LPL 促进体内脂肪水解),剧烈运动,服用含甘油的药物如硝酸甘油,静脉输入含甘油的营养液,肝素治疗,某些严重的糖尿病、肝病与肾病,取血器材或试管塞上带有甘油等时,可见血清 FG 显著升高,并给临床决策带来误导。因此,实验室报告 TG 测定结果时应注明是"未去 FG 的值",这将有助于临床医师对结果的正确理解。必要时,或是临床医师要求时,可采取测定"真"TG 的方法减少其影响:一种是同时测定总甘油和 FG,两个结果的差值反映了真 TG 浓度(外空白法);另一种是用上文所述的两步酶法直接测定 TG(内空白法)。前者国内外应用较少,后者国外(如日本)使用较多,国内目前已有许多临床实验室开展。

(三)参考区间

成人为 0.45～1.69 mmol/L(40～150 mg/dL)。由于种族、饮食等的差异,各国的分类水平也不尽相同。如荷兰认为理想的 TG 浓度为<1.1 mmol/L,在 1.1～4.0 mmol/L 范围内冠心病发生的危险增加,>4.0 mmol/L 危险下降,极度升高则患胰腺炎危险高度增加。土耳其的研究表明,TG 中等程度升高(即 1.6～2.5 mmol/L)时冠心病危险增加。《中国成人血脂异常防治指南》修订版中:TG ＜1.69 mmol/L(150 mg/dL)为合适水平;1.69～2.25 mmol/L(150～199 mg/dL)为边缘性升高;≥2.26 mmol/L(200 mg/dL)为升高。美国国家胆固醇教育计划(NCEP)成人治疗专家组第 3 次报告(ATPⅢ)强调 TG 水平在高脂血症防治中的重要性,将血清 TG 分为 4 个水平:≥5.64 mmol/L(500 mg/dL)为极高;2.26～5.63 mmol/L(200～499 mg/dL)为升高;1.69～2.25 mmol/L(150～199 mg/dL)为边缘性升高;＜1.69 mmol/L(150 mg/dL)为合适。

(四)临床意义

TG 水平也受遗传和环境因素的双重影响。与 TC 不同,同一个体的 TG 水平受饮食和不同时间等因素的影响较大,所以,同一个体在多次测定时,TG 值可能有较大差异。测定血清 TG 水平主要用于了解机体内 TG 代谢状况、高三酰甘油血症诊断和评价冠心病危险、代谢综合征的诊断及应用 Friedewald 公式计算 LDL-C 水平等四方面目的。其中应用 Friedewald 公式计算 LDL-C 有 3 个前提条件,结果的可靠性也受 TG 浓度的影响,随着直接检测 LDL-C 的方法逐渐成熟,该公式应用越来越少。

TG 升高可见于家族性高 TG 血症、家族性混合性高脂血症、冠心病、动脉粥样硬化、糖尿病、肾病综合征、甲状腺功能减退、胆道梗死、糖原累积症、妊娠、口服避孕药、酗酒、急性胰腺炎。人群调查资料表明,血清 TG 水平轻至中度升高者患冠心病的危险性增加。当 TG 重度升高[＞1 000 mg/dL(11.3 mmol/L)]时,常可伴发急性胰腺炎。

高三酰甘油血症是否为冠心病的独立危险因素,对于这一问题,以往学术界存在争议。一些研究发现,在单因素分析中,TG 水平上升与冠心病危险呈正相关。TG 升高常伴随高密度脂蛋白胆固醇(HDL-C)降低,经多因素分析修正 HDL-C 等其他危险因素后,TG 与冠心病危险的相关性在许多情况下会减弱或消失。但近年许多大规模流行病学和前瞻性研究分析显示,高 TG 也是冠心病的独立危险因素,提示一些 TRLs 被认为是致 AS 因素,TG 和 HDL-C 一样,成为冠心病防治的目标之一。虽然继发性或遗传性因素可升高 TG 水平,但临床中大部分血清 TG 升高见于代谢综合征。鉴于 TG 和冠心病之间的关系,有必要对 TG 水平高低做出分类,为临床诊断治疗提供依据。

TG 降低可见于慢性阻塞性肺疾病、脑梗死、甲状腺功能亢进、甲状旁腺功能亢进、营养不良、吸收不良综合征、先天性 α-β 脂蛋白血症等。还可见于过度饥饿、运动等。

三、磷脂测定

(一)生理与生物化学

磷脂(PL)并非单一的化合物,而是含有磷酸基和多种脂质的一类物质的总称。血清 PL 包括:①卵磷脂(60%)和溶血卵磷脂(2%～10%);②磷脂酰乙醇胺等(2%);③鞘磷脂(20%)。磷脂在肝脏合成最活跃,主要由胆汁和肠分泌,自粪便中排出。PL 是脂肪代谢的中间产物,在血液中并非独立存在,而是与其他脂质一起参与脂蛋白的形成和代谢。另外,PL 也是构成和维持细胞膜成分和功能的重要物质。

(二)检测方法

血清 PL 定量方法包括测定无机磷化学法和酶法两大类。化学测定法包括:抽提分离、灰化和显色及比色三个阶段。酶测定法可分别利用磷脂酶 A、B、C、D 等 4 种酶作用,加水分解,测定其产物,对磷脂进行定量,一般多采用磷脂酶 D 法。

酶法检测血浆 PL 的原理是:磷脂酶 D 因特异性不高,可作用于含有卵磷脂、溶血卵磷脂和鞘磷脂及胆碱的磷脂(这三种 PL 约占血清总磷脂的 95%),释放出胆碱,胆碱在胆碱氧化酶作用下生成甜菜碱和 H_2O_2,在 POD 作用下,H_2O_2,4-AAP,酚发生反应生成红色醌亚胺化合物,其颜色深浅与这三种磷脂的含量成正比。该法快速准确,便于自动化仪器进行批量检测。

推荐采用液体双试剂,高特异性酶促反应,反应能迅速达终点,使用简便,可直接用于自动生化分析仪。以早晨空腹 12 h 采血为宜,在 4 ℃ 分离血清(浆)尽快测定。如不能及时进行测定可放置 4 ℃ 3 d,−20 ℃ 半年。技术要求:具有较好准确度和精密度,批内批间均一性好(CV <3%);线性范围:0~1 000 mg/dL;稳定性好,不受胆红素、抗坏血酸、血红素、葡萄糖、尿酸及各类抗凝剂的干扰。

(三)参考区间

化学(消化)法和酶法:1.3~3.2 mmol/L(以脂计)。

(四)临床意义

血清 PL 与胆固醇密切相关,正常人胆固醇/磷脂比值平均为 0.94,两者多呈平行变动,高胆固醇血症时也常有高磷脂血症,但 PL 的增高可能落后于胆固醇;TG 增高时 PL 也会增高。

血清 PL 增高常见于胆汁淤滞(可能与富含磷脂成分的脂蛋白-X 增高有关)、原发性胆汁淤积性肝硬化、高脂血症、LCAT 缺乏症、甲状腺功能减退、特发性高血压、肝硬化、脂肪肝、糖尿病肾损害、肾病综合征等。急性感染性发热、特发性低色素性贫血、甲状腺功能亢进、营养障碍、磷脂合成低下等时血清 PL 会下降。另外,PL 及其主要成分的检测,对未成熟儿(胎儿)继发性呼吸窘迫症出现的诊断有重要意义。

四、脂肪酸测定

(一)生理与生物化学

临床上将 C10 以上的脂肪酸称为游离脂肪酸(FFA)或非酯化脂肪酸(NEFA)。正常血清中含有油酸(C18:1)占 54%,软脂酸(C16:1)占 34%,硬脂酸(C18:1)占 6%,是其主要的 FFA。另有月桂酸(C12:0)、肉豆蔻酸(C14:0)和花生四烯酸(C20:1)等含量很少的脂肪酸。与其他脂质比较,FFA 在血中浓度很低,其含量水平极易受脂代谢、糖代谢和内分泌功能等因素影响,血中 FFA 半寿期为 1~2 min,极短。血清中的 FFA 是与清蛋白结合进行运输,属于一种极简单的脂蛋白。

(二)检测方法

测定血清 FFA 法有滴定法、比色法、原子分光亮度法、高效液相层析法和酶法等。

前四种方法为非酶法测定,其中前三种方法准确性差,高效液相层析法仪器太昂贵,不便于批量操作。现一般多以酶法测定(主要用脂肪酶测定),可分别测定产物乙酰 CoA、AMP 或辅酶 A(CoA),进行定量。酶法测定结果准确可靠快速,易于批量检测。

FFA 测定必须注意各种影响因素,以早晨空腹安静状态下采血为宜,在 4 ℃ 分离血清尽快测定。因为血中有各种脂肪酶存在,极易也极快速使血中 TG 和磷脂的酯型脂肪酸分解成非酯化的 FFA,使血中 FFA 值上升。贮存的标本仅限于 24 h 内,若保存 3 d,其值约升高 30%,使结果不准确。此时标本应冷冻保存。肝素可使 FFA 升高,故不可在肝素治疗时(后)采血,也不可用肝素抗凝血作 FFA 测定。

（三）参考区间

滴定法、亮度法、酶法：成人 400～900 μmol/L（各实验室应建立自己的参考范围）。儿童及肥胖成人稍高。

（四）临床意义

正常时血清 FFA 含量极微，因为血中 FFA 水平容易受各种因素（如饥饿、运动及情绪激动等）的影响而变动，所以不能凭一次检测结果作诊断，要对 FFA 的水平做连续的动态观测。FFA 增高主要见于：①糖尿病（未治疗）、甲状腺功能亢进；②肢端肥大症、库欣病、肥胖等；③重症肝疾病、褐色细胞瘤，急性胰腺炎等；④注射肾上腺素或去甲肾上腺素及生长激素，任何疾病影响血中激素水平者均对 FFA 有影响；⑤一些药物如咖啡因、磺胺丁脲、乙醇、肝素、烟碱、避孕药等。

FFA 降低主要见于：①甲状腺功能减低，垂体功能减低；②胰岛瘤，艾迪生病等；③使用阿司匹林、氯贝丁酯、烟酸及普萘洛尔等药物。

五、过氧化脂质测定

（一）生理与生物化学

机体通过酶系统和非酶系统产生氧自由基，后者能攻击生物膜中的多不饱和脂肪酸（Polyunsaturated fatty acid，PUFA）引发脂质过氧化作用。过氧化脂质（lipid peroxide，LPO）是指作为脂质成分的 PUFA 在酶和 Fe^{2+} 等触酶的存在下，结合了分子态氧而形成的过氧化脂质。LPO 活性高，反应性强，易造成细胞和组织的氧化伤害，引起各种有关的疾病。因其与动脉硬化、老年化及肝脏损伤有关，已引起人们的关注。

（二）检测方法

了解体内 LPO 的最常用的方法是检测脂质过氧化作用的产物。脂质过氧化反应可形成丙二醛（MDA）、乙烷、共轭二烯、荧光产物及其能产生化学荧光的产物。如果这引起产物含量增多，就反映机体内脂质过氧化反应增强。临床上通常测定 MDA 的量反映机体内脂质过氧化的程度，间接地反映出细胞受损的程度。常用方法为硫代巴比妥酸（TBA）比色法：原理是过氧化脂质中的 MDA 可与 TBA 缩合，形成红色化合物。后者在 532 nm 处有极大吸收峰，可用分光亮度法进行定量测定。

注意事项：①比色时液体如发现浑浊，可置 37 ℃片刻，变清后再行比色；②溶血标本不宜做此试验，因血红蛋白使 MDA 检测结果偏高；③若患者为高脂血症或者为严重脂血标本时，可在操作时加入适量无水乙醇处理样本。

本法操作简便、重复性好，是最常见测定 MDA 的方法。本法的线性范围为 5.0～20 mmol/L，回收率较低，为 60％～80％。但本反应缺乏特异性，测定结果以 MDA 的相对含量表示，影响因素较多。

（三）参考区间

荧光法：2～4 μmol/L；比色法：男性 4.14±0.78 μmol/L，女性 3.97±0.77 μmol/L。

（四）临床意义

血浆（清）LPO 水平有随年龄增高而增加的趋势，但 60 岁后又有降低的趋势；男性高于女性，此为生理性改变。LPO 病理性增高见于：①动脉硬化、脑梗死、心肌梗死和高脂血症；②急性肝炎、慢性肝炎活动期、脂肪肝、肝硬化等肝脏疾病；③慢性肾炎和肾功能不全；④糖尿病；⑤恶性肿瘤等。此外，MDA 的测定常常和超氧化物歧化酶（SOD）的测定互相配合，SOD 活力的高低间接反映了机体清除自由基的能力,而 MDA 的高低又间接反映了机体细胞受自由基攻击的严重程度。

(张梅英)

第二节　脂蛋白测定

一、高密度脂蛋白胆固醇测定

(一)生理与生物化学

HDL 是体积最小的脂蛋白,和其他脂蛋白相比,HDL 含蛋白量最大,其主要的载脂蛋白为 apoA I、A II 及少量的 apoC、E;磷脂是其主要的脂质。由于 HDL 所含成分较多,临床上目前尚无方法全面地检测 HDL 的量和功能,因为 HDL 中胆固醇含量比较稳定,故目前多通过检测其所含胆固醇的量(测定 HDL-C),间接了解血浆中 HDL 的多少,作为 HDL 定量依据。在大多数测定方法中,CE 都被水解成 FC,所以酯化部分也被作为非酯化者计入。准确地说,HDL-C 表示的是与 HDL 结合的胆固醇。许多因素影响 HDL-C 的水平,包括家族史、年龄、性别、遗传、吸烟、运动、饮食习惯、肥胖和某些药物。

(二)检测方法

通常需根据各种脂蛋白的密度、颗粒大小、电荷等应用超速离心法、色谱法、电泳法、化学或免疫沉淀法将 HDL 与其他脂蛋白分离开,测定 HDL 组分中胆固醇含量(HDL-C)。美国疾病控制与预防中心(CDC)测定 HDL-C 的参考方法为超速离心结合 ALBK 法,也为 NCEP 所推荐。此法主要用于靶值的确定及各种 HDL-C 检测方法学评价,但因需特殊仪器,对技术操作要求高,一般实验室难以开展。硫酸葡聚糖-镁沉淀法(dextran sulfate-Mg^{2+} method,DS-Mg^{2+}法)结合 ALBK 法被美国胆固醇参考方法实验室网络(Cholesterol Reference Method Laboratory Network,CRMLN)作为指定比较方法(designated comparison methods,DCMs)。这种方法相对 CDC 参考方法而言,已大为简化。色谱法和电泳法因仪器、操作要求高等原因在临床常规实验室也较少应用,多用于脂蛋白的研究。

临床常规实验室直接分离测定 HDL-C 的方法大致可分为 3 代。第 1 代为化学沉淀法,常用的沉淀剂为多阴离子,如磷钨酸(PTA)、DS、肝素(Hep)或非离子多聚体如聚乙二醇(PEG)与某些两价阳离子(如 Mg^{2+}、Ca^{2+}、Mn^{2+} 等)合用。最早为美国国立卫生研究院(NIH)所采用的肝素-锰沉淀法(HM 法),后多采用 DS-Mg^{2+} 法,欧洲则多采用磷钨酸镁沉淀法(PTA-Mg^{2+} 法)和聚乙二醇沉淀法(PEG 法)。1995 年中华医学会检验分会曾在国内推荐 PTA-Mg^{2+} 沉淀法作为 HDL-C 测定的常规方法。但此方法由于沉淀了含 apoE 的 HDL 组分,存在约 10% 负偏差。与 HM 和 DS-Mg^{2+} 法相比,HDL-C 测定结果偏低。第 2 代采用简便的磁珠 DS-Mg^{2+} 分离法(美国 Reference Diagnostics 公司试剂),省去了离心步骤,但需特殊装置,试剂不适于推广应用。第3代为匀相测定法,标本用量少,不需做沉淀处理,可用于自动生化分析仪测定,在准确度和精密度方面都可达到 NCEP 的分析目标,因此在短短的数年里迅速被临床实验室采用。

目前建议用双试剂的直接匀相测定法作为临床实验室测定血清 HDL-C 的常规方法。可供选择的方法主要有:清除法包括反应促进剂-过氧化物酶清除法(synthetic polymer/detergent HDL-C assay,SPD);过氧化氢酶清除法(catalase HDL-C assay,CAT);PEG 修饰酶法(PEG-modified enzyme assay,PEGME),选择性抑制法(polyanion polymer/detergent HDL-C assay,PPD 法);免疫分离法(immunoseparation method,IS 法),包括 PEG/抗体包裹法和抗体免疫分离法(antibody immunoseparation HDL-C assay,AB 法);以前 3 类方法为目前国内临床实验室中最常用。

(1)SPD 法:以日本第一化学药品株式会社(简称日本第一化学)的 Cholestest N HDL 试剂盒为例,其主要原理是利用脂蛋白与表面活性剂的亲和性差异进行 HDL-C 测定。加入试剂Ⅰ,在反应促进剂(合成的多聚物/表面活性剂)的作用下,血清中 CM、VLDL 及 LDL 形成可溶性复合物,它们表层的 FC 在 CHOD 的催化下发生反应生成 H_2O_2,在 POD 的作用下,H_2O_2 被清除。加入试剂Ⅱ,在一种特殊的选择性表面活性剂作用下,只有 HDL 颗粒成为可溶,所释放的胆固醇与 CHER 和 CHOD 反应,生成 H_2O_2,并作用于 4-AAP色原体产生颜色反应。

(2)PEG 修饰酶法(PEGME 法):主要代表性试剂盒有日本协和、罗氏诊断和德国 Centronic GmbH 公司的产品。

(3)过氧化氢酶清除法(CAT 法):代表试剂盒是日本生研和英国朗道公司试剂盒。

上述方法的技术指标主要有以下几个。①准确度与精密度:NCEP1998 年对 HDL-C 测定的分析目标的新规定是准确度要求偏差≤±5%参考值;精密度要求当 HDL-C<1.09 mmol/L(42 mg/dL)时 SD≤0.044 mmol/L(1.7 mg/dL),HDL-C≥1.09 mmol/L 时 CV≤4%;总误差≤13%。②特异性:高 LDL-C,高 VLDL-C 对测定结果基本无明显影响,回收率为 90%～110%。③线性:上限至少可达 3.12 mmol/L(120 mg/dL)。④抗干扰能力:TG<5.65 mmol/L(500 mg/dL)、胆红素<513 μmol/L(30 mg/dL)、Hb<5 g/L 时,对测定结果基本无干扰。⑤方法学比较:采用 CRMLN DCM 法进行方法学比较,相关系数 r 在 0.95 以上。

(三)参考区间

成年男性 1.16～1.42 mmol/L(45～55 mg/dL),女性 1.29～1.55 mmol/L(50～60 mg/dL)。我国新近修订的《中国成人血脂异常防治指南》建议:HDL-C<1.04 mmol/L(40 mg/dL)为减低;≥1.04 mmol/L(40 mg/dL)为合适水平;≥1.55 mmol/L(60 mg/dL)为理想水平。美国 NCEP-ATPⅢ中强调:HDL-C<1.04 mmol/L(40 mg/dL)为减低,低 HDL-C 是 CHD 的主要危险因素;≥1.30 mmol/L(50 mg/dL)为理想水平;≥1.55 mmol/L(60 mg/dL)具有预防 AS 发生的保护作用。

(四)临床意义

研究表明,HDL 能将外周组织如血管壁内胆固醇转运至肝脏进行分解代谢,提示 HDL 具有抗 AS 作用。流行病学研究表明,HDL-C 与冠心病的发展成负相关:血清 HDL-C 每增加 0.4 mmol/L(15 mg/dL),则冠心病危险性降低 2%～3%。若 HDL-C>1.55 mmo/L(60 mg/dL),则被认为是冠心病的保护性因素。即 HDL-C 值低的个体患冠心病的危险性增加,相反,HDL-C 水平高者,患冠心病的可能性小。所以,HDL-C 可用于评价患冠心病的危险性。近年来,ATPⅢ将 HDL-C<1.03 mmol/L(40 mg/dL)定为低 HDL-C,这一改变反映了低 HDL 重要性的新研究结果和低 HDL 与心脏病之间的联系。

严重营养不良者,伴随血浆 TC 明显降低,HDL-C 也低下。肥胖者 HDL-C 也多偏低。吸烟可使 HDL-C 下降;而少至中量饮酒和体力活动会升高 HDL-C。糖尿病、肝炎和肝硬化等疾病状态可伴有低 HDL-C。高三酰甘油血症患者往往伴以低 HDL-C。HDL-C 降低还可见于急性感染、糖尿病、慢性肾功能衰竭、肾病综合征等。HDL-C 含量过高（如超过 2.6 mmol/L），也属于病理状态，常被定义为高 HDL 血症，可分为原发性和继发性两类。原发性高 HDL 血症的病因可能有 CETP 缺损、HL 活性降低或其他不明原因。继发性高 HDL 血症病因可能有运动失调、饮酒过量、慢性中毒性疾病、长时间的需氧代谢、原发性胆汁性肝硬化、治疗高脂血症的药物引起及其他不明原因。总之，CETP 及 HL 活性降低是引起高 HDL 血症的主要原因。

二、低密度脂蛋白胆固醇测定

（一）生理与生物化学

LDL 是富含胆固醇的脂蛋白，正常人空腹时血浆中胆固醇的 2/3 是和 LDL 结合，其余的则由 VLDL 携带，也有极少部分在 IDL 和 Lp(a) 上。LDL 所含的载脂蛋白主要为 apoB100。血浆中 65%～70% 的 LDL 是依赖 LDL 受体清除的。LDL 是 AS 的主要危险因素之一，LDL 属于致 AS 脂蛋白，血清 LDL-C 水平越高，AS 的危险性越大。与 HDL-C 测定类似，LDL-C 也是测定 LDL 中胆固醇量以表示 LDL 水平。

（二）检测方法

通常需根据各种脂蛋白密度、颗粒大小、电荷或 apoB 含量等，应用超速离心法、色谱法、电泳法、化学或免疫沉淀法将 LDL 与其他脂蛋白分离开，然后测定 LDL 组分中胆固醇含量（LDL-C）。目前尚没有真正意义的测定 LDL-C 的参考方法。CDC 测定 LDL-C 暂定的参考方法为超速离心法（β-定量法/BQ 法）即超速离心结合 ALBK 法，也为 NCEP 所推荐。方法基本同 HDL-C 测定。此法测定的 LDL-C，实际上包括脂蛋白(a)[Lp(a)]和中间密度脂蛋白(IDL)的胆固醇含量，也是评价其他检测方法准确性的基础。此法需昂贵的设备、操作复杂、费时且技术要求高，不易在普通实验室开展。Friedewald 公式计算法是目前应用较广的估测 LDL-C 的方法，被 NCEP 推荐为常规测定方法，即 LDL-C = TC-HDL-C-TG/2.2（以 mg/dL 计）或 LDL-C = TC-HDL-C-TG/5（以 mg/dL 计）。其以 VLDL 组成恒定（VLDL-C/TG=0.2，均以 mg/dL 计）的假设为前提，具有简便、直接、快速等优点。应用此公式计算 LDL-C 常受 TC、TG 和 HDL-C 变异的影响，总变异可达 9.5%。但在血清中存在 CM、TG＞4.52 mmol/L（400 mg/dL）、存在异常 β 脂蛋白时[Ⅲ型高脂血症（HLP）]时不宜采用 Friedewald 公式法计算。色谱法和电泳法因仪器、操作要求高等种种原因也临床常规实验室也较少应用，多用于脂蛋白的研究。

目前临床常规实验室直接分离测定 LDL-C 的方法大致可分为 3 代。第 1 代为化学沉淀法，常用方法为肝素-枸橼酸钠法、聚乙烯硫酸沉淀法（PVS 法）和多环表面活化阴离子法等。第 2 代方法有两类：一类为免疫分离法，另一类为简便的磁珠肝素分离法。第 3 代为匀相测定法，标本用量少，不需沉淀处理，可用于自动生化分析仪测定，在准确度和精密度方面都可达到 NCEP 的分析目标。

目前建议用匀相测定法作为临床实验室测定血清 LDL-C 的常规方法。可供选择的方法主要有：表面活性剂清除法（surfactant LDL-C assay，SUR 法），过氧化氢酶清除法（catalase LDL-C assay，CAT 法），可溶性反应法（solubilization LDL-C assay，SOL 法），保护性试剂法（protecting reagent LDL-C assay，PRO 法）和杯芳烃法（calixarene LDL-C assay，CAL 法）。以前 3 类试剂为国内临床实验室最常用。

（1）表面活性剂清除法（SUR 法）：其反应原理为试剂 1 中的表面活性剂 1 能改变 LDL 以外

的脂蛋白(如 HDL、CM 和 VLDL 等)结构并解离,所释放出来的微粒化胆固醇分子与胆固醇酶试剂反应,产生的 H_2O_2 在缺乏偶联剂时被消耗而不显色,此时 LDL 颗粒仍是完整的。加试剂 2(含表面活性剂 2 和偶联剂 DSBmT),它可使 LDL 颗粒解离释放胆固醇,参与 Trinder 反应而显色,因其他脂蛋白的胆固醇分子已除去,色泽深浅与 LDL-C 量成比例。

(2)过氧化氢酶清除法(CAT 法):以日本 Denka Seiken 公司、英国 RANDOX 公司和美国 Polymedco 公司试剂盒为代表。

(3)杯芳烃法(CAL 法):为日本国际试药公司研制开发的一种检测试剂,尚未在全球市场广泛销售。

上述方法的技术指标主要有以下几个。①准确度与精密度:NCEP 对 LDL-C 测定的分析目标进行了规定,要求总误差≤12%;不精密度要求变异系数 CV≤4%,不准确度要求偏差≤4%(与 β-定量法测定参考值比较)。②方法学比较:与超速离心法结果一致(相关系数 r 在 0.95 以上)。③特异性:高 HDL-C、VLDL-C 对测定基本无明显影响,回收率为 90%~110%。④线性:上限至少为 12.93 mmol/L(500 mg/dL)。⑤抗干扰能力:TG <5.65 mmol/L(500 mg/dL)、胆红素<513 μmol/L(30 mg/dL)、血红蛋白< 5 000 mg/L 时,对测定结果基本无干扰。

应用 Friedwald 公式计算 LDL-C 由于方法非常简便,在一般情况下还是比较准确,故较为实用。但是,Friedwald 公式计算法存在下列缺点:①Friedwald 公式假设 VLDL-C 与 TG 之比固定不变。事实上在高三酰甘油血症时,VLDL-C/TG 比例变化较大;②只有 TC、TG、HDL-C 三项测定都准确,而且符合标准化,才能计算得 LDL-C 的近似值;③当血浆 TG >4.5 mmol/L(>400 mg/dL)时,VLDL 中胆固醇与 TG 的比例已不是 1:2.2(当以 mmol/L 为测试单位时)或 1:5(当以 mg/dL 为测试单位时)。若继续采用 Friedewald 公式,计算所得的 LDL-C 会明显低于实际的 LDL-C 浓度。此时应该直接测定 LDL-C 浓度。此外,采用 Friedewald 公式计算法所得 LDL-C 值与直接测定的 LDL-C 结果有时可能存在差异,前者可能比后者高出 15%。

(三)参考区间

成人为 2.07~3.11 mmol/L(80~120 mg/dL)。我国新近修订的《中国成人血脂异常防治指南》建议:LDL-C <3.10 mmol/L(120 mg/dL)为合适范围;3.10~4.13 mmol/L(120~159 mg/dL)为边缘升高;≥4.16 mmol/L(160 mg/dL)为升高。美国 NCEP-ATP Ⅲ 报告将 LDL-C 分成 5 个水平用于血脂异常的防治:<2.59 mmol/L(100 mg/dL)为合适水平;2.59~3.34 mmol/L(100~129 mg/dL)为近乎合适水平;3.38~4.13 mmol/L(130~159 mg/dL)为临界高水平;4.16~4.89 mmol/L(160~189 mg/dL)为高水平;≥4.92 mmol/L(190 mg/dL)为极高水平。

(四)临床意义

血清 LDL-C 水平随年龄增加而升高。高脂、高热量饮食、运动少和精神紧张等也可使 LDL-C 水平升高。一般情况下,LDL-C 与 TC 相平行,但 TC 水平也受 HDL-C 水平的影响,故最好采用 LDL-C 取代 TC 作为对冠心病及其他 AS 性疾病的危险性评估。上述影响 TC 的因素均可同样影响 LDL-C 水平。随着 LDL-C 水平的增加,缺血性心血管病发病的相对危险及绝对危险呈上升趋势,是缺血性心血管病的主要危险因素,也是血脂异常防治的首要靶标。LDL-C 升高还可见于家族性高胆固醇血症、家族性 apoB 缺陷症、混合性高脂血症、糖尿病、甲状腺功能低下、肾病综合征、梗阻性黄疸、慢性肾功能衰竭、库欣综合征、妊娠、多发性肌瘤、某些药物的使用等。LDL-C 降低可见于家族性无 β 或低 β-脂蛋白血症、营养不良、甲状腺功能亢进、消化吸收不良、肝硬化、慢性消耗性疾病、恶性肿瘤、apoB 合成减少等。

三、脂蛋白电泳分析

(一)生理与生物化学

血清脂蛋白是由脂类和脂蛋白结合而成的复合物，是运输脂质的大分子物质。由于血浆脂蛋白表面电荷量大小不同，在电场中，其迁移速率也不同，从而将血浆脂蛋白分为 CM、β-脂蛋白、前 β-脂蛋白和α-脂蛋白等四种。

(二)检测方法

利用脂蛋白含有蛋白质，表面带有电荷，各种蛋白质大小、分子量、等电点不同，在电场中的移动速度也不一样的性质，通过电泳法可将各种脂蛋白进行分离。α-脂蛋白中蛋白质含量最高，在电场作用下，电荷量大，分子量小，电泳速度最快，电泳在相当于 α_1 球蛋白的位置。CM 的蛋白质含量很少，98% 是不带电荷的脂类，特别是 TG 含量最高，在电场中几乎不移动，所以停留在原点，正常人空腹血清在一般电泳谱带上无 CM。

电泳区带经脂质染料，如脂红 7B、油红 O、苏丹黑 B 及硝基四氮唑蓝(NBT)等染色后，进行肉眼观察或用光密度扫描仪扫描，即可对脂蛋白组分进行定性或定量分析。所用支持介质有纸、淀粉凝胶、醋酸纤维薄膜、琼脂糖及聚丙烯酰胺凝胶等，每种介质具有不同的强度、脆性及用途。支持介质的好坏，不仅决定脂蛋白分离效果的好坏，也决定电泳法的检测效果。

目前临床实验室多以琼脂糖凝胶为支持介质，采用一些自动化电泳系统(如 Helena REP 电泳系统)或称自动化电泳分析仪进行脂蛋白电泳，可对脂蛋白进行快速分离鉴定。经电泳及染色后，一般可分出3条区带，即 β-脂蛋白、前 β-脂蛋白、α-脂蛋白。此法分离能力强，快速、简便，具有较好的准确度、精密度和重复性，3 种主要脂蛋白带分离效果和分辨率好，可用光密度扫描仪对脂蛋白组分进行定性或半定量分析(相对百分数)，如果乘以总脂量，还可求出 3 种脂蛋白的含量。近年又相继报道一些新的脂蛋白电泳技术，为脂蛋白的临床分析应用提供了新的手段与方法。

醋酸纤维素薄膜电泳特点是微量、快速、操作简便、吸附少、分离效果较好，能分离出 α、前 β、β 及 CM 等四条区带，有的血清有两条前 β 带。缺点是前 β 脂蛋白含量过高时会有拖尾现象，此外，染色方法也不够理想，醋酸纤维素薄膜本身能被脂溶性染料着色，用苏丹黑 B 染色后背景深染，油红 O 虽然好一些，但脂蛋白带着色较浅。如用臭氧氧化后，碱性品红-亚硫酸试剂染色，所得图形清楚，背景着色较浅，缺点是染色步骤较繁，清蛋白部位有时染色过深。

琼脂糖凝胶电泳对脂蛋白的分离效果比醋酸纤维素薄膜更好一些，可将血浆脂蛋白分成 α、前 β、β-脂蛋白和 CM。若用脂溶性染料染色，背景色浅，如将血清样品进行预染，可在电泳过程中直接观察分离效果，区带整齐，分辨率高高，重复性好。液相与固相无明显分界，电泳速度较快，干膜还可长期保存。缺点是需要临时制作凝胶板，不如醋酸纤维素薄膜方便。

聚丙烯酰胺凝胶电泳分辨率高，电泳时间短，分离的各脂蛋白带十分清晰。由于聚丙烯酰胺凝胶具有分子筛的作用，能阻碍颗粒较大的前 β-脂蛋白分子移动，所以前 β-脂蛋白的区带落在 β 脂蛋白的后面。

应用电泳结合各种染色技术进行临床标本分析时，染料(或其他用以显色试剂)的物理化学性质、染料与蛋白结合(或反应)时的条件是影响试验结果的首要因素，须根据实验室具体情况进行调整。

(三)参考区间

(1)儿童：α-脂蛋白 30％～36％，前 β-脂蛋白 9％～15％，β-脂蛋白 50％～60％。

(2)成人：α-脂蛋白 25.7％±4.1％，前 β-脂蛋白 21.0％±4.4％，β-脂蛋白 53.3％±5.3％。

(四)临床意义

脂蛋白电泳的主要目的是用来评估高脂血症，利用各种脂蛋白的分布比例可将其分为Ⅰ、Ⅱa、Ⅱb、Ⅲ、Ⅳ、Ⅴ等五型。

Ⅰ型：血浆于 4 ℃放置 24 h，上层为奶油样，下层清澈，CM 和 TG 明显增高。本型属于高 CM 血症，会出现极宽的 CM 电泳带，大多见于先天性家族性脂蛋白脂酶缺乏症。继发性者见于胰岛素源性糖尿病、球蛋白异常、系统性红斑狼疮、胰腺炎。

Ⅱa型：血浆于 4 ℃放置 24 h，清澈，且 TC 高。高 β 脂蛋白血症，出现深而明显的 β-脂蛋白电泳带。大多见于遗传性高胆固醇血症或继发性甲低、肾病综合征、γ 球蛋白异常血症。

Ⅱb型：血浆于 4 ℃放置 24 h，清澈或微混，且 TC 与 TG 均高，为高 β 及前 β-脂蛋白血症，出现明显的 β-脂蛋白及前 β-脂蛋白电泳带。原因与Ⅱa型大致相同，见于冠心病、肾病综合征、甲状腺功能减退、梗阻性肝脏疾病等。

Ⅲ型：血浆于 4 ℃放置 24 h，液面薄奶油层，下层浑浊，且 TC 与 TG 增高，中间密度脂蛋白及 CM 残粒增高，出现比Ⅱa型更宽的 β-脂蛋白电泳带，即"宽 β 带"。本型与 apoE 的先天异常或缺陷有关，常会造成严重的动脉粥样硬化，并发冠状动脉及脑血管病变。也可见于甲状腺功能减退、球蛋白异常、原发性胆汁性肝硬化、糖尿病。

Ⅳ型：高前 β-脂蛋白血症，出现深而明显前 β-脂蛋白电泳带。常见于先天基因型或家族性高 TG 血症，或继发于控制不佳的糖尿病、肾病综合征、慢性肾衰、长期酗酒者。

Ⅴ型：血浆于 4 ℃放置 24 h，均一浑浊，且 TG 明显增高，为混合型高 CM、高前 β-脂蛋白血症，出现前 β-脂蛋白及 CM 电泳带。常见于先天基因型或家族性高 TG 血症，或妊娠、糖原累积症、继发于控制不佳的糖尿病、肾病综合征、尼曼-匹克病、胰腺炎、长期严重酗酒者。

其中，Ⅱa型、Ⅱb型、Ⅲ型、Ⅳ型和动脉硬化症有关。

此外，可用于无或低 β 脂蛋白血症的诊断，多见于先天 apoB100、apoB48 缺损；无或低 α 脂蛋白见于 apoAⅠ异常、apoCⅢ缺损或 LCAT 缺损。

四、小而密低密度脂蛋白测定

(一)生理与生物化学

研究发现，每一类血浆脂蛋白都有异质性，即由一系列大小、密度和化学组成各异的颗粒所组成。用不同的技术可将这些不同的颗粒区分开来，称为脂蛋白的亚组分(亚型)。作为血液循环中运载胆固醇的主要脂蛋白，LDL 由直径为 20.0～27.0 nm、密度为 1.019～1.063 的颗粒组成。根据 LDL 颗粒大小和密度等特性可将 LDL 分为 3～10 种亚组分(亚型)，不同研究的分类方法不同。Austin 等将 LDL 中颗粒大(≥25.5 nm)而密度低(接近 1.02)为主者称为 A 型，即大而轻 LDL(large buoyant LDL)；颗粒小(≤25.2 nm)而密度高(接近 1.06)为主者归为 B 型，即小而密 LDL(small dense LDL)；两者之间为中间型，即 Ⅰ 型。也有人将密度为 1.025～1.034 的 LDL 称 LDL-Ⅰ，1.035～1.044 称 LDL-Ⅱ，1.045～1.060 称 LDL-Ⅲ。相比而言，小而密 LDL 中胆固醇及胆固醇酯的含量低，apoB 的含量相对较高，以至胆固醇与 apoB 含量的比值降低，而 TG 的含量较高，有较强的致动脉粥样硬化的作用。

(二)检测方法

目前临床上尚无准确可靠的实用方法检测小而密 LDL。常用分析方法有分析性超速离心、密度梯度超速离心和非变性梯度凝胶电泳。分析性超速离心是基于脂蛋白的沉降漂浮性（Sf 值）；密度梯度超速离心是基于脂蛋白的水合密度；非变性梯度凝胶电泳则是基于颗粒大小和形状来进一步分离，而脂蛋白的 Sf 值、水合密度及颗粒大小有着基本对应的关系。由于 LDL 颗粒大小分布的连续性，亚组分区间规定不尽统一，因而非变性梯度凝胶电泳分离光密度计扫描后的 LDL 亚组分谱特征分析显得尤具意义，也是临床最常用的方法。采用 2%～16% 聚丙烯酰胺凝胶梯度，根据其颗粒大小不同，按照曲线的偏斜频率分布将 LDL 颗粒粗略地分为 A、B 两种（或中间型）。LDL-A 是由直径＞25.5 nm 的大颗粒 LDL 为主峰与小颗粒的次峰组成；LDL-B 则由大颗粒 LDL 为次峰与小颗粒 LDL 主峰构成，主峰位置颗粒直径＜25.5 nm，曲线的斜坡在大颗粒侧。

由于目前尚缺乏简易的小而密 LDL 分析方法，超速离心法所需仪器贵重，非变性梯度凝胶电泳操作较烦琐、耗时，因而影响了该项目的普及。

测定小而密 LDL 最好用空腹 12 h 静脉血分离血清或血浆（EDTA-K2 抗凝），6 h 内完成测定。如不能及时进行测定可放置 4 ℃ 3 d，−20 ℃ 半年，避免反复冻融。因目前 LDL 亚组分标准尚欠统一，用电泳方法测定时最好能同时用一定密度范围的 LDL 进行结果辅助判定。

(三)参考区间

在人群中 80%～85% 可确定有不同的 LDL 亚组分，其余为中间型或混合型。据国外资料报道，男性中以小而密 LDL 亚组分为主者的比例较女性为高，对美国白人的分析结果显示，LDL-B 型在 20 岁以下男性和绝经期前女性中占 10%～15%，成年男性中占 30%～35%，绝经期后女性占 25%～30%。70 岁比 40 岁者小而密 LDL 亚组分含量明显增多。国内缺乏有关方面的报道。

(四)临床意义

LDL 颗粒大小是由遗传因素决定的。但是，其表型的表达也可以受到环境因素的影响，例如，运动、饮食、药物等的影响。在关于运动对 LDL 颗粒大小影响的研究中，显示了运动可以使 LDL 颗粒增大。摄取少量动物脂肪、饱和脂肪酸及胆固醇者，血浆以 LDL-1 为主。调脂药物对 LDL 亚组分也有一定的影响。苯氧芳酸类和烟酸在显著地降低 TG 的同时可以增大 LDL 颗粒。促使小而密 LDL 形成的临床因素有腹部肥胖、2 型糖尿病、口服黄体酮类避孕药、使用 β 受体阻滞剂等。低脂高糖饮食和体力活动少也增加小而密 LDL 的形成。随年龄增大，男女中以小而密 LDL 为主者的比例随之增加。

已证明血浆 TG 水平与 LDL 颗粒结构有关。当 TG＜1.7 mmol/L（150 mg/dL）时，大而轻的 LDL 较多，血浆电泳时 LDL 谱呈 A 型；当 TG＞1.7 mmol/L 时，小而密 LDL 水平升高，LDL 谱呈 B 型，并伴随血浆 apoB 水平升高，HDL-C 及 apoA I 水平降低。目前认为 sLDL 具有很强的致动脉粥样硬化作用，不少横向与纵向研究均已证明 B 型 LDL 与冠心病的关系最密切。小 LDL 颗粒易进入动脉壁，在内膜下被氧化修饰，而 LDL 发生氧化修饰是动脉粥样硬化病变形成的关键步骤。研究表明，冠心病患者中小而密 LDL 的比例增加，发生冠心病或心肌梗死的危险性增加了 3～6.9 倍，小而密 LDL 是冠心病的一个重要危险因素。一些临床对照试验的统计学处理结果还表明，冠心病患者与对照者之间 LDL 颗粒大小、密度的差别比血浆 LDL-C 水平更为重要。

20 世纪 70 年代发现胆固醇水平是冠心病发病率和病死率的重要危险因素,但仅凭血清胆固醇水平来判定冠心病的危险性还有欠缺。20 世纪 80 年代提出 HDL-C 对冠心病的保护作用,并引起人们的重视,但至今有关高三酰甘油血症是否增加冠心病的危险性仍有争议。发现 LDL颗粒的不均一性及小而密 LDL 使人们对三酰甘油水平升高与冠心病的关系有了进一步深入的认识。TG 水平升高是小而密 LDL 产生增多的原因,小而密 LDL 增多的病理意义在于它常与高三酰甘油血症,低 HDL-C 血症并存,在代谢上密切相关,是冠心病患者最常见的脂质紊乱,这一脂质三联症被称为致动脉粥样硬化脂蛋白谱(atherogenic lipoprotein profile/phenotype,ALP)。因此,在确定脂质代谢紊乱与动脉粥样硬化的关系时,仅仅注意胆固醇和 LDL-C 是不够的,要重视 TG 和小而密 LDL 亚组分的作用,加强对高三酰甘油血症的治疗。

(张梅英)

第三节　载脂蛋白测定

一、载脂蛋白 AI、B 的测定

(一)生理与生物化学

apoA I 是 HDL 的主要载脂蛋白(占其蛋白质成分的 65%～75%),其他脂蛋白中 apoA I极少。apoA I 主要由肝和小肠合成,是组织液中浓度最高的载脂蛋白,在血浆中半寿期为45 d。正常情况下,每一个 LDL、IDL、VLDL 和 Lp(a)颗粒中均含有一分子 apoB,其中,LDL 颗粒占绝大多数,大约 90% 的apoB 分布在 LDL 中。apoB 有 apoB48 和 apoB100 两种,前者主要存于 CM中,后者主要存在 LDL 中。除特殊说明外,临床常规测定的 apoB 通常指的是 apoB100。

(二)检测方法

apoA I、apoB 检测基本上都基于免疫化学原理。早期的 apoA I、apoB 测定多采用 EIA、RID 和 RIA 等,这些方法的操作都比较复杂,难以自动化,前两者还消耗大量抗血清,现已很少使用。后来发展的方法包括 ELISA、ITA 和 INA 等,这些方法的特点是抗血清用量小,可实现自动化,尤其是 ITA 法和 INA 法,适合于大量样本的分析,是目前 apoA I、apoB 常规检测的主要方法。ITA 法和 INA 法的基本原理是血清中的 apoA I、apoB 与试剂中的抗 apoA I、apoB抗体结合,在合适的条件下形成不溶性免疫复合物,使反应液浑浊,测定透射光或散射光的强度以检测反应液浑浊程度,浊度高低反映血清中 apoA I、apoB 的含量。

检测所用校准血清必须准确定值,应对照次级参考血清,以试剂盒所制备的试剂和符合要求的抗血清作靶值转移,使采用该试剂盒及其校准物时,其准确性可溯源于国际参考物质及次级参考血清。WHO-IFCC 已有国际参考物质,SP1-01 为冻干混合人血清,apoA I 定值为 1.50 ± 0.08 g/L;SP3-07 为液态混合人血清,apoB 定值为 1.22 ± 0.02 g/L。

推荐用液体双试剂,液体试剂未开封的试剂盒在 2 ℃～8 ℃应至少稳定 6 个月,开封后应至少可保存 1 个月。可根据自动分析仪反应进程曲线确定读取终点时间,一般以 8～10 min 为宜。采用多点定标(5～7 点),用 log-logit 转换[非线性 Logit-log3P(4P)]或 $Y = AX^3 + BX^2 + CX + D$

3 次方程回归等方式进行曲线拟合制作剂量-响应曲线计算血清样本中 apoAⅠ/apoB 含量。质控血清应至少包括有参考范围内水平和病理异常水平的两个值。

检测方法的技术目标主要有以下几个。①不精密度与不准确度：均应分别不大于 3％、5％；②灵敏度：检测下限至少为 0.5 g/L；③可检测上限：线性至少不低于 2.0 g/L；④特异性：回收率应为 90％～110％，基本不受其他脂蛋白的干扰；⑤干扰因素：TG＜5.65 mmol/L、胆红素＜513 μmol/L、Hb＜5 g/L 时，对测定结果基本无干扰。

(三)参考区间

成人 apoAⅠ为 1.20～1.60 g/L。Framingham 提出以 1.20 g/L 为临界值，大致相当于男性的第 25 百分位点和女性的第 5 百分位点，低于这个值的患者比高于 1.60 g/L 的患者有易患冠心病的倾向(1996 年)。成人 apoB 为 0.80～1.20 g/L。Framingham 提出以 1.20 g/L 为临界值，大致相当于男性的第 75 百分位点和女性的第 80 百分位点，大于此值患者要比低于1.00 g/L的患者有易患冠心病的倾向(1996 年)。

apo AⅠ/B 比值：1.0～2.0(计算法)。

(四)临床意义

apoAⅠ降低主要见于Ⅰ、Ⅱa 型高脂血症、冠心病、脑血管病、感染、血液透析、慢性肾炎、吸烟、糖尿病、药物治疗、胆汁郁积阻塞、慢性肝炎、肝硬化等。apoAⅠ降低是冠心病危险因素。家族性高 TG 血症患者 HDL-C 往往偏低，但 apoAⅠ不一定低，不增加冠心病危险；但家族性混合型高脂血症患者 apoAⅠ与 HDL-C 却会轻度下降，冠心病危险性高。此外，apoAⅠ缺乏症(如 Tangier 病)、家族性低 α 脂蛋白血症、鱼眼病等血清中 apoAⅠ与 HDL-C 极低。apoAⅠ升高主要见于妊娠、雌激素疗法、锻炼、饮酒。

apoB 升高主要见于冠心病、Ⅱa、Ⅱb 型高脂血症、脑血管病、糖尿病、妊娠、胆汁梗阻、脂肪肝、吸烟、血液透析、肾病综合征、慢性肾炎等。流行病学与临床研究已确认，apoB 增高是冠心病危险因素。多数临床研究指出，apoB 是各项血脂指标中较好的 AS 标志物。冠心病、高 apoB 血症的药物干预试验结果表明，降低 apoB 可以减少冠心病发病及促进粥样斑块的消退。apoB 降低主要见于Ⅰ型高脂血症、雌激素疗法、肝病、肝硬化、锻炼、药物疗法及感染等。

apoAⅠ/B 比值随年龄增长而增长，比值与 AS 有关，比值加大，心血管疾病危险性加大。apoAⅠ/B 比值＜1.0 时对评估冠心病的危险性较 TC、TG、HDL-C 和 LDL-C 更重要。

二、脂蛋白(a)

(一)生理与生物化学

Lp(a)中特殊的抗原成分 apo(a)具有高度多态性，apo(a)多态性的来源可能与糖化的程度及其分子多肽键中所含的含 Kringle 4-2(K4-2)拷贝数 3～40 个不等数目有关，后者是主要的原因。所形成的 apo(a)多态表型按检测方法灵敏度可分为 11～34 种不等，分子量 250～800 kD。血清 Lp(a)浓度主要由基因控制，不受性别、年龄、体重、适度体育锻炼和降胆固醇药物的影响。apo(a)分子大小与血浆中 Lp(a)的浓度通常成反比，后者主要决定于 apo(a)的生成率，高分子量表型的血清 Lp(a)水平低，反之则高。研究发现，apo(a)与纤溶酶原(plasminogen，PLG)具有高度同源性，因而许多学者认为 Lp(a)在 AS 和血栓形成两者之间起一个桥梁作用，认为 Lp(a)不仅是 AS 的危险因素，而且可能与纤溶系统有关。

(二)检测方法

目前尚无公认的血清 Lp(a)测定的参考方法。早期检测 Lp(a)多用电泳法,观察 β 和前 β 脂蛋白之间是否出现额外的 Lp(a)区带,但此法灵敏度低,多用于定性检测。随后相继研制开发出一些直接测定 Lp(a)的免疫化学检测法,如单向免疫扩散法(Radial immunodiffusion,RID)、电免疫测定法(Electroimmunoassay,EIA)、放射免疫测定法(Radioimmunoassay,RIA)、酶联免疫吸附试验(enzymelinked immunoadsordent assay,ELISA)、免疫浊度法[包括免疫散射比浊法(immunonephelometry,INA)和免疫透射比浊法(immunoturbidimetry,ITA)]等。RID 法与 EID 法因操作简便,不需特殊设备,仍有一些基层单位实验室采用,但缺点是灵敏度低。RIA 法的缺点是操作复杂,有放射性核素污染。国内临床实验室最常用的方法为 ELISA 法与免疫浊度法。

目前建议免疫浊度法作为临床实验室测定血清 Lp(a)的常规方法,试剂所用抗体应为多克隆抗体[抗 Lp(a)抗体]或混合数株识别 apo(a)上不同抗原位点的单克隆抗体。测定原理是血清中 Lp(a)[或 apo(a)]与试剂中特异性抗 Lp(a)多克隆抗体[或抗 apo(a)单克隆抗体]相结合,形成不溶性免疫复合物,使反应液产生浑浊,浊度高低反映血清样本中 Lp(a)含量,通过 Lp(a)校准血清所作的剂量-响应曲线计算血清样本中 Lp(a)含量。首选免疫透射比浊法(immunoturbidimetry,ITA)法,其次为免疫散射比浊法(immunonephelometry,INA)。这类方法的优点是快速简便、精密度高、易于自动化、适于大批量标本的同时检测。缺点是抗体用量大(为 ELISA 的数倍),对抗体要求高(应具有高特异性、高滴度和高亲和力),颗粒大小不同的 Lp(a)会产生不一致的光散射与光吸收,而且受标本中的基质的影响较明显。其中 INA 法分速率法和终点法二类,需要专门仪器(散射比浊仪或一些特种蛋白仪,如 Beckman Array 型、Dade Behring BN 100 型等)与专用配套试剂,测定成本较高。ITA 法可用一般半自动、全自动生化分析仪,更易被常规分析所采用。由于大多数生化自动分析仪要求检测反应在 10 min 内完成,所以对所用试剂要求较高,其必须有高活性的抗血清和合适的反应体系。粒子强化免疫测定(PEIA)法采用聚苯乙烯微粒交联抗 apo(a)抗体,此种特异性胶乳颗粒与血清中 Lp(a)结合后聚集增大,通过检测透过光的变化,即可进行定量。此法灵敏度较普通 ITA 法大为提高,且可以减少 apo(a)多态性对 Lp(a)测定值的影响。但胶乳的选择、胶乳与抗体的结合直接影响测定的精密度与试剂的稳定性。

推荐用液体双试剂,液体试剂未开封的试剂盒在 2 ℃～8 ℃应至少稳定 6 个月,开封后应至少可保存 1 个月。可根据自动分析仪反应进程曲线确定读取终点时间,一般以 8～10 min 为宜。采用多点定标(5～7 点),用 Log-logit 转换[非线性 Logit-log3P(4P)]或 $Y = AX^3 + BX^2 + CX + D$ 三次方程回归等方式进行曲线拟合制作剂量-响应曲线计算血清 Lp(a)含量。质控血清应至少包括有参考范围内水平和病理异常水平的两个值。

检测方法的技术目标如下。①不精密度与不准确度:应分别不大于 4%、10%;②灵敏度:检测下限至少为 5 mg/L;③可检测上限:至少应达 800 mg/L;④特异性:回收率应为 90%～110%,基本不受其他脂蛋白的干扰;⑤干扰因素:TG <5.65 mmol/L、胆红素<513 μmol/L、Hb <5 g/L 时,对测定结果基本无干扰。

(三)参考区间

Lp(a)浓度的个体差异大,人群中呈偏态分布,低者为不能检测(定性为阴性,定量测定为零),高者为显著高值(可达 1 000 mg/L 以上)。一般以 300 mg/L 以上作为病理性增高。对同一个体而言,Lp(a)值极其恒定,新生儿血清 Lp(a)约为成人的 1/10,出生后 6 个月已达成人水平。Framingham 子代研究(1996 年)结果显示,56%受试者血浆 Lp(a)浓度为 0~100 mg/L,女性 Lp(a)水平显著高于男性。平均值男性为 200 ± 193 mg/L(中位数为 130 g/L),女性为 214 ± 195 mg/L(中位数为 150 mg/L)。各种方法测定 Lp(a)所得参考范围大致相近,目前国内外所采用的判断标准基本相同。一般认为 300 mg/L 为临界水平,大于 300 mg/L 以上作为病理性增高。虽然世界卫生组织(WHO)-国际临床化学联合会(IFCC)以 nmol/L 作为血清 Lp(a)的质量单位,但目前商品试剂盒仍以 Lp(a)mg/L 表示。

(四)临床意义

血清 Lp(a)浓度主要与遗传有关,基本不受性别、年龄、体重、适度体育锻炼和降胆固醇药物的影响。Lp(a)升高见于急性时相反应如急性心肌梗死、外科手术、急性风湿性关节炎、妊娠等。在排除各种应激性升高的情况下,Lp(a)被认为是 AS 性心脑血管病及周围动脉硬化的一项独立的危险因素。高 Lp(a)伴 LDL-C 增加的冠心病患者心肌梗死发生危险性显著高于 LDL-C 正常者。冠状动脉搭桥手术或冠脉介入治疗后,高 Lp(a)易引起血管再狭窄。Lp(a)增高还可见于终末期肾病、肾病综合征、1 型糖尿病、糖尿病肾病、妊娠和服用生长激素等。此外,接受血透析、腹腔透析、肾移植等时 Lp(a)都有可能升高。

(张梅英)

第四节　其他脂质测定

一、高密度脂蛋白(HDL)亚组分胆固醇测定

(一)生理与生物化学

血浆 HDL 是一类颗粒大小不均一的脂蛋白,用物理方法至少可以再分成两个主要的亚群(亚型、亚族或亚组分,HDL$_2$-C,HDL$_3$-C),即 HDL$_2$ 和 HDL$_3$。两者的密度分别是 HDL$_2$(d=1.063~1125 g/mL)和 HDL$_3$(d=1.125~1.210 g/mL)。正常情况下,由肝脏合成的新生 HDL 进入血液后转变成 HDL$_3$,其功能是促进内源性胆固醇外流,再转变为 HDL$_2$,其胆固醇经肝脏摄取并有部分转变成 VLDL。通过测定这两种亚组分胆固醇的含量的方法来反映 HDL 代谢及生理功能情况。

(二)检测方法

通常采用沉淀法进行 HDL 亚组分胆固醇含量的测定,如聚乙二醇 20 000 沉淀法、硫酸葡聚糖-Mg^{2+} 沉淀法等。以前者为例,其测定原理为:用聚乙二醇 20 000(PEG 20 000)作沉淀剂,以不同浓度在不同 pH 条件下,可将 HDL$_2$ 和 HDL$_3$ 分离开。95 g/L 聚乙二醇 20 000 在 pH 6.5 环境下可将血清中低密度脂蛋白(LDL)和极低密度脂蛋白(VLDL)沉淀,离心后上清液中只含 HDL。170 g/L 聚乙二醇 20 000 在 pH 7.5 环境中,可将 LDL、VLDL、HDL$_2$ 沉淀,离心后上清液中只含 HDL$_3$,以酶试剂在自动生化分析仪上测定定各自上清液中胆固醇含量,通过换算,计算出代表 HDL 各亚组分(HDL$_2$-C、HDL$_3$-C)含量。

注意事项主要有:①空腹 12 h 采血,避免标本溶血;②由于 HDL 亚类含量较低,测上清液胆

固醇时取样量较大,结果应计算血清稀倍数;③离心时间及速度一定要准确;离心上清液浑浊者应继续离心直到清亮为止。

(三)参考区间

HDL$_2$-C:男 0.16～0.72 mmol/L;女 0.19～0.75 mmol/L。

HDL$_3$-C:男 0.42～1.08 mmol/L;女 0.44～1.06 mmol/L。

HDL$_2$-C/HDL$_3$-C:2/3

(四)临床意义

正常人 HDL$_2$-C 约占 HDL-C 的 2/5,HDL$_3$-C 约占 3/5。血清中 HDL$_3$-C 含量相对较稳定,而 HDL$_2$-C 在各种疾病时变化较大,卵磷脂胆固醇酰基转移酶(LCAT)活力与 HDL 亚组分的分解代谢相关,同时 HDL$_2$ 降低,故测定 HDL 亚组分比测定 HDL-C 价值更大。

HDL$_2$ 和 HDL$_3$ 这两个亚群与心血管疾病患病危险性的关系可能不尽相同。早期的研究多提示血浆 HDL$_2$ 具有明显的抗动脉粥样硬化作用,而 HDL$_3$ 的作用未得到肯定。但是,近年来已有较多研究报道认为,HDL$_3$ 和 HDL$_2$ 对冠心病具有同样的保护作用,甚至有人认为 HDL$_3$ 的保护作用明显大于 HDL$_2$。

一般认为,在心脑血管病时,HDL$_2$-C/HDL$_3$-C 明显减小。肝功能不良时仅 HDL$_3$-C 减小。

二、脂蛋白相关磷脂酶测定

(一)生理与生物化学

脂蛋白相关磷脂酶(lipoprotein-associated phospholipase,Lp-PLA2)是一种在血液和动脉粥样斑块中发现的非钙依赖丝氨酸酯酶,是水解磷脂类的酶家族(超家族)中的重要一员。血液中的 Lp-PLA2 与 LDL 相伴随,并以氧化脂质的形式起作用,在脂蛋白和血管炎症之间以酶的身份发挥作用。Lp-PLA2 进入血管壁后通过水解氧化卵磷脂参与 LDL 的氧化修饰,产生溶血卵磷脂和氧化 FFA 而触发炎性反应,促进动脉粥样硬化斑块的形成。

(二)检测方法

可通过测定血清(浆)Lp-PLA2 活性及质量两种方式反映 Lp-PLA2 水平,临床上推荐测定血清 Lp-PLA2 质量,目前已有可供临床检测使用的商品化试剂盒。美国 diaDexus 公司的PLAC 法测定血清 Lp-PLA2 水平采用双抗体夹心 ELISA 法,包被抗体为鼠抗人 Lp-PLA2(2C10)抗体,酶标抗体为结合有 HRP 的抗人 Lp-PLA2(4B4)抗体。

注意采集血液标本后尽快分离出血浆(清)并及时进行测定,标本 2 ℃～8 ℃可保存 1 周,−20 ℃可贮存 3 个月。PLAC 试验采用 EDTA-K2,肝素抗凝血浆及血清均可。

检测方法的技术指标为(以 PLAC 法为例)以下几个。①精密度:批内变异在 4.3%～5.8%之间,批间变异在 6.3%～8.7%;②灵敏度:1.3 ng/mL;③检测范围:90～897 ng/mL;干扰:胆红素至 20 mg/dL,血红蛋白至 500 mg/dL、三酰甘油至 3 000 mg/dL、清蛋白至 6 g/dL 对检测无干扰。

(三)参考区间

ELISA:男 131～376 μg/L(ng/mL),女 120～342 μg/L(ng/mL),男性略高于女性。各实验室应建立各自参考范围。

(四)临床意义

Lp-PLA2 这种炎症标志物是冠心病发生的独立危险因素且具有预测作用。苏格兰冠脉预防学会的研究成果,在心血管疾病中的监测位点和决定因素及荷兰鹿特丹的研究表明:传统的冠心病危险因素与其他炎症标志物用多元变量分析的方法依然显示 Lp-PLA2 与冠心病之间存在关联性,并且在动脉粥样硬化高危人群中,Lp-PLA2 对鉴别 LDL-C 低于 130 mg/dL 的冠心病患者具有显著作用。冠心病的专题研究同样显示 Lp-PLA2 与心血管疾病的高危因素密切相关。Lp-PLA2 水平的升高预示着有斑块形成和破裂的很大危险性,患冠心病的危险比其他人要高37%。在鉴定高危患者方面,Lp-PLA2 和 hs-CRP 互为补充,联合使用这两个指标,可以大大提高预测冠状动脉疾病的能力。

2005 年美国 FDA 批准了由 diaDexus 公司研发,命名为 PLAC。检测血浆 Lp-PLA2 的试剂盒用于卒中患者的筛查与诊断。ARIC 研究结果发现,Lp-PLA2 酶水平升高的人群在 6～8 年内患动脉粥样硬化相关的缺血性卒中的危险会增加近 2 倍,Lp-PLA2 可作为卒中的独立预测指标,与传统的危险因素(如心脏收缩压、吸烟、糖尿病、肥胖和 CRP 水平)无相关性,同时高hs-CRP水平和高 Lp-PLA2 水平提示缺血性卒中的危险性更高。与血脂(如胆固醇水平)等指标仅用于心血管疾病的筛查和危险预测而不能用于卒中的筛查和危险预测不同,PLAC 检查Lp-PLA2将有助于医师更准确地预测卒中危险,患者可采取预防措施,例如,改变生活习惯或治疗干预(服用他汀或阿司匹林)。此外,新近有作者报道血清 Lp-PLA2 水平增高与痴呆危险增加密切相关。非常可喜的是,现在国外一些药厂正在研制开发针对 Lp-PLA2 的抑制剂,这种药物可降低血浆和/或血管壁上的 Lp-PLA2 水平,以期达到消除炎症相关的动脉粥样硬化的目的,是一种心血管疾病治疗的新途径。

三、残粒样脂蛋白胆固醇测定

(一)生理与生物化学

血浆中初始 CM 和 VLDL 经脂蛋白脂酶(LPL)水解后逐渐失去 TG、磷脂、apoA、apoC,转变成相对富含胆固醇、胆固醇酯和 apoE,分子相对较小,密度较大的颗粒称为 CM-R 和VLDL-R,总称为富含 TG 脂蛋白残粒(triglyceride-rich lipoprotein remnant,TRL-R)或称为残粒样脂蛋白(remnant lipoprotein,RLP)/残粒样颗粒(remnant-like particles,RLP),实验室指标为 RLP-C 与 RLP-TG,以 RLP-C 最常用。当血液中这些富含胆固醇的 TRL-R 代谢受阻,在血液中堆积时,就有可能沉积在动脉壁上,导致动脉粥样硬化的形成。动物试验发现,TRL-R 促进脂类在小鼠腹膜巨噬细胞中蓄积,刺激血小板聚集,损伤血管内皮下层。还可促使内皮功能失调,使内皮细胞合成更多的细胞间黏附分子、血管细胞黏附分子和组织因子。

(二)检测方法

TRL-R 的分离和测定方法如下。①按脂蛋白的密度不同分离和测定 TRL-R:用超速离心法分离 1.006<d<1.019,即 VLDL 与 LDL 之间的 IDL;正常人血浆 IDL-C 含量为 5～15 mg/dL(IDL 总质量为 10～30 mg/dL,占血浆 TC 的 3%～10%)。②按脂蛋白的电荷不同分离和测定TRL-R:用琼脂糖电泳分离脂蛋白,VLDL 位于前 β 位,电荷较低少的 TRL-R 电泳位于前 β 位后的一扩散区带(Ⅲ 型高脂蛋白血症患者出现宽 β 区带)。③按脂蛋白的分子大小不同测定TRL-R:用 3%PAGE 或 2%～16%梯度 PAGE,TRL-R 泳动在 VLDL 和 LDL 之间。④按脂蛋白的脂质组成不同测定 TRL-R:Ⅲ 型高脂血症患者 VLDL-C/TC 比值>0.3(mg/dL 计)或>0.7(mmd/L 计),而正常人比值<0.3。⑤按脂蛋白含 apo 组成不同测定 TRL-R:TRL-R 中含高浓度 apoE,高胆固醇血症患者下降至 15%,Ⅲ 型高脂血症患者增高至 85%。

目前临床上多用按 apo 免疫特性分离和测定 RLP-C 的方法——免疫分离法,可以快速简便地用于评价脂蛋白残粒的水平。Nakajima 将 apoB100 单抗(JI-H 抗体,不与 apoB48 反应)(识别除富含 apoE 颗粒外所有含 apoB100 的脂蛋白)和 apoA I 单抗(可以识别所有的 HDL 和新合成的含 ApoA I 的 CM)结合到琼脂糖珠上,当与血浆混合时,所有 LDL、HDL、新生的 CM 和大部分 VLDL 结合到琼脂糖珠上,上清液中仅为富含 apoE 的 VLDL(VLDL-R)和 CM-R,用高灵敏度的胆固醇或 TG 测定方法可分别测得 RLP-C 与 RLP-TG 含量。2002 年 Doji 发表文章,在以上方法基础上用高灵敏度的酶循环法测定 RLP-C 含量,此法灵敏度高(可检测到 0.10×10^{-3} mmol/LRLP-C),并且反应过程可在自动生化分析仪上完成,方法快速简便,适用于临床实验室常规测定。

RLP-C 免疫分离法试剂目前已有商品化试剂供应。

最好用空腹 12 h 静脉血分离血清或血浆(EDTA-K_2 抗凝),6 h 内完成测定。如不能及时进行测定可放置 4 ℃ 3 d,−20 ℃半年,避免反复冻融。

检测方法的技术指标主要为:免疫分离法测定血浆 RLP-C 的批内 CV 为 2.78%～4.98%,批间 CV 为 3.99%～7.57%;RLP-C 浓度 2.44 mmol/L 以下时线性良好(r=0.992),分析灵敏度为 0.05 mmol/L,回收率为 92.1%～98.3%,免疫分离法(X)与超速离心法(Y)具有良好的相关性,Y=1.022X ＋0.021(r=0.989);TG＜15.3 mmol/L,Hb＜5 g/L,LDL-C＜7.0 mmol/L,HDL-C＜3.0 mmol/L,胆红素＜342 μmol/L,抗坏血酸＜150 mmol/L 时对方法无显著干扰。

血浆中 TRL 迅速在血浆中分解代谢(30～60 min),所以 RLP-C 浓度较低。TRL-R 在分解代谢的不同时期大小、组成不均一,很难使测定标准化。

(三)参考区间

因不同方法之间差异较大,目前尚无公认的不同地区人群参考范围。Framingham 研究(1998 年)采用免疫分离法结果显示,女性 RLP-C、RLP-TG 水平均显著低于男性。参考区间如下。

女性 RLP-C:(0.176±0.058)mmol/L[(6.8±2.3)mg/dL],75%百分位数为 0.186 mmol/L(7.2 mg/dL);RLP-TG:(0.204 ± 0.159)mmol/L[(18.1 ± 14.1)mg/dL],75%百分位数为 0.225 mmol/L(19.9 mg/dL)。

男性 RLP-C:(0.208±0.096)mmol/L[(8.0±3.7)mg/dL],75%百分位数为 0.225 mmol/L(8.7 mg/dL);RLP-TG:(0.301 ± 0.261)mmol/L[(26.7 ± 23.1)mg/dL],75%百分位数为 0.346 mmol/L(30.6 mg/dL)。

此外,绝经期前女性显著低于绝经期后女性,50 岁以下年轻人明显低于老年人。

(四)临床意义

大量研究显示,TRL-R 与早期动脉粥样硬化有关,可能是导致粥样硬化的起始因素,是传统危险因素之外预示心血管事件的独立危险因素。

目前临床上 TRL-R 的检测主要用于冠心病的危险性评估和Ⅲ型高脂蛋白血症的诊断。美国 FDA 最初批准 RLP-C 仅用于Ⅲ型高脂血症的临床诊断,即 1 mol RLP-C 与总 TG 之比＞0.23(用 mg/dL 表示时为＞0.1)可以进行诊断。近年来,批准用于冠心病危险性的评估。血浆 RLP-C 浓度升高见于家族性高脂血症、冠状动脉疾病、糖尿病、晚期肾病、脂肪肝、颈动脉狭窄、心肌梗死、冠状动脉血管成形术后再次狭窄及心脏猝死等。更为重要的是,Ⅲ型高脂血症患者的 RLP-C 至少升高了 3 倍。对那些有血管痉挛并且近期血管造影证实冠状动脉粥样硬化病灶进展的患者，RLP-C 增高是早期心梗的一个明显信号。近年来 Framingham 研究表明，RLP-C 是女性冠心病的独立危险因素，其意义甚至比 TG 更大。

RLP-C 也是衡量脂蛋白残粒代谢的指标，特别适合那些代谢异常的患者如肥胖、代谢综合征、2 型糖尿病和晚期肾病等的治疗监测。Chan 等人研究了 RLP-C、apoB48、apoCⅢ 和残粒乳剂的分解代谢速率这 4 项衡量残粒代谢的指标发现，尽管当结果用 TG 浓度作分级标准时这 4 项指标均不正常，表现最好的仍是 RLP-C，它在 TG 升高和正常（<1.7 mmol/L）的患者中均升高。证明 RLP-C 与 apoB48 和 apoCⅢ 之间存在显著相关，CM-R 仅占 RLP-C 的 36%。这项研究进一步强调了 RLP-C 作为脂蛋白残粒代谢指标的正确性。RLP-C 水平可通过降脂治疗进行调节。研究发现，服用如他汀类（如辛伐他汀和阿托伐他汀）、苯氧芳酸类（如吉非贝齐）和烟酸类药物等均可有效降低高脂血症患者的 RLP-C。

（张梅英）

第九章

激素类检验

第一节　甲状腺激素检验

甲状腺激素的测定大多采用标记免疫的方法直接测定血清中的激素浓度,包括放射免疫法(RIA)、多相酶联免疫法(ELISA)、均相酶放大免疫法(EMIT),还有化学发光免疫分析及数种荧光免疫法。

一、血清总 $T_4(TT_4)$ 和总 $T_3(TT_3)$ 测定

血清中的 T_4 和 T_3 99% 以上与血浆蛋白结合,即以与甲状腺素结合球蛋白(TBG)结合为主。所以 TBG 的含量可以影响 TT_4 和 TT_3。如当妊娠、应用雌激素或避孕药、急性肝炎、6 周内新生儿等使血清 TBG 增高时,TT_4 也增高。而当应用雄激素、糖皮质激素、水杨酸、苯妥英钠等药物,肝硬化、肾病综合征等低蛋白血症使血清 TBG 降低时,TT_4 也降低。临床测定血清 TT_4 和 TT_3 常用化学免疫法,其灵敏度、特异性、精密度都很高。

(一)参考范围

见表 9-1。

表 9-1　TT_4 和 TT_3 参考范围

年龄	TT_4(nmol/L)	TT_3(nmol/L)
1～5 岁	95～195	1.3～4.0
6～10	83～179	1.4～3.7
11～60	65～165	1.9～2.9
>60(男)	65～130	1.6～2.7
>60(女)	73～136	1.7～3.2

(二)临床应用

(1)血清 TT_4 的增加见于甲亢和 TBG 增加,TT_4 降低见于甲减、TBG 减少、甲状腺炎、药物影响(如服用糖皮质激素等)。TT_4 是诊断甲低可靠和敏感的指标。

（2）血清 TT_3 是诊断甲亢最可靠和灵敏的指标，尤其是对诊断 T_3 型甲亢的患者有特殊意义。这类甲亢患者血清 TT_4 浓度不高，但 TT_3 却显著增高。同样，TT_3 的检测结果也受到血清 TBG 含量的影响。

（3）低 T_3 综合征：在饥饿、慢性消耗性疾病（如肝硬化、未控制的糖尿病等）时，外周 T_4 转变为 rT_3 增加，转变为 T_3 减少，此时血清 T_4 正常而 T_3 减少，即所谓的低 T_3 综合征。

二、血清游离 T_4（FT_4）和游离 T_3（FT_3）的测定

正常情况下，血浆甲状腺激素结合型和游离型之间存在着动态平衡，但只有游离型才具有生理活性，所以 FT_4 和 FT_3 的水平更能真实反映甲状腺功能状况。RIA 法测定 FT_4 和 FT_3 的分为两步：①用沉淀剂将血清所有蛋白（包括 TBG）沉淀除去；②以 RIA 法测定上清液中 FT_4、FT_3 的含量。

现在发展的敏感的免疫化学法如时间分辨荧光免疫分析法等，也逐渐应用于临床，逐渐取代有同位素污染的 RIA 法。

（一）参考范围

FT_4 和 FT_3 在血清中浓度很低，检测结果受检测方法、试剂盒质量等影响显著，所以参考范围差异很大。

FT_4：$10\sim30$ pmol/L；FT_3：$3.55\sim10.1$ pmol/L（RIA 法）。

（二）临床应用

总的来说，FT_4 和 FT_3 的临床应用与 TT_4 和 TT_3 相同，但因不受血清 TBG 影响，而是代表具有生物活性的甲状腺激素的含量，因而具有更重要的临床价值。

1.甲状腺功能亢进

对于诊断甲亢来说，FT_4、FT_3 均较 TT_4、TT_3 灵敏，对甲亢患者治疗效果的观察，FT_4、FT_3 的价值更大。

2.甲状腺功能减退

大多数口服 T_4 治疗的患者，在服药后 $1\sim6$ h 血中 FT_4 浓度达到高峰，其升高程度与服药剂量有关。FT_4 是甲状腺素替代性治疗时很好的检测指标。

3.妊娠

孕妇血中 TBG 明显增加，因此，FT_4、FT_3 的检测较 TT_4、TT_3 更为准确。

4.药物影响

肝素可能对 FT_4、FT_3 的测定产生影响，使结果偏离。

三、血清反 T_3（rT_3）测定

rT_3 与 T_3 结构基本相同，仅是三个碘原子在 3、$3'5'$ 位，主要来源于 T_4，在外周组织（如肝、肾等）经 5-脱碘酶作用生成。rT_3 也是反映甲状腺功能的一个指标。血清中 T_4、T_3 和 rT_3 维持一定比例，可以反映甲状腺激素在体内代谢情况。临床采用 RIA 法和化学发光免疫法测定血清中 rT_3 浓度。

（一）参考范围

$0.15\sim0.45$ nmol/L。

（二）临床应用

rT_3 与 T_3 在化学结构上属异构体，但 T_3 是参与机体代谢的重要激素，该过程消耗氧，而 rT_3 则几乎无生理活性。rT_3 增加，T_3 减少，可以降低机体氧和能量的消耗，是机体的一种保护性机制。

（1）甲亢时血清 rT_3 增加，与血清 T_4、T_3 的变化基本一致。而部分甲亢初期或复发早期仅有 rT_3 的升高。

（2）甲低时血清 rT_3 降低。rT_3 是鉴别甲低与非甲状腺疾病功能异常的重要指标之一。

（3）非甲状腺疾病，如心肌梗死、肝硬化、糖尿病、尿毒症、脑血管意外和一些癌症患者，血清中 rT_3 增加，T_3/rT_3 比值降低。这一指标对上述疾病程度的判断、疗效观察及预后估计均有重要意义。

（4）羊水中 rT_3 浓度可作为胎儿成熟的指标。如羊水中 rT_3 低下，有助于先天性甲低的宫内诊断。

四、T_3 摄取率的测定

将 ^{125}I 标记的 T_3（$^{125}I\text{-}T_3$）加入患者血清，$^{125}I\text{-}T_3$ 即与血清 TBG 的剩余部分（剩余结合容量）结合，未被结合而成游离态的 $^{125}I\text{-}T_3$ 可被吸附剂（如红细胞、树脂等）吸附。通过测定吸附剂所摄取的 $^{125}I\text{-}T_3$，即可了解 TBG 的剩余结合容量，从而间接反映 TT_4 水平。

$^{125}I\text{-}T_3$ 摄取率＝（吸附剂摄取 $^{125}I\text{-}T_3$ 量）/（加入的 $^{125}I\text{-}T_3$ 总量）×100%

本试验为体外试验，适于孕妇、乳母及儿童。该试验不受碘剂及抗甲状腺药物的影响，但受血清 TBG 浓度、T_4/T_3 比值及苯妥英钠等药物影响，应用时应与 T_4 测定合并进行。

（一）参考范围

13%±4.6%（红细胞摄取率）。

（二）临床应用

摄取率>17% 可诊断为甲亢，甲低时降低。

（李向红）

第二节　肾上腺皮质激素检验

肾上腺皮质分泌类固醇激素，或称甾体激素，是维持生命所不可缺少的物质。肾上腺皮质的球状带、束状带及网状带，各分泌功能是不同的激素。醛固酮（盐皮质激素）由球状带分泌，是调节水、盐代谢的激素。束状带分泌的皮质醇及皮质酮（糖皮质激素）调节糖、脂肪、蛋白质三大代谢。网状带分泌的性激素主要作用于肌肉、毛发及第二性征的发育。目前已由肾上腺皮质中提出激素数十种，但一般认为皮质醇、皮质酮、醛固酮是正常情况下分泌的最主要的激素。皮质激素的半寿期很短，在血浆中为 80～120 min，其代谢产物由尿中排出。尿中出现的皮质激素代谢产物有三大类，即 17-羟皮质类固醇、17-酮类固醇和 17-生酮类固醇。前两者为临床上最常用的测量肾上腺皮质功能的试验。肾上腺皮质疾病可分为肾上腺类固醇的增多、减少或不释放等几点。肾上腺皮质功能亢进可表现为皮质醇增多（库欣综合征）、醛固酮增多症及肾上腺雄激素增多(先天性肾上腺增生)。引起库欣病最多见的原因属于医源性,即长期使用糖皮质激素,又可见于良性垂体瘤(ACTH 增加)、肾上腺恶性肿瘤(少见)或腺瘤、异位性 ACTH 分泌等情况。醛固酮增多症时,由于醛固酮体用于远曲小管而引起保钠排钾,钠潴留又使血浆体积增加,血压上升。醛固酮增多症可分为原发性与继发性两种。原发性者即所谓 Conn 综合征,可由肾上腺瘤、癌或增生引起。因此血浆肾素是反应性降低,并有钾钠代谢异常。继发性醛固酮增加,多为非肾上腺性刺激引起,如心功能不全、肾病综合征、梗阻性肾病等,与原发性相反,其血浆肾素升高。

肾上腺皮质功能低下:原发性肾上腺皮质功能低下,即所谓艾迪生病,此病 80% 是由特异性肾上腺皮质萎缩引起(可能由于自身免疫性原因),此时常合并有内分泌病,如糖尿病、甲状旁腺功能低下、甲状腺病等。其余 20% 可能是肾上腺皮质结核、出血、肿瘤、淀粉样变性或感染等。双侧皮质损害 90% 时出现症状,由于皮质醇的减少,血 ACTH 升高。

肾上腺皮质功能低下还可能继发于各种原因所引起的 ACTH 减少。

肾上腺皮质功能试验一般可分三类:①直接测定体液(血、尿)中肾上腺皮质激素及其产物,是最常用的一类;②通过外源药物的影响而反映肾上腺功能试验;③间接反映肾上腺皮质功能的试验,如唾液中钾、钠浓度测定,这一类试验极为少用。

一、皮质醇测定

人肾上腺皮质分泌类固醇激素以皮质醇(氢化可的松)为主,血浆皮质醇分为游离与结合两种形式。测定其血浆皮质醇浓度,是直接了解垂体肾上腺皮质系统功能的方法。皮质醇是由肾上腺皮质束状带合成分泌的一种糖皮质激素,每天分泌 $10\sim35$ mg,半衰期约 100 min。皮质醇的分泌有明显的昼夜节律,以清晨 $6\sim8$ 时最高($50\sim250$ μg/L),晚上 10 时至次日凌晨 2 时为最低($20\sim100$ μg/L)。皮质醇的主要功能是增加糖异生,对蛋白质和脂肪代谢的影响亦非常显著。皮质醇分泌人血后绝大部分与血循环中皮质类固醇结合球蛋白(CBG)结合。真正具有生物活性的只是游离皮质醇,它只占总皮质醇的 $1\%\sim3\%$,亦只有游离的皮质醇才能从肾小球滤过,从尿中排出。故测定尿皮质醇,可排除 CBG 变化的影响,反映血浆游离皮质醇水平。

(一)参考值

上午 8:00:(127 ± 55)μg/L。

下午 4:00:(47 ± 19)μg/L。

午夜:(3.4 ± 12)μg/L。

新生儿脐带血浆:$85\sim550$ μg/L。

(二)临床应用

1.血浆总皮质醇升高

皮质醇增多症(库欣病)、肾上腺肿瘤、妊娠、口服避孕药、异位 ACTH 综合征、垂体前叶功能亢进症、单纯性肥胖、应激状态(如手术、创伤、心肌梗死等)。

2.血浆总皮质醇降低

肾上腺皮质功能降低,垂体前叶功能低下,全身消耗性疾病,口服苯妥钠、水杨酸钠等药物。先天性肾上腺皮质功能低下症,希恩综合征。皮质醇功能减退者,分泌节律基本正常;而血浓度明显降低。

二、皮质酮测定

皮质酮属 21 碳类固醇激素,是合成醛固酮的前体物质。其糖皮质激素活性为皮质醇的1/5,盐皮质激素样活性为皮质醇的 2 倍,为醛固酮的 1/200。

(一)参考值

上午 8:00:(25.5±8.4)nmol/L[(8.8±2.9)ng/mL]。

下午 4:00:(17±8.4)nmol/L[(5.9±1.6)ng/mL]。

(二)临床应用

1.皮质酮增高

见于库欣病、ACTH 瘤、肾小管性酸中毒、肾病综合征、口服避孕药、先兆子痫、充血性心力衰竭、异常钠丢失、特发性水肿、钾离子治疗后给予低钠饮食等。

2.皮质酮降低

见于肾上腺皮质功能减退、单纯性醛固酮缺乏、去氧皮质酮分泌过多(先天性肾上腺皮质增生症,11-β-羟化酶缺乏等)、摄钾过低、大量水摄入、大量滴注高渗盐水。

三、去甲肾上腺素测定

去甲肾上腺素又名正肾上腺素,属于儿茶酚胺类激素。主要由交感神经末梢释放,小部分由肾上腺髓质释放。主要作用于 α 受体。有强烈的收缩血管作用,特别对皮肤、黏膜和肾血管有强烈收缩作用,使血压升高。但对冠状动脉有微弱扩张作用,对心脏 β 受体也有兴奋作用,但比肾上腺素要弱。

(一)参考值

血浆:125～310 ng/L,(200±80)ng/L。

尿:10～70 μg/24 h,(41.5±11.0)μg/24 h。

(二)临床应用

去甲肾上腺素增高见于下列情况。嗜铬细胞瘤、神经母细胞瘤及神经节神经瘤、肝性脑病、晚期肾脏病、充血性心力衰竭。

四、18-羟-11-脱氧皮质酮(18-OH-DOL)测定

18-羟-11-脱氧皮质酮属 21 碳类固醇激素。主要由肾上腺皮质束状带产生,为盐皮质激素。其分泌受 ACTH 和肾素、血管紧张素系统双重调节,以前者为主。其生物效应主要为潴钠排钾。

(一)参考值

普食:(68±26)ng/L。

低钠饮食:(125±24)ng/L。

高钠饮食:(66±8)ng/L。

(二)临床应用

18-羟-11-脱氧皮质酮检测能反映垂体-肾上腺皮质功能。血浆 18-OH-DOL 增高见于库欣综合征或库欣病,原发性醛固酮增多症,原发性高血压。18-羟-11-脱氧皮质酮降低见于艾迪生病,垂体前叶功能低下。

五、醛固酮测定

醛固酮(aldosterone,ALD)是肾上腺皮质球状带合成和分泌的类固醇激素,分子量360.4,是一个非常强的电解质排泄的调节因子,其作用是增加 Na^+ 和 Cl^- 的回收,排出 K^+ 和 H^+。由于它能影响电解质和水的排泄及血容量,所以对维持机体内环境的恒定起着重要作用。醛固酮含量可用放免方法测定。血浆醛固酮可受体位、饮食中钾、钠含量的影响,受血钾、钠浓度的调节,其排泄受肝、肾功能影响。检测血醛固酮的患者应停服利尿剂至少3周,停服抗高血压药物1周。测定醛固酮时,在试验前要给予高盐饮食,因为高血压患者多维持低盐饮食,会导致尿醛固酮增加而给以假阴性结果。

(一)参考值

1.血 ALD(放免法)

(1)普食饮食:卧位为(86.0±37.5)pmol/L(59.9～173.9 pmol/L);立位为(151.3±88.3)pmol/L(65.2～295.7 pmol/L)。

(2)低钠饮食:卧位为(233.1±20.2)pmol/L(121.7～369.6 pmol/L);立位为(340.9±177.0)pmol/L(139.0～634.0 pmol/L)。

2.尿 ALD

普食:1.0～8.0 μg/24 h尿;低钠:7～26 μg/24 h尿。

(二)临床应用

1.ALD 增高

原发性 ALD 增多症、Conn 综合征;双侧肾上腺增生,肾上腺癌、继发性 ALD 增多症、肾素瘤、肾血管性高血压、多发性肾囊肿、Wilms 肿瘤、Portter 综合征,特发性水肿,恶性高血压,充血性心力衰竭、肾性综合征,肝硬化、17α-羟化酶缺乏,Dasmit 综合征,体位性高血压,口服避孕药,先兆子痫或子痫,肾小管酸中毒,妊娠。

2.血 ALD 浓度和尿 ALD 排泄降低

原发性低醛固酮症,继发性低醛固酮症,艾迪生病,双侧肾上腺切除,原发性高血压、18-羟类固醇脱氢酶缺乏,18-羟化酶缺乏,Rose 综合征,Liddle 综合征,11-β-羟化酶缺乏,3-β-羟类固醇脱氢酶缺乏,库欣综合征,服用甘草、可乐定、β-阻滞剂后。

六、口服地塞米松抑制试验

垂体与肾上腺皮质之间,存在着刺激与负反馈之间相互关系,垂体分泌 ACTH,刺激肾上腺皮质分泌糖皮质激素在血中水平升高,反过来抑制垂体前叶 ACTH 的分泌,此试验的原理即在于此。方法是作用强、而剂量小的地塞米松,观察用药后尿中 17-羟皮质类固醇比用药前减少的程度,借助此来诊断库欣综合征及其肾上腺皮质病变性质。有小剂量与大剂量法两种。

(一)小剂量法

口服地塞米松,每天 2 mg 分 4 次服,连续 2 d。试验前留 24 h 尿做 17 羟皮质类固醇测定,用药后即留 24 h 尿亦做 17-羟皮质类固醇测定,前后两次所测结果进行比较。

临床应用:正常人服地塞米松后,尿 17-羟皮质类固醇排出量明显降低,降低值超过试验前的 50%,或低于 11 μmol/d。肥胖病、Stenleventhal 综合征(多囊卵巢综合征),也受到抑制。

甲状腺功能亢进患者,服地塞米松后,尿 17-羟皮质类固醇降低不如正常人显著。库欣综合征病患者,不管其病变性质如何,均很少下降到 11 μmol/d 或根本不下降。肾上腺皮质功能亢进者,不论其病原为增生性或肿瘤,其抑制一般不大于对照值 50%。

(二)大剂量法

口服地塞米松,每天 8 mg,分 4 次服,连续 2 d 仍测定药前后 24 h 进尿中 17-羟皮质类固醇含量,以示比较。

临床应用:病变性质为肾上腺增生所致的库欣综合征者,服药后尿中 17-羟皮质类固醇含量比用药前下降 50%。而病变为肾上腺肿瘤或癌者,则服药后无明显下降或不下降,为肿瘤细胞分泌皮质素有其自主性,不受垂体分泌的 ACTH 控制。女性男性化,先天性肾上腺皮质增生引起的女性假两性畸形者,尿中 17-酮类固醇排泄量明显高于正常。因此,小剂量法试验尿中 17-酮类固醇明显降低。如肾上腺皮质肿瘤中所致的男性化病例,在大剂量法试验下,尿中 17-酮类醇无明显降低。

(罗 真)

第三节 性激素检验

一、睾酮测定

男性睾酮(testosterone,T)主要是由睾丸间质细胞分泌。肾上腺皮质及卵巢也有少量分泌。属 19 碳类固醇激素,是血中活性最强的雄性激素。睾酮经代谢生成生物活性更强的双氢睾酮(DHT),也可被芳香化为雌二醇。睾酮的分泌受促黄体生成激素(LH)的调节,与下丘脑-垂体轴之间存在负反馈关系。在女性睾酮主要由卵巢和肾上腺分泌的雄烯二酮转化而来。睾酮分泌具有生理节律,通常清晨最高,中午最低。睾酮主要在肝脏灭活,与清蛋白和性腺结合球蛋白结合在体内运输。其主要生理功能是刺激男性性征的出现,促进蛋白质的合成伴有水钠潴留和骨钙磷沉积,此外,睾酮还与 FSH 协同维持生精。

(一)参考值

男性:成人 300～1 000 ng/dL(放免法);青春期前(后)10～20 ng/dL。

女性:成人 20～80 ng/dL;青春期前(后)20～80 ng/dL;绝经期 8～35 ng/dL。

(二)临床应用

1.血睾酮增高

(1)睾丸间质细胞瘤。

(2)先天性肾上腺皮质增生(21-、1-羟化酶缺陷)及肾上腺肿瘤。

(3)女性男性化,XYY 女性,多囊卵巢综合征患者。

(4)注射睾酮或促性腺激素。

(5)多毛症。

2.血睾酮降低

(1)先天性睾丸发育不全综合征、睾丸炎或 X 线照射后等。

(2)垂体前叶功能减退。

(3)性腺功能减退:类睾综合征(如 Kallman 综合征)及睾丸不发育或睾丸消失综合征。

二、双氢睾酮测定

双氢睾酮(dihydratestosterone,DHT)是 19 碳类固醇雄性激素。血循环中的双氢睾酮一部分来自睾丸间质细胞的合成、分泌,一部分由睾酮在外周的代谢转化而来。其产生量男性约为 300 $\mu g/d$,女性为 50～70 $\mu g/d$,在有的靶细胞内睾酮必须代谢至 DHT 后,再和相应的特异受体相结合发挥生理效应。DHT 的生理作用同睾酮。

(一)参考值

男性:1.02～2.72 nmol/L(放免法)。

女性:0.10～0.43 nmol/L。

(二)临床应用

1.双氢睾酮增高

男性睾丸间质细胞瘤、女子多毛症、多囊卵巢综合征、真性性早熟等。

2.双氢睾酮降低

睾丸女性化、发育不良、睾丸间质细胞发育不良、女性外阴硬化性苔藓等。

三、脱氧异雄酮测定

脱氢异雄酮(dehydroepiandrosterone,DHA)是由 17α 羟孕烯醇酮经 17 碳链酶作用而成,为雄烯二酮及睾酮的前体,DHA 是肾上腺皮质分泌的主要雄激素。此外,卵巢与睾丸也有少量产生,分泌量成人平均每天约为 25 mg。DHA 入血后,一部分在外周组织转化为睾酮(雄性激素的生理作用见睾酮项目)。

(一)参考值

男性:(32.3±12.1)nmol/L(20.8～45 nmol/L)。

女性:(21.4±8.3)nmol/L(13.8～31.2 nmol/L)。

(二)临床应用

肾上腺皮质肿瘤患者能产生大量的 DHA,尤其是恶性肾上腺肿瘤。先天性肾上腺皮质增生症,如3-β 羟脱氢酶缺乏症(17-β-羟脱氢酶缺陷症)、女性多毛症。妊娠中晚期母血中 DHA 降低。

四、雄烯二酮测定

雄烯二酮的生物活性介于活性很强的雄性激素睾酮和雄性激素很弱的去氢雄酮之间。雄烯二酮具有激素原的特性。在女性雄烯二酮的 50% 来自卵巢、50% 来自肾上腺。女性日产率超过 3 000 μg,男性则更高。成年男性雄烯二酮测定水平略低同龄女性,绝经妇女因肾上腺及卵巢的含量均减少致血循环中的浓度下降。

(一)参考值

男性:(6.3±1.7)nmol/L(3.5～7.5 nmol/L)。

女性:(7.1±2.0)nmol/L(4.5～10.8 nmol/L)。

(二)临床应用

正常妇女雄烯二酮的分泌量为睾酮的 10 倍。在女性卵巢中也能测到雄烯二酮,男性化疾病的女性雄烯二酮水平可升高。先天性肾上腺皮质增生时可增高,多囊卵巢病时雄烯二酮正常或轻度升高,多毛症增高。

雄烯二酮降低:男性发育延迟(1.6～3.0 nmol/L),侏儒症。

五、17α-羟孕酮测定

17α-羟孕酮(17-α-hydosy progesterone,17α-OHP)由肾上腺皮质及性腺产生,其黄体酮活性很低。17α-OHP经 21-羟化生成皮质醇的前体化合物 S(CpS)。17α-OHP 具有与肾上腺皮质醇相一致的昼夜节律变化。成年育龄妇女 17α-OHP 浓度随月经周期而变化,黄体期高于卵泡期。妊娠时胎儿、胎盘及肾上腺可产生大量 17α-OHP。妊娠 32 周后 17α-OHP 浓度急剧升高直到分娩期,17α-OHP 也存在于新生儿的脐带血中。

(一)参考值

育龄女性:卵泡期 0.1～0.8 ng/mL;黄体期 0.27～2.9 ng/mL;妊娠末 3 个月 2～12 ng/mL。
男性:0.31～2.13 ng/mL。

(二)临床应用

21-羟化酶缺乏的先天性肾上腺皮质增生患者血 17α-OH-P 浓度明显升高,11-羟化酶缺乏时 17α-OHP 上升幅度较少。约 6% 的成年多毛女性有不同程度的 21-羟化酶缺乏。这一类迟发型缺乏症病例中 17P 浓度常超过卵泡期的高限 0.9 ng/mL。17α-OHP 的测定也用于分析男性和女性的普通痤疮、男性秃顶及一些不明原因的不育症。

六、雌二醇测定

雌二醇(estradiol E_2)是一种 C18 类固醇激素,E_2 由睾丸、卵巢和胎盘分泌释放入血,或由雄激素在性腺外转化而来。E_2 是生物活性最强的天然雌激素。对于排卵的女性,E_2 起初来源于一组正在成熟的卵泡,最后则来源于一个完整的即将排卵及由它形成的黄体。绝经后的女性 E_2 来源于雄激素的转化,循环中 E_2 水平低,不具周期性变化。青春期前的儿童和男性 E_2 水平低也不具周期性变化。

(一)参考值

男性:110～264.2 pmol/L。
女性:卵泡期 132～220 pmol/L;排卵期 1 431～2 932 pmol/L;黄体期 403.7～1 123 pmol/L。

(二)临床应用

血糖二醇浓度是检查下丘脑、垂体、生殖靶腺轴功能指标之一。对诊断早熟,发育不良等内分泌及妇科疾病有一定价值。E_2 增高还见于多胎妊娠、糖尿病孕妇、肝硬化、卵巢癌、浆液性囊腺癌、不明原因乳房发育、男性、肾上腺肿瘤等。

E_2 降低见于:妊娠高血压综合征、无脑儿、下丘脑病变、垂体卵巢性不孕、皮质醇增高症、希恩综合征、胎儿宫内死亡、下丘脑促性腺激素释放激素(GnRH)类似物对垂体具有调节作用等。

七、雌三醇测定

雌三醇(estriol,E_3)属 18 碳类固醇激素。一般认为 E_3 是 E_2 和雌酮的代谢产物,生物活性较它们为低。在妊娠中晚期,胎盘合成的 E_3 大部分来自胎儿的 16-α-羟硫酸脱氢异雄酮。E_3 能反映胎儿-胎盘单位功能,因此,通过测定 E_3 监测胎盘功能及胎儿健康状态具有重要意义。

（一）参考值

成人：$(0.58\pm0.04)\mu g/L$。

（二）临床应用

1.E_3 增高

先天性肾上腺增生所致胎儿男性化、肝硬化、心脏病。

2.E_3 降低

胎儿先性肾上腺发育不全，无脑儿，胎儿宫内生长迟缓，孕期应用糖皮质激素，胎盘硫酸酯酶缺乏，过期妊娠，胎儿窘迫，死胎，胎儿功能不良，妊娠高血压综合征，先兆子痫等。

八、雌酮测定

雌酮（estrone，E_1）属 18 碳类固醇雌激素，其活性次于 E_2。E_1 来源于脱氧异雄酮（DHA），E_2 在肝脏灭活后亦生成 E_1。

（一）参考值

男性：$(216.1\pm83.3)pmol/L$。

女性：卵泡期$(290.8\pm77.3)pmol/L$；排卵期$(1\,472.6\pm588.7)pmol/L$；黄体期$(814.0\pm162.8)pmol/L$；绝经后$(125.1\pm88.8)pmol/L$。

（二）临床应用

1.E_1 增高

睾丸肿瘤、心脏病、肝病、系统性红斑狼疮、心肌梗死、多囊卵巢综合征、卵巢颗粒细胞肿瘤。

2.E_1 降低

原发性、继发性闭经、垂体促性腺激素细胞功能低下，LH 和 FSH 分泌减少，继而卵巢内分泌功能减退，雌酮和雌二醇均降低。高催乳素征、神经性厌食、特纳综合征。

九、黄体酮测定

黄体酮（Progesterone，P）是在卵巢、肾上腺皮质和胎盘中合成的，尿中主要代谢产物是孕二醇。由于 LH 和 FSH 的影响，在正常月经周期的排卵期卵巢分泌黄体酮增加，排卵后 6～7 d 达高峰。排卵后的黄体是月经期间黄体酮的主要来源，如果卵子未受精，则本黄体萎缩出现月经，黄体酮水平下降；如果卵子受精，由于来自胎儿胎盘分泌的促性腺激素的刺激，黄体继续分泌黄体酮。妊娠第七周开始胎盘分泌黄体酮的自主性增强，在量上超过黄体。黄体酮可排制子宫兴奋性，此种对子宫收缩的抑制作用可持续至分娩前。

（一）参考值

女性：卵泡期$(0.79\pm0.40)ng/mL$（0.2～0.9 ng/mL）；排卵期$(2.05\pm1.11)ng/mL$（1.16～3.13 ng/mL）；黄体期$(13.59\pm4.25)ng/mL$（3.0～35 ng/mL）；绝经期后 0.03～0.3 ng/mL；妊娠 20～400 ng/mL。

男性：$(0.48\pm0.17)ng/mL$。

（二）临床应用

1.确证排卵

要使黄体酮成为排卵的有用指标需在黄体中期取血。太靠近月经或在 LH 分泌高峰的 3～4 d 内，黄体酮正急剧升高或下跌，结果不稳定。一次随机的黄体期水平＞3 ng/mL 是支持排卵的强有力证据。

2.除外异位妊娠

黄体酮水平≥25 ng/mL可除外异位妊娠(97.5%)。

3.除外活胎

不管胎位如何,单次血清黄体酮≤5 ng/mL,可除外活胎提示为死胎。

4.流产

先兆流产时虽其值在高值内,若有下降则有流产趋势。

（罗 真）

第四节 其他相关激素检验

一、尿 17-酮类固醇(17-KS)检验

(一)原理

尿中17-酮类固醇是肾上腺皮质激素及雄性激素的代谢产物,大部分为水溶性的葡萄糖醛酸酯或硫酸酯,必须经过酸的作用使之水解成游离的类固醇,再用有机溶剂提取,经过洗涤除去酸类与酚类物质。17-酮类固醇分子结构中的酮-亚甲基(-CO-CH₂-)能与碱性溶液中的间二硝基苯作用,生成红色化合物。在520 nm有一吸收峰,可以进行比色测定。

(二)患者准备与标本处理

(1)取样前1周,患者应停止饮茶和服用甲丙氨酯、氯丙嗪、降压灵、普鲁卡因胺、类固醇激素、中草药及一些带色素的药物,以减少阳性干扰。

(2)尿量应通过饮水调控在1 000~3 000 mL/24 h。

(3)收集24 h尿液加浓盐酸约10 mL或甲苯5 mL防腐。如尿液不能及时进行测定,应置冰箱内保存,以免17-酮类固醇被破坏而使测定数值降低。

(三)参考值

成年男性:(28.5~61.8)μmol/24 h。

成年女性:(20.8~52.1)μmol/24 h。

二、尿 17-羟皮质类固醇(17-OHCS)检验

(一)原理

在酸性条件下,17-羟皮质类固醇水溶性下降,用正丁醇-氯仿提取尿液中的17-OHCS,在尿提取物中加入盐酸苯肼和硫酸,17-OHCS与盐酸苯肼作用,成黄色复合物,用氢化可的松标准液同样呈色,以分光光度计比色,求得其含量。

(二)患者准备与标本处理

同尿17-酮类固醇测定。

(三)参考值

成年男性:(27.88±6.6)μmol/24 h。

成年女性：$(23.74\pm4.47)\mu mol/24\ h$。

三、尿香草扁桃酸(VMA)检验

(一)原理

用乙酸乙酯从酸化尿液中提取 VMA 和其他酚酸,然后反提取到碳酸钾水层。加入高碘酸钠($NaIO_4$),使 VMA 氧化成香草醛(vanillin)。用甲苯从含有酚酸杂质的溶液中选择性提取香草醛,再用碳酸盐溶液反抽提到水层,用分光光度计于波长为 360 nm 测定水层中香草醛的浓度。

(二)患者准备与标本处理

(1)收集标本前 1 周限制患者食用含有香草醛类的食物,如巧克力、咖啡、柠檬、香蕉及阿司匹林和一些降压药物,这些药物中含有酚酸对该法有阳性干扰,可使结果假性升高。

(2)尿量应通过饮水调控在 $1\ 000\sim3\ 000$ mL/24 h。

(3)收集 24 h 尿液加浓盐酸约 10 mL 或甲苯 5 mL 防腐。若尿液不能及时进行测定,应置冰箱内保存,以免 VMA 被破坏而使测定数值降低。

(三)分光光度法参考值

见表 9-2。

表 9-2　分光度法参考值

年龄	mg/24 h	$\mu mol/24\ h$
0~10 天	<0.1	<0.5
11 天~24 个月	<2.0	<10
25 个月~18 岁	<5.0	<25
成人	2~7	10~35

(陈　琳)

第十章

排泄物、体液及分泌物检验

第一节　尿液标本采集及保存

一、尿液标本采集

为保证尿液检查结果的准确性，必须正确留取标本：①避免阴道分泌物、月经血、粪便等污染；②无干扰化学物质（如表面活性剂、消毒剂）混入；③尿标本收集后及时送检及检查（2 h 内），以免发生细菌繁殖、蛋白变性、细胞溶解等；④尿标本采集后应避免强光照射，以免尿胆原等物质因光照分解或氧化而减少。

二、尿标本的种类

(一)晨尿

晨尿即清晨起床后的第 1 次尿标本，未经浓缩和酸化的标本，血细胞、上皮细胞及管型等有形成分相对集中且保存得较好，适用于可疑或已知泌尿系统疾病的形态观察及早期妊娠试验等。但由于晨尿在膀胱内停留时间过长易发生变化，门诊患者携带不方便已采用清晨第 2 次尿标本来取代晨尿。

(二)随机尿(随意 1 次尿)

随机尿即留取任何时间的尿液，适用于门诊、急诊患者。本法留取方便，但易受饮食、运动、用药等的影响，可致使低浓度或病理临界浓度的物质和有形成分漏检，也可能出现饮食性糖尿或药物如维生素 C 等的干扰。

(三)餐后尿

通常于午餐后 2 h 收集患者的尿液，此标本对病理性糖尿和蛋白尿的检出更为敏感，用餐后增加了负载，使已降低阈值的肾不能承受。此外，由于餐后肝分泌旺盛，促进尿胆原的肠肝循环，而餐后机体出现的"减潮"状态也有利于尿胆原的排出。因此，餐后尿适用于尿糖、尿蛋白、尿胆原等检查。

(四)3 h 尿

收集上午 3 h 尿液,测定尿液有形成分,如白细胞排出率等。

(五)12 h 尿

晚 8 时排空膀胱并弃去此次的尿液后,留取次日晨 8 时夜尿,作为 12 h 尿有形成分计数,如 Addis 计数。

(六)24 h 尿

尿液中的一些溶质(如肌酐、总蛋白质、糖、尿素、电解质及激素等)在一天的不同时间内其排泄浓度不同,为了准确定量,必须收集 24 h 尿液。于第 1 天晨 8 时排空膀胱弃去此次尿液,再收集至次日晨 8 时全部尿液,用于化学成分的定量。

(七)其他

其他包括中段尿、导尿、耻骨上膀胱穿刺尿等。

三、尿液标本的保存

(一)冷藏于 4 ℃

尿液置 4 ℃冰箱中冷藏可防止一般细菌生长及维持较恒定的弱酸性。但有些标本冷藏后,由于磷酸盐及尿酸盐析出与沉淀,妨碍对有形成分的观察。

(二)加入化学防腐剂

大多数防腐剂的作用是抑制细菌生长和维持酸性,常用的有以下几种。

1.甲醛(福尔马林 400 g/L)

每升尿中加入 5 mL(或按 1 滴/30 mL 尿液比例加入),用于尿管型、细胞防腐,适用于 Addis 计数。注意甲醛为还原性物质可致班氏尿糖定性检查出现假阳性。当甲醛过量时可与尿素产生沉淀物,干扰显微镜检查。

2.甲苯

每升尿中加入 5 mL,用于尿糖、尿蛋白等定量检查。

3.麝香草酚

每升尿中<1 g,既能抑制细菌生长,又能较好地保存尿中有形成分,可用于化学成分检查及防腐,但如过量可使尿蛋白定性试验(加热乙酸法)出现假阳性,还能干扰尿胆色素的检出。

4.浓盐酸

每升尿中加入 10 mL,用于尿中 17 酮、17 羟类固醇、儿茶酚胺、钙离子、肾上腺素、去甲肾上腺素、香草扁桃酸(VMA)等。

5.冰乙酸

每升尿中加入 10 mL,用于尿中醛固酮。每升尿中加入 25 mL,可用于 5-羟色胺的测定。

6.碳酸钠

每升尿中加入 10 g,用于尿中卟啉的测定。

(冯佩青)

第二节　尿液一般检验

一、尿量

尿量主要取决于肾小球的滤过率、肾小管重吸收和浓缩与稀释功能。此外,尿量变化还与外界因素如每天饮水量、食物种类、周围环境(气温、湿度)、排汗量、年龄、精神因素、活动量等相关。正常成人 24 h 内排尿为 1.0～1.5 L。

24 h 尿量＞2.5 L 为多尿,可由饮水过多,特别饮用咖啡、茶、失眠及使用利尿药或静脉输液过多时。病理性多尿常因肾小管重吸收和浓缩功能减退如尿崩症、糖尿病、肾功能不全、慢性肾盂肾炎等。

24 h 尿量＜0.4 L 为少尿,可因机体缺水或出汗。病理性少尿主要见于脱水、血浓缩、急性肾小球肾炎、各种慢性肾衰竭、肾移植术后急性排异反应、休克、心功能不全、尿路结石、损伤、肿瘤、尿路先天畸形等。

尿量不增多而仅排尿次数增加为尿频。见于膀胱炎、前列腺炎、尿道炎、肾盂肾炎、体质性神经衰弱、泌尿生殖系统处于激惹状态、磷酸盐尿症、碳酸盐尿症等。

二、外观

尿液外观包括颜色及透明度。正常人新鲜的尿液呈淡黄至橘黄色透明,影响尿液颜色的主要物质为尿色素、尿胆原、尿胆素及卟啉等。此外,尿色还受酸碱度、摄入食物或药物的影响。

浑浊度可分为清晰、雾状、云雾状浑浊、明显浑浊几个等级。浑浊的程度根据尿中含混悬物质种类及量而定。正常尿浑浊的主要原因是因含有结晶和上皮细胞所致。病理性浑浊可因尿中含有白细胞、红细胞及细菌所致。放置过久而有轻度浑浊可因尿液酸碱度变化,尿内黏蛋白、核蛋白析出所致。淋巴管破裂产生的乳糜尿也可引起浑浊。在流行性出血热低血压期,尿中可出现蛋白、红细胞、上皮细胞等混合的凝固物,称膜状物。常见的外观改变有以下几种。

(一)血尿

尿内含有一定量的红细胞时称为血尿。由于出血量的不同可呈淡红色云雾状,淡洗肉水样或鲜血样,甚至混有凝血块。每升尿内含血量超过 1 mL 可出现淡红色,称为肉眼血尿。主要见于各种原因所致的泌尿系统出血,如肾结石或泌尿系统结石。肾结核、肾肿瘤及某些菌株所致的泌尿系统感染等。洗肉水样外观常见于急性肾小球肾炎。血尿还可由出血性疾病引起,见于血友病和特发性血小板计数减少性紫癜。镜下血尿指尿液外观变化不明显,而离心沉淀后进行镜检时能看到超过正常数量的红细胞者称镜下血尿。

(二)血红蛋白尿

当发生血管内溶血,血浆中血红蛋白含量增高,超过肝珠蛋白所能结合的量时,未结合的游离血红蛋白便可通过肾小球滤膜而形成血红蛋白尿。在酸性尿中血红蛋白可氧化成为正铁血红蛋白而呈棕色,如含量甚多则呈棕黑色酱油样外观。隐血试验呈强阳性反应,但离心沉淀后上清液颜色不变,镜检时不见红细胞或偶见溶解红细胞之碎屑,可与血尿相区别。卟啉尿症患者,尿液呈红葡萄酒色,碱性尿液中如存在酚红、番茄汁、芦荟等物质;酸性尿液中如存在氨基比林、磺胺等药物也可有不同程度的红色。血红蛋白尿见于蚕豆黄、血型不合的输血反应、严重烧伤及阵发性睡眠性血红蛋白尿症等。

(三)胆红素尿

当尿中含有大量的结合胆红素,外观呈深黄色,振荡后泡沫亦呈黄色,若在空气中久置可因胆红素被氧化为胆绿素而使尿液外观呈棕绿色。胆红素见于阻塞性黄疸和肝细胞性黄疸。服用呋喃唑酮、核黄素、呋喃唑酮后尿液亦可呈黄色,但胆红素定性阴性。服用大剂量熊胆粉、牛黄类药物时尿液可呈深黄色。

(四)乳糜尿

外观呈不同程度的乳白色,严重者似乳汁。因淋巴循环受阻,从肠道吸收的乳糜液未能经淋巴管引流入血而逆流进入肾,致使肾盂、输尿管处的淋巴管破裂,淋巴液进入尿液中所致。其主要成分为脂肪微粒及卵磷脂、胆固醇、少许纤维蛋白原和清蛋白等。乳糜尿多见于丝虫病,少数可由结核、肿瘤、腹部创伤或手术引起。乳糜尿离心沉淀后外观不变,沉渣中可见少量红细胞和淋巴细胞,丝虫病者偶可于沉渣中查出微丝蚴。乳糜尿需与脓尿或结晶尿等浑浊尿相鉴别,后两者经离心后上清转为澄清,而镜检可见多数的白细胞或盐类结晶,结晶尿加热加酸后浑浊消失。为确诊乳糜尿还可于尿中加少量乙醚振荡提取,因尿中脂性成分溶于乙醚而使水层浑浊程度比原尿减轻。

(五)脓尿

尿液中含有大量白细胞而使外观呈不同程度的黄色浑浊或含脓丝状悬浮物。见于泌尿系统感染及前列腺炎、精囊炎,脓尿蛋白定性常为阳性,镜检可见大量脓细胞。还可通过尿三杯试验初步了解炎症部位,协助临床鉴别诊断。

(六)盐类结晶尿

外观呈白色或淡粉红色颗粒状浑浊,尤其是在气温寒冷时常很快析出沉淀物。这类浑浊尿可通过在试管中加热、加乙酸进行鉴别。尿酸盐加热后浑浊消失,磷酸盐、碳酸盐则浑浊增加,但加乙酸后两者均变清,碳酸盐尿同时产生气泡。

除肉眼观察颜色与浊度外,还可以通过尿三杯试验进一步对病理尿的来源进行初步定位。尿三杯试验是在一次排尿中,人为地把尿液分成尿三段排出,分别盛于3个容器内,第1杯及第3杯每杯约10 mL,其余大部分排于第2杯中。分别观察各杯尿的颜色、浑浊度、并做显微镜检查。多用于男性泌尿生殖系统疾病定位的初步诊断(表10-1)。

表10-1 尿三杯试验外观鉴别结果及诊断

第1杯	第2杯	第3杯	初步诊断
有弥散脓液	清晰	清晰	急性尿道炎,且多在前尿道
有脓丝	清晰	清晰	亚急性或慢性尿道炎
有弥散脓液	有弥散脓液	有弥散脓液	尿道以上部位的尿路感染
清晰	清晰	有弥散脓液	前列腺炎、精囊炎、后尿道炎、三角区炎症、膀胱颈部炎症
有脓丝	清晰	有弥散脓液	尿道炎、前列腺炎、精囊炎

尿三杯试验还可鉴别泌尿道出斑部位。

1.全程血尿(3 杯尿液均有血液)

血液多来自膀胱颈以上部位。

2.终末血尿(即第 3 杯有血液)

病变多在膀胱三角区、颈部或后尿道(但膀胱肿瘤患者大量出血时,也可见全程血尿)。

3.初期血尿(即第 1 杯有血液)

病变多在尿道或膀胱颈。

三、气味

正常新鲜尿液的气味来自尿内的挥发性酸,尿液久置后,因尿素分解而出现氨臭味。如新排出的尿液即有氨味提示有慢性膀胱炎及慢性尿潴留。糖尿病酮症时,尿液呈苹果样气味。此外,还有药物和食物,特别是进食蒜、葱、咖喱等,尿液可出现特殊气味。

四、比密

尿比密是指在 4 ℃时尿液与同体积纯水重量之比。尿比密高低随尿中水分、盐类及有机物含量而异,在病理情况下还受尿蛋白、尿糖及细胞成分等影响。如无水代谢失调,尿比密测定可粗略反映肾小管的浓缩稀释功能。

(一)参考值

晨尿或通常饮食条件下:1.015~1.025。

随机尿:1.003~1.035(浮标法)。

(二)临床意义

1.高比密尿

可见于高热、脱水、心功能不全、外周循环衰竭等尿少时;也可见于尿中含葡萄糖和碘造影剂时。

2.低比密尿

可见于慢性肾小球肾炎、肾功能不全、肾盂肾炎、尿崩症、高血压等。慢性肾功能不全者,由于肾单位数目大量减少,尤其伴有远端肾单位浓缩功能障碍时,经常排出比密近于 1.010(与肾小球滤液比密接近)的尿称为等渗尿。

五、血清(浆)和尿渗量的测定

渗量代表溶液中一种或多种溶质中具有渗透活性微粒的总数量,而与微粒的大小、种类及性质无关。只要溶液的渗量相同,都具有相同的渗透压。测定尿渗量可了解尿内全部溶质的微粒总数量,可反映尿内溶质和水的相对排泄速度,以判断肾的浓缩稀释功能。

(一)参考值

血清平均为 290 mOsm/(kg·H$_2$O),范围 280~300 mOsm/(kg·H$_2$O)。成人尿液 24 h 内 40~1 400 mOsm/(kg·H$_2$O),常见数值 600~1 000 mOsm/(kg·H$_2$O)。尿/血清比值应>3。

(二)临床意义

(1)血清<280 mmol/(kg·H$_2$O)时为低渗性脱水,>300 mmol/(kg·H$_2$O)时为高渗性脱水。

(2)禁饮 12 h,尿渗量<800 mmol/(kg·H$_2$O)表示肾浓缩功能不全。

（3）急性肾小管功能障碍时,尿渗量降低,尿/血清渗量比值≤1。由于尿渗量仅受溶质微粒数量的影响而改变,很少受蛋白质及葡萄糖等大分子影响。

六、自由水清除率测定

自由水清除率是指单位时间内(每小时或每分钟)尿中排出的游离水量。它可通过血清渗量、尿渗量及单位时间尿量求得。

(一)参考值

25~100 mL/h 或 0.4~1.7 mL/min。

(二)临床意义

（1）自由水清除率为正值时,代表尿液被稀释,反之,为负值时,代表尿液被浓缩。其负值越大,代表肾浓缩功能越佳。

（2）尿/血清渗量比值常因少尿而影响结果。

（3）急性肾衰竭早期,自由水清除率趋于零值,而且先于临床症状出现之前2~3 d,常作为判断急性肾衰竭早期诊断指标。在治疗期间,自由水清除率呈现负值,大小还可反映肾功能恢复程度。

（4）可用于观察严重创伤、大手术后低血压、少尿或休克患者髓质功能损害的指标。

（5）肾移植时有助于早期发现急性排异反应,此时可近于零。

（6）用于鉴别非少尿性肾功能不全和肾外性氮质血症,后者往往正常。

（冯佩青）

第三节　尿液沉渣检验

尿液沉渣检验是用显微镜对尿沉淀物进行检查,识别尿液中细胞、管型、结晶、细菌、寄生虫等各种病理成分;辅助对泌尿系统疾病做出诊断、定位、鉴别诊断及预后判断的重要试验项目。

一、尿细胞成分检查

(一)红细胞

正常人尿沉渣镜检红细胞为 0~3 个/HP;若红细胞＞3 个/HP,尿液外观无血色者,称为镜下血尿,应考虑为异常。

新鲜尿中红细胞形态对鉴别肾小球源性和非肾小球源性血尿有重要价值,因此,除注意红细胞数量外还要注意其形态。正常红细胞直径为 7.5 μm;异常红细胞:小红细胞直径＜6 μm;大细胞直径＞9 μm;巨红细胞直径＞10 μm。用显微镜观察,可将尿中红细胞分成四种。

1.均一形红细胞

红细胞外形及大小正常,以正常红细胞为主,在少数情况下也可见到丢失血红蛋白的影细胞或外形轻微改变的棘细胞,整个尿沉渣中不存在两种以上的类型。一般通称为 O 型细胞。

2.多变形红细胞

红细胞大小不等,外形呈两种以上的多形性变化,常见以下形态:胞质从胞膜向外突出呈相对致密小泡,胞膜破裂,部分胞质丢失;胞质呈颗粒状,沿细胞膜内侧间断沉着;细胞的一侧向外展,类似葫芦状或发芽的酵母状;胞质内有散在的相对致密物,成细颗粒状;胞质向四周集中形似炸面包圈样及破碎的红细胞等,称为Ⅰ型。

3.变形红细胞

多为皱缩红细胞,主要为膜皱缩、血红蛋白浓缩,呈高色素性,体积变小,胞膜可见棘状突起,棘突之间看不到膜间隔,有时呈桑葚状、星状、多角形,是在皱缩基础上产生的,称为Ⅱ型。

4.小形红细胞

直径约在 6 μm 以下,细胞膜完整,血红蛋白浓缩,呈高色素性。体积变小,细胞大小基本一致称为Ⅲ型。

肾小球源性血尿多为Ⅰ、Ⅱ、Ⅲ型红细胞形态,通过显微镜诊断,与肾活检的诊断符合率可达96.7%。非肾小球疾病血尿,则多为均一性血尿,与肾活检诊断符合率达 92.6%。

目前认为,肾小球性血尿红细胞形态学变化的机制可能是由于红细胞通过有病理改变的肾小球滤膜时受到了挤压损伤;以后在通过各段肾小管的过程中又受到不同的 pH 和不断变化着的渗透压的影响;加上介质的张力,各种代谢产物(如脂肪酸、溶血、卵磷脂、胆酸等)的作用,造成红细胞的大小、形态和血红蛋白含量等的变化。而非肾小球性血尿主要是肾小球以下部位和泌尿通路上毛细血管破裂的出血,不存在通过肾小球滤膜所造成的挤压损伤,因而红细胞形态正常。来自肾小管的红细胞虽可受 pH 及渗透压变化的作用,但因时间短暂,变化轻微,多呈均一性血尿。

临床意义:正常人特别是青少年在剧烈运动、急行军、冷水浴、久站或重体力劳动后可出现暂时性镜下血尿,这种一过性血尿属生理性变化范围。女性患者应注意月经污染问题,需通过动态观察加以区别。引起血尿的疾病很多,可归纳为三类原因。

(1)泌尿系统自身疾病:泌尿系统各部位的炎症、肿瘤、结核、结石、创伤、肾移植排异、先天性畸形等均可引起不同程度的血尿,如急、慢性肾小球肾炎、肾盂肾炎、泌尿系统感染等都是引起血尿的常见原因。

(2)全身其他系统疾病:主要见于各种原因引起的出血性疾病,如特发性血小板计数减少性紫癜、血友病、DIC、再生障碍性贫血和白血病合并有血小板计数减少时;某些免疫性疾病如系统性红斑狼疮等,也可发生血尿。

(3)泌尿系统附近器官的疾病:如前列腺炎、精囊炎、盆腔炎等患者尿中也偶尔见到红细胞。

(二)白细胞、脓细胞、闪光细胞和混合细胞群

正常人尿沉渣镜检白细胞<5/HP,若白细胞>5/HP 即为增多,称为镜下脓尿。白细胞是指无明显退变的完整细胞,尿中以中性粒细胞较多见,也可见到淋巴细胞及单核细胞。其细胞质清晰整齐,加 1%醋酸处理后细胞核可见到。中性粒细胞常分散存在。脓细胞是指在炎症过程中破坏或死亡的中性粒细胞,外形不规则,胞质内充满颗粒,细胞核不清,易聚集成团,细胞界限不明显,此种细胞称为脓细胞。急性肾小球肾炎时,尿内白细胞可轻度增多。若发现多量白细胞,表示泌尿系统感染如肾盂肾炎、膀胱炎、尿道炎及肾结核等。肾移植手术后 1 周内尿中可出现较多的中性粒细胞,随后可逐渐减少而恢复正常。成年女性生殖系统有炎症时,常有阴道分泌物混入尿内。除有成团脓细胞外,并伴有多量扁平上皮细胞及一些细长的大肠埃希菌。闪光细胞是一种在炎症感染过程中,发生脂肪变性的多形核白细胞,其胞质中充满了活动的闪光颗粒,这种颗粒用 Sternheimer-Malbin 法染色时结晶紫不着色而闪闪发光。故称为闪光细胞,有时胞质内可有空泡。

临床意义如下。

(1)泌尿系统有炎症时均可见到尿中白细胞增多,尤其是在细菌感染时多见,如急、慢性肾盂肾炎、膀胱炎、尿道炎、前列腺炎、肾结核等。

(2)女性阴道炎或宫颈炎、附件炎时可因分泌物进入尿中,而见白细胞增多,常伴大量偏平上皮细胞。

(3)肾移植后如发生排异反应,尿中可出现大量淋巴及单核细胞。

(4)肾盂肾炎活动期或慢性肾盂肾炎的急性发作期可见闪光细胞,膀胱炎、前列腺炎、阴道炎时也偶尔可见到。

(5)尿液白细胞中单核细胞增多,可见于药物性急性间质性肾炎及新月形肾小球肾炎,急性肾小管坏死时单核细胞减少或消失。

(6)尿中出现多量嗜酸性粒细胞时称为嗜酸性粒细胞尿,见于某些急性间质性肾炎患者,药物所致变态反应,在尿道炎等泌尿系统其他部位的非特异性炎症时,也可出现嗜酸性粒细胞。

(三)混合细胞群

混合细胞群是一种泌尿系统上尿路感染后多种细胞黏附聚集成团的细胞群体,在上尿路感染过程中特殊条件下多种细胞的组合,多为淋巴细胞、浆细胞、移行上皮细胞及单核细胞紧密黏附聚集在一起,经吉姆萨染色各类细胞形态完整。荧光染色各类细胞出现较强的橘黄色荧光,机械振荡不易解离,将其命名为混合细胞群(MCG)。这种混合细胞群多出现在上尿路感染的尿液中,尤其是在慢性肾盂肾炎患者的尿中,阳性正确检出率达99.8%。

(四)巨噬细胞

巨噬细胞比白细胞大,呈卵圆形、圆形或不规则形,有一个较大不明显的核,核常为卵圆形偏于一侧,胞质内有较多的颗粒和吞噬物,常有空泡。在泌尿道急性炎症时出现,如急性肾盂肾炎、膀胱炎、尿道炎等,并伴有脓细胞,其出现的多少,决定于炎症的程度。

(五)上皮细胞

由于新陈代谢或炎症等原因,泌尿生殖道的上皮细胞脱落后可混入尿中排出;从组织学上讲有来自肾小管的立方上皮,有来自肾、肾盂、输尿管、膀胱和部分尿道的移行上皮,也有来自尿道中段的假复层柱状上皮及尿道口和阴道的复层鳞状上皮,其形态特点及组织来源如下。

1.小圆上皮细胞

来自肾小管立方上皮或移行上皮深层,在正常尿液中不出现。此类细胞形态特点为较白细胞略大,呈圆形或多边形,内含一个大而明显的核,核膜清楚,胞质中可见脂肪滴及小空泡。因来自肾小管,故亦称肾小管上皮细胞或肾细胞。肾小管上皮细胞,分曲管上皮与集合管上皮,两者在形态上有不同,曲管上皮为肾单位中代谢旺盛的细胞,肾小管损伤时,最早出现于尿液中。其特征为曲管上皮胞体(20~60 μm)含大量线粒体,呈现多数粗颗粒,结构疏松如网状,核偏心易识别。集合管上皮胞体小,8~12 μm,核致密呈团块,着色深,单个居中央,界膜清楚。浆内有细颗粒。这种细胞在尿液中出现,常表示肾小管有病变,急性肾小球肾炎时最多见。成堆出现,表示肾小管有坏死性病变。细胞内有时充满脂肪颗粒,此时称为脂肪颗粒细胞或称复粒细胞。当肾脏慢性充血、梗死或血红蛋白沉着时,肾小管细胞内含有棕色颗粒,亦即含铁血黄素颗粒也可称为复粒细胞,此种颗粒呈普鲁士蓝反应阳性。肾移植后1周内,尿中可发现较多的肾小管上皮细胞,随后可逐渐减少而恢复正常。当发生排异反应时,尿液中可再度出现成片的肾上皮细胞,并可见到上皮细胞管型。

2.变性肾上皮细胞

这类细胞常见在肾上皮细胞内充满粗颗粒或脂肪滴的圆形细胞,胞体较大,核清楚称脂肪颗粒变性细胞。苏丹Ⅲ染色后胞质中充满橙红色脂肪晶体和脂肪滴,吉姆萨染色后胞质中充满不着色似空泡样脂肪滴。这种细胞多出现于肾病综合征、肾炎型肾病综合征及某些慢性肾脏疾病。

3.尿液肾小管上皮计数

参考值如下。

正常人尿液<0。

肾小管轻度损伤曲管上皮>10/10HP。

肾小管中度损伤曲管上皮>50/10HP。

肾小管严重损伤曲管上皮>100/10HP。

肾小管急性坏死曲管上皮>200/10HP。

临床意义:正常人尿液一般见不到肾上皮,肾小管上皮的脱落,其数量与肾小管的损伤程度有关。在感染、炎症、肿瘤、肾移植或药物中毒累及肾实质时,都会导致肾小管上皮细胞的脱落。

4.移行上皮细胞

正常时少见,来自肾盂、输尿管、近膀胱段及尿道等处的移行上皮组织脱落而来。此类细胞由于部位的不同和脱落时器官的缩张状态的差异,其大小和形态有很大的差别。

(1)表层移行上皮细胞:在器官充盈时脱落,胞体大,为正常白细胞4～5倍,多呈不规则的圆形,核较小常居中央;有人称此为大圆形上皮细胞。如在器官收缩时脱落,形成细胞体积较小,为正常白细胞的2～3倍,多呈圆形,自膀胱上皮表层及阴道上皮外底层皆为此类形态的细胞。这类细胞可偶见于正常尿液中,膀胱炎时可呈片脱落。

(2)中层移行上皮细胞:体积大小不一,呈梨形、纺锤形,又称尾形上皮细胞,核稍大,呈圆形或椭圆形。多来自肾盂,也称肾盂上皮细胞,有时也可来自输尿管及膀胱颈部。此类细胞在正常尿液中不易见到,在肾盂、输尿管及膀胱颈部炎症时,可成片的脱落。

(3)底层移行上皮细胞体积较小,反光性强,因与肾小管上皮细胞相似,有人称此细胞也为小圆上皮细胞,为输尿管、膀胱、尿道上皮深层的细胞。此细胞核较小,但整个胞体又较肾上皮细胞为大,以此加以区别。

5.复层鳞状上皮

复层鳞状上皮又称复层扁平上皮,来自尿道口和阴道上皮表层,细胞扁平而大,似鱼鳞样,不规则,细胞核较小呈圆形或卵圆形。成年女性尿液中易见,少量出现无临床意义,尿道炎时可大量出现,常见片状脱落且伴有较多的白细胞。

6.多核巨细胞及人巨细胞病毒包涵体

$20\sim25\ \mu m$,呈多角形、椭圆形,有数个椭圆形的核,可见嗜酸性包涵体。一般认为是由尿道而来的移形上皮细胞。多见于麻疹、水痘、腮腺炎、流行性出血热等病毒性感染者的尿中。巨细胞病毒是一种疱疹病毒,含双股 DNA,可通过输血、器官移植等造成感染,婴儿可经胎盘、乳汁等感染,尿中可见含此病毒包涵体的上皮细胞。

二、尿管型检查

管型是蛋白质在肾小管、集合管中凝固而成的圆柱形蛋白聚体。原尿中少量的清蛋白和由肾小管分泌的 Tamm-Horsfall 黏蛋白(TH 黏蛋白)是构成管型的基质。1962 年,Mcqueen 用免疫方法证实透明管型是由 TH 黏蛋白和少量清蛋白为主的血浆蛋白沉淀而构成管型的基质。TH 黏蛋白是在肾单位髓襻的上行支及远端的肾小管所分泌,仅见于尿中。正常人分泌很少(每天 40 mg)。在病理情况下,因肾小球病变,血浆蛋白滤出增多或肾小管回吸收蛋白质的功能减退等原因,使肾小管内的蛋白质增高,肾小管有使尿液浓缩(水分吸收)酸化(酸性物增加)能力;及软骨素硫酸酯的存在,蛋白在肾小管腔内凝聚、沉淀、形成管型。

(一)透明管型

透明管型主要由 T-H 蛋白构成,也有清蛋白及氯化钠参与。健康人参考值为 0~1/HP。为半透明、圆柱形、大小、长短很不一致,通常两端平行、钝圆,平直或略弯曲,甚至扭曲。在弱光下易见。正常人在剧烈运动后或老年人的尿液中可少量出现。发热、麻醉、心功能不全、肾受到刺激后尿中也可出现。一般无临床意义,如持续多量出现于尿液中,同时可见异常粗大的透明管型和红细胞及肾小管上皮细胞有剥落现象,说明肾有严重损害。见于急、慢性肾小球肾炎、肾病、肾盂肾炎、肾淤血、恶性高血压、肾动脉硬化等。此管型在碱性尿液中或稀释时,可溶解消失。

近年来有人将透明管型分单纯性和复合性两种。前者不含颗粒和细胞,后者可含少量颗粒和细胞(如红细胞、白细胞和肾上皮细胞)及脂肪体等。但其量应低于管型总体的一半。复合性透明管型的临床意义较单纯性透明管型为大。透明红细胞管型是肾出血的主要标志,透明白细胞管型是肾炎症的重要标志,透明脂肪管型是肾病综合征的特有标志。

(二)颗粒管型

管型基质内含有颗粒,其量超过 1/3 面积时称为颗粒管型是因肾实质性病变之变性细胞的分解产物或由血浆蛋白及其他物质直接聚集于 T-H 糖蛋白管型基质中形成的。可分为粗颗粒管型和细颗粒管型两种。开始是多数颗粒大而粗,由于在肾停留时间较长,粗颗粒碎化为细颗粒。

1.粗颗粒管型

在管型基质中含有多数粗大而浓密的颗粒,外形较宽、易吸收色素呈淡黄褐色。近年来也有人认为粗颗粒管型是由白细胞变性而成,因粗颗粒过氧化物酶染色一般为阳性;而细颗粒管型是由上皮细胞衍化而成,因粒细胞脂酶染色阳性而过氧化物酶染色一般为阴性。多见于慢性肾小球肾炎、肾病综合征、肾动脉硬化、药物中毒损伤肾小管及肾移植术发生急性排异反应时。

2.细颗粒管型

在管型基质内含有较多细小而稀疏的颗粒,多见于慢性肾小球肾炎、急性肾小球肾炎后期,偶尔也出现于剧烈运动后,发热及脱水正常人尿液中。如数量增多,提示肾实质损伤及肾单位内淤滞的可能。

(三)细胞管型

管型基质内含有多量细胞,其数量超过管型体积的 1/3 时,称细胞管型。这类管型的出现,常表示肾病变在急性期。

1.红细胞管型

管型基质内含有较多的红细胞,通常细胞多已残损,此种管型是由于肾小球或肾小管出血,或血液流入肾小管所致。常见于急性肾小球肾炎、慢性肾小球肾炎急性发作期、急性肾小管坏死、肾出血、肾移植后急性排异反应、肾梗死、肾静脉血栓形成等。

2.白细胞管型

管型基质内充满白细胞,由退化变性坏死的白细胞聚集而成,过氧化酶染色呈阳性,此种管型表示肾中有中性粒细胞的渗出和间质性炎症。常见于急性肾盂肾炎、间质性肾炎、多发性动脉炎、红斑狼疮肾炎、急性肾小球肾炎、肾病综合征等。

3.肾上皮细胞管型

管型基质内含有多数肾小管上皮细胞。此细胞大小不一,并呈瓦片状排列。此种管型出现,多为肾小管病变,表示肾小管上皮细胞有脱落性病变。脂酶染色呈阳性,过氧化物酶染色呈阴性。常见于急性肾小管坏死、急性肾小球肾炎、间质性肾炎、肾病综合征、子痫、重金属、化学物质、药物中毒、肾移植后排异反应及肾淀粉样变性等。

4.混合细胞管型

管型基质内含有白细胞、红细胞、肾上皮细胞和颗粒等,称为混合型管型。此管型出现表示肾小球肾炎反复发作,出血和缺血性肾坏死,常见于肾小球肾炎、肾病综合征进行期、结节性动脉周围炎、狼疮性肾炎及恶性高血压,在肾移植后急性排异反应时,可见到肾小管上皮细胞与淋巴细胞的混合管型。

5.血小板管型

管型基质内含有血小板,称为血小板管型。由于在高倍镜下难以鉴别,需用4.4%清蛋白液洗渣,以4%甲醛液固定涂片后瑞-吉姆萨染色液染色。此管型是当弥散性血管内凝血(DIC)发生时,大量血小板在促使管型形成的因素下,组成血小板管型,随尿液排出。对确诊DIC有重要临床意义,尤其在早期更有价值。

(四)变形管型

变形管型包括脂肪管型、蜡样管型及血红蛋白管型。

1.脂肪管型

管型基质内含有多量脂肪滴称脂肪管型。脂肪滴大小不等,圆形、折光性强,可用脂肪染色鉴别。此脂肪滴为肾上皮细胞脂肪变性的产物。见于类脂性肾病、肾病综合征、慢性肾炎急性发作型、中毒性肾病等。常为病情严重的指征。

2.蜡样管型

常呈浅灰色或淡黄色,折光性强、质地厚、外形宽大,易断裂,边缘常有缺口,有时呈扭曲状。常与肾小管炎症有关,其形成与肾单位慢性损害、阻塞、长期少尿、无尿,透明管型、颗粒管型或细胞管型长期滞留于肾小管中演变而来,是细胞崩解的最后产物;也可由发生淀粉样变性的上皮细胞溶解后形成。见于慢性肾小球肾炎晚期、肾功能不全及肾淀粉样变性时;亦可在肾小管炎症和变性、肾移植慢性排异反应时见到。

3.血红蛋白管型

管型基质中含有破裂的红细胞及血红蛋白,多为褐色呈不整形,常见于急性出血性肾炎、血红蛋白尿、骨折及溶血反应引起的肝胆系统疾病等患者的尿液中,肾出血、肾移植术后产生排异反应时,罕见于血管内溶血患者。

(五)肾功能不全管型

肾功能不全管型又称宽幅管型或肾衰竭管型。其宽度可为一般管型的2～6倍,也有较长者,形似蜡样管型但较薄,是由损坏的肾小管上皮细胞碎屑在明显扩大的集合管内凝聚而成;或因尿液长期淤积使肾小管扩张,形成粗大管型,可见于肾功能不全患者尿中。急性肾功能不全者在多尿早期这类管型可大量出现,随着肾功能的改善而逐渐减少、消失。在异型输血后由溶血反应导致急性肾衰竭时,尿中可见褐色宽大的血红蛋白管型。挤压伤或大面积烧伤后急性肾功能不全时,尿中可见带色素的肌红蛋白管型。在慢性肾功能不全,此管型出现时,提示预后不良。

(六)微生物管型

常见的包括细菌管型和真菌管型。

1.细菌管型

细菌管型指管型的透明基质中含大量细菌。在普通光镜下呈颗粒管型状,此管型出现提示肾有感染,多见于肾脓毒性疾病。

2.真菌管型

真菌管型指管型的透明基质中含大量真菌孢子及菌丝。需经染色后形态易辨认。此管型可见于累及肾的真菌感染,对早期诊断原发性及播散性真菌感染和抗真菌药物的药效监测有重要意义。

(七)结晶管型

指管型透明基质中含尿酸盐或草酸盐等结晶,1930 年 Fuller Albright 首先描述甲状旁腺功能亢进患者的尿中可有结晶管型。常见于代谢性疾病、中毒或药物所致的肾小管内结晶沉淀伴急性肾衰竭,还可见于隐匿性肾小球肾炎、肾病综合征等。

(八)难以分类管型(不规则管型)

外形似长方形透明管型样物体,边缘呈锯齿样凸起,凸起间隔距离规律似木梳,极少数还可见到未衍变完全的细胞及上皮,免疫荧光染色后,形态清晰。多见于尿路感染或肾受到刺激时,有时也可在肾小球肾炎患者的尿液沉渣中发现。

(九)易被认为管型的物质

1.黏液丝

形为长线条状,边缘不清,末端尖细卷曲。正常尿中可见,尤其妇女尿中可多量存在,如大量存在时表示尿道受刺激或有炎症反应。

2.类圆柱体

外形似透明管型,尾端尖细,有一条尖细螺旋状尾巴。可能是肾小管分泌的物体,其凝固性发生改变,而未能形成形态完整的管型。常和透明管型同时存在,多见于肾血液循环障碍或肾受到刺激时,偶见于急性肾炎患者尿中。

3.假管型

黏液状纤维状物黏附于非晶形尿酸盐或磷酸盐圆柱形物体上,形态似颗粒管型,但两端不圆、粗细不均、边缘不整齐,若加温或加酸,可立即消失。

三、尿结晶检查

尿中出现结晶称晶体尿。尿液中是否析出结晶,取决于这些物质在尿液中的溶解度、浓度、pH、温度及胶体状况等因素。当种种促进与抑制结晶析出的因子和使尿液过饱和状态维持稳定动态平衡的因素失衡时,则可见结晶析出。尿结晶可分成代谢性的盐类结晶,多来自饮食,一般无临床意义。但要是经常出现在尿液中伴有较多的新鲜红细胞,应考虑有结石的可能。另一种为病理性的结晶如亮氨酸、酪氨酸、胱氨酸、胆红素和药物结晶等,具有一定的临床意义。

(一)酸性尿液中结晶

1.尿酸结晶

尿酸为机体核蛋白中嘌呤代谢的终末产物,常以尿酸、尿酸钙、尿酸铵、尿酸钠的盐类形式随尿排出体外。其形态光镜下可见呈黄色或暗棕红色的菱形、三棱形、长方形、斜方形、蔷薇花瓣形的结晶体,可溶于氢氧化钠溶液。正常情况下如多食含高嘌呤的动物内脏可使尿中尿酸增加。在急性痛风症、小儿急性发热、慢性间质性肾炎、白血病时,因细胞核大量分解,也可排出大量尿酸盐。如伴有红细胞出现时,提示有膀胱或肾结石的可能,或肾小管对尿酸的重吸收发生障碍等。

2.草酸钙结晶

草酸是植物性食物中的有害成分,正常情况下与钙结合,形成草酸钙经尿液排出体外。其形态为哑铃形、无色方形、闪烁发光的八面体,有两条对角线互相交叉等。可溶于盐酸但不溶于乙酸内,属正常代谢成分,如草酸盐排出增多,患者有尿路刺激症状或有肾绞痛合并血尿,应考虑尿路结石症的可能性。

3.硫酸钙结晶

形状为无色针状或晶体状结晶,呈放射状排列,无临床意义。

4.马尿酸结晶

形状为无色针状、斜方柱状或三棱状,在尿沉渣中常有色泽。为人类和草食动物尿液中的正常成分,是由苯甲酸与甘氨酸结合而成。一般无临床意义。

5.亮氨酸和酪氨酸结晶

尿中出现亮氨酸和酪氨酸结晶为蛋白分解产物,亮氨酸结晶为淡黄色小球形油滴状,折光性强,并有辐射及同心纹,溶于乙酸、不溶于盐酸。酪氨酸结晶为略带黑色的细针状结晶,常成束成团,可溶于氢氧化铵而不溶于乙酸。正常尿液中很少出现这两种结晶。可见于急性磷、氯仿、四氯化碳中毒、急性重型肝炎、肝硬化、糖尿病性昏迷、白血病或伤寒的尿液中。

6.胱氨酸结晶

为无色六角形片状结晶,折光性很强,系蛋白质分解产物。可溶于盐酸、不溶于乙酸,迅速溶解于氨水中。正常尿中少见,在先天性氨基酸代谢异常;如胱氨酸病时,可大量出现有形成结石的可能性。

7.胆红素结晶

形态为黄红色成束的小针状或小片状结晶;可溶于氢氧化钠溶液中;遇硝酸可显绿色;见于阻塞性黄疸、急性重型肝炎、肝硬化、肝癌、急性磷中毒等。有时在白细胞及上皮细胞内可见到此种结晶。

8.胆固醇结晶

形状为无色缺角的方形薄片状结晶;大小不一,单个或叠层,浮于尿液表面;可溶于乙醚、氯仿及乙醇;见于乳糜尿内、肾淀粉样变、肾盂肾炎、膀胱炎、脓尿等。

(二)碱性尿液中结晶

1.磷酸盐类结晶

磷酸盐类一部分来自食物一部分来自含磷的有机化合物(磷蛋白类、核蛋白类),在组织分解时生成,属正常代谢产物;包括无定形磷酸盐、磷酸镁铵、磷酸钙等。其形状为无色透明闪光,呈屋顶形或棱柱形,有时呈羊齿草叶形,可溶于乙酸。若长期在尿液中见到大量磷酸钙结晶,则应与临床资料结合考虑甲状旁腺功能亢进、肾小管性酸中毒或因长期卧床骨质脱钙等。如患者长期出现磷酸盐结晶,应考虑有磷酸盐结石的可能。有些草酸钙与磷酸钙的混合结石,与碱性尿易析出磷酸盐结晶及尿中黏蛋白变化因素有关。感染引起结石,尿中常出现磷酸镁铵结晶。

2.碳酸钙结晶

形态为无色哑铃状或小针状结晶,也可呈无晶形颗粒状沉淀。正常尿内少见,可溶于乙酸并产生气泡。无临床意义。

3.尿酸铵结晶

形状为黄褐色不透明,常呈刺球形或树根形,是尿酸和游离铵结合的产物,又称重尿酸铵结晶;见于腐败分解的尿中,无临床意义。若在新鲜尿液中出现此种结晶,表示膀胱有细菌感染。

4.尿酸钙结晶

形状为球形,周围附有突起或呈菱形;可溶于乙酸及盐酸;多见于新生儿尿液或碱性尿液中,无临床意义。

(三)药物结晶

随着化学治疗的发展,尿中可见药物结晶日益增多。

1.放射造影剂

使用放射造影剂患者如合并静脉损伤时,可在尿中发现束状、球状、多形性结晶。可溶于氢氧化钠,不溶于乙醚、氯仿。尿的比密度可明显升高(>1.050)。

2.磺胺类药物结晶

磺胺类药物的溶解度小,在体内乙酰化率较高,服用后可在泌尿道内以结晶形式排出。如在新鲜尿内出现大量结晶体伴有红细胞时,有发生泌尿道结石和导致尿闭的可能,应即时停药予以积极处理。在出现结晶体的同时除伴有红细胞外可见到管型,表示有肾损害,应立即停药,大量饮水,服用碱性药物使尿液碱化。现仅将 2000 年《中国药典》记载的国家卫健委允许使用的几种磺胺类药物的结晶形态介绍如下。

(1)磺胺嘧啶(SD):其结晶形状为棕黄不对称的麦秆束状或球状,内部结构呈紧密的辐射状,可溶于丙酮。

(2)磺胺甲基异噁唑:结晶形状为无色透明、长方形的六面体结晶,似厚玻璃块,边缘有折光阴影,散在或集束成"+""X"形排列,可溶于丙酮。

(3)磺胺多辛:因在体内乙酰化率较低,不易在酸性尿中析出结晶。

3.解热镇痛药

退热药如阿司匹林、磺基水杨酸也可在尿中出现双折射性斜方形或放射状结晶。由于新药日益增多,也有一些可能在尿中出现结晶如诺氟沙星等,应识别其性质及来源。

四、其他有机沉淀物

(一)寄生虫

尿液检查可发现丝虫微丝蚴、血吸虫卵、刚地弓形虫滋养体、溶组织阿米巴滋养体、并殖吸虫幼虫、蛔虫(成虫、幼虫)、棘颚口线虫、幼虫、蛲虫(成虫、幼虫)、肾膨结线虫(卵、成虫)、裂头蚴、棘头蚴、某蝇类幼虫及螨。常在妇女尿中见到阴道毛滴虫,有时男性尿中也可见到。

(二)细菌

在新鲜尿液中发现多量细菌,表示泌尿道有感染。在陈旧性尿液中出现细菌或真菌时应考虑容器不洁及尿排出时间过久又未加防腐剂,致细菌大量繁殖所致,无临床意义。

(三)脂肪细胞

尿液中混有脂肪小滴时称为脂肪尿,脂肪小滴在显微镜下可见大小不一圆形小油滴,用苏丹

Ⅲ染成橙红色者为脂肪细胞。用瑞吉染色脂肪不着色呈空泡样。脂肪细胞出现常见于糖尿病高脂血症、类脂性肾病综合征、脂蛋白肾病、肾盂肾炎、腹内结核、肿瘤、棘球蚴病、疟疾、长骨骨折骨髓脂肪栓塞及先天性淋巴管畸形等。

五、尿液沉渣计数

尿液沉渣计数是尿液中有机有形沉淀物计数,计算在一定时间内尿液各种有机有形成分的数量,借以了解肾损伤情况。正常人尿液也含有少数的透明管型、红细胞及白细胞等有形成分。在肾疾病时,其数量可有不同程度的增加,增加的幅度与肾损伤程度有关。因此,通过定量计数尿中的有机有形成分,为肾疾病的诊断提供依据。

(一)12 h 尿沉渣计数(Addis 计数)

测定夜间 12 h 浓缩尿液中的红细胞、白细胞及管型的数量。为防止沉淀物的变性需加入一定量防腐剂,患者在晚 8 时,排尿弃去,取以后 12 h 内全部尿液,特别是至次晨 8 时,必须将尿液全部排空。

1.参考值

红细胞:$<5\times10^5$/12 h;白细胞及肾上皮细胞:$<10\times10^5$/12 h;透明管型:$<5\ 000$/12 h。

2.临床意义

(1)肾炎患者可轻度增加或显著增加。

(2)肾盂肾炎患者尿液中的白细胞计数显著增高,尿路感染和前列腺炎等尿中白细胞计数也明显增高。

(二)1 h 细胞排泄率检查

准确留取 3 h 全部尿液,将沉渣中红细胞、白细胞分别计数,再换算成 1 h 的排泄率。检查时患者可照常生活,不限制饮食,但不给利尿药及过量饮水。

1.参考值

男性:红细胞$<3\times10^4$/h;白细胞$<7\times10^4$/h。女性:红细胞$<4\times10^4$/h;白细胞$<14\times10^4$/h。

2.临床意义

(1)肾炎患者红细胞排泄率明显增高。

(2)肾盂肾炎患者白细胞排泄率增高,可达 4×10^5/h。

(冯佩青)

第四节　尿液化学检验

一、尿液蛋白质检查

正常人的肾小球滤液中存在小分子量的蛋白质,在通过近曲小管时绝大部分又被重吸收,因此终尿中的蛋白质含量仅为 30～130 mg/24 h。随机 1 次尿中蛋白质为 0～80 mg/L。尿蛋白定性试验为阴性反应。当尿液中蛋白质超过正常范围时称为蛋白尿。含量>0.1 g/L 时定性试验可阳性。正常时分子量 7 万以上的蛋白质不能通过肾小球滤过膜。而分子量 1 万～3 万的低分子蛋白质虽大多可通过滤过膜,但又为近曲小管重吸收。由肾小管细胞分泌的蛋白如 Tamm-Horsfall 蛋白(T-H 蛋白)、SIgA 等及下尿路分泌的黏液蛋白可进入尿中。尿蛋白质 2/3 来自血浆蛋白,其中清蛋白约占 40%,其余为小分子量的酶如溶菌酶等、肽类、激素等。可按蛋白质的分子量大小分成 3 组:①高分子量蛋白质:分子量>9 万,含量极微,包括由肾髓襻升支及远曲小管上皮细胞分泌的 T-H 糖蛋白及分泌型 IgG 等;②中分子量蛋白质:分子量为 4 万～9 万,是以清蛋白为主的血浆蛋白,可占尿蛋白总数的 1/2～2/3;③低分子量蛋白质:分子量<4 万,绝大多数已在肾小管重吸收,因此尿中含量极少,如免疫球蛋白 Fc 片段、游离轻链、α_1 微球蛋白、β_2 微球蛋白等。

蛋白尿形成的机制如下。

(一)肾小球性蛋白尿

肾小球因受炎症、毒素等的损害,引起肾小球毛细血管壁通透性增加,滤出较多的血浆蛋白,超过了肾小管重吸收能力所形成的蛋白尿,称为肾小球性蛋白尿。其机制除因肾小球滤过膜的物理性空间构型改变导致"孔径"增大外,还与肾小球滤过膜的各层特别是足突细胞层的唾液酸减少或消失,以致静电屏障作用减弱有关。

(二)肾小管性蛋白尿

由于炎症或中毒引起近曲小管对低分子量蛋白质的重吸收功能减退而出现以低分子量蛋白质为主的蛋白尿,称为肾小管性蛋白尿。尿中以 β_2 微球蛋白、溶菌酶等增多为主,清蛋白正常或轻度增多。单纯性肾小管性蛋白尿,尿蛋白含量较低,一般低于 1 g/24 h。常见于肾盂肾炎、间质性肾炎、肾小管性酸中毒、重金属(汞、镉、铋)中毒,应用庆大霉素、多黏菌素 B 及肾移植术后等。

(三)混合性蛋白尿

肾脏病变如同时累及肾小球及。肾小管,产生的蛋白尿称混合性蛋白尿。在尿蛋白电泳的图谱中显示低分子量的 β_2MG 及中分子量的清蛋白同时增多,而大分子量的蛋白质较少。

(四)溢出性蛋白尿

血循环中出现大量低分子量(分子量<4.5 万)的蛋白质如本周蛋白。血浆肌红蛋白(分子量为1.4 万)增多超过肾小管回吸收的极限于尿中大量出现时称为肌红蛋白尿,也属于溢出性蛋白尿,见于骨骼肌严重创伤及大面积心肌梗死。

(五)偶然性蛋白尿

当尿中混有多量血、脓、黏液等成分而导致蛋白定性试验阳性时称为偶然性蛋白尿。主要见于泌尿道的炎症、药物、出血及在尿中混入阴道分泌物、男性精液等,一般并不伴有肾本身的损害。

(六)生理性蛋白尿或无症状性蛋白尿

由于各种体外环境因素对机体的影响而导致的尿蛋白含量增多,可分为功能性蛋白尿及体位性(直立性)蛋白尿。

功能性蛋白尿:机体在剧烈运动、发热、低温刺激、精神紧张、交感神经兴奋等所致的暂时性、轻度的蛋白尿。形成机制可能与上述原因造成肾血管痉挛或充血而使肾小球毛细血管壁的通透性增加所致。当诱发因素消失后,尿蛋白也迅速消失。生理性蛋白尿定性一般不超过(+),定量<0.5 g/24 h,多见于青少年期。

体位性蛋白尿:又称直立性蛋白尿,由于直立体位或腰部前突时引起的蛋白尿。其特点为卧床时尿蛋白定性为阴性,起床活动若干时间后即可出现蛋白尿,尿蛋白定性可达＋＋甚至＋＋＋,而平卧后又转成阴性,常见于青少年,可随年龄增长而消失。其机制可能与直立时前突的脊柱压迫肾静脉,或直立时肾的位置向下移动,使肾静脉扭曲而致肾脏处于淤血状态,与淋巴、血流受阻有关。

1.参考值

尿蛋白定性试验:阴性尿蛋白定量试验:＜0.1 g/L 或≤0.15 g/24 h(考马斯亮蓝法)。

2.临床意义

因器质性变,尿内持续性地出现蛋白,尿蛋白含量的多少,可作为判断病情的参考,但蛋白量的多少不能反映肾脏病变的程度和预后。

(1)急性肾小球肾炎:多数由链球菌感染后引起的免疫反应。持续性蛋白尿为其特征。蛋白定性检查常为＋～＋＋,定量检查大都不超过 3 g/24 h,但也有超过 10 g/24 h 者。一般于病后2～3周蛋白定性转为少量或微量,2～3 个月多消失,也可呈间歇性阳性。成人患者消失较慢,若蛋白长期不消退,应疑及体内有感染灶或转为慢性的趋势。

(2)急进性肾小球肾炎:起病急、进展快。如未能有效控制,大多在半年至 1 年内死于尿毒症,以少尿、甚至无尿、蛋白尿、血尿和管型尿为特征。

(3)隐匿性肾小球肾炎:临床常无明显症状,但有持续性轻度的蛋白尿。蛋白定性检查多为±～＋,定量检查常为 0.2 g/24 h 左右,一般不超过 1 g/24 h。可称为无症状性蛋白尿。在呼吸系统感染或过劳后,蛋白可有明显增多,过后可恢复到原有水平。

(4)慢性肾小球肾炎:病变累及肾小球和肾小管,多属于混合性蛋白尿。慢性肾炎普通型,尿蛋白定性检查常为＋～＋＋＋,定量检查多在 3.5 g/24 h 左右;肾病型则以大量蛋白尿为特征,定性检查为＋＋～＋＋＋＋,定量检查为 3.5～5.0 g/24 h 或以上,但晚期,由于肾小球大部毁坏,蛋白排出量反而减少。

(5)肾病综合征:是由多种原因引起的一组临床症候群,包括慢性肾炎肾病型、类脂性肾病、膜性肾小球肾炎、狼疮性肾炎肾病型、糖尿病型肾病综合征和一些原因不明确的肾病综合征等。临床表现以水肿、大量蛋白尿、低蛋白血症、高脂血症为特征,尿蛋白含量较高且易起泡沫,定量试验常为 3.5～10.0 g/24 h,最多达 20 g 者。

(6)肾盂肾炎:为泌尿系统最常见的感染性疾病,临床上分为急性和慢性两期。急性期尿液的改变为脓尿,尿蛋白多为±～＋＋。每天排出量不超过 1 g。如出现大量蛋白尿应考虑有否肾炎、肾病综合征或肾结核并发感染的可能性。慢性期尿蛋白可呈间歇性阳性,常为＋～＋＋,并可见混合细胞群和白细胞管型。

(7)肾内毒性物质引起的损害:金属盐类(如汞、镉、铀、铬、砷和铋等)或有机溶剂(如甲醇、甲苯、四氧化碳等)及抗菌药类(如磺胺、新霉素、卡那霉素、庆大霉素、多黏菌素 B、甲氧苯青霉素等),可引起肾小管上皮细胞肿胀、退行性变和坏死等改变,故又称坏死性肾病。系因肾小管对低分子蛋白质重吸收障碍而形成的轻度或中等量蛋白尿,一般不超过 1.5 g/24 h,并有明显的管型尿。

(8)系统性红斑狼疮的肾脏损害:本病在组织学上显示有肾脏病变者高达 90％～100％,但以肾脏病而发病者仅为 3％～5％。其病理改变以肾小球毛细血管丛为主,有免疫复合物沉淀和基底膜增厚。轻度损害型尿蛋白常在＋～＋＋,定量检查为 0.5～1.0 g/24 h。肾病综合征型则尿蛋白大量增多。

(9)肾移植：肾移植后，因缺血而造成的肾小管功能损害，有明显的蛋白尿，可持续数周，当循环改善后尿蛋白减少或消失，如再度出现蛋白尿或尿蛋白含量较前增加，并伴有尿沉渣的改变，常提示有排异反应发生。

(10)妊娠和妊娠中毒症：正常孕妇尿中蛋白可轻微增加，属于生理性蛋白尿。此与肾小球滤过率和有效肾血流量较妊娠前增加30%～50%及妊娠所致的体位性蛋白尿（约占20%）有关。妊娠中毒症则因肾小球的小动脉痉挛，血管腔变窄，肾血流量减少，组织缺氧使其通透性增加，血浆蛋白从肾小球漏出之故。尿蛋白多为＋～＋＋，病情严重时可增至＋＋＋～＋＋＋＋，如定量超过5 g/24 h，提示为重度妊娠中毒症。

二、本周蛋白尿检查

本周蛋白是免疫球蛋白的轻链单体或二聚体，属于不完全抗体球蛋白，分为 K 型和 X 型，其分子量分别为22000和44000，蛋白电泳时可在 α_2 至 γ 球蛋白区带间的某个部位出现 M 区带，多位于 γ 区带及 β-γ 区。易从肾脏排出称轻链尿。可通过肾小球滤过膜滤出；若其量超过近曲小管所能吸收的极限，则从尿中排出；在尿中排出率多于清蛋白。肾小管对本周蛋白具有重吸收及异化作用，通过肾排泄时，可抑制肾小管对其他蛋白成分的重吸收，并可损害近蓝、远曲小管，因而导致肾功能障碍及形成蛋白尿，同时有清蛋白及其他蛋白成分排出。本周蛋白在加热至40 ℃～60 ℃时可发生凝固，温度升至90 ℃～100 ℃时可再溶解，故又称凝溶蛋白。

（一）原理

尿内本周蛋白在加热40 ℃～60 ℃时，出现凝固沉淀，继续加热至90 ℃～100 ℃时又可再溶解，故利用此凝溶特性可将此蛋白与其他蛋白区分。

（二）参考值

尿本周蛋白定性试验：阴性（加热凝固法或甲苯磺酸法）。

（三）临床意义

1.多发性骨髓瘤

多发性骨髓瘤是浆细胞恶性增生所致的肿瘤性疾病，其异常浆细胞（骨髓瘤细胞），在制作免疫球蛋白的过程中，产生过多的轻链且在未与重链装配前即从细胞内分泌排出，经血循环由肾脏排至尿中，有35%～65%的病例本周蛋白尿呈阳性反应，但每天排出量有很大差别，可从 1 g 至数十克，最高达 90 g 者，有时定性试验呈间歇阳性，故一次检查阴性不能排除本病。

2.华氏巨球蛋白血症

属浆细胞恶性增生性疾病，血清内 IgM 显著增高为本病的重要特征，约有 20%的患者尿内可出现本周蛋白。

3.其他疾病

如淀粉样变性、恶性淋巴瘤、慢淋白血病、转移瘤、慢性肾炎、肾盂肾炎、肾癌等患者尿中也偶见本周蛋白，可能与尿中存在免疫球蛋白碎片有关。

三、尿液血红蛋白、肌红蛋白及其代谢产物的检查

（一）血红蛋白尿的检查

当血红蛋白内有大量红细胞破坏，血浆中游离血红蛋白超过 1.5 g/L（正常情况下肝珠蛋白最大结合力为 1.5 g/L 血浆）时，血红蛋白随尿排出，尿中血红蛋白检查阳性，称血红蛋白尿。血

红蛋白尿特点,外观呈脓茶色或透明的酱油色,镜检时无红细胞,但隐血呈阳性反应。

1.原理

血红蛋白中的亚铁血红素与过氧化物酶的结合相似,而且具有弱的过氧化物酶活性,能催化过氧化氢放出新生态的氧,氧化受体氨基比林使之呈色,借以识别血红蛋白的存在。

2.参考值

正常人尿中血红蛋白定性试验:阴性(氨基比林法)。

3.临床意义

(1)阳性可见于各种引起血管内溶血的疾病,如 6-磷酸葡萄糖脱氢酶缺乏在食蚕豆或使用药物伯氨喹、碘胺、菲那西丁时引起的溶血。

(2)血型不合输血引起的急性溶血、广泛性烧伤、恶性疟疾、某些传染病(猩红热、伤寒、丹毒)、毒蕈中毒、毒蛇咬伤等大都有变性的血红蛋白出现。

(3)遗传性或继发性溶血性贫血,如阵发性寒冷性血红蛋白尿症、行军性血红蛋白尿症及阵发性睡眠性血红蛋白尿症。

(4)自身免疫性溶血性贫血、系统性红斑狼疮等。

(二)肌红蛋白尿的检查

肌红蛋白是横纹肌、心肌细胞内的一种含亚铁血红素的蛋白质。其结构及特性与血红蛋白相似,但仅有一条肽链,分子量为 1.6 万～1.75 万。当肌肉组织受损伤时,肌红蛋白可大量释放到细胞外入血流,因分子量小,可由肾排出。尿中肌红蛋白检查阳性,称肌红蛋白尿。

1.原理

肌红蛋白和血红蛋白一样,分子中含有血红素基团,具有过氧化物酶活性,能用邻甲苯胺或氨基比林与过氧化氢呈色来鉴定,肌红蛋白在 80% 饱和硫酸铵浓度下溶解,而血红蛋白和其他蛋白质则发生沉淀,可资区别。

2.参考值

肌红蛋白定性反应:阴性(硫酸铵法);肌红蛋白定量试验:<4 mg/L(酶联免疫吸附法)。

3.临床意义

(1)阵发性肌红蛋白尿:肌肉疼痛性痉挛发作 72 h 后出现肌红蛋白尿。

(2)行军性肌红蛋白尿:非习惯性过度运动。

(3)创伤:挤压综合征、子弹伤、烧伤、电击伤、手术创伤。

(4)原发性肌疾病:肌肉萎缩、皮肌炎及多发性肌炎、肌肉营养不良等。

(5)组织局部缺血性肌红蛋白尿:心肌梗死早期、动脉粥样梗死。

(6)代谢性肌红蛋白尿:乙醇中毒、砷化氢、一氧化碳中毒、巴比妥中毒、肌糖原积累等。

(三)含铁血黄素尿的检查

含铁血黄素尿为尿中含有暗黄色不稳定的铁蛋白聚合体,是含铁的棕色色素。血管内溶血时肾在清除游离血红蛋白过程中,血红蛋白大部分随尿排出,产生血红蛋白尿。其中的一部分血红蛋白被肾小管上皮细胞重吸收,并在细胞内分解成含铁血黄素。当这些细胞脱落至尿中时,可用铁染色法检出,细胞解体时,则含铁血黄素颗粒释放于尿中,也可用 Prussian 蓝反应予以鉴别。

1.原理

含铁血黄素中的高铁离子,在酸性环境下与亚铁氰化物作用,产生蓝色的亚铁氰化铁,又称普鲁士蓝反应。

2.参考值

含铁血黄素定性试验:阴性(普鲁士蓝法)。

3.临床意义

尿内含铁血红素检查,对诊断慢性血管内溶血有一定价值,主要见于阵发性睡眠性血红蛋白尿症、行军性肌红蛋白尿、自身免疫溶血性贫血、严重肌肉疾病等。但急性溶血初期,血红蛋白检查阳性,因血红蛋白尚未被肾上皮细胞摄取,未形成含铁血黄素,本试验可呈阴性。

(四)尿中卟啉及其衍生物检查

卟啉是血红素生物合成的中间体,为构成动物血红蛋白、肌红蛋白、过氧化氢酶、细胞色素等的重要成分,是由 4 个吡咯环连接而成的环状化合物。血红素的合成过程十分复杂,其基本原料是琥珀酰辅酶 A 和甘氨酸,B 族维生素也参与作用。正常人血和尿中含有少量的卟啉类化合物。卟啉病是一种先天性或获得性卟啉代谢紊乱的疾病,其产物大量由尿和粪便排出,并出现皮肤、内脏、精神和神经症状。

1.卟啉定性检查

(1)原理:尿中卟啉类化合物(属卟啉、粪卟啉、原卟啉)在酸性条件下用乙酸乙酯提取,经紫外线照射下显红色荧光。

(2)参考值。尿卟啉定性试验:阴性(Haining 法)。

2.卟胆原定性检查

(1)原理:尿中卟胆原是血红素合成的前身物质,它与对二甲氨基苯甲醛在酸性溶液中作用,生成红色缩合物。尿胆原及吲哚类化合物亦可与试剂作用,形成红色。但前者可用氯仿将红色提取,后者可用正丁醇将红色抽提除去,残留的尿液如仍呈红色,提示有卟胆原。

(2)参考值。尿卟胆原定性试验:阴性(Watson-Schwartz 法)。

(3)临床意义:卟啉病引起卟啉代谢紊乱,导致其合成异常和卟啉及其前身物与氨基-γ-酮戊酸及卟胆原的排泄异常,在这种异常代谢过程中产生的尿卟啉、粪卟啉大量排出。其临床应用主要包括:①肝性卟啉病呈阳性;②鉴别急性间歇性卟啉病。因患者出现腹疼、胃肠道症状、精神症状等,易与急性阑尾炎、肠梗阻、神经精神疾病混淆,检查卟胆原可作为鉴别诊断参考。

四、尿糖检查

临床上出现在尿液中的糖类,主要是葡萄糖尿,偶见乳糖尿、戊糖尿、半乳糖尿等。正常人尿液中可有微量葡萄糖,每天尿内排出<2.8 mmol/24 h,用定性方法检查为阴性。糖定性试验阳性的尿液称为糖尿,尿糖形成的原因为当血中葡萄糖浓度>8.8 mmol/L 时,肾小球滤过的葡萄糖量超过肾小管重吸收能力("肾糖阈")即可出现糖尿。

尿中出现葡萄糖取决于 3 个因素:①动脉血中葡萄糖浓度;②每分钟流经肾小球中的血浆量;③近端肾小管上皮细胞重吸收葡萄糖的能力即肾糖阈。肾糖阈可随肾小球滤过率和肾小管葡萄糖重吸收率的变化而改变。当肾小球滤过率降低时可导致肾糖阈提高,而肾小管重吸收减少时则可引起肾糖阈降低。葡萄糖尿除因血糖浓度过高引起外,也可因肾小管重吸收能力降低引起,后者血糖可正常。

(一)参考值

尿糖定性试验:阴性(葡萄糖氧化酶试带法);尿糖定量试验:< 2.8 mmol/24 h

（＜0.5 g/24 h），浓度为 0.1～0.8 mmol/L。

（二）临床意义

1.血糖增高性糖尿

（1）饮食性糖尿：因短时间摄入大量糖类（＞200 g）而引起。确诊须检查清晨空腹的尿液。

（2）持续性糖尿：清晨空腹尿中呈持续阳性，常见于因胰岛素绝对或相对不足所致糖尿病。此时空腹血糖水平常已超过肾阈，24 h 尿中排糖近于 100 g 或更多，每天尿糖总量与病情轻重相平行。若并发肾小球动脉硬化症，则肾小球滤过率减少，肾糖阈升高，此时血糖虽已超常，尿糖亦呈阴性，进食后 2 h 由于负载增加则可见血糖升高，尿糖阳性，对于此型糖尿病患者，不仅需要检查空腹血糖及尿糖定量，还需进一步进行糖耐量试验。

（3）其他疾病血糖增高性糖尿。见于以下几种情况。①甲状腺功能亢进：由于肠壁的血流加速和糖的吸收增快，因而在饭后血糖增高而出现糖尿；②肢端肥大症：可因生长激素分泌旺盛而致血糖升高，出现糖尿；③嗜铬细胞瘤：可因肾上腺素及去甲肾上腺素大量分泌，致使磷酸化酶活性增强，促使肝糖原降解为葡萄糖，引起血糖升高而出现糖尿；④库欣综合征：因皮质醇分泌增多，使糖原异生旺盛，抑制己糖磷酸激酶和对抗胰岛素作用，因而出现糖尿。

（4）一过性糖尿：又称应激性糖尿，见于颅脑外伤、脑血管意外、情绪激动等情况下，脑血糖中枢受到刺激，导致肾上腺素、胰高血糖素大量释放，因而可出现暂时性高血糖和糖尿。

2.血糖正常性糖尿

肾性糖尿属血糖正常性糖尿，因近曲小管对葡萄糖的重吸收功能低下所致。其中先天性者为家族性肾性糖尿，见于范可尼综合征，患者出现糖尿而空腹血糖、糖耐量试验均正常；新生儿糖尿是因肾小管功能还不完善；后天获得性肾性糖尿可见于慢性肾炎和肾病综合征时。妊娠后期及哺乳期妇女，出现糖尿可能与肾小球滤过率增加有关。

3.尿中其他糖类

尿中除葡萄糖外还可出现乳糖、半乳糖、果糖、戊糖等，除受进食种类不同影响外，可能与遗传代谢紊乱有关。

（1）乳糖尿：有生理性和病理性两种，前者出现在妊娠末期或产后 2～5 d，后者见于消化不良的患儿尿中，当乳糖摄取量在 150 g 以上时因缺乏乳糖酶-1，则发生乳糖尿。

（2）半乳糖尿：先天性半乳糖血症是一种常染色体隐性遗传性疾病。由于缺乏半乳糖-1-磷酸尿苷转化酶或半乳糖激酶，不能将食物内半乳糖转化为葡萄糖所致，患儿可出现肝大、肝功损害、生长发育停滞、智力减退、哺乳后不安、拒食、呕吐、腹泻、肾小管功能障碍等。此外，还可查出氨基酸尿（如精、丝、甘氨酸等）。由半乳糖激酶缺乏所致白内障患者也可出现半乳糖尿。

（3）果糖尿：正常人尿液中偶见果糖，摄取大量果糖后尿中可出现暂时性果糖阳性。在肝脏功能障碍时，肝脏对果糖的利用下降，导致血中果糖升高而出现果糖尿。

（4）戊糖尿：尿液中出现的主要是 L-阿拉伯糖和 L-木糖。在食用枣、李子、樱桃及其他果汁等含戊糖多的食品后，一过性地出现在尿液中，后天性戊糖增多症，是因为缺乏从 L-木酮糖向木糖醇的转移酶，尿中每天排出木酮糖 4～5 g。

五、尿酮体检查

酮体是乙酰乙酸、β-羟丁酸及丙酮的总称，为体内脂肪酸代谢的中间产物。正常人血中丙酮浓度较低，为 2～4 mg/L，其中乙酰乙酸、β-羟丁酸、丙酮分别约占 20%、78%、2%。一般检查方法为阴性。在饥饿,各种原因引起糖代谢发生障碍脂肪分解增加及糖尿病酸中毒时,因产生酮体速度大于组织利用速度,可出现酮血症,继而产生酮尿。

(一)原理

尿中丙酮和乙酰乙酸在碱性溶液中与硝普盐作用产生紫红色化合物。

(二)参考值

尿酮体定性试验:阴性(Rothera 法)。

(三)临床意义

1.糖尿病酮症酸中毒

由于糖利用减少、分解脂肪产生酮体增加而引起酮症,尿内酮体呈强阳性反应。当肾功能严重损伤而肾阈值增高时,尿酮体可减少,甚至完全消失。

2.非糖尿病性酮症者

如感染性疾病发热期、严重腹泻、呕吐、饥饿、禁食过久、全身麻醉后等均可出现酮尿。妊娠妇女常因妊娠反应,呕吐、进食少,以致体脂降解代谢明显增多,发生酮病而致酮尿。

3.中毒

如氯仿、乙醚麻醉后、磷中毒等。

4.服用双胍类降糖药

如苯乙双胍等,由于药物有抑制细胞呼吸的作用,可出现血糖降低,但酮尿阳性的现象。

六、脂肪尿和乳糜尿检查

尿液中混有脂肪小滴时称为脂肪尿。尿中含有淋巴液、外观呈乳糜状称乳糜尿。由呈胶体状的乳糜微粒和蛋白质组成,其形成原因是经肠道吸收的脂肪皂化后成乳糜液,由于种种原因致淋巴引流不畅而未能进入血液循环,以至逆流在泌尿系统淋巴管中时,可致淋巴管内压力升高、曲张破裂、乳糜液流入尿中呈乳汁样。乳糜尿中混有血液,则称乳糜血尿。乳糜尿中主要含卵磷脂、胆固醇、脂酸盐及少量纤维蛋白原、清蛋白等。如合并泌尿道感染,则可出现乳糜脓尿。

(一)原理

乳糜由脂肪微粒组成,较大的脂粒在镜下呈球形,用苏丹Ⅲ染成红色者为乳糜阳性。过小的脂粒,不易在镜下观察,可利用其溶解乙醚的特性,乙醚后使乳白色浑浊尿变清,即为乳糜阳性。

(二)参考值

乳糜定性试验:阴性。

(三)临床意义

1.淋巴管阻塞

常见于丝虫病,乳糜尿是慢性期丝虫病的主要临床表现之一。这是由丝虫在淋巴系统中,引起炎症反复发作,大量纤维组织增生,使腹部淋巴管或胸导管广泛阻塞所致。

2.过度疲劳、妊娠及分娩后等因素

诱发出现间歇性乳糜尿,偶尔也见少数病例呈持续阳性。

3.其他

先天性淋巴管畸形、腹内结核、肿瘤、胸腹部创伤、手术伤、糖尿病、高脂血症、肾盂肾炎、棘球蚴病、疟疾等也可引起乳糜尿。

七、尿液胆色素检查

尿中胆色素包括胆红素、尿胆原及尿胆素。由于送检多为新鲜尿,尿胆原尚未氧化成尿胆素,故临床多查尿胆红素及尿胆原。

(一)胆红素检查

胆红素是血红蛋白分解代谢的中间产物,是胆汁中的主要成分,可分为未经肝处理的未结合胆红素和经肝与葡萄糖醛酸结合形成的结合胆红素。未结合胆红素不溶于水,在血中与蛋白质结合不能通过肾小球滤膜。结合胆红素分子量小,溶解度高,可通过肾小球滤膜,由尿中排出。由于正常人血中结合胆红素含量很低($<4\ \mu mol/L$),滤过量极少,因此,尿中检不出胆红素,如血中结合胆红素增加可通过肾小球滤膜使尿中结合胆红量增加,尿胆红素试验阳性反应。

1.原理

尿液中的胆红素与重氮试剂作用,生成红色的偶氮化合物。红色的深浅大体能反应胆红素含量的多少。

2.参考值

胆红素试验:阴性(试带法)。

(二)尿胆原检查

1.原理

尿胆原在酸性溶液中与对二甲氨基苯甲醛作用,生成樱红色化合物。

2.参考值

尿胆原定性试验:正常人为弱阳性,其稀释度在 1:20 以下(改良 Ehrlich 法)。

(三)尿胆素检查

1.原理

在无胆红素的尿液中,加入碘液,使尿中尿胆原氧化成尿胆素,当与试剂中的锌离子作用,形成带绿色荧光的尿胆素-锌复合物。

2.参考值

尿胆素定性试验:阴性(Schilesinger 法)。

3.临床意义

临床上根据黄疸产生的机制可区分为溶血性黄疸、肝细胞性和阻塞性黄疸 3 型。尿三胆检验在诊断鉴别 3 型黄疸上有重要意义。

(1)溶血性黄疸:见于体内大量溶血时,如溶血性贫血、疟疾、大面积烧伤等。由于红细胞破坏时未结合胆红素增加,使血中含量增高,未结合胆红素不能通过肾,尿中胆红素检查为阴性。未结合胆红素增加,导致肝细胞代偿性产生更多的结合胆红素。当将其排入肠道后转变为粪胆原的量亦增多,尿胆原的形成也增加,而肝脏重新利用尿胆原的能力有限(肝功能也可能同时受损)所以尿胆原的含量也增加可呈阳性或强阳性。

(2)肝细胞性黄疸:肝细胞损伤时其对胆红素的摄取、结合、排除功能均可能发生障碍。由于肝细胞坏死、肝细胞肿胀、毛细胆管受压,而在肿胀与坏死的肝细胞间弥散经血窦使胆红素进入血液循环,导致血中结合胆红素升高,因其可溶于水并经肾排出,使尿胆红素试验呈阳性。但由于肝细胞处理未结合胆红素及尿胆原的能力下降,故血中未结合胆红素及尿胆原均可增加。此外,经肠道吸收的粪胆原也因肝细胞受损不能将其转变为胆红素,而以尿胆原形式由尿中排出。

因此,在肝细胞黄疸时尿中胆红素与尿胆原均呈明显阳性,而粪便中尿胆原则往往减少。在急性病毒性肝炎时,尿胆红素阳性可早于临床黄疸。其他原因引起的肝细胞黄疸,如药物、毒物引起的中毒性肝炎也出现类似结果。

(3)阻塞性黄疸:胆汁淤积使肝胆管内压增高,导致毛细胆管破裂,结合胆红素不能排入肠道而逆流入血由尿中排出,尿胆红素检查呈阳性。由于胆汁排入肠道受阻,故尿胆原粪胆原均显著减少。可见于各种原因引起的肝内外完全或不完全梗阻,如胆石症、胆管癌、胰头癌、原发性胆汁性肝硬化等。

八、尿液氨基酸检查

尿中有一种或数种氨基酸增多称为氨基酸尿。随着对遗传病的认识,氨基酸尿的检查已受到重视。由于血浆氨基酸的肾阈较高,正常尿中只能出现少量氨基酸。即使被肾小球滤出,也很易被肾小管重吸收。尿中氨基酸分为游离和结合二型,其中游离型排出量约为 $1.1\ g/24\ h$,结合型约为 $2\ g/24\ h$。结合型是氨基酸在体内转化的产物如甘氨酸与苯甲酸结合生成马尿酸;N-2酰谷氨酸与苯甲酸结合生成苯乙酰谷氨酸。正常尿中氨基酸含量与血浆中明显不同,尿中氨基酸以甘氨酸、组氨酸、赖氨酸、丝氨酸及氨基乙磺酸为主。排泄量在年龄组上有较大差异,某些氨基酸儿童的排出量高于成人,可能由于儿童肾小管发育未成熟,重吸收减少之故。但成人的 β-氨基异丁酸、甘氨酸、门冬氨酸等又明显高于儿童。尿氨基酸除与年龄有关外,也因饮食、遗传和生理变化而有明显差别,如妊娠期尿中组氨酸、苏氨酸可明显增加。检查尿中氨基酸及其代谢产物,可作为遗传性疾病氨基酸异常的筛选试验。血中氨基酸浓度增加,可溢出在尿中,见于某些先天性疾病。如因肾受毒物或药物的损伤,肾小管重吸收障碍,肾阈值降低,所致肾型氨基酸尿时,患者血中氨基酸浓度则不高。

(一)胱氨酸尿检查

胱氨酸尿是先天性代谢病,主要原因是肾小管对胱氨酸、赖氨酸、精氨酸和鸟氨酸的重吸收障碍导致尿中这些氨基酸排出量增加。由于胱氨酸难溶解,易达到饱和,易析出而形成结晶,反复发生结石,尿路梗阻合并尿路感染;严重者可形成肾盂积水、梗阻性肾病,最后导致肾衰竭。

1.原理

胱氨酸经氰化钠作用后,与亚硝基氰化钠产生紫红色反应。

2.参考值

胱氨酸定性试验:阴性或弱阳性;胱氨酸定量试验:正常尿中胱氨酸、半胱氨酸为 $83\sim830\ \mu mol(10\sim100\ mg)/24\ h$ 尿(硝普盐法)。

3.临床意义

定性如呈明显阳性为病理变化,见于胱氨酸尿症。

(二)酪氨酸尿检查

酪氨酸代谢病是一种罕见的遗传性疾病。由于缺乏对羟基苯丙酮酸氧化酶和酪氨酸转氨酶,尿中对羟基苯丙酮酸和酪氨酸显著增加,临床表现为结节性肝硬化、腹部膨大、脾大、多发性肾小管功能障碍等。

1.原理

酪氨酸与硝酸亚汞和硝酸汞反应生成一种红色沉淀物。

2.参考值

尿酪氨酸定性试验:阴性(亚硝基苯酚法)。

3.临床意义

临床见于急性磷、氯仿或四氯化碳中毒,急性重型肝炎或肝硬化、白血病、糖尿病性昏迷或伤寒等。

(三)苯丙酮尿检查

苯丙酮尿症是由于患者肝脏中缺乏苯丙氨酸羟化酶,使苯丙氨酸不能氧化成酪氨酸,只能变成苯丙酮酸。大量苯丙氨酸和苯丙酮酸累积在血液和脑脊液中,并随尿液排出。

1.原理

尿液中的苯丙酮酸在酸性条件下,与三氯化铁作用,生成蓝绿色。

2.参考值

尿液苯丙酮酸定性试验:阴性(三氯化铁法)。

3.临床意义

苯丙酮酸尿见于先天性苯丙酮酸尿症。大量的苯丙酮酸在体内蓄积,对患者的神经系统造成损害并影响体内色素的代谢。此病多在小儿中发现,患者的智力发育不全,皮肤和毛发颜色较淡。

(四)尿黑酸检查

尿黑酸是一种罕见的常染色体隐性遗传病,本病是由于患者体内缺乏使黑酸转化为乙酰乙酸的尿黑酸氧化酶。而使酪氨酸和苯丙氨酸代谢终止在尿黑阶段。尿黑酸由尿排出后,暴露在空气中逐渐氧化成黑色素。其早期临床症状为尿呈黑色,皮肤色素沉着,在儿童期和青年期往往被忽视,但在中老年期常发生脊柱和大关节炎等严重情况。

1.原理

尿液中的尿黑酸与硝酸银作用,遇上氨产生黑色沉淀,借以识别尿黑酸的存在。

2.参考值

尿黑酸定性试验:阴性(硝酸银法)。

3.临床意义

黑酸尿在婴儿期易观察,因其尿布上常有黑色污斑。患者一般无临床症状,至老年时可产生褐黄病(即双颊、鼻、巩膜及耳郭呈灰黑色或褐色),是尿黑酸长期在组织中储积所致。

(五)Hartnup 病的检查

Hartnup 病是一种先天性常染色体隐性遗传病。由于烟酰胺缺乏,患者常表现为糙皮病性皮疹及小脑共济失调。这是由于肾小管对色氨酸重吸收发生障碍所致。可用薄层法予以确证,在层析图上可见 10 种以上的氨基酸。

1.原理

2,4-二硝基苯肼与尿中存在的 α-酮酸(由异常出现的单氨基单羧基中性氨基酸经代谢所致)作用生成一种白色沉淀物。

2.参考值

Hartnup 病的检查:阴性(2,4-二硝基苯肼法)。

3.临床意义

当发生先天性或获得性代谢缺陷时,尿中一种或数种氨基酸量比正常增多,称为氨基酸尿。

(1)肾性氨基酸尿:这是由于肾小管对某些氨基酸的重吸收发生障碍所致。非特异性:Fanconi 综合征(多发性肾近曲小管功能不全)、胱氨酸病、Wilson 病(进行性肝豆状核变性)、半乳糖血症。特异性:胱氨酸尿、甘氨酸尿。

(2)溢出性氨基酸尿:由于氨基酸中间代谢的缺陷,导致血浆中某些氨基酸水平的升高,超过正常肾小管重吸收能力,使氨基酸溢入尿中。非特异性:肝病、早产儿和新生儿、巨幼细胞性贫血、铅中毒、肌肉营养不良、Wilson 病及白血病等。槭糖尿病、Hartnup 病(遗传性烟酰胺缺乏)、苯丙酮尿。

(3)由氨基酸衍生物的异常排泄所致:黑酸尿、草酸盐沉积症、苯丙酮尿及吡哆醇缺乏。

九、尿酸碱度检查

尿液酸碱度即尿的 pH,可反映肾脏调节体液酸碱平衡的能力。尿液 pH 主要由肾小管泌 H^+,分泌可滴定酸、铵的形成、重碳酸盐的重吸收等因素决定,其中最重要的是酸性磷酸盐及碱性磷酸盐的相对含量。如前者多于后者,尿呈酸性反应;反之,则呈中性或碱性反应。尿 pH 受饮食种类影响很大,如进食蛋白质较多,则由尿排出的磷酸盐及硫酸盐增多,尿 pH 较低;而进食蔬菜多时通常尿 pH>6。当每次进食后,由于胃黏膜要分泌多量盐酸以助消化,为保证有足够的 H^+ 和 Cl^- 进入消化液,则尿泌 H^+ 减少和 Cl^- 的重吸收增加,而使尿 pH 呈一过性增高,称之为碱潮。其他如运动、饥饿、出汗等生理活动,夜间入睡后呼吸变慢,体内酸性代谢产物均可使尿 pH 降低。药物、不同疾病等多种因素也影响尿液 pH。

(一)原理

甲基红和溴麝香草酚蓝指示剂适当配合可反映 pH 4.5～9.0 的变异范围。

(二)参考值

尿的 pH:正常人在普通膳食条件下尿液 pH 为 4.6～8.0(平均 6.0)(试带法)。

(三)临床意义

1.尿 pH 降低

酸中毒、慢性肾小球肾炎、痛风、糖尿病等排酸增加;呼吸性酸中毒,因 CO_2 潴留等,尿多呈酸性。

2.尿 pH 升高

频繁呕吐丢失胃酸、服用重碳酸盐、尿路感染、换氧过度及丢失 CO_2 过多的呼吸性碱中毒,尿呈碱性。

3.尿液 pH 一般与细胞外液 pH 变化平行

但应注意以下问题。①低钾血症性碱中毒时:由于肾小管分泌 H^+ 增加,尿酸性增强;反之,高钾性酸中毒时,排 K^+ 增加,肾小管分泌 H^+ 减少,可呈碱性尿。②变形杆菌性尿路感染时:由于尿素分解成氨,呈碱性尿。③肾小管性酸中毒时:因肾小管形成 H^+、排出 H^+ 及 H^+-Na^+ 交换能力下降,尽管体内为明显酸中毒,但尿 pH 呈相对偏碱性。

十、尿路感染的过筛检查

尿路感染的频度仅次于呼吸道感染,其中有 70%～80%因无症状而忽略不治,成为导致发展成肾病的一个原因。无症状性尿路感染的发生率很高,18%的妇女有潜在性尿路感染。

(一)氯化三苯四氮唑还原试验

此法是利蒙(Limon)在 1962 年提出的一种尿路感染诊断试验。当尿中细菌在 10^5/mL 时，本试验为阳性，肾盂肾炎的阳性为 68%～94%。

原理：无色的氯化三苯四氮唑，可被大肠埃希菌等代谢产物还原成三苯甲；呈桃红色至红色沉淀。

(二)尿内亚硝酸盐试验

本试验又称 Griess 试验。当尿路感染的细菌有还原硝酸盐为亚硝酸盐的能力时，本试验呈阳性反应。大肠埃希菌属、枸橼酸杆菌属、变形杆菌属、假单胞菌属等皆有还原能力，肾盂肾炎的阳性率可达 69%～80%。

原理：大肠埃希菌等革兰氏阴性杆菌，能还原尿液中的硝酸盐为亚硝酸盐；使试剂中的对氨基苯磺酸重氮化，成为对重氮苯磺酸。对氨基苯磺酸再与 α-萘胺结合成 N-α-萘胺偶氮苯磺酸，呈现红色。

十一、泌尿系统结石检查

泌尿系统结石是指在泌尿系统内因尿液浓缩沉淀形成颗粒或成块样聚集物，包括肾结石、输尿管结石、膀胱结石和尿路结石，为常见病，好发于青壮年，近年来发病率有上升趋势。尿结石病因较复杂，近年报道的原因如下。①原因不明、机制不清的尿结石称为原发性尿石。②微小细菌引起的尿石：近年由芬兰科学家证明形成肾结石的原因是由自身能够形成矿物外壳的微小细菌。③代谢性尿石：是由体内或肾内代谢紊乱而引起，如甲状腺功能亢进、特发性尿钙症引起尿钙增高、痛风的尿酸排泄增加、肾小管酸中毒时磷酸盐大量增加等；其形成结石多为尿酸盐、碳酸盐、胱氨酸、黄嘌呤结石。④继发性或感染性结石：主要为泌尿系统细菌感染，特别是能分解尿素的细菌如变形杆菌将尿素分解为游离氨使尿液碱化，促使磷酸盐、碳酸盐以菌团或脓块为核心而形成结石。此外，结石的形成与种族(黑种人发病少)、遗传(胱氨酸结石有遗传趋势)、性别、年龄、地理环境、饮食习惯、营养状况及尿路本身疾病如尿路狭窄、前列腺增生等均有关系。

结石的成分主要有 6 种，按所占比例高低依次为草酸盐、磷酸盐、尿酸盐、碳酸盐、胱氨酸及黄嘌呤。多数结石混合两种或两种以上成分。因晶体占结石重量常超过 60%，因此，临床常以晶体成分命名。

（冯佩青）

第五节　粪便一般性状检验

一、量

正常成人大多每天排便一次，其量为 100～300 g，随食物种类、食量及消化器官的功能状态而异。摄取细粮及肉食为主者，粪便细腻而量少；进食粗粮特别是多量蔬菜后，因纤维质多致粪便量增加。当胃、肠、胰腺有炎症或功能紊乱时，因炎性渗出，肠蠕动亢进，消化吸收不良，可使粪便量增加。

二、外观

粪便的外观包括颜色与性状。正常成人的粪便为黄褐色成形便,质软;婴儿粪便可呈黄色或金黄色糊状。久置后,粪便的胆色素被氧化可致颜色加深。病理情况下可见如下改变。

(一)黏液便

正常粪便中的少量黏液,因与粪便均匀混合不易察觉,若有肉眼可见的黏液,说明其量增多。小肠炎时增多的黏液均匀地混于粪便之中;如为大肠炎,由于粪便已逐渐成形,黏液不易与粪便混合;来自直肠的黏液则附着于粪便的表面。单纯黏液便黏液无透明、稍黏稠,脓性黏液则呈黄白色不透明,见于各类肠炎、细菌性痢疾、阿米巴痢疾、急性血吸虫病。

(二)溏便

便呈粥状且内容粗糙,见于消化不良、慢性胃炎、胃窦潴留。

(三)胨状便

肠易激综合征患者常于腹部绞痛后排出粘胨状、膜状或纽带状物,某些慢性菌痢疾病者也可排出类似的粪便。

(四)脓性及脓血便

说明肠道下段有病变。常见于痢疾、溃疡性结肠炎、局限性肠炎、结肠或直肠癌。脓或血多少取决于炎症的类型及其程度,在阿米巴痢疾以血为主,血中带脓,呈暗红色稀果酱样。此时要注意与食入大量咖啡、巧克力后的酱色粪便相鉴别。细菌件痢疾则以黏液及脓为主,脓中带血。

(五)鲜血便

直肠息肉、结肠癌、肛裂及痔疮等均都可见鲜红色血便。痔疮时常在排便之后有鲜血滴落,而其他疾病多见鲜血附着于粪便的表面。过多地食用西瓜、番茄、红辣椒等红色食品,粪便亦可呈鲜血便,但很易与以上鲜血便鉴别。

(六)柏油样黑便

上消化道出血时,红细胞被胃肠液消化破坏,释放血红蛋白并进一步降解为血红素、卟啉和铁等产物,在肠道细菌的作用下铁与肠内产生的硫化物结合成硫化铁,并刺激小肠分泌过多的黏液。上消化道出血 $50\sim75$ mL 时,可出现柏油样便,粪便呈褐色或黑色,质软,富有光泽,宛如柏油。如见柏油样便,且持续 $2\sim3$ d,说明出血量至少为 500 mL。当上消化道持续大出血时,排便次数可增多,而且稀薄,因而血量多,血红素不能完全与硫化物结合,加之血液在肠腔内推进快,粪便可由柏油样转为暗红色。服用活性炭、铁剂等之后也可排黑色便。但无光泽且隐血试验阴性。

(七)稀糊状或稀汁样便

常因肠蠕动亢进或分泌物增多所致见于各种感染或非感染性腹泻,尤其是急性胃肠炎。小儿肠炎时肠蠕动加速,粪便很快通过肠道,以致胆绿素来不及转变为粪便胆素而呈绿色稀糊样便。遇大量黄绿色的稀汁样便并含有膜状物时应考虑到伪膜性肠炎;艾滋病伴有发肠道隐孢子虫感染时也可排出大量稀汁样便。副溶血性弧菌食物中毒可排洗肉水样便,出血性小肠炎可见红豆汤样便。

(八)米泔样便

呈淘米水样,内含黏液片块,量大,见于重症霍乱、副霍乱患者。

（九）白陶土样便

由于各种原因引起的胆管梗阻，进入肠内的胆汁减少或缺失，以致粪便胆素产生，使粪便呈灰白色，主要见于阻塞性黄疸。钡餐造影术后可因排出使粪便呈黄白色。

（十）干结便

常由于习惯性便秘，粪便在结肠内停留过久，水分过度吸收而排出羊粪便样的硬球或粪便球积成的硬条状粪便。于老年排便无力时多见。

（十一）细条状便

排便形状改变，排出细条或扁片状粪便，说明直肠狭窄，常提示有直肠肿物存在。

（十二）乳凝块

婴儿粪便中见有黄白色乳凝块，亦可能见蛋花样便，提示脂肪或酪蛋白消化不完全，常见于消化不良、婴儿腹泻。

三、气味

正常粪便有臭味，主要因细菌作用的产物如吲哚、粪臭素、硫醇、硫化氢等引起的。

肉食者臭味重，素食者臭味轻，粪便恶臭且呈碱性反应时，乃因未消化的蛋白质发生腐败所致患者患慢性肠炎、胰腺疾病、消化道大出血，结肠或直肠癌溃烂时，粪便亦有腐败恶臭味。阿米巴性肠炎粪便呈鱼腥臭味，如脂肪及糖类消化或吸收不良时，由于脂肪酸分解及糖的发酵而使粪便呈酸臭味。

四、酸碱反应

正常人的粪便为中性、弱酸性或弱碱性。食肉多者呈碱性，高度腐败时为强碱性，食糖类及脂肪多时呈酸性，异常发酵时为强酸性。细菌性痢疾、血吸虫病粪便常呈碱性；阿米巴痢疾粪便常呈酸性。

五、病毒

目前研究最多的是轮状病毒和甲型肝炎病毒的检验。有研究报告指出轮状病毒是我国婴幼儿秋冬季节流行性腹泻的主要致病病原，由于这种腹泻没有特征性的病变指标，从大便中检出轮状病毒就是重要的诊断依据。而粪便中甲肝病毒的检出则是该患者具有传染性的可靠依据。由于病毒体积微小、生命形式不完善，这使得普通显微镜和无生命培养基在病毒检验中无用武之地。可用的检验方法有血清学方法、电镜观察与分离培养（如用动物接种、组织培养、细胞培养等）等。临床上往往采用免疫学方法进行快速诊断，且准确性和灵敏度都较高。电子显微镜或分离培养的方法比较费时、费事，往往在研究中采用。

六、寄生虫

在目视检查和显微镜检查中，已经有大部分寄生虫感染能被检出。蛔虫、蛲虫、带绦虫等较大虫体或其片段肉眼即可分辨，钩虫虫体须将粪便冲洗过方可看到。但是，南于虫卵和虫体在粪便中的分布高度不均一，使得目视检查和普通的涂片镜检结果重复性很差。在高度怀疑寄生虫感染的病例，应采用集卵法及虫卵孵化试验等以提高检出率和重复性。服驱虫剂后应查找有无虫体，驱绦虫后应仔细寻找其头节。

七、结石

粪便中可见到胆石、胰石、粪石等，最重要且最多见的是胆石。常见于应用排石药物或碎石术之后，较大者肉眼可见到，较小者需用铜筛淘洗粪便后仔细查找才能见到。

（冯佩青）

第六节　粪便化学检验

一、隐血试验

隐血是指消化道出血量很少，肉眼不见血色，而且少量红细胞又被消化分解致显微镜下也无从发现的出血状况而言。隐血试验对胃癌和大肠癌等消化道肿瘤持续的消化道出血可能是其早期出现的唯一特征，且大便隐血检查属无创检查，试验方便、费用低廉，适合进行长期观察，因而大便隐血试验则目前仍旧是早期发现的较好试验。

（一）方法学评价

隐血试验（occult blood test，OBT）目前主要采用化学法。如邻联甲苯胺法、还原酚酞法、联苯胺法、氨基比林法、无色孔雀绿法、愈创木酯法等。其试验设计原理基于血红蛋白中的含铁血红素部分有催化过氧化物分解的作用，能催化试剂中的过氧化氢，分解释放新生态氧，氧化上述色原物质而呈色。呈色的深浅反映了血红蛋白多少，亦即出血量的大小。经上试验方法虽然原理相同，但在实际应用中却由于粪便的成分判别很大，各实验室具体操作细节如粪便取材多少、试剂配方、观察时间等不同，而使结果存在较大差异。多数文献应用稀释度的血红蛋白液对这些方法灵敏度的研究表明，邻苯甲苯胺法、邻甲苯胺法、还原酚酞法最灵敏，可检测 $0.2 \sim 1.0$ mg/L 的血红蛋白，只要消化道有 $1 \sim 5$ mL 的出血就可检出。还原酚酞法由于试剂极不稳定，放置可自发氧化变红而被摒弃。高度灵敏的邻联甲苯胺法常容易出现假阳性结果，中度灵敏的试验包括联苯胺法、无色孔雀绿法，可检出 $1 \sim 5$ mg/L 的血红蛋白，消化道有 $5 \sim 10$ mL 出血即为阳性。联苯胺法由于有致癌作用而无色孔雀绿法在未加入异喹啉时灵敏度差，需 20 mg/L 血红蛋白，试剂配制和来源均不如拉米洞方法方便。愈创木酯法灵敏度关，需 $6 \sim 10$ mL/L 血红蛋白才能检出，此时消化道出血可达 20 mL 但假阳性很少，如此法为阳性，基本可确诊消化道出血。目前，国内外生产应用四甲基础联苯胺和愈创木酯为显色基质的隐血试带，使隐血试验更为方便。

以上各种隐血试验化学法虽简单易行，但均基于血红蛋白中的血红素可促使双氧水分解释放新生态氧，使色原物质氧化这一原理，方法上缺乏特异准确性。此外，化学试剂不稳定，久置后可使反应减弱。外源性动物仪器如含有血红蛋白、肌红蛋白，其血红素的作用均可使试验呈阳性，大量生食蔬菜中含有活性的植物过氧化物酶也可催化双氧水分解，出现假阳性反应，所以除愈创木酯法外均要求素食 3 d，为此有人提出将粪便用水做 1∶3 稀释加热煮沸再加冰乙酸和乙醚提取出红蛋白测定可排除干扰。此法虽然可靠，但不适用于常规工作。另外，血液如在肠道停留过久，血红蛋白被细菌降解，血红素不复存在，则会出现与病情不符的阴性结果，患者服用大量维生素 C 或其他具有还原作用的药物，在试验中可使过氧化物还原，不能再氧化色原物质，亦可使隐血试验呈假阴性。除上述干扰隐血试验外亦可由于检验人员取材部位不同,标本反应时间不同,检验员对显色判断不同,故在不同方法的试验中,还可产生误差等,致使目前国内外尚无统一公认的推荐的方法,更谈不到试验的标准化。

为解决传统隐血试验的特异性问题及鉴别消化道出血部位,人们探索了一些新的隐血试验方法,如同位素铬(^{51}Cr)法等同位素法和各种免疫学方法。

1.同位素方法

(1)铬(^{51}Cr)法测定大便隐血量。①原理:^{51}Cr-红细胞经静脉注射后,正常不进入消化道,消化道出血时则进入并不被吸收,随大便排出。将大便中的放射性与每毫升血液中放射性比较计算可求出胃肠道出血量。②方法:静脉注射^{51}Cr-RBC 7.4 MBq后,收集72 h大便,称重测放射性,并在开始时和收集大便结束时抽静脉血测每毫升放射性计数。按公式计算结果:72 h出血量(mL)=大便总放射性/每毫升血放射性。

(2)胃肠道出血的锝标的红细胞法定位诊断。①原理:当胃肠道出血时,锝标的红细胞或胶体随血液进入胃肠道;②方法:静脉注射显像剂后以2～5 min一帧的速度连续显像0.5～1.0 h,必要时延迟显像;③临床应用:适应于活动胃肠道出血的诊断和大致定位。急性活动出血用锝标胶体显像,间歇出血者用锝标RBC显像。诊断准确率在80%左右,能够探测出血率高于每分钟0.1 mL的消化道出血。

尽管同位素方法的灵敏度和特异性无可非议,甚至还可以对出血点进行准确的定位,但临床很难接受将一种应用放射性同位素的、操作复杂的、需要特殊仪器的方法普遍用来进行一个没有特异性的指标的检验。

2.免疫学方法

免疫学方法以其特异性和灵敏度而广受临床检验的欢迎,如免疫单扩法、免疫电泳、酶联免疫吸附试验、免疫斑点法、胶乳免疫化学凝聚法,放射免疫扩散法、反向间接血凝法、胶体金标记夹心免疫检验法等。此类试验所用抗体分为两大类,一种为抗人血红蛋白抗体,另一种为抗人红细胞基质抗体。免疫学方法具有很好的灵敏度,一般血红蛋白为0.2 mg/L、0.03 mg/g粪便就可得到阳性结果,且有很高的特异性,各种动物血血红蛋白在500 mg/L 辣根过氧化物酶在2 000 mg/L 时不会出现干扰,因而不需控制饮食。据Herzog和Cameron等研究,正常人24 h胃肠道生理性失血量为0.6 mL,若每天多于2 mL,则属于病理性出血。由于免疫学方法的高度敏感性,又由于有正常的生理性失血,如此高的灵敏度,要在某些正常人特别是服用刺激肠道药物后可造成假阳性。但免疫学法隐血试验主要检测下消化道的优点,目前被认为是对大肠癌普查最适用的试验。免疫学法隐血试验主要检测下消化道出血,有40%～50%的上消化道出血不能检出。原因是:①血红蛋白或红细胞经过消化酶降解或消化殆尽已不具有原来免疫原性;②过量大出血而致反应体系中抗原过剩出现前带现象;③患者血红蛋白的抗原与单克隆抗体不配。因此,有时外观为柏油样便而免疫法检查却呈阴性或弱阳性,此需将原已稀释的粪便再稀释50～100倍重做或用化学法复检。近年来,某些实验室还采用卟啉荧光法血红蛋白定量试验,用紫草酸试剂使血红素变为卟啉进行荧光检测,这样除可测粪便未降解的血红蛋白外,还可测血红素衍化物卟啉,从而克服了化学法和免疫法受血红蛋白降解影响缺点,可对上、下消化道出血同样敏感,但外源性血红素、卟啉类物质具有干扰性,且方法较复杂,故不易推广使用。此外,免疫学的方法也从检测血红蛋白与人红细胞基质扩展到测定粪便中其他随出血而出现的带有良好的抗原性而又不易迅速降解的蛋白质,如清蛋白、转铁蛋白等,灵敏度达2 mg/L。

为了使免疫学方法在检测粪便潜血时尽可能简便,以适应大规模大肠癌普查的需要和临床快速报告的要求,有的公司已经推出单克隆抗体一步法试验,如美国万华普曼生物工程有限公司。他们所采用的粪便潜血免疫一步法是一种快速简便、无嗅无味的三明治夹心免疫检验法。具有特异性强、高灵敏度(0.03 mgHb/g 粪)、检验快速(1~5 min)、操作简单(一步检验)、试剂易保存(室温)和结果简单易读的优点,在诊断和治疗引起肠胃道出血的疾病有重要意义。特别是消化道癌肿患者 87% 大便隐血为阳性。

3.其他方法

近年来,某些实验室还采用卟啉荧光法血红蛋白定量试验,用繁草酸试剂使血红素变为卟啉进行荧光检测,这样除可测粪便未降解影响缺点,可对上、下消化道出血同样敏感,但外源性血红素、卟啉类物质具有干扰性,且方法较复杂,故不易推广使用。

(二)临床意义

粪便隐血检查对消化道出血的诊断有重要价值。消化性溃疡、药物致胃黏膜损伤(如服用吲哚美辛、糖皮质激素等)、肠结核、克罗恩病、溃疡性结肠炎、结肠息肉、钩虫病及胃癌、结肠癌等消化肿瘤时,粪便隐血试验均常为阳性,故须结合临床其他资料进行鉴别诊断。在消化性溃疡时,阳性率为 40%~70%,呈间断性阳性。消化性溃疡治疗后当粪便外观正常时,隐血试验阳性仍可持续 5~7 d,此后如出血完全停止,隐血试验即可转阴。消化道癌症时,阳性率可达 95%。呈持续性阳性,故粪便隐血试验常作为消化道恶性肿瘤诊断的一个筛选指标。尤其是对中老年人早期发现消化道恶性肿瘤有重要价值。此外,在流行性出血热患者的粪便中隐血试验也有 84% 的阳性率,可作为该病的重要的佐证。

二、粪胆色素检查

正常粪便中无胆红素而有粪胆原及粪胆素。粪胆色素检查包括胆红素、粪胆原、粪便胆素检查。

(一)粪胆红素检查

婴儿因正常肠道菌群尚未建立或成人因腹泻待肠蠕动加速,使胆红素来不及被肠道菌还原时,粪便可呈金黄色或深黄色,胆红素定性试验为阳性,如部分被氧化成碘绿色。为快速检测粪便中的胆红素可用 Harrison 法,如呈绿蓝色为阳性。

(二)粪胆原定性或定量

粪便中的粪胆原在溶血性黄疸时,由于大量胆红素排入肠道被细菌还原而明显增加;梗阻性黄疸时由于排向肠道的胆汁少而粪便胆原明显减少;肝细胞性黄疸时粪胆原则可增加也可减少。视肝内梗阻情况而定。粪便胆原定性或定量对于黄疸类型的鉴别具有一定价值。无论是定性还是定量,均采用 Ehrlich 方法,生成红色化合物,正常人每 100 g 粪便中胆原量为 75~350 mg。低于或高于参考值可助诊为梗阻性或溶血性黄疸。

(三)粪胆素检查

粪便胆素是由粪便胆原在肠道中停留被进一步氧化而成,粪便由于粪胆素的存在而呈棕黄色,当胆管结石、肿瘤而致完全阻塞时,粪便中因无胆色素而呈白陶土色。可用 Schmidt 氯化汞试剂联合检测胆红素及粪便胆素:如粪便悬液呈砖红色,表示粪胆素阳性;如显绿色,则表示有胆红素被氧化为胆绿素;如不变色,表示无胆汁入肠道。

三、消化吸收功能试验

消化吸收功能试验是一组用以检查消化道功能状态的试验。近年来,由于采用了各种放射性核素技术而取得了很大进展,这组试验包括脂肪消化吸收试验、蛋白质消化吸收试验和糖类消化吸收试验等,但操作技术复杂,不便常规使用。因此,更要强调在粪便一般镜检中观察脂肪小滴,以此作为胰腺功能不全的一种筛选指标。

此外,还可做脂肪定量测定,即在普通膳食情况下,每人每 24 h 粪便中的总脂肪为 2～5 g(以测定的总脂肪酸计量)或为干粪便的 7.3％～27.6％。粪便脂质主要来源是食物,小部分系来源于胃肠道分泌、细胞脱落和细菌的代谢的产物。在疾病情况下,由于脂肪的消化或吸收能力减退,粪便中的总脂量可以大为增加。若 24 h 粪便中总脂量超过 6 g 时,则称为脂肪泻。慢性胰腺炎、胰腺癌、胰腺纤维囊性变等胰腺疾病,梗阻性黄疸,胆汁分泌不足的肝胆疾病。小肠病变如乳糜惠普尔病、蛋白丧失性肠病时均可引起脂肪泻。

脂肪定量可协助诊断以上疾病。常用的方法有称量法和滴定清法。称量法是将粪便标本经盐酸处理后,使结合脂肪酸变为游离的脂肪酸,再用乙醚萃取中性脂肪及游离脂肪酸,经蒸发除去乙醚后在分析天平上精确称其重量。滴定法也称 Vande kamer 法,其原理是将粪便中脂肪与氢氧化钾溶液一起煮沸皂化,冷却后加入过量的盐酸使脂皂变为脂酸,再以石英钟油醚提取脂酸,取一份提取液蒸干,其残渣以中性乙醇溶解,以氢氧化钠滴定,计算总脂肪酸含量。

利用脂肪定量也可计算脂肪吸收率,以估计消化吸收功能。具体做法是在测定前 2～3 d 给予脂肪含量为 100 g 的标准膳食,自测定之日起,仍继续给予标准膳食连续 3 d,每天收集 24 h 晨粪便做总脂测定。

脂肪吸收率(％)＝膳食总脂量－粪便总脂量/膳食总脂量×100％。

正常人每天摄入脂肪 100 g,其吸收率在 95％以上,脂肪泻量明显降低。

目前检测有无胰蛋白缺乏的试验有 X 线胶消化法。由于该法准确度和精密性都很差,而很少应用。

（冯佩青）

第七节　粪便显微镜检验

粪便直接涂片显微镜检查是临床常规检验项目。可以从中发现病理成分,如各种细胞、寄生虫卵、真菌、细菌、原虫等,并可通过观察各种食物残渣以了解消化吸收功能。为此,必须熟悉这些成分的形态。

一般采用生理盐水涂片法,以竹签取含黏液脓血的部分。若为成形便,则取自粪便表面,混悬于载有一滴生理盐水的载玻片上,涂成薄片,厚度以能透视纸上字迹为度,加盖玻片,先用低倍镜观察全片有无虫卵、原虫疱囊、寄生虫幼虫及血细胞等,再用高倍镜详细检查病理成分的形态及结构。

一、细胞

(一)白细胞

正常粪便中不见或偶见,多在带黏液的标本中见到,主要是中性分叶核粒细胞。肠炎一般少于15/HP,分散存在。具体数量多少与炎症轻重及部位有关。小肠炎症时白细胞数量不多,均匀混于粪便内,且因细胞部分被消化而不易辨认。结肠炎症如细菌性痢疾时,可见大量白细胞或成堆出现的脓细胞,亦可见到吞有异物的吞噬细胞。在肠易激综合征、肠道寄生虫病(尤其是钩虫病胶阿米巴痢疾)时,粪便涂片还可见较多的嗜酸性粒细胞,可伴有夏科-莱登结晶。

(二)红细胞

正常粪便中无红细胞。肠道下段炎症或出血量可出现,如果痢疾、溃疡性结肠炎、结肠癌、直肠息肉、急性吸虫病等,粪便中新鲜红细胞为草黄色、稍有折光性的圆盘状。细菌性痢疾红细胞少于白细胞,多分散存在且形态正常;阿米巴痢疾者红细胞多于白细胞,多成堆存在并有残碎现象。

(三)巨噬细胞(大吞噬细胞)

为一种吞噬较大异物的单核细胞,在细菌性痢疾和直肠炎症时均可见到。其胞体较中性粒细胞为大,或为其3倍或更大,呈圆形、卵圆形或不规则形,胞核1~2个,大小不等,常偏于一侧。无伪足伸出者,内外质不清。常含有吞噬的颗粒及细胞碎屑,有量可见含有红细胞、白细胞、细菌等,此类细胞多有不同程度的退化的变性现象。若其胞质有缓慢伸缩时,应特别注意与溶组织内阿米巴滋养体区别。

(四)肠黏膜上皮细胞

整个小肠、大肠黏膜的上皮细胞均为柱状上皮,只有直肠齿状线处由复层立方上皮未角化的复层鳞状上皮所被覆。生理情况下,少量脱落的柱状上皮多已破坏,故正常粪便中见不到。结肠炎症时上皮细胞增多,呈卵圆形或短柱形状,两端钝圆,细胞较厚,结构模糊,夹杂于白细胞之间,伪膜性肠炎的肠黏膜小块中可见到成片存在的上皮细胞,其黏液脓状分泌物中亦可大量存在。

(五)肿瘤细胞

取乙状结肠癌、直肠癌患者的血性粪便及时涂片染色,可能见到成堆的具异形性的癌细胞。

在进行细胞镜检时,至少要观察10个高倍镜视野,然后就所见对各类细胞的多少给予描述,报告方式见表10-2。

表 10-2　粪便涂片镜检时细胞成分的报告方式

10 个高倍视野(HP)中某种细胞所见情况	报告方式(某种细胞数/HP)
10 个高倍视野中只看到 1 个	偶见
10 个高倍视野中有时不见,最多在一个视野见到 2~3 个	0~3
10 个高倍视野中每视野最少见 5 个,多则 10 个	5~10
10 个高倍视野中每视野都在 10 个以上	多数
10 个高倍视野中细胞均匀分布满视野,难以计数	满视野

二、食物残渣

正常粪便中的食物残渣均系已充分消化后的无定形细小颗粒,可偶见淀粉颗粒和脂肪小滴等未经充分消化的食物残渣,常见有以下几种。

(一)淀粉颗粒

一般为具有同心性纹或不规则放射线纹的大小不等的圆形、椭圆形或棱角状颗粒,无色,具有一定折光性。滴加碘液后呈黑蓝色,若部分水解为结糊精者则呈棕红色,腹泻者的粪便中常易见到,在慢性胰腺炎、胰腺功能不全、碳化合物消化不良时可在粪便中大量出现,并常伴有较多的脂肪小滴和肌肉纤维。

(二)脂肪

粪便中的脂肪有中性脂肪、游离脂肪酸和结合脂肪酸三种形式。中性脂肪亦即脂肪小滴,呈大小不一、圆形折光强的小球状;用苏丹Ⅲ染色后呈朱红色或橘色;大量存在时,提示胰腺功能不全;因缺乏脂肪酶而使脂肪水解不全所致见于急、慢性胰腺炎,胰头癌,吸收不良综合征,小儿腹泻等。游离脂肪酸为片状、针束状结晶,加热溶化,片状者苏丹Ⅲ染为橘黄色,而针状者染色,其增多表示脂肪吸收障碍,可见于阻塞性黄疸,肠道中缺乏胆汁时,结合脂肪酸是脂肪酸与钙、镁等结合形成不溶性物质,呈黄色不规则块状或片状,加热不溶解,不被苏丹Ⅲ染色。

正常人食物中的脂肪经胰脂肪酶消化分解后大多被吸收,粪便中很少见到。如镜检脂肪小样>6/HP,视为脂肪排泄增多,如大量出现,称为脂肪泻,常见于腹泻患者。此外,食物中脂肪过多,胆汁分泌失调,胰腺功能障碍也可见到,尤其是在慢性胰排出有特征性的粪便:量多,呈泡沫状,灰折色有恶臭,镜检有较多的脂肪小滴。

(三)肌纤维

日常食用的肉类主要是动物的横纹肌,经蛋白酶消化分解后多消失。大量肉食后可见到少量肌纤维,但在一张盖片范围内(18 mm×18 mm)不应超过 10 个,为淡黄色条状、片状、带纤维的横纹,如加入伊红,可染红色。在肠蠕动亢进、腹泻或蛋白质消化不良时可增多,当胰腺外分泌功能减退时,不但肌肉纤维增多,且其纵横纹均易见,甚至可见到细胞核,这是胰腺功能严重不全的佐证。

(四)胶原纤维和弹性纤维

为无色或微黄色束状边缘不清晰的线条状物,正常粪便中很少见到。有胃部疾病而缺乏胃蛋白酶时可较多出现。加入 30%醋酸后,胶原纤维膨胀呈胶状而弹性纤维的丝状形态更为清晰。

(五)植物细胞及植物纤维

正常粪便中仅可见少量的形态多样化。植物细胞可呈圆形、长圆形、多角形、花边形等,无色或呈淡黄色、双层细胞壁,细胞内有多数叶绿体,须注意与虫卵鉴别。植物纤维为螺旋形或网格状结构。植物毛为细长、有强折光、一端呈尖形的管状物,中心有贯通两端的管腔。肠蠕动亢进、腹泻时此类成分增多,严重者肉眼即可观察到粪便中的若干植物纤维成分。

三、结晶

在正常粪便中,可见到少量磷酸盐、牙齿酸钙、碳酸钙结晶,均无病理意义。夏科-莱登结晶为无色透明的菱形结晶。两端尖长,大小不等,折光性强,常在阿米巴痢疾、钩虫病及过敏性肠炎粪便中出现,同时可见到嗜酸性粒细胞。血晶为棕黄色斜方形结晶,见于胃肠道出血后的粪便内。不溶于氢氧化钾溶液,遇硝酸呈蓝色。

四、细菌

(一)正常菌群与菌群失调

正常菌群与菌群失调粪便中细菌极多,占干重 1/3,多属正常菌群。在健康婴儿粪便中主要有双歧杆菌、拟杆菌、肠杆菌、肠球菌、少量芽孢菌(如梭状菌属)、葡萄球菌等。成人粪便中以大肠埃希菌、厌氧菌和肠球菌为主要菌群,约占 80%;产气杆菌、变形杆菌、铜绿假单胞菌等多为过路菌,不超过 10%。此外,尚可有少量芽孢菌和酵母菌。正常人粪便中菌量和菌谱处于相对稳定状态,保持着细菌与宿主间的生态平衡。若正常菌群突然消化或比例失调,临床上称为肠道菌群失调症。其确证方法需通过培养及有关细菌学鉴定。但亦可做粪便涂片,行革兰氏染色后油浸镜观察以初步判断。正常粪便中球菌和杆菌的比例大致为 1:10。长期使用广谱抗生素、免疫抑制剂及慢性消耗性疾病患者,粪便中球,杆菌经值变大。若比值显著增大,革兰氏阴性杆菌严重减少,甚至消失,而葡萄球菌或真菌等明显增多,常提示有肠道菌群紊乱或发生二重感染,此种类型菌群失调症称伪膜性肠炎,此时粪便多呈稀汁样,量很大,涂片革兰氏染色常见培养证明为金黄色溶血性葡萄球菌,其次为假丝酵母。由厌氧性难辨芽孢梭引起的伪膜性肠炎近年来日渐增多,应予以重视。

(二)霍乱弧菌初筛

霍乱在我国《急性传染病管理条例》中列为"甲类",其发病急,病程进展快,因此要求快速、准确报告。霍乱弧菌肠毒素具有极强的致病力,作用于小肠黏膜引起的液大量分泌,导致严重水、电解质平衡紊乱而死亡。用粪便悬滴检查和涂片染色有助于初筛此菌。取米泔样粪便生理盐水悬滴检查可见呈鱼群穿梭样运动活泼的弧菌,改用霍乱弧菌抗血清悬滴检查,即做制动试验时呈阳性反应弧菌不再运动。粪便黏液部分涂片革兰氏染色及稀释苯酚复红染色后,油浸镜观察若见到革兰氏阴性红色鱼群样排列,呈现逗点状或香蕉样形态的弧菌,则需及时报告和进行培养与鉴定。

(三)其他致病菌分离培养

目前已认识到的能从粪便中发现的病原微生物达数十种之多,如沙门氏菌属、志贺氏菌属、酵母菌及致病性大肠埃希菌和绿脓杆菌等。要从大便标本的大量菌群中分离这几十种致病菌,检验科一般采用选择性培养基如 SS 琼脂、GN 增菌液、麦康凯琼脂等。但是目前没有一种能用于所有致病菌的选择培养基(事实上很难或不可能做到),因此,临床上往往采用多种选择性培养基联用以提高检出率。

五、肠道真菌

(一)普通酵母菌

普通酵母菌是一种环境中常见的真菌,可随环境污染而进入肠道,也可见于服用酵素养片后。胞体小,常呈椭圆形,两端略尖,微有折光性,不见其核,如繁殖可见侧芽,常见于夏季已发酵的粪便中。其形态有时与微小阿米巴包囊或红细胞相混合但加入稀醋酯后不消失,而红细胞则被溶解。在菌群失调症患者,尚需与白色假丝酵素养相区别,后者须见到假菌丝与厚膜孢子方可诊断否则只能报告酵素养样菌。

(二)人体酵母菌

人体酵母菌为一种寄生于人体中的真菌,亦称人体酿母菌。呈圆形或卵圆形,直径为 5~

15 μm,大小不一。内含一个大而透明的圆形体,称为液泡。此菌幼稚期液泡很小,分散于胞质之中,成熟时液泡聚合成一个大球体,占细胞的大部分。在液泡周围狭小的胞质带,内有数颗反光性强的小点。此菌有时易与原虫包囊,特别有人芽囊原虫和白细胞相混淆,可用蒸馏水代替生理盐水进行涂片,此时人体酵母菌迅速破坏消失而原虫包囊及白细胞则不被破坏。水代替生理盐水进行涂片,此时人体酵母菌迅速破坏消失而原虫包囊及白细胞则不被破坏。亦可用碘染色,液泡部分不着色,胞质内可见 1～2 核,此菌一般无临床意义。大量出现时可致轻微腹泻。

(三)假丝酵母

过去也译作念珠菌。正常粪便中极少见,如见到首先应排除由容器污染或粪便在室温放置过久引起的污染,病理粪便中出现的假丝酵母以白色假丝母菌最为多见,常见于长期使用广谱抗生素、激素、免疫抑制剂和放、化疗之后。粪便中可见卵圆形、薄壁、折光性强,可生芽的酵母样菌,革兰氏染色阳性,可见分支状假菌丝和厚壁孢子。

六、寄生虫卵

从粪便中检查寄生虫卵,是诊断肠道寄生虫感染的最常用的化验指标。粪便中常见的寄生虫的卵有蛔虫卵、钩虫卵、鞭虫卵、蛲虫卵、华枝睾吸虫卵、血吸虫卵、姜片虫卵、带绦虫卵等。寄生虫卵的检验一般用生理盐水涂片法,除华支睾只虫需用高倍镜辨认外,其他均可经低倍镜检出。在识别寄生虫卵时应注意虫卵大小、色泽、形态,卵壳的厚薄、内部结构特点,认真观察予以鉴别,观察 10 个低倍视野,以低倍镜所见虫卵的最低数和最高数报告。为了提高寄生虫卵的检出阳性率,还可采用离心沉淀法,静置沉淀集卵法,通过去除粪渣,洗涤沉淀后涂片镜检。此种集卵法适用于检出各种虫卵,也可采用饮和盐水浮聚法,此法适用于检查钩虫卵、蛔虫卵及鞭虫卵。

七、肠寄生原虫

肠寄生原虫包括阿米原虫、隐孢子虫、酚毛虫、纤维毛虫和人芽囊原虫。

(一)肠道阿米巴

肠道阿米巴包括溶组织内阿米巴、脆弱双核阿米巴和结肠内阿米巴等。检查阿米巴时可直接用生理盐水涂片查滋养体,用碘染色法查包囊。溶组织内阿性痢疾病者粪便中可见大滋养体;带虫者和慢性间歇型阿米巴痢疾粪便中常见小滋养体、包囊前期及包囊,应注意与结肠内阿米巴鉴别。脆弱双核阿米巴通常寄生在人体结肠黏膜腺窝里,只有滋养体,尚未发现包囊,具有一定的致病力,可引起腹泻,易与白细胞混淆,应注意鉴别。结肠内阿米巴寄生在大肠腔,为无致病性共生阿米巴,对人感染较低溶组织阿米巴普通,无论是滋养还是包囊均需与后者区分。

(二)隐孢子虫

属肠道完全寄生性原虫。主要寄生于小肠上皮细胞的微绒毛中。目前至少存在着大型种和小型种两种不同形态瓣种别,在人体和多种动物体内寄生的均属小型种,即微小隐孢子虫。自1982 年为获得性免疫缺陷综合征的重要病原。已列为艾滋病重要检测项目之一。人体感染隐孢子虫其临床表现因机体免疫状况而异,在免疫功能健全的人主要为胃肠炎症状,呕吐、腹痛、腹泻,病程1～2 周可自愈;在免疫功能缺陷或 AIDS 患者则有发热、嗳气、呕吐,持续性腹泻,排稀汁样大便,每天多达 70 多次,排水量每天达12～17 L,导致严重脱水,电解质紊乱和营养不良而死亡。隐孢子虫病的诊断主要靠从粪便中查该虫卵囊。由于卵囊直径仅为 4.5～5.5 μm,且透明反光,不易识别,需用比密 1.20 蔗糖水浓集法于 600 倍放大条件下始可看到,换用 1 000～

1 500 倍放大,易于看到内部结构(有 4 个弯曲密迭的子孢子及一个圆形的球状残体)。吉姆萨染色卵囊呈淡蓝色,伴有红色颗粒状内含物。用相差显微镜观察时效果更佳。

(三)鞭毛虫和纤毛虫

人体常见的鞭毛虫及纤毛虫有蓝氏贾第董事会毛虫、迈唇董事会毛虫、人肠毛滴虫、肠内滴虫、中华内滴虫和结肠小袋纤毛虫等。蓝氏贾第董事会毛虫寄生在小肠内(主要在十二指肠),可引起的慢性腹泻。如寄生在胆囊,可致胆囊炎。结肠小袋纤毛虫寄生于结肠内,多呈无症状带虫状态。当滋养体浸入肠壁可引起阿米巴样痢疾。人肠毛滴虫一般认为列致病性,迈氏唇鞭毛虫及中华肠内滴虫较少见,一般不致病,除人肠毛滴虫仅见到滋养外,其他董事会毛虫、纤毛虫都可见到滋养体与包囊。在粪便直接涂片观察时要注意它们的活动情况,并以鞭毛、波动膜、口隙、细胞核等作为鉴别的依据,必要时可在涂片尚未完全干燥时用瑞特染色或碘液、铁苏木精染色进行形态学鉴别。

(四)人芽囊帮原虫

人芽囊帮原虫于 1912 年由 Brumpt 首先命名,其后分类位置一直很乱。1967 年以前曾被误认为酵母菌、董事会毛虫的包囊等。目前认为人芽囊原虫是寄生在高等灵长类动物和人体消化道内的原虫,可引起腹泻。其形态多样,有空泡型、颗粒型、阿米巴型和复分裂型虫体,只有阿米巴型为致病性虫体。

(冯佩青)

第八节　粪便基因检验

近年来,大肠癌发病率有上升趋势,全世界每年新增病例高达 57 万,占全部确诊癌症的 4%。大肠癌的症状、体征均无特异性,致使临床上确诊的大肠癌大部分为中、晚期,临床治疗效果差,5 年生存率极低。如能早期诊断出大肠癌,可使 90% 以上的患者得到治愈。因此,大肠癌的筛选诊断工作非常重要。既往应用最普遍的筛选检查是大便潜血试验(FOBT),虽然 FOBT 在筛选大肠癌方面取得一些进展,但有很高的假阳性率和假阴性率。纤维结肠镜检查是检出大肠癌的可靠方法,但该方法为侵入性且需要一定的设备和仪器,操作要求也较高,目前尚不能用于大范围人群筛选普查。肿瘤标志物检查,如癌胚抗原(CEA)、CA19-9 及肿瘤相关抗原 T、Tn 及 TAG-T2 等,虽然对大肠癌的临床诊断及预后判断有帮助,但对早期大肠癌诊断的特异性及敏感性均不高。随着分子生物学的发展,人们认识到肿瘤的发生发展归因于相关基因突变,而粪便中的脱落细胞包含着与大肠癌关系密切的突变基因,粪便中基因检测可望成为筛选诊断大肠癌的新方法。

一、粪便基因筛检的分子生物学基础

分子生物学研究表明,肿瘤的产生是多能干细胞向正常细胞增殖、分化的过程中,受环境因素和遗传因素的影响,相关基因发生改变的结果。肿瘤细胞的基因与基因表达与正常细胞有显著区别,因此,如能检出这种基因改变,就能为肿瘤的诊断和预防提供条件。肿瘤不是单基因疾病,肿瘤的发生发展是肿瘤相关基因的多阶段积累的改变过程,涉及多种癌基因激活和多种抑癌基因失活。如能在早期检出基因突变信息，就可以获得细胞癌变的信号，从而对肿瘤的早期诊断和预防带来积极意义。

目前认为一种肿瘤的产生需要 4～5 个相关癌基因的改变；与大肠癌相关的癌基因主要有 ras、c-myc、-erb2 等，与大肠癌相关的抑癌基因主要有 APC/MCC、DCC、p53 及 RB 等。在大肠癌形成过程中，ras、c-myc 癌基因和 APC、MCC 抑癌基因的改变是早期事件。ras 基因改变主要发生在 12、13 或 16 密码子，大约 50% 的大肠癌和 50% 的大肠腺癌（直径＞1 cm）发现有 ras 基因突变。等位基因的丢失最常见于 17p 染色体等位基因的缺失。虽然这种缺失在大肠腺瘤的各个时期都很少见到，但有人发现 17p 等位基因丢失与腺瘤向癌转变有关。17p 染色体等位基因丢失的常见部位为 p53 基因，K-ras、p53 基因是人类癌症最常见的突变基因，两者的检出对大肠癌的诊断很有帮助。包含 APC 基因和 MCC 基因的 5q 等位基因的缺失占散发性大肠癌的 35%。这些基因的特异性改变可成为诊断肿瘤的标记。

人们很早就发现，结肠黏膜上皮不断脱落入肠腔随粪便排出，其更新周期约为每小时 1%，整个大肠黏膜每 3～4 d 即可重新更换一次，而生长旺盛的肿瘤组织更新更快。虽然这些黏膜细胞脱落后很快从粪便中排出，但由于粪便物质的存在，用脱落细胞学手段难以发现异常细胞。要进行细胞学分析，只有从直肠、结肠的灌洗液中才能得到比较干净的细胞，这无疑又增加了方法的难度和患者的痛苦。然而，应用分子生物学技术检测粪便中的相关基因突变，因不受粪便中其他物质的影响，且可以批量筛查，可望称为大肠癌的筛选和早期诊断的一种敏感而有效的方法。

二、粪便基因突变检测方法

有学者于 1992 年首次阐述可以从大肠癌粪便脱落细胞检出 K-ras 基因突变，但其所采用的方法比较复杂，因而不能用于常规例行诊断。目前检测粪便基因突变的方法主要有：①免疫组织化学检测（IHC）；②Southern 印迹杂交；③DNA 直接测序；④PCR 产物单链 DNA 泳动变位技术和错配 PCR 技术。传统的 Southen 印迹杂交和 DNA 直接测序，虽然可准确地确定突变的类型及部位，但操作复杂、技术要求高、时间长、费用较高，不实用于临床筛检基因突变。目前多采用的是免疫组织化学法检测癌相关基因产物，如检测 p53 蛋白、ras 基因的 p21 蛋白及 c-mye 的 p62 蛋白。虽然该技术简单，但有相当一部分基因改变检测不到，且运用不同的抗体需要不同的解释标准，临床意义也不同。Soong 等用 IHC 检测 p53 蛋白和用 PCR-SSCP 检测 p53 基因突变发现，IHC 对大肠癌的 p53 蛋白检测率为 23%，而 PCR-SSCP 分析技术检出 p53 基因突变率为 39%，两者的符合率为 68%，不符合率为 32%，说明 p53 蛋白积累不能代表有 p53 基因突变，反之亦然。Hall 等也认为 p53 蛋白免疫组化阳性并不一定是突变的 p53 积累，还可能是稳定的野生型 p53 蛋白在起作用。因为当正常细胞的 DNA 受损害时，野生型 p53 蛋白也会过量表达。在其他种类的癌组织中也发现 p53 蛋白增加并没有相应的 p53 基因突变。

PCR 及其相关技术的迅速发展也为快速、简便、灵敏地筛选突变基因带来了可能。其中 PCR 产物的单链 DNA 泳动变位技术在诊断基因突变方面有满意的敏感性（90%～100%）并能筛选大量样本。该技术包括变性梯度凝胶电泳（DCGE）、温度梯度凝胶电泳（TGGE）、限制性片段多态性分析（RFCP）、单链构象多态性分析（SSCP）。其中，DGGE 和 TGGE 法价格昂贵，其临床应用受限制。

目前,PCR-SSCP 是最受重视的分析技术,该技术利用相同长度的单链 DNA 在非变性的凝胶电泳中不同迁移位置仅取决于单链二级空间构象-碱基排列结构,从而将突变基因片断与正常基因片断区分开来。其优点为:①操作简单,不需要特殊仪器,技术容易掌握;②试验周期短,最快可在 24 h 内得到检测结果,并不受 PCR 扩增差错的影响;③不仅可检查出单碱基置换,还可检出数个碱基插入或缺失;④可彩非放射性同位素标记,使其更容易存临床上推广使用。日本学者 Equchi 于 1996 年开始对粪便标本中的 p53 基因进行 PCR-SSCP 分析,结果发现:在 11 例有 p53 基因突变的手术标本中有 7 例在粪便中查出 p53 基因突变;在 5 例潜血试验阳性的患者中有 3 例粪便标本检出 p53 基因突变,故认为利用 PCR-SSCP 对粪便肿瘤物异的基因突变进行分析可在临床推广应用。但该技术易产生假阳性,为其不足之处。这可能是由于在扩增的片段中,大部分为正常的基因片段,突变的基因片段较少,因此在电泳泳动变位上显示不佳。为了确定 PCR-SSCP 检测的敏感性,Silvano 等将肿瘤细胞混以正常细胞,浓度依次由 0～90% 递增,然后进行 PCR-SSCP 分析,结果发现当彩放射性标记时肿瘤细胞浓度须达 5%,PCR-SSCP 分析才能检出 p53 基因突变,而当用非放射性标记时肿瘤细胞浓度必须达到 10%～15% 才能显示出阳性结果。

在大肠癌患者粪便中,特别是早期癌患者的粪便中,正常的 DNA 片段常超出异常 DNA 片段100～1 000 倍,使用 SSCP 分析时肿瘤相关基因的泳动变位不清楚。

近年有人用特异等位基因 PCR 扩增(ASA)可以解决这一难题。其主要原理是当异性引物与模板之间出现错配,特别是 3′末端碱基与模板之间出现错配时,由于 TagDNA 聚合酶缺乏 3′-5′核酸外切酶活性,因此对错误配对的碱基不能进行修改,故该引物的 PCR 扩增速率将急剧下降甚至扩增中断。有人设计出一个能与突变体基因片段正常配对而与正常片段错误配对的引物,主要是在 3′末端的碱基进行修改。该方法的优点是敏感性、特异性很高,可以从 10 000 个正常和不正常细胞中检出一个突变细胞。此外,该技术不需要限制性酶消化及与特异性等位基因相结合的寡核苷酸,也不需要对 PCR 产物进行测序分析。由该原理还可产生其他方法,如 mis-natched PCR/ARMS、mutent enriched PCR。该技术对单基因疾病如遗传病效果好,但肿瘤涉及多基因改变,并且每个基因有多种突出,例如 p53 突变种类达 350 种,因此目前该技术主要应用于对 K-ms 基因突变的检测。因为 K-ms 基因的突变几乎总是发生于三个密码中的一个,所以设计检出 K-ms 基因的敏感试验要设计检出其他肿瘤相关基因改变要简单得多。德国学者 Nollaan 于 1996 年彩突变体富集 PCR 技术检测粪便中 K-ms 基因的 12、13 密码子的基因改变,16 例大肠癌手术标本经用 PCR-SSCP 分析后证实无 K-ms 突变的患者粪便中,经突变体富集 PCR 技术检测有 2 例 K-ms 突变,通过对手术标本再次作 PCR-SSCP 分析检测发现,确有 1 例手术标本中有 K-ms 突变。该作者认为该技术具有简便、灵敏性、特异性高等优点,临床上可用于检测粪便中的 K-ms 突变,有助于大肠癌的早期诊断。

除在粪便中检出基因突变以期早期诊断大肠癌外,人们还开始在尿液、胰液、痰液、支气管肿泡灌洗液、CSF 等排泄物、分泌物中查找相关基因突变,以便能早期诊断相关部位癌症。相信随着技术的改进,应用分子生物学技术检测肿瘤特异性基因将成为诊断肿瘤的重要方法。

(冯佩青)

第九节 脑脊液检验

一、颜色检查

(一)适应证
用于中枢神经系统疾病的辅助诊断、鉴别诊断和监测。

(二)参考区间
无色、透明的液体。

(三)临床意义
病理状态下脑脊液颜色可能发生变化,不同颜色常反映一定的疾病。但是脑脊液颜色正常不能排除神经系统疾病。脑脊液可有如下颜色改变。

1.红色

因出血引起,主要见于穿刺损伤、蛛网膜下腔或脑室出血。前者在留取 3 管标本时,第 1 管为血性,以后 2 管颜色逐渐变浅,离心后红细胞全部沉至管底,上清液则无色透明。如为蛛网膜下腔或脑室出血,3 管均呈血性,离心后上清液为淡红色或黄色。

2.黄色

常因脑脊液中含有变性血红蛋白、胆红素或蛋白量异常增高引起,见于蛛网膜下腔出血,进入脑脊液中的红细胞溶解、血红蛋白破坏、释放氧合血红蛋白而呈现黄变;血清中胆红素超过 256 μmol/L 或脑脊液中胆红素超过 8.6 μmol/L 时,可使脑脊液黄染;椎管阻塞(如髓外肿瘤)、多神经炎和脑膜炎时,由于脑脊液中蛋白质含量升高(>1.5 g/L)而呈黄变症。

3.乳白色

因白细胞增多所致,常见于各种化脓性菌引起的化脓性脑膜炎。

4.微绿色

见于铜绿假单胞菌、肺炎链球菌、甲型链球菌引起的脑膜炎等。

5.褐色或黑色

见于脑膜黑色素瘤等。

二、透明度检查

(一)适应证
用于中枢神经系统疾病的辅助诊断、鉴别诊断和监测。

(二)参考区间
正常脑脊液清晰透明。

(三)临床意义
病毒性脑膜炎、流行性乙型脑膜炎、中枢神经系统梅毒等由于脑脊液中细胞数仅轻度增加,脑脊液仍清晰透明或微浊;结核性脑膜炎时细胞数中度增加,呈毛玻璃样混浊;化脓性脑膜炎时,脑脊液中细胞数极度增加,呈乳白色混浊。

三、凝块或薄膜检查

（一）适应证

用于中枢神经系统疾病的辅助诊断、鉴别诊断和监测。

（二）参考区间

放置 24 h 后不形成薄膜及凝块。

（三）临床意义

当有炎症渗出时，因纤维蛋白原及细胞数增加，可使脑脊液形成薄膜及凝块。急性化脓性脑膜炎时，脑脊液静置 1～2 h 即可出现凝块或沉淀物；结核性脑膜炎的脑脊液静置 12～24 h 后，可见液面有纤细的薄膜形成，取此膜涂片检查结核分枝杆菌阳性率极高。蛛网膜下腔阻塞时，由于阻塞远端脑脊液蛋白质含量常高达 15 g/L，使脑脊液呈黄色胶冻状。

四、蛋白质测定

（一）适应证

用于中枢神经系统疾病的辅助诊断、鉴别诊断和监测。

（二）参考区间

（1）Pandy 试验：阴性或弱阳性。

（2）定量测定腰椎穿刺：0.20～0.45 g/L；小脑延髓池穿刺：0.10～0.25 g/L；脑室穿刺：0.05～0.15 g/L。

（三）临床意义

在生理状态下，由于血-脑屏障的作用，脑脊液中蛋白含量甚微，不到血浆蛋白含量的 1%，主要为清蛋白。病理情况下脑脊液中蛋白质含量增加，通过对脑脊液中蛋白质的测定，有助于对神经系统疾病作出诊断。

蛋白含量增高：见于脑膜炎（化脓性脑膜炎时显著增加、结核性脑膜炎时中度增加、病毒性脑膜炎时轻度增加）、出血（如蛛网膜下腔出血和脑出血等）、内分泌或代谢性疾病（如糖尿病性神经病变、甲状腺及甲状旁腺功能减退、尿毒症及脱水等）、药物中毒（如乙醇、吩噻嗪、苯妥英中毒等）、脑部肿瘤或椎管内梗阻（如脊髓肿瘤、蛛网膜下腔粘连等）、鞘内免疫球蛋白合成增加伴血-脑屏障通透性增加（如吉兰-巴雷综合征、胶原血管疾病、慢性炎症性脱髓鞘性多发性神经根病等）。

五、葡萄糖测定

（一）适应证

用于中枢神经系统疾病的辅助诊断、鉴别诊断和监测。

（二）参考区间

成人：2.8～4.5 mmol/L；儿童：3.1～4.4 mmol/L；婴儿：3.9～5.0 mmol/L。

（三）临床意义

脑脊液中葡萄糖主要来自血糖，其含量约为血糖的 60%，它受血糖浓度、血-脑屏障通透性及脑脊液中糖酵解速度的影响。较理想的脑脊液中糖检测应在禁食 4 h 后做腰穿检查。

1.降低

见于化脓性脑膜炎、结核性脑膜炎、脑膜的肿瘤（如脑膜白血病）、结节病、梅毒性脑膜炎、风湿性脑膜炎、症状性低血糖等。

2.增高

见于病毒性神经系统感染、脑出血、下丘脑损害、糖尿病等。

六、氯化物测定

(一)适应证

用于中枢神经系统疾病的辅助诊断、鉴别诊断和监测。

(二)参考区间

成人：120～130 mmol/L；儿童：111～123 mmol/L；婴儿：110～122 mmol/L。

(三)临床意义

由于正常脑脊液中的蛋白质含量较少，为了维持脑脊液和血液渗透的平衡，脑脊液中氯化物的含量较血浆高 20％左右。病理情况下脑脊液中氯化物含量可发生变化。

1.降低

见于结核性脑膜炎（脑脊液中氯化物明显减少，可降至 102 mmol/L 以下）、化脓性脑膜炎（减少不如结核性脑膜炎明显，多为 102～116 mmol/L）、非中枢系统疾病（如大量呕吐、腹泻、脱水等造成血氯降低时，脑脊液中氯化物亦可减少）。

2.增高

见于慢性肾功能不全、肾炎、尿毒症、呼吸性碱中毒等。

七、蛋白电泳

(一)适应证

用于中枢神经系统疾病的辅助诊断、鉴别诊断和监测。

(二)参考区间

前清蛋白：0.02～0.07(2％～7％)；清蛋白：0.56～0.76(56％～76％)；α_1-球蛋白：0.02～0.07(2％～7％)；α_2-球蛋白：0.04～0.12(4％～12％)；β-球蛋白：0.08～0.18(8％～18％)；γ-球蛋白：0.03～0.12(3％～12％)。

(三)临床意义

1.前清蛋白增加

见于脑积水、脑萎缩及中枢神经系统变性疾病。

2.清蛋白增加

见于脑血管病变、椎管阻塞及脑肿瘤等。

3.α_1-球蛋白和 α_2-球蛋白增加

见于急性化脓性脑膜炎、结核性脑膜炎急性期、脊髓灰质炎等。

4.β-球蛋白增加

见于动脉硬化、脑血栓等脂肪代谢障碍性疾病，若同时伴有 α_1-球蛋白明显减少或消失，多见于中枢神经系统退行性病变，如小脑萎缩或脊髓变性等。

5.γ-球蛋白增加

见于脱髓鞘病,尤其是多发性硬化症。寡克隆蛋白带大多见于多发性硬化症、亚急性硬化性全脑炎、病毒性脑炎等。

八、谷氨酰胺定量测定

(一)适应证

用于中枢神经系统疾病的辅助诊断、鉴别诊断和监测。

(二)参考区间

谷氨酰胺定量测定参考区间为 0.4～0.96 mmol/L。

(三)临床意义

增高见于肝硬化晚期,进入肝性脑病期时可高达 3.4 mmol/L,出血性脑膜炎患者呈轻度增高。

九、乳酸脱氢酶测定

(一)适应证

用于中枢神经系统疾病的辅助诊断、鉴别诊断和监测。

(二)参考区间

成年人乳酸脱氢酶参考区间为 3～40 U/L。

(三)临床意义

LDH 活性增高见于细菌性脑膜炎、脑血管病、脑瘤及脱髓鞘病等有脑组织坏死时。

十、细胞总数检查

(一)适应证

用于中枢神经系统疾病的辅助诊断、鉴别诊断和监测。

(二)参考区间

成人:$(0～8)×10^6/L$;儿童:$(0～15)×10^6/L$;新生儿:$(0～30)×10^6/L$。

(三)临床意义

正常脑脊液中无红细胞,仅有少量白细胞,当穿刺损伤引起血性脑脊液时,白细胞计数须经校正后才有价值。

1.细胞数明显增高($>200×10^6/L$)

见于化脓性脑膜炎、流行性脑脊髓膜炎。

2.中度增高($<200×10^6/L$)

见于结核性脑膜炎。

3.正常或轻度增高

见于浆液性脑膜炎、流行性脑炎(病毒性脑炎)、脑水肿等。

十一、白细胞计数

(一)适应证

用于中枢神经系统疾病的辅助诊断、鉴别诊断和监测。

(二)参考区间

成人:$(0\sim8)\times10^6/L$;儿童:$(0\sim15)\times10^6/L$;新生儿:$(0\sim30)\times10^6/L$。

(三)临床意义

1.各种脑膜炎、脑炎

化脓性脑膜炎细胞数显著增加,白细胞总数常为$(1\,000\sim20\,000)\times10^6/L$,以中性粒细胞为主;结核性和真菌性脑膜炎时亦增高,但多不超过$500\times10^6/L$,早期以中性粒细胞为主,后期以淋巴细胞为主;病毒性脑膜炎细胞数仅轻度增加,一般不超过$100\times10^6/L$,以淋巴细胞为主,其中流行性乙型脑炎的早期以中性粒细胞为主。

2.脑出血或蛛网膜下腔出血

亦见白细胞增多,但其来源于血液。对于血性脑脊液,白细胞计数须经校正后才有价值。

3.中枢神经系统肿瘤性疾病

细胞数可正常或稍高,以淋巴细胞为主,脑脊液中找到白血病细胞,可诊断为脑膜白血病。

4.脑寄生虫病或过敏性疾病

脑脊液中细胞数可升高,以嗜酸性粒细胞增高为主。脑脊液离心沉淀镜检可发现血吸虫卵、阿米巴原虫、弓形虫、旋毛虫的幼虫等。

十二、细胞分类计数

(一)适应证

用于中枢神经系统疾病的辅助诊断、鉴别诊断和监测。

(二)参考区间

红细胞:无或少量;淋巴及单核细胞:少量;间皮细胞:偶见;其他细胞:无。

(三)临床意义

1.红细胞增多

见于脑出血、蛛网膜下腔出血、脑血栓、硬膜下血肿等。

2.淋巴细胞增多

见于结核性脑膜炎、真菌性脑膜炎、病毒性脑膜炎、乙型脑炎后期、脊髓灰质炎、脑肿瘤、脑出血、多发性神经炎等。

3.中性粒细胞增多

见于化脓性脑膜炎、流行性脑脊髓膜炎、流行性脑炎、脑出血、脑脓肿、结核性脑膜炎早期。

4.嗜酸性粒细胞增多

见于寄生虫性脑病。

5.单核细胞增多

见于浆液性脑膜炎。

6.吞噬细胞

见于麻痹性痴呆、脑膜炎。

7.肿瘤细胞

见于脑、脊髓肿瘤。

8.白血病细胞

见于中枢神经系统白血病。

十三、肿瘤细胞检查

(一)适应证

用于中枢神经系统肿瘤性疾病的辅助诊断、鉴别诊断和监测。

(二)参考区间

肿瘤细胞检查参考区间为阴性。

(三)临床意义

脑脊液中发现肿瘤细胞,对诊断中枢神经系统肿瘤或转移性肿瘤有重要临床价值。

十四、细菌及真菌检查

(一)适应证

用于中枢神经系统疾病的辅助诊断、鉴别诊断和监测。

(二)参考区间

细菌及真菌检查参考区间为阴性。

(三)临床意义

脑脊液中有细菌,可引起细菌性脑膜炎。如急性化脓性脑膜炎常由脑膜炎奈瑟菌、肺炎链球菌、溶血性链球菌、葡萄球菌等引起;病程较慢的脑膜炎常由结核分枝杆菌、新型隐球菌等引起。

十五、寄生虫检查

(一)适应证

用于中枢神经系统寄生虫疾病的辅助诊断、鉴别诊断和监测。

(二)参考区间

寄生虫检查参考区间为阴性。

(三)临床意义

脑脊液中若发现血吸虫卵或肺吸虫卵等,可诊断为脑型血吸虫病或脑型肺吸虫病等。

(冯佩青)

第十节　痰液检验

一、量测定

(一)适应证

用于呼吸系统疾病的辅助诊断和监测。

(二)参考区间

无痰或仅有少量泡沫痰。

(三)临床意义

当呼吸道有病变时痰量增多,见于慢性支气管炎、支气管扩张、肺脓肿、肺结核等。在疾病过程中如痰量逐渐减少,表示病情好转;反之,则表示病情有所发展。痰量突然增加并呈脓性,见于肺脓肿或脓胸破入支气管腔。

二、颜色检查

(一)适应证

用于呼吸系统疾病的辅助诊断和监测。

(二)参考区间

无色或灰白色。

(三)临床意义

病理情况下痰色改变如下。

1.红色或棕红色

系痰液中含有血液或血红蛋白。血性痰见于肺癌、肺结核、支气管扩张等;粉红色泡沫样痰见于急性肺水肿;铁锈色痰是由于血红蛋白变性所致,见于大叶性肺炎、肺梗死等。

2.黄色或黄绿色

黄痰见于呼吸道化脓性感染,如化脓性支气管炎、金黄色葡萄球菌肺炎、支气管扩张、肺脓肿及肺结核等。黄绿色见于铜绿假单胞菌感染或干酪性肺炎时。

3.棕褐色

见于阿米巴肺脓肿及慢性充血性心力衰竭肺淤血时。

4.灰色、黑色

见于矿工及长期吸烟者。

三、黏稠度检查

(一)适应证

用于呼吸系统疾病的辅助诊断和监测。

(二)参考区间

无色或灰白色黏液痰。

(三)临床意义

1.黏液性痰

黏稠外观呈灰白色,见于支气管炎、支气管哮喘和早期肺炎等。

2.浆液性痰

稀薄而有泡沫,是肺水肿的特征,或因血浆由毛细血管渗入肺泡内致痰液略带淡红色,见于肺淤血。

3.脓性痰

将痰液静置,分为三层,上层为泡沫和黏液,中层为浆液,下层为脓细胞及坏死组织。见于呼吸系统化脓性感染,如支气管扩张、肺脓肿及脓胸向肺组织溃破等。

4.血性痰

痰中混有血丝或血块。如咳出纯粹的血液或血块称为咯血,外观多为鲜红色泡沫状,陈旧性痰呈暗红色凝块。血性痰常提示肺组织有破坏或肺内血管高度充血,见于肺结核、支气管扩张、肺癌、肺吸虫病等。

四、气味检查

(一)适应证

用于呼吸系统疾病的辅助诊断和监测。

(二)参考区间

无特殊气味。

(三)临床意义

血性痰可带有血腥气味,见于各种原因所致的呼吸道出血。肺脓肿、支气管扩张合并厌氧菌感染时痰液有恶臭,晚期肺癌的痰液有特殊臭味。

五、异物检查

(一)适应证

用于呼吸系统疾病的辅助诊断和监测。

(二)参考区间

异物检查无参考区间。

(三)临床意义

痰中可见的异物主要如下所示。

1.支气管管型

见于支气管炎、纤维蛋白性支气管炎、大叶性肺炎等。

2.干酪样小块

见于肺结核、肺坏疽等。

3.硫黄样颗粒

见于放线菌感染。

4.虫卵或滋养体

可见相应的寄生虫感染。

六、结石检查

(一)适应证

用于呼吸系统疾病的辅助诊断和监测。

(二)参考区间

结石检查正常人为阴性。

(三)临床意义

阳性:见于肺石。肺石为淡黄色或白色的碳酸钙或磷酸钙结石小块,表面不规则,呈丘状突起。可能为肺结核干酪样物质的钙化产生,亦可由侵入肺内的异物钙化而成。

七、白细胞检查

(一)适应证

用于呼吸系统疾病的辅助诊断和监测。

(二)参考区间

白细胞检查正常值为 0～5/HP。

(三)临床意义

1.中性粒细胞增多

见于呼吸系统有细菌感染时,常成堆存在。

2.淋巴细胞增多

见于肺结核时。

3.嗜酸粒细胞增多

见于支气管哮喘、过敏性支气管炎、肺吸虫病时。

八、红细胞检查

(一)适应证

用于呼吸系统疾病的辅助诊断和监测。

(二)参考区间

红细胞检查无参考区间。

(三)临床意义

红细胞增多:见于支气管扩张、肺癌及肺结核时。

九、上皮细胞检查

(一)适应证

用于呼吸系统疾病的辅助诊断和监测。

(二)参考区间

偶见。

(三)临床意义

急性喉炎、咽炎和支气管黏膜发炎时可有大量上皮细胞混入痰液;当肺组织遭到严重破坏时还可出现肺泡上皮细胞。

十、肿瘤细胞检查

(一)适应证

用于呼吸系统恶性肿瘤的诊断、鉴别诊断和监测。

(二)参考区间

肿瘤细胞检查无参考区间。

(三)临床意义

肺癌及其他肺部转移性肿瘤时可检出肿瘤细胞。

十一、吞噬细胞检查

(一)适应证

用于呼吸系统疾病的辅助诊断和监测。

(二)参考区间

吞噬细胞检查无参考区间。

(三)临床意义

吞噬细胞增多可见于肺炎、肺梗死及肺出血等。

十二、结晶检查

(一)适应证

用于呼吸系统疾病的辅助诊断和监测。

(二)参考区间

结晶检查无参考区间。

(三)临床意义

1.夏科-雷登结晶

见于支气管哮喘、肺吸虫病时。

2.胆固醇结晶

见于肺结核、肺脓肿、肺部肿瘤时。

十三、病原体检查

(一)适应证

用于呼吸系统感染性疾病的辅助诊断和监测。

(二)参考区间

病原体检查无参考区间。

(三)临床意义

相应病原体感染时,可在显微镜下观察到相应病原体,如金黄色葡萄球菌、链球菌、放线菌、结核分枝杆菌、寄生虫等。

(冯佩青)

第十一节 胃液检验

一、量测定

(一)适应证

用于胃十二指肠等疾病的辅助诊断、鉴别诊断和监测。

(二)参考区间

正常空腹 12 h 后胃液残余量约为 50 mL。

(三)临床意义

1.增多

胃液＞100 mL,多见于十二指肠溃疡、卓-艾综合征、胃蠕动功能减退及幽门梗阻。

2.减少

胃液量少于 10 mL,主要见于胃蠕动功能亢进、萎缩性胃炎等。

二、颜色检查

(一)适应证

用于胃十二指肠等疾病的辅助诊断、鉴别诊断和监测。

(二)参考区间

无色透明液体。

(三)临床意义

胃液如有大量黏液,则呈混浊灰白色。如有鲜红血丝,多系抽胃液时伤及胃黏液所致。病理性出血时,血液与胃液均匀混合,且多因胃酸作用及出血量多少而呈深浅不同的棕褐色,可见于胃炎、溃疡、胃癌等。咖啡残渣样外观提示胃内有大量陈旧性出血,常见于胃癌,可用隐血试验证实。插管时引起恶心呕吐、幽门闭锁不全、十二指肠狭窄等均可引起胆汁逆流。胃液混有新鲜胆汁呈现黄色,放置后则变为绿色。

三、黏液检查

(一)适应证

用于胃十二指肠等疾病的辅助诊断、鉴别诊断和监测。

(二)参考区间

正常胃液含有少量分布均匀的黏液。

(三)临床意义

黏液增多提示胃可能有炎症。

四、食物残渣检查

(一)适应证

用于胃十二指肠等疾病的辅助诊断、鉴别诊断和监测。

(二)参考区间

无食物残渣及微粒。

(三)临床意义

空腹胃液中出现食物残渣及微粒,提示胃蠕动功能不足,如胃下垂、幽门梗阻、胃扩张等。

五、酸碱度测定

(一)适应证

用于胃十二指肠等疾病的辅助诊断、鉴别诊断和监测。

(二)参考区间

pH 为 0.9~1.8。

(三)临床意义

胃液 pH 为 3.5~7.0 时,见于萎缩性胃炎、胃癌、继发性缺铁性贫血、胃扩张、甲状腺功能亢进等。pH＞7 时,见于十二指肠壶腹部溃疡、胃泌素瘤、幽门梗阻、慢性胆囊炎、十二指肠液反流等。

六、组织碎片检查

(一)适应证
用于胃十二指肠等疾病的辅助诊断、鉴别诊断和监测。

(二)参考区间
组织碎片检查正常人为阴性。

(三)临床意义
胃癌、胃溃疡患者胃液中可见多少不等的组织碎片。

七、胃酸分泌量测定

(一)适应证
用于胃十二指肠等疾病的辅助诊断、鉴别诊断和监测。

(二)参考区间
(1)基础胃酸排泌量(BAO):(3.9±2.0)mmol/h,很少超过 5 mmol/h。

(2)最大胃酸分泌量(MAO):3～23 mmol/L,女性略低。

(3)高峰胃酸分泌量(PAO):(20.6±8.4)mmol/h。

(4)BAO/MAO 比值:0.2。

(三)临床意义
1.胃酸分泌增加

高酸是十二指肠溃疡的临床特征,其 BAO 与 MAO 多明显增高。BAO 超过40 mmol/h时对十二指肠溃疡有诊断意义。胃泌素瘤或称卓-艾综合征以 BAO 升高为特征,可以高达10～100 mmol/h 或更高,MAO 一般比 BAO 高出 40%～60%。胃已经接近于最大的被刺激状态。BAO/MAO 比值>0.6 是胃泌素瘤病理表现之一。此外,在诊断胃泌素瘤时还应测定血中胃泌素浓度。

2.胃酸分泌减少

与胃黏膜受损害的程度及范围有关。胃炎时 MAO 轻度降低,萎缩性胃炎时可明显下降,严重者可无酸,部分胃溃疡患者胃酸分泌也可降低。胃癌时胃酸分泌减少或缺如,但胃酸测定对鉴别良性溃疡或胃癌意义不大。胃酸减少还可见于恶性贫血。

八、乳酸测定

(一)适应证
用于胃十二指肠等疾病的辅助诊断、鉴别诊断和监测。

(二)参考区间
乳酸测定参考区间为<5 g/L。

(三)临床意义
增高见于胃癌、幽门梗阻、萎缩性胃炎、慢性胃炎、慢性胃扩张等。

九、隐血试验

（一）适应证

用于胃十二指肠等疾病的辅助诊断、鉴别诊断和监测。

（二）参考区间

隐血试验参考区间为阴性。

（三）临床意义

胃炎、胃溃疡、胃癌时可因不同程度的出血而使隐血试验呈阳性。

十、胆汁检查

（一）适应证

用于胃十二指肠等疾病的辅助诊断、鉴别诊断和监测。

（二）参考区间

胆汁检查参考区间为阴性。

（三）临床意义

阳性：见于幽门闭锁不全、十二指肠乳头以下梗阻等。

十一、尿素检查

（一）适应证

用于胃幽门螺杆菌感染的辅助诊断、鉴别诊断和监测。

（二）参考区间

尿素检查参考区间为 >1 mmol/L。

（三）临床意义

幽门螺杆菌是人胃内唯一产生大量尿素酶的细菌。利用尿素酶可以分解尿素的原理，测定胃液中尿素浓度可以判断是否感染幽门螺杆菌。感染幽门螺杆菌的患者胃液中尿素浓度明显降低。如胃液中尿素浓度低于 1 mmol/L 提示有感染，尿素浓度为 0 时可以确诊。

十二、红细胞检查

（一）适应证

用于胃十二指肠等疾病的辅助诊断、鉴别诊断和监测。

（二）参考区间

红细胞检查参考区间为阴性。

（三）临床意义

出现大量红细胞时，提示胃部可能有溃疡、恶性肿瘤等。

十三、白细胞检查

（一）适应证

用于胃十二指肠等疾病的辅助诊断、鉴别诊断和监测。

（二）参考区间

少量（100~1 000 个/μL），多属中性粒细胞。

（三）临床意义

胃液白细胞增加＞1 000 个/μL 时多属病理现象，见于胃黏膜各种炎症时。鼻咽部分泌物和痰液混入时可见成堆白细胞，同时可见柱状上皮细胞，无临床意义。胃酸高时细胞质被消化只剩裸核，低酸或无酸时其白细胞形态完整。

十四、上皮细胞检查

（一）适应证

用于胃十二指肠等疾病的辅助诊断、鉴别诊断和监测。

（二）参考区间

可见少量鳞状上皮细胞，不见或偶见柱状上皮细胞。

（三）临床意义

胃中鳞状上皮细胞来自口腔、咽喉、食管黏膜，无临床意义。柱状上皮细胞来自胃黏膜，胃炎时增多。胃酸高时上皮细胞仅见裸核。

十五、肿瘤细胞检查

（一）适应证

用于胃恶性肿瘤的诊断、鉴别诊断和监测。

（二）参考区间

肿瘤细胞检查参考区间为阴性。

（三）临床意义

镜检时如发现有成堆的大小不均、形态不规则、核大、多核的细胞时，应该高度怀疑是癌细胞，需做染色等进一步检查。

十六、细菌检查

（一）适应证

用于胃十二指肠等疾病的辅助诊断、鉴别诊断和监测。

（二）参考区间

细菌检查参考区间为阴性。

（三）临床意义

胃液有高酸性不利于细菌生长，正常胃液中检不出确定的菌群。胃液中能培养出的细菌，通常反映是吞咽的唾液或鼻咽分泌物中的细菌，无临床意义。在低酸、有食物滞留时可出现一些有意义的细菌，如八叠球菌可见于消化性溃疡及幽门梗阻时；博-奥杆菌可见于胃酸缺乏合并幽门梗阻时，对胃癌的诊断有一定的参考价值；抗酸杆菌多见于肺结核患者。化脓性球菌培养阳性，若同时伴有胃黏膜柱状上皮细胞增多时，提示胃黏膜有化脓性感染；若伴有胆道上皮细胞则可能有胆道炎症。

（冯佩青）

第十二节　精液检验

一、量测定

(一)适应证
用于男性不育症、生殖系统疾病的诊断、鉴别诊断和监测。

(二)参考区间
一次射精量为 2～5 mL。

(三)临床意义
1.减少

(1)精液减少:数天未射精而精液量少于 1.5 mL 者。可致不孕,但不能肯定为男性不育症的原因。

(2)无精液症:精液量减少至 1～2 滴,甚至排不出。精液量减少常见于睾丸功能不全、睾丸炎、精囊炎、淋病、前列腺切除等。

2.增多

一次射精的精液量超过 8 mL,称为精液过多。精液过多可导致精子数量相对减少,影响生育。常由于垂体促性腺激素分泌功能亢进,雄激素水平增高所致,也可见于长时间禁欲者。

二、外观检查

(一)适应证
用于男性不育症、生殖系统疾病的诊断、鉴别诊断和监测。

(二)参考区间
灰白色或乳白色黏稠状,久未射精者可呈淡黄色。

(三)临床意义
1.血性

见于前列腺和精囊的非特异性炎症、生殖系统结核、肿瘤、结石,也可见于生殖系统损伤等。

2.脓性

呈黄色或棕色,常见于精囊炎、前列腺炎等。

三、液化时间检查

(一)适应证
(1)用于男性不育症、生殖系统疾病的诊断、鉴别诊断和监测。

(2)用于计划生育、科研、精子库筛选优质精子。

(二)参考区间
室温下<60 min。

(三)临床意义

精液不液化见于前列腺炎。

四、黏稠度检查

(一)适应证

(1)用于男性不育症、生殖系统疾病的诊断、鉴别诊断和监测。

(2)用于计划生育、科研、精子库筛选优质精子。

(二)参考区间

精液拉丝长度不超过 2 cm 或在移液管口形成连续的小滴。

(三)临床意义

1.增高

与附属性腺功能异常有关。见于前列腺炎、附睾炎。

2.降低

刚射出的精液黏稠度低，似米汤，可能为先天性精囊缺如、精囊液流出受阻所致，也可见于生殖系统炎症所致的精子数量减少或无精子症。

五、酸碱度检查

(一)适应证

(1)用于男性不育症、生殖系统疾病的诊断、鉴别诊断和监测。

(2)用于计划生育、科研、精子库筛选优质精子。

(二)参考区间

参考区间为 7.2～8.0。

(三)临床意义

弱碱性的精液射入阴道后可中和阴道分泌物中的有机酸，利于精子游动。当 pH<7 并伴少精子症，可能是由于输精管、精囊或附睾发育不全所致；当 pH>8 时，可能为急性附属性腺炎或附睾炎所致。

六、精子活动率检查

(一)适应证

(1)用于男性不育症、生殖系统疾病的诊断、鉴别诊断和监测。

(2)用于计划生育、科研、精子库筛选优质精子。

(二)参考区间

射精 30～60 min 内应>60％。

(三)临床意义

精子活动率和精子活动力与受精关系密切。当精子活动率<40％，可致不育。

下降：常见于精索静脉曲张、生殖系统感染（如淋病、梅毒等）、物理因素（如高温环境、放射线因素等）、化学因素（如应用某些抗代谢药物、抗疟药、雌激素、氧氮芥、乙醇等）、免疫因素（如存在抗精子抗体）等。

七、精子存活率检查

(一)适应证

(1)用于男性不育症、生殖系统疾病的诊断、鉴别诊断和监测。

(2)用于计划生育、科研、精子库筛选优质精子。

(二)参考区间

射精 30~60 min 内应>50%。

(三)临床意义

下降:见于精索静脉曲张,生殖道非特异性感染及使用某些抗代谢药、抗疟药、雌激素、氧氮芥时。

八、精子活动力检查

(一)适应证

(1)用于男性不育症、生殖系统疾病的诊断、鉴别诊断和监测。

(2)用于计划生育、科研、精子库筛选优质精子。

(二)参考区间

射精后 60 min 内,精子总活动力(前向运动和非前向运动)≥40%,前向运动≥32%。

(三)临床意义

精子活动力减弱或死精子过多是导致不育的主要原因。精子活动力下降,主要见于以下几种情况。

(1)睾丸生精上皮不完全成熟或受损,产生的精子质量差,活动能力弱。

(2)精液量少。

(3)精浆变异,如附睾、精囊、前列腺等有炎症时,酸碱度、供氧、营养、代谢等均不利于精子的活动和存活;若存在抗精子抗体,可以使精子凝集,从而失去了活动能力。

九、精子数量检查

(一)适应证

(1)用于男性不育症、生殖系统疾病的诊断、鉴别诊断和监测。

(2)用于计划生育、科研、精子库筛选优质精子。

(二)参考区间

精子浓度:≥$15×10^9$/L;精子总数:≥$39×10^6$/次。

(三)临床意义

正常人的精子数量存在着明显的个体差异。精子浓度持续<$15×10^9$/L 时为少精子症,连续 3 次检查(离心沉淀物)无精子时为无精子症。少精子症、无精子症常见于精索静脉曲张,先天性或后天性睾丸疾病(如睾丸畸形、萎缩、结核、炎症、肿瘤等),理化因素损伤(如抗癌药、重金属、乙醇、放射线等损伤),输精管、精囊缺陷,长期食用棉酚,内分泌疾病(如垂体、甲状腺、性腺功能亢进或减退、肾上腺病变等)。

十、精子形态检查

（一）适应证

（1）用于男性不育症、生殖系统疾病的诊断、鉴别诊断和监测。

（2）用于计划生育、科研、精子库筛选优质精子。

（二）参考区间

精子形态检查参考区间为＞4％。

（三）临床意义

正常精子由头部、体部和尾部组成。凡是精子头部、体部和尾部任何部位出现变化，均为异常精子。正常形态精子低于15％时，体外受精率降低。

异常形态精子增多：常见于精索静脉曲张，睾丸、附睾功能异常，生殖系统感染，应用某些化学药物（如卤素、乙二醇、重金属、雌激素等），放射线损伤等。

十一、非精子成分检查

（一）适应证

用于男性不育症、生殖系统疾病的诊断、鉴别诊断和监测。

（二）参考区间

未成熟生殖细胞：＜1％；红细胞：偶见；白细胞：少量（＜5/HP）；上皮细胞：少量。

（三）临床意义

1.未成熟生殖细胞

即生精细胞。增多见于睾丸曲细精管受到某些药物或其他因素影响或损害时。

2.红细胞增多

常见于睾丸肿瘤、前列腺癌等，此时精液中还可出现肿瘤细胞。

3.白细胞

当白细胞＞5/HP时为异常，常见于前列腺炎、精囊炎和附睾炎等。当精液中白细胞＞1×10^9/L，称为脓精症或白细胞精液症。白细胞通过直接吞噬作用或释放和分泌细胞因子、蛋白酶及自由基等破坏精子，引起精子的活动率和活动力降低，导致男性不育。

十二、精子凝集检查

（一）适应证

用于男性不育症、生殖系统疾病的诊断、鉴别诊断和监测。

（二）参考区间

阴性。

（三）临床意义

凝集的精子数超过10个为阳性。阳性提示可能存在免疫性不育。

十三、精子低渗肿胀试验

（一）适应证

用于男性不育症、生殖系统疾病的诊断、鉴别诊断和监测。

（二）参考区间

精子低渗肿胀率＞60％。

（三）临床意义

精子低渗肿胀试验（HOS）可作为体外精子膜功能及完整性的评估指标，预测精子潜在的受精能力。精子尾部肿胀现象是精子膜功能的正常表现，不育症男性的精子肿胀试验肿胀率明显降低。

十四、病原微生物检查

（1）适应证：用于男性生殖系统感染性疾病的诊断、鉴别诊断和监测。

（2）参考区间：阴性。

（3）临床意义：阳性提示存在生殖系统感染。

十五、精浆果糖测定

（1）适应证：用于精囊腺炎、无精子症的辅助诊断、鉴别诊断和监测。

（2）参考区间：9.11～17.67 mmol/L。

（3）临床意义：精液中的果糖由精囊产生，为精子的代谢提供营养，供给精子能量，维持精子的活动力。同时，它与雄性激素相平行，可间接反映睾酮水平。果糖阴性可见于先天性双输精管完全阻塞及精囊缺如时；精浆果糖含量降低，见于精囊腺炎时。

在无精子症和射精量少于 1 mL 者，若精浆中无果糖为精囊阻塞；有果糖，则为射精管阻塞。

十六、精浆 α-葡糖苷酶测定

（1）适应证：用于无精子症、远端输精管阻塞的辅助诊断、鉴别诊断和监测。

（2）参考区间：35.1～87.7 U/mL。

（3）临床意义：α-葡糖苷酶主要由附睾上皮细胞分泌，该酶对鉴别输精管阻塞和睾丸生精障碍所致的无精子症有一定意义。当输精管结扎后，该酶活力显著降低；阻塞性无精子症时，该酶活性下降。

十七、精浆游离左卡尼汀测定

（1）适应证：用于附睾功能评价和监测。

（2）参考区间：（461.56±191.63）nmol/L。

（3）临床意义：精浆卡尼汀是评价附睾功能的指标，精浆卡尼汀含量正常，表明附睾功能正常。精浆中卡尼汀含量下降，表示附睾功能发生障碍。若将精浆卡尼汀与果糖联合检测，对附睾和精囊腺功能判断更有价值。

十八、精浆乳酸脱氢酶同工酶 X 测定

（一）适应证

用于男性不育症、生殖系统疾病的诊断、鉴别诊断和监测。

（二）参考区间

LDH-X1：248～1 376 U/L；LDH-X2：10.96～32.36 mU/10^6 精子。精浆/全精子 LDH-X 比

值:0.21～0.56。

(三)临床意义

LDH-X 活性与精子浓度特别是活精子浓度呈良好的正相关;活性降低可致生育力下降,是评价睾丸生精功能的良好指标。

LDH-X 活性下降:见于睾丸萎缩、精子生成缺陷及少精或无精子症患者。精子发生障碍时,则无 LDH-X 形成。

十九、精浆酸性磷酸酶测定

(1)适应证:用于前列腺疾病的辅助诊断和监测。

(2)参考区间:48.8～208.6 U/mL。

(3)临床意义:①酸性磷酸酶(ACP)活性降低见于前列腺炎。另外,ACP 有促进精子活动的作用。精浆中 ACP 降低,精子活动力减弱,可使受孕率下降。②ACP 活性增高见于前列腺癌和前列腺肥大。

二十、精子顶体酶活性测定

(1)适应证:用于男性不育症的辅助诊断和监测。

(2)参考区间:48.2～218.7 μU/10^{6}精子。

(3)临床意义:顶体酶对于精子的运动和受精过程都是不可缺少的,顶体酶活力不足可导致男性不育。因此,精子顶体酶活性测定可作为精子受精能力和诊断男性不育症的参考指标。

二十一、精浆锌测定

(一)适应证

用于男性不育症、睾丸萎缩等疾病的辅助诊断和监测。

(二)参考区间

一次射精≥2.4 μmol。

(三)临床意义

1.缺乏

可影响性腺的发育,使性功能减退,睾丸萎缩,精子数目减少、弱精、死精等。

2.严重缺乏

可使精子发生处于停顿状态,造成不育。

3.青春期缺锌

影响男性生殖器官和第二性征的发育。

此外,锌含量与前列腺液杀菌能力和抗菌机制有关,前列腺能合成具有抗菌作用的含锌多肽。

二十二、精浆抗精子抗体检查

(1)适应证:用于男性免疫性不育的辅助诊断和监测。

(2)参考区间:阴性。

(3)临床意义:抗精子抗体的出现及滴度升高无论在男性或女性,均可导致不育。因此,抗精子抗体的检测可以作为不育症患者临床治疗及预后判断的重要指标。阳性提示存在免疫性不育。

二十三、精浆免疫抑制物测定

(1)适应证:用于男性免疫性不育的辅助诊断和监测。

(2)参考区间:(430±62)U/mL。

(3)临床意义:精浆免疫抑制物活性降低与不育、习惯性流产、女性对配偶精液过敏的发生有密切关系。

二十四、精浆免疫球蛋白测定

(1)适应证:用于男性免疫性不育的辅助诊断和监测。

(2)参考区间:IgA:(90.3±57.7)mg/L;IgG:(28.6±16.7)mg/L;IgM:(90.3±57.7)mg/L;补体 C3、C4:无。

(3)临床意义:抗精子抗体浓度增高者,其精浆免疫球蛋白也升高,生殖系统感染者精浆免疫球蛋白升高。

(冯佩青)

第十三节　前列腺液检验

一、量测定

(1)适应证:用于前列腺疾病的辅助诊断。

(2)参考区间:数滴至 1 mL。

(3)临床意义:腺液减少见于前列腺炎。多次按摩无前列腺液排出,提示前列腺分泌功能严重不足,见于前列腺的炎性纤维化和某些功能低下。

二、外观检查

(1)适应证:用于前列腺疾病的辅助诊断。

(2)参考区间:稀薄、不透明、乳白色液体。

(3)临床意义。①黄色浑浊:呈脓性或脓血性,见于严重的化脓性前列腺炎;②血性:见于精囊炎、前列腺炎、前列腺结核、结石和肿瘤等,也可由按摩前列腺用力过重所致。

三、酸碱度测定

(1)适应证:用于前列腺疾病的辅助诊断。

(2)参考区间:弱酸性,pH 6.3～6.5。

(3)临床意义:增高见于 50 岁以上者或混入较多精囊液时。

四、红细胞检查

(1)适应证:用于前列腺疾病的辅助诊断。

(2)参考区间:偶见(<5/HP)。

(3)临床意义:增多见于前列腺结核、结石和恶性肿瘤等,也可由按摩前列腺用力过重所致。

五、白细胞检查

(1)适应证:用于前列腺疾病的辅助诊断。

(2)参考区间:<10/HP,散在。

(3)临床意义:增多见于前列腺炎。若 WBC>10/HP,成簇分布,即可诊断为前列腺炎。

六、磷脂酰胆碱小体检查

(1)适应证:用于前列腺疾病的辅助诊断。

(2)参考区间:数量较多,分布均匀。

(3)临床意义:前列腺炎时磷脂酰胆碱小体减少,分布不均,有成簇分布现象;严重者磷脂酰胆碱小体可消失。

七、前列腺颗粒细胞检查

(1)适应证:用于前列腺疾病的辅助诊断。

(2)参考区间:<1/HP。

(3)临床意义:增多见于老年人或前列腺炎患者。

八、淀粉样小体检查

(1)适应证:用于前列腺疾病的辅助诊断。

(2)参考区间:少量。

(3)临床意义:前列腺液中的淀粉样小体随年龄增长递增,一般无临床意义。

(冯佩青)

第十四节　阴道分泌物检验

一、外观检查

(一)适应证

用于女性生殖系统疾病的辅助诊断、鉴别诊断。

(二)参考区间

白色、糊状,无气味;近排卵期:清澈透明,稀薄似蛋清,量多;排卵期 2～3 d 后:混浊黏稠,量减少;经前:量增加;妊娠期:量较多。

(三)临床意义

阴道分泌物是女性生殖系统分泌的液体,又称为白带。

1.黄色脓性

见于滴虫性阴道炎、化脓性细菌感染、慢性子宫颈炎、老年性阴道炎、子宫内膜炎和阴道内有异物等。

2.红色血性

见于肿瘤、息肉、子宫黏膜下肌瘤、老年性阴道炎、严重的慢性子宫颈炎和子宫内节育器产生的不良反应等。

3.豆腐渣样

见于真菌性阴道炎。

4.黄色水样

见于子宫黏膜下肌瘤、子宫颈癌、子宫癌和输卵管癌等。

5.大量、无色透明

见于卵巢颗粒细胞瘤或女性激素分泌功能异常。

6.脓血样白带

脓血样白带为阿米巴性阴道炎的特征。

二、pH 测定

(1)适应证:用于女性生殖系统疾病的辅助诊断、鉴别诊断。

(2)参考区间:3.8~4.5。

(3)临床意义:增高见于以下情况。①阴道炎:由于病原生物消耗糖原,阴道杆菌酵解糖原减少所致;②幼女和绝经期女性:由于缺乏雌激素,阴道上皮变薄,且上皮细胞不含糖原,以及阴道内无阴道杆菌所致。

三、清洁度检查

(一)适应证

(1)用于女性生殖系统疾病的辅助诊断、鉴别诊断。

(2)用于雌激素水平的判断。

(二)参考区间

Ⅰ~Ⅱ度。

(三)临床意义

阴道清洁度是阴道炎症和生育期女性卵巢性激素分泌功能的判断指标。

当卵巢功能低下,雌激素水平降低时,阴道上皮细胞增生较差,阴道分泌物中的阴道杆菌减少,易感染杂菌,使阴道清洁度分度增高。当阴道分泌物清洁度为Ⅳ、Ⅲ度,且有大量病原生物,如细菌、真菌或寄生虫时,见于各种原因的阴道炎。

四、阴道毛滴虫检查

(1)适应证:①用于女性生殖系统疾病的辅助诊断、鉴别诊断;②用于性传播疾病的诊断和监测。

(2)参考区间:阴性。

(3)临床意义:阳性见于滴虫性阴道炎。

五、真菌检查

(1)适应证:①用于女性生殖系统疾病的辅助诊断、鉴别诊断;②用于性传播疾病的诊断和监测。

(2)参考区间:阴性。

(3)临床意义:阳性见于真菌性阴道炎;真菌性阴道炎的阴道分泌物呈凝乳状或豆腐渣样。

六、加德纳氏菌检查

(1)适应证:①用于女性生殖系统疾病的辅助诊断、鉴别诊断;②用于性传播疾病的诊断和监测。

(2)参考区间:阴性。

(3)临床意义:阳性见于由阴道加德纳氏菌(GV)和某些厌氧菌共同引起的细菌性阴道病。除引起阴道病外,尚可引起早产、产褥热、新生儿败血症、绒毛膜羊膜炎、产后败血症和脓毒血症等。寻找阴道分泌物中的线索细胞,是诊断加德纳氏菌性阴道病的重要指标。

七、淋病奈瑟菌检查

(1)适应证:①用于女性生殖系统疾病的辅助诊断、鉴别诊断;②用于性传播疾病的诊断和监测。

(2)参考区间:阴性。

(3)临床意义。阳性见于淋病患者。

八、衣原体检查

(1)适应证:①用于女性生殖系统疾病的辅助诊断、鉴别诊断;②用于性传播疾病的诊断和监测。

(2)参考区间:阴性。

(3)临床意义:阳性见于沙眼衣原体感染引起的急性阴道炎和子宫颈炎。

九、病毒检查

(1)适应证:①用于女性生殖系统疾病的辅助诊断、鉴别诊断;②用于性传播疾病的诊断和监测。

(2)参考区间:阴性。

(3)临床意义:阳性见于由单纯疱疹病毒(HSV)、人巨细胞病毒(HCMV)、人乳头瘤病毒(HPV)引起的生殖道感染。

十、梅毒螺旋体检查

(1)适应证:①用于女性生殖系统疾病的辅助诊断、鉴别诊断;②用于性传播疾病的诊断和监测。

（2）参考区间：阴性。

（3）临床意义：阳性见于梅毒螺旋体感染所致的梅毒,可引起胎儿死亡或流产。

十一、阴道分泌物五联试验

(一)适应证

用于阴道炎性疾病的辅助诊断、鉴别诊断。

(二)参考区间

干化学酶法 pH 为 3.8～4.5;过氧化氢:阴性;白细胞酯酶:阴性;唾液酸苷酶:阴性;脯氨酸氨基肽酶:阴性;乙酰氨基葡糖糖苷酶:阴性。

(三)临床意义

1.pH

pH＞4.5,提示细菌性阴道炎;pH＞5,提示滴虫性阴道炎;pH 为 4.0～4.6,提示真菌性阴道炎。

2.过氧化氢

阴性:表示乳酸杆菌多;阳性:提示阴道环境处于病理或亚健康状态。

3.白细胞酯酶

阳性:表示白细胞多于 15/HP,提示有阴道炎。

4.唾液酸苷酶

阳性:提示为细菌性阴道炎。

5.脯氨酸氨基肽酶

阳性:提示为细菌性阴道炎。

6.乙酰氨基葡糖糖苷酶

阳性:若同时 pH≥4.8,提示滴虫感染;若同时 pH≤4.6,提示真菌感染。

(冯佩青)

第十五节　浆膜腔积液检验

一、浆膜腔积液理学检验

(一)原理

因漏出液与渗出液产生机制不同,其理学性质如颜色、透明度、凝固性等也有所不同,可通过肉眼和感官方法区别。

(二)器材

比重计、折射仪、pH 试纸或 pH 计。

(三)操作

(1)肉眼观察浆膜腔积液颜色并直接记录。

(2)观察透明度时可轻摇标本,肉眼观察浆膜腔积液透明度的变化。

（3）倾斜浆膜腔积液试管，肉眼观察有无凝块形成。

（4）测比密前，标本应充分混匀，其方法与尿比密相同。

（5）采用 pH 试纸或 pH 计测量浆膜腔积液的酸碱度。

（四）临床意义

1.颜色

通常漏出液呈清亮、淡黄色液体。红色见于恶性肿瘤、结核病急性期等；黄色见于各种原因引起的黄疸；绿色见于铜绿假单胞菌感染；乳白色见于化脓性感染、胸导管或淋巴管阻塞性疾病；黑色见于曲霉感染；棕色或咖啡色见于恶性肿瘤、内脏损伤、出血性疾病、穿刺损伤和阿米巴脓肿破溃入浆膜腔等；草绿色见于尿毒症引起的心包积液。

2.透明度

通常漏出液是清晰透明。透明度与积液所含细胞、细菌及蛋白质的含量有关。渗出液因含细菌、细胞、蛋白质呈不同程度的混浊；漏出液因含细胞、蛋白质少，无细菌而清晰透明。

3.凝固性

渗出液含有纤维蛋白原等凝血因子易自行凝固或有凝块产生，漏出液不凝固。

4.比重

渗出液因含蛋白质、细胞较多而比重常＞1.018；漏出液因含溶质少，常＜1.015。

5.酸碱度

通常漏出液 pH 为 7.40～7.50。降低见于感染性浆膜炎及风湿性疾病等继发性浆膜炎。

二、浆膜腔积液化学检验

（一）浆膜腔积液黏蛋白定性试验

1.原理

渗出液中含大量浆膜黏蛋白，在酸性条件下可产生白色雾状沉淀，即 Rivalta 试验阳性。

2.操作

取 100 mL 量筒，加蒸馏水 100 mL，滴入冰醋酸 0.1 mL，充分混匀（pH 为 3～5），静止数分钟，将积液靠近量筒液面逐滴轻轻滴下，在黑色背景下，观察白色雾状沉淀发生及其下降速度等。

3.试剂与器材

量筒、冰醋酸和蒸馏水。

4.结果判定

在滴下穿刺液后，如见浓厚白色云雾状沉淀很快地下降，而且形成较长的沉淀物，即 Rivalta 试验阳性；如产生白色浑浊不明显，下沉缓慢，并较快消失者为阴性反应。

阴性：清晰不显雾状。

可疑：（±）渐呈白雾状。

阳性：（＋）呈白雾状；（＋＋）呈白薄云状；（＋＋＋）呈白浓云状。

5.临床意义

主要用于漏出液和渗出液鉴别，漏出液为阴性，渗出液为阳性。

（二）浆膜腔积液蛋白质定量试验

1.原理

采用双缩脲法，同血清总蛋白测定。

2.临床意义

(1)主要用于漏出液和渗出液鉴别。漏出液<25 g/L,渗出液>30 g/L。

(2)炎症性疾病(如化脓性、结核性等)浆膜腔积液蛋白质含量多>40 g/L;恶性肿瘤为 20~40 g/L;肝静脉血栓形成综合征为 40~60 g/L;淤血性心功能不全、肾病综合征蛋白浓度最低,多为 1~10 g/L;肝硬化患者腹水蛋白质多为 5~20 g/L。

(三)浆膜腔积液葡萄糖测定

1.原理

采用己糖激酶法,同血清葡萄糖测定。

2.临床意义

通常,漏出液葡萄糖为 3.6~5.5 mmol/L。降低见于风湿性积液、积脓、结核性积液、恶性积液或食管破裂等。胸腔积液葡萄糖含量<3.33 mmol/L,或胸腔积液与血清葡萄糖比值<0.5,多见于类风湿性积液、恶性积液、非化脓性感染性积液和食管破裂性积液等。

(四)浆膜腔积液酶类测定

1.乳酸脱氢酶测定

(1)原理:采用酶速率法,同血清乳酸脱氢酶(LDH)测定。

(2)临床意义:主要用于漏出液与渗出液鉴别诊断。漏出液<200 U/L,渗出液>200 U/L。积液与血清 LDH 之比<0.6 时,为漏出液;积液与血清 LDH 之比>0.6 时,为渗出液。渗出液中化脓性感染增高最为显著,均值可达正常血清 30 倍,其次为恶性积液;结核性积液略高于正常血清。恶性胸腔积液 LDH 约为自身血清 3.5 倍,而良性积液约为 2.5 倍。

2.腺苷脱氨酶测定

(1)原理:采用酶速率法,同血清腺苷脱氨酶(ADA)测定。

(2)临床意义:主要用于鉴别结核性和恶性积液。结核性积液 ADA 活性明显增高,常>40 U/L,甚至超过 100 U/L,抗结核治疗有效时,ADA 活性随之降低。

3.淀粉酶测定

(1)原理:采用酶速率法,同血清淀粉酶(AMY)测定。

(2)临床意义:主要用于判断胰源性腹水和食管破裂性胸腔积液。胸腔积液淀粉酶升高(>300 U/L),多见于食管穿孔及胰腺外伤合并胸腔积液,原发性或继发性肺腺癌胸腔积液 AMY 显著升高。

胰腺的各类炎症、肿瘤或损伤时,腹水 AMY 水平可高出血清数倍至几十倍。也可见于胃穿孔、十二指肠穿孔、急性肠系膜血栓形成和小肠狭窄等。

三、浆膜腔积液有形成分分析

(一)原理

根据浆膜腔积液中的各种细胞形态特点,通过计算一定体积的浆膜腔液体内细胞数或将标本染色分类计数,计算出浆膜腔积液中各种细胞的数量或百分比。

(二)试剂与器材

(1)试管、吸管、玻棒、改良 Neubauer 计数板、盖玻片和显微镜。

(2)冰醋酸、白细胞稀释液、瑞氏染液或瑞-吉染液。

（三）操作

1.细胞总数及有核细胞计数

计数方法与脑脊液相同,如细胞数较多的应用稀释法进行检查。

2.细胞形态学检查及分类

(1)直接分类法:高倍镜下根据有核细胞的核有无分叶分别计数单个核细胞和多核细胞,计数 100 个有核细胞,以比例或百分比表示。

(2)染色分类法:穿刺液应在抽出后立即离心,用沉淀物涂片 3～5 张,也可用细胞玻片离心沉淀收集细胞,以瑞氏或瑞-吉染色法进行分类。必要时,制备稍厚涂片,湿固定 30 min,做苏木精-伊红(HE)或巴氏染色查找癌细胞。恶性肿瘤性积液主要为腺癌,其次为鳞癌、间皮瘤等。漏出液中细胞较少,以淋巴细胞和间皮细胞为主;渗出液中细胞种类较多。

3.其他有形成分

(1)结晶:胆固醇结晶见于脂肪变性的陈旧性胸腔积液、胆固醇性胸膜炎所致积液;积液中伴嗜酸性粒细胞增多时,可见有夏科-雷登结晶。

(2)染色体:染色体检查是诊断恶性肿瘤的有效检查方法之一,癌性积液细胞染色体变化主要有染色体数量异常、染色体形态异常的标志染色体。

(3)病原微生物检查。①细菌:对怀疑为渗出液的样本,应进行无菌操作离心沉淀后细菌培养和涂片染色检查;临床上可见的细菌有结核杆菌、大肠埃希菌、铜绿假单胞菌等。②寄生虫及虫卵:积液离心沉淀后,涂片观察有无寄生虫及虫卵。乳糜性积液注意观察有无微丝蚴;棘球蚴病所致的积液中可见到棘球蚴头节;阿米巴病的积液中可见阿米巴滋养体。

（四）临床意义

(1)通常漏出液$<100×10^6/L$,渗出液$>500×10^6/L$。少量红细胞多见于穿刺损伤,对渗出液和漏出液的鉴别意义不大;大量红细胞提示为出血性渗出液,主要见于恶性肿瘤(最常见)、穿刺损伤及肺栓塞等。

(2)中性粒细胞增多($>50\%$):常见于急性炎症(如类肺炎性胸腔积液)。

(3)淋巴细胞增多($>50\%$):常见于漏出液、结核、肿瘤、冠状动脉分流术、淋巴增生性疾病和乳糜性积液。

(4)嗜酸性粒细胞增多($>10\%$):常见于气胸、肺栓塞、外伤性血胸、胸管反应、寄生虫病和查格-施特劳斯综合征。

(5)源自实体肿瘤的肿瘤细胞:常见于转移性肿瘤。原始细胞常见于造血系统恶性肿瘤。

(6)胆固醇结晶:见于陈旧性胸腔积液和胆固醇胸膜炎积液;含铁血黄素颗粒见于浆膜腔出血。

(7)乳糜性积液:离心后沉淀物中可查有无微丝蚴;棘球蚴性胸腔积液可查有无棘球蚴头节和小钩;阿米巴性积液可查有无阿米巴滋养体。

（五）注意事项

标本采集后及时送检,收到标本后应立即检查,以免积液凝固或细胞破坏使结果不准确。计数前,标本必须混匀。因穿刺损伤血管,引起血性浆膜腔积液,白细胞计数结果必须校正,以剔除因出血而带来白细胞计数升高。涂片染色分类计数时,离心速度不能太快,否则细胞形态受影响,涂片固定时间不能太长,更不能高温固定,以免细胞皱缩。

（冯佩青）

第十一章

免疫检验

第一节 补体测定

一、概述

补体是存在于人和脊椎动物体液中的一组具有酶原活性的糖蛋白。补体系统由 30 多种蛋白和细胞受体组成。世界卫生组织委员会于 1968 年和 1981 年先后对补体各成分的命名做出了统一的规定。即以 C 代表补体;Cn 代表某种单个成分,如 C1～C9;Cn 为活化的补体成分,有酶活性或其他生物学活性;Cn 后加小写的英文字母(a、b、c、d)表示补体活化过程中形成的新生片段,如 C3a、C3b 等;Cni 则表示未活化的补体成分。补体旁路活化途径除 C3 外的各成分,均用大写英文字母,如 B 因子、D 因子等表示。这些蛋白活化后形成的片段、则以小写字母表示。一般较小的片段用"a"、较大的用"b"表示,如 Ba,Bb。活性丧失,但其肽链结构未发生变化的成分,则在该成分后加"i",如 Bbi。某种成分因肽链被水解而丧失活性,但未产生新的片段,则在前冠以"i",如 iC3b。对于补体受体,则以其结合对象来命名,如 C1rR、C5aR 等,对 C3 片段的受体则用 CR 1～5 表示。

补体的大多数成分由肝脏实质细胞和单核、巨噬细胞合成,内皮细胞、肠道上皮细胞及肾小球细胞等也可少量合成。人血清中的补体总含量占血清总蛋白的 5%～6%,个体血清补体水平一般不因免疫而有较大波动,只是在某些疾病状态下才有变化。

不同成分的补体分子量差别较大,电泳迁移率亦不同,多数分布于 β 区,少部分位于 α 区和 γ 区。补体多种成分均不耐热,0 ℃～10 ℃ 中活性仅可保存 3～4 d,51 ℃ 持续 35 min,55 ℃ 持续 12 min,61 ℃ 持续 2 min 可被灭活。强烈振荡、酸、碱、醇、醚、氯仿、胆盐、紫外线或 α 粒子照射等因素均可使补体失活。体外试验时常用动物血清作为补体的来源,豚鼠血清中补体各成分含量最为丰富,溶血能力最强,又易获得,因此,最常用于溶血性试验。

补体系统主要通过三类功能成分表达生物学活性和自我调控反应,即参与补体级联反应的各种固有成分、补体调控分子及补体受体等。生理情况下,循环中的补体成分均以非活化的酶前体形式存在,在遇相应激活物质刺激后,补体系统可通过传统途径、旁路途径和凝集素途径活化,在活化的级联反应中发挥各种生物学效应。补体的主要作用方式有：①溶解靶细胞，包括血细胞、肿瘤细胞、细菌和包膜病毒等；②介导调理吞噬，补体裂解片段被覆于细胞或外来颗粒性抗原上，与吞噬细胞表面的相应受体结合，促进吞噬作用；③调节炎症和免疫反应，如趋化炎性细胞、免疫黏附等作用；④有利于调节细胞的生物学活性，补体结合至细胞可引起细胞活化乃至分化，结合抗原则有利于其与细胞上的相应抗原受体结合，呈递抗原。补体的这些作用在体内具有两面性，既参与免疫防御、免疫调控等正常免疫反应，也参与对组织的免疫病理损伤。补体成分如 C2、C4、C3、C6、Bf 等存在着高度的遗传多态性，并且几乎所有的补体蛋白都可能发生遗传缺陷。因此，检测体内补体成分的活性及含量，了解补体系统的变化状况，有助于对临床多种疾病的诊断、鉴别、治疗及发病机制的研究。

二、检测方法

检测补体的方法主要包括对补体活性的测定和补体成分的测定。活性测定可反映补体功能，通常用 50% 溶血法测定血清中补体通过经典途径活化和旁路激活途径活化的程度。补体各成分的定量测定多用免疫化学法，如比浊法、琼脂单向扩散试验、火箭电泳法或交叉免疫电泳法等。亦可用化学发光法或间接免疫荧光法和流式细胞仪检测 C1 酯酶抑制物活性（C1-INH）或细胞膜补体受体等。

(一)补体经典活化途径

1.总补体溶血活性（CH_{50}）测定

（1）原理：特异性抗体致敏绵羊红细胞（SRBC）形成的复合物，能激活血清中的补体 C1，引起补体成分的级联反应，使 SRBC 发生溶血，根据溶血程度可判定补体总活性。当红细胞和溶血素量一定时，在限定的反应时间内，溶血程度与补体量及活性呈正相关，但非直线关系而是 S 形曲线关系，在接近 50% 溶血（CH_{50}）时，二者之间近似直线关系，故以 50% 溶血作为最敏感的判定终点，称为 50% 溶血试验，即 CH_{50}。以引起 50% 溶血所需的最小补体量为一个 CH_{50} U，可计算出待测血清中总的补体溶血活性。此法检测的溶血率与补体多个成分的含量和功能有关，C1~C8（此试验中，溶解绵羊红细胞不需要 C9 参与）任何一个成分缺陷均可使 CH_{50} 降低。但单个补体成分的含量波动可能对试验结果影响不明显。

（2）方法：将新鲜待测血清作系列不同浓度稀释后，各管定量加最适浓度溶血素致敏的绵羊红细胞悬液，温育后，用光电比色计测定各管的吸光度（A）值，以代表溶血时所释放的血红蛋白量（$A_{541\,nm}$），取与 50% 溶血的标准管相近的二管读取 A 值，以最接近 50% 溶血标准管的一管，计算 50% 溶血的总补体活性值。

补体的 CH_{50} 正常参考值应根据各实验室应用的方法检测一定数量健康人后确定。一般正常人为（170 ± 70）U/mL。

2.微量 CH_{50} 测定

（1）原理：与上述试管法同，操作较简便快速。

（2）方法：在微量血凝反应板上操作，将待测血清连续双倍稀释后加入致敏 SRBC，与对照孔红细胞沉积圆点比较，以引起致敏 SRBC 发生 50% 溶血孔（此时检测孔红细胞沉积圆点与对照孔大小相同）作为终点，依此判定待测血清中补体效价。

正常参考值：1∶4~1∶32。

3.临床意义

CH_{50}异常可见于临床多种疾病。通常以活性下降临床意义较大。CH_{50}降低且伴补体C4含量下降、C3水平正常或下降时,多反映补体以传统途径活化异常为主的疾病,如SLE、血清病、遗传性血管神经性水肿、弥散性血管内凝血、获得性C1-INH缺陷、急性病毒性肝炎早期、冷球蛋白血症、皮肤血管炎、疟疾、登革热、自身免疫性溶血性贫血等。若CH_{50}降低,C3亦降低,C4正常,则该疾病的补体活化以旁路途径为主,如膜增殖性肾小球肾炎、急性肾小球肾炎、内毒素性休克等。CH_{50}增高常见于风湿热、赖特综合征、银屑病关节炎、皮肌炎、结节性动脉周围炎、全身性硬化症(PSS)、白塞病、结节病、盘状红斑狼疮及急、慢性感染等。

(二)补体旁路途径溶血活性的测定(AP-H_{50})

1.原理

利用未致敏的家兔红细胞(RE)具有激活B因子,引起补体旁路途径(AP)活化的特点。试验先用乙二醇双(α-氨基乙基)醚四乙酸(ethylene glycol bis-amino tetracetate,EGTA)螯合待检样本中的Ca^{2+},封闭C1的作用,避免补体经传统途径活化。RE激活B因子引起AP活化,导致兔红细胞损伤而发生溶血。此试验是反映参与补体旁路途径活化的成分,即补体C3、D因子、B因子、P因子以及C5～C9活性的一项较简便的方法。

2.方法

与CH_{50}方法类似。结果以引起50%溶血所需的最小补体量为一个AP-H_{50} U,可计算出待测血清中补体旁路途径溶血活性。

正常参考值:(22 ± 3.0)U/mL。

3.临床意义

AP-H_{50}测定对非特异性感染的免疫功能及自身免疫性病理损伤的观察与分析具有重要意义。某些类型的慢性肾炎、肾病综合征、肿瘤、感染、某些自身免疫病等时AP-H_{50}活性可显著增高,而肝硬化、慢性活动性肝炎、急性肾炎则明显降低。

(三)单个补体成分测定

人类补体系统中补体蛋白的遗传缺陷或获得性缺陷,与临床多种疾病密切相关。根据检测方法和临床应用,世界卫生组织(WHO)和国际免疫学会报告,30多种补体成分中通常需检测的主要是C3、C4、C1q、B因子和C1酯酶抑制物等成分。

1.补体C3测定

(1)概述 C3是一种β_1球蛋白,沉降系数9.5 S,相对分子质量为180000,含糖量约占2.2%,是补体系统中血清含量最丰富的成分,在补体活化的传统途径、旁路途径和凝集素途径中均起关键作用。C3主要由肝实质细胞合成并分泌,少量由巨噬细胞和单核细胞合成。完整的C3分子不具有生物学活性,由α和β两条多肽链构成。α链含998个氨基酸残基,分子量110000;β链含669个氨基酸残基,分子量70000。两条链由多个二硫键连接,呈平行排列。

C3可被不同的补体活化途径形成的C3转化酶作用而活化。传统途径(CP)的C3转化酶是由抗原抗体复合物激活的,作用于C4、C2形成。旁路途径(AP)的C3转化酶有两种,起初由激活物结合C3b(C3生理性少量自发裂解或在传统途径中裂解产生的C3b)开始,当C3b与B因子(Bf)结合并被活化的D因子(Df)分解Bf成Bb、Ba时,由此形成初期的C3转化酶C3bBb。这种转化酶不稳定,当与P因子结合后,可形成较稳定的具有正反馈环扩大作用的C3转化酶,这种转化酶能裂解C3产生更多的C3b。凝集素途径中(LP,参见甘露糖结合凝集素),甘露糖结合凝集素(MBL)活化 C3 与 MBL 相关丝氨酸蛋白酶(MASPs)1、2 和 3 组成的功能性复合物作用有关。MASP-2 具有补体经典途径的 C1 酯酶活性,对裂解 C4 起作用。甘露糖配体-MBLMASP-2 构成的复合物(无须 MASP-1)能活化 C4、C2,形成 C3 转化酶;而有 MASP-1 连接的复合物,则可直接裂解 C3,产生 C3b 片段激活补体替代途径。C3 经活化后,多种功能即由各种裂解的片段表现出来。

(2)方法:测定 C3 含量的常用方法主要有单向免疫扩散法和免疫比浊法,亦可用 ELISA 法。免疫比浊法又分散射比浊法和透射比浊法两类,两类中又都分终点法和速率法 2 种。人血清中 C3 正常参考值为(1.14±0.54)g/L。

2.补体 C4 测定

(1)概述:C4 是参与补体传统途径活化的成分,相对分子质量为 200000。C4 分子由三条肽链以二硫键相连,分子质量分别为 93000(α 链),78000(β 链)和 33000(γ 链)。C4 合成于肝细胞和巨噬细胞中,先呈单链结构合成,后经两次细胞内蛋白酶解形成含三个亚基的分泌型 C4($C4^s$),分泌于细胞外,经再一次酶解后成为血浆型 C4($C4^P$)。$C4^s$ 和 $C4^P$ 溶血活性相等,易被调节酶 C4 结合蛋白(C4bp)和因子 I,即 C3b 灭活剂 C_3b(INA)降解。传统途径活化时,C4 被 C1s 在 α 链处裂解出一小片段 C4a 和较大片段 C4b(含β 链、γ 链和大部分 α 链)。C4a 为一弱过敏毒素,对 pH、热、高浓度盐有较大耐受性。C4b 的大部分以无活性形式游离于液相中,小部分亚稳肽 C4b 则以共价键与靶细胞膜受体结合,并与活化的 C2a 结合形成 C3 转化酶,继续补体的级联反应。C4 在激活补体,促进吞噬,防止免疫复合物沉淀和中和病毒等方面发挥作用。

(2)方法:测定 C4 含量的方法同 C3 含量的测定。人血清中 C4 正常参考值为(0.4±0.2)g/L。

3.C1q 测定

(1)概述:C1q 是补体 C1 的组成成分,电泳位置在 γ 区带。循环中的 C1 为大分子蛋白复合体,由 5 个亚单位组成,即 1 个 C1q,2 个 C1r 和 2 个 C1s。其中 C1q 起识别作用,C1r 和 C1s 具备催化功能。

C1q 相对分子质量为 410000,有 18 条多肽链通过二硫键相连接。每 3 条多肽链为一个亚单位,构成螺旋状,形成似 6 个球形体组成的花冠样结构。C1q 的头部能够直接结合 Ig 的 Fc 段,与 IgG 和 IgM 的结合分别在 CH2 和 CH3 区。C1q 启动补体系统活化时必须结合两个以上的 Fc,因此,不同类 Ig 抗体导致的补体活化程度有所差别。IgM 类抗体同时有 5 个 Fc 段可供 C1q 结合,一个与抗原结合的 IgM 分子即可启动补体的传统活化途径。而 IgG 类抗体浓度需达到 $10^2 \sim 10^3$,才能引起 C1q 作用。

(2)方法:测定 C1q 含量,可用单向免疫扩散法、免疫比浊法和 ELISA 法等。人血清中 C1q 含量 5 岁前随年龄递增,5 岁后达成人水平,约为 0.15 g/L。

4.B 因子测定

(1)概述:B 因子是参与补体旁路途径活化的主要成分,是一种不耐热的 β 球蛋白、50 ℃持续 30 min 即可失活。在旁路活化途径中,B 因子被 D 因子裂解成 2 个相对分子质量为 60000 和 33000 的 Bb 和 Ba 片段,Bb 与 C3b 结合构成旁路途径的 C3 转化酶和 C5 转化酶。Ba 可抑制 B 细胞增殖。

(2)方法:检测 B 因子的含量可采用单向免疫扩散法、免疫比浊法、火箭免疫电泳法等方法。正常人血清中 B 因子含量参考值为 0.20 g/L。

5.补体成分测定的临床意义

补体成分异常分先天性和获得性两类。

(1)补体遗传缺陷:大多数补体成分均可能发生遗传缺陷。C1-INH 缺陷可导致遗传性血管神经性水肿。C1～C9 及其他成分的缺陷与自身免性疫病及反复感染等疾病有关。

(2)获得性补体异常。①高补体血症:多数补体成分尤其是 C3、C4、B 因子和 C_1-INH 等在机体急性期反应时可增高。急性炎症、组织损伤如风湿热急性期、结节性动脉周围炎、皮肌炎、心肌梗死、伤寒、痛风、赖特综合征和各种类型的多关节炎,非感染性慢性炎症状态如类风湿关节炎、妊娠时,补体成分含量可高于正常时的 2～3 倍。②低补体血症:免疫复合物导致的补体消耗增多,系统性红斑狼疮(SLE)、药物性红斑狼疮(LE)、肾脏疾病如Ⅰ型、Ⅱ型膜增殖性肾小球肾炎(MPGN)、感染后肾小球肾炎(GN)、慢性活动性肾小球肾炎、荨麻疹性脉管炎综合征(HUVS)、类风湿关节炎、冷球蛋白血症、遗传性免疫球蛋白缺乏、突眼性甲状腺肿、甲状腺炎、肝脏疾病、回-空肠吻合、恶性肿瘤化疗、AIDS、多发性骨髓瘤等。应注意有些免疫复合物引起的肾病很少甚至没有补体下降,如 Schönlein-Henoch 紫癜中的肾小球病、IgA 肾小球病、C1q 肾小球病、膜性肾病(原发性、药物性或恶性肿瘤引起)以及 Goodpasture 综合征;合成不足,急、慢性肝炎、肝硬化或肝癌、严重营养不良等;大出血、大面积烧伤及肾病综合征等。

(陈丽丽)

第二节　自身抗体测定

一、概述

(一)定义

自身抗体是指抗自身细胞内、细胞表面和细胞外抗原的免疫球蛋白,血液中存在高效价的自身抗体是自身免性疫病(autoimmune disease,AID)的重要特征之一,某些 AID 伴有特征性的自身抗体(谱)。自 1948 年 Hargraves 发现狼疮细胞后,人们开始认识到自身抗体的存在。现已公认的 AID 不下百种,主要分为系统性自身免疫性疾病和器官特异性自身免疫性疾病,可累及全身各种组织、器官,包括消化系统、呼吸系统、泌尿系统、循环系统、神经系统、内分泌系统、肌肉组织、皮肤组织、生殖系统等。在患者中进行自身抗体检查可实现 AID 的预警、早期诊断与鉴别诊断、病情评估、治疗监测、病程转归与预后判断。同时,对自身抗体的深入研究还将促进对 AID 发病机制的了解。目前,国外临床常规开展的自身抗体检测项目已达百种以上。

(二)种类

根据临床意义可将自身抗体分类如下。

1.疾病标志性自身抗体

此类自身抗体只出现于某种 AID 中,绝少出现于其他疾病中,对 AID 的诊断价值大,但种类较少且敏感性低,如系统性红斑狼疮(SLE)中的抗 Sm 抗体(敏感性 20%～30%)、抗核糖体(ribosomal RNP,rRNP)抗体(敏感性 20%～30%)、抗增殖性细胞核抗原(proliferating cell nuclear antigen,PCNA)抗体(敏感性仅为 2%～7%)。

2.疾病特异性自身抗体

此类自身抗体在某种 AID 中敏感性高,在其他疾病也可出现,但阳性率低,如 SLE 中的抗双链 DNA(double stranded DNA,ds-DNA)抗体(活动期敏感性 70%~80%,特异性 90%~95%),也可见于 1 型自身免疫性肝炎(autoi mmune hepatitis,AIH)和混合性结缔组织病(mixed connective tissue disease,MCTD)等疾病(阳性率低于 10%)。

3.疾病相关性自身抗体

此类自身抗体与某种 AID 有密切相关性,但在其他疾病也可出现,且阳性率不低,如原发性干燥综合征中的抗 SSA 抗体和抗 SSB 抗体,阳性率分别为 70% 和 40%,对 pSS 诊断意义大,但也常出现于 SLE 中,阳性率分别为 50% 和 30%。

4.疾病非特异性自身抗体

此类自身抗体可在多种 AID 中出现,不具疾病诊断特异性,如抗核抗体(antinuclear antibody,ANA),可见于多种结缔组织病中,被作为结缔组织病(connective tissue disease,CTD)的筛选试验。

5.生理性自身抗体

在正常人中常存在针对自身抗原的自身抗体,此类自身抗体效价低,不足以引起自身组织的破坏,但可以协助清除衰老蜕变的自身成分,发挥免疫自稳效应,其出现的频率和效价随年龄的增长而增高,常见的自身抗体有 ANA、类风湿因子(rheumatoid factor,RF)、抗平滑肌抗体(anti-smooth muscle antibodies,SMA)等。

二、检测方法

临床应用的自身抗体检测方法种类很多,但其检测的核心原理却一致,即抗原与相应抗体之间的特异性结合反应。不同的检测方法之间的主要差异就在于反映该特异性结合反应的方式不一。目前常用的自身抗体检测方法有间接免疫荧光法(indirect immunofluorescence,IIF)、酶联免疫吸附试验(enzyme linked immunosorbent assay,ELISA)、免疫(双)扩散法(double immunodiffusion,DID)、线性免疫印迹法(line immunoassay,LIA)、免疫印迹法、放射免疫法、被动血凝法、颗粒凝集法、对流免疫电泳法、蛋白印迹法、免疫斑点法、免疫沉淀法、斑点酶免疫渗透试验、斑点金免疫结合试验、化学发光法、悬浮芯片技术、芯片酶联免疫技术和蛋白芯片法等。其中最常用的检测方法包括 IIF、ELISA、DID 和 LIA。

IIF 用抗原与标本中的抗体结合,再用荧光素标记的抗体进行检测。主要应用于 ANA、抗ds-DNA 抗体、抗中性粒细胞胞质抗体(antineutrophil cytoplasmic antibody,ANCA)、抗角蛋白抗体(anti-keratin antibody,AKA)、抗核周因子(anti-perinuclear factor,APF)抗体、抗 SMA 抗体、抗肝/肾微粒体(liver/kidney mirosomal,LKM)抗体、抗线粒体抗体(anti-mitochrondrial antibodies,AMA)等抗体的检测。

ELISA 即将已知的抗原或抗体吸附在固相载体表面,使抗原抗体反应在固相载体表面进行,而后用酶标记抗体进行定位,用洗涤法将液相中的游离成分洗除,最后通过酶作用于底物后显色来判断结果。主要应用于抗 ds-DNA 抗体、抗心磷脂抗体(anticardiolipin antibodies,aCL)、抗 β_2 糖蛋白 Ⅰ(β_2-glycoprotein Ⅰ,β_2-GP Ⅰ)抗体、RF、抗 CCP 抗体等抗体的检测。

LIA 则在检测膜条上(硝酸纤维膜)完成抗原抗体结合反应,而后亦通过酶作用于底物来判定结果,主要应用于抗 ds-DNA、nRNP/Sm、Sm、SSA、Ro-52、SSB、Scl-70、PM-Scl、Jo-1、着丝点蛋白 B(centromere protein B,CENP B)、PCNA、核小体、组蛋白、rRNP、AMA-M2 抗体等自身抗体的检测。

DID 主要应用于抗 Sm 抗体、抗 SS-A 抗体、抗 SS-B 抗体、抗核糖体抗体、抗 Scl-70 抗体、抗 Jo-1 抗体、抗 PCNA 抗体、抗 PM-Scl 抗体等抗体的检测。

三、临床意义

自身抗体检测对 AID 的诊断和治疗等方面具有广泛的临床意义。

(一)AID 诊断与鉴别诊断

疾病标志性抗体或特异性抗体或疾病相关性自身抗体对 AID 诊断与鉴别诊断意义重大,如抗 Sm 抗体对 SLE 的诊断具有较高特异性,是目前公认的 SLE 的血清标志抗体,对早期、不典型的 SLE 的诊断或经治疗缓解后的 SLE 回顾性诊断有很大帮助。

(二)AID 病情评估与治疗监测

某些自身抗体与疾病活动性密切相关,通过自身抗体效价的消长判断疾病的活动性,观察治疗反应,指导临床治疗。临床常见的疾病活动性相关自身抗体,如 SLE 中的抗 ds-DNA 抗体、系统性血管炎(systemic vasculitis,SV)中的抗蛋白酶 3(proteinase 3,PR3)抗体和抗髓过氧化物酶(myeloperoxidase,MPO)抗体。

(三)AID 病程转归与预后判断

某些自身抗体与疾病发展、转归相关,如局限型 SSc 中抗着丝点抗体(anti-centromere antibodies,ACA)阳性患者预后良好,而弥漫型 SSc 中抗 Scl-70 抗体阳性且年长发病患者预后较差。

(四)AID 预警

某些自身抗体可在 AID 发病前即出现,可对疾病进行早期预警,坚持随访以利于患者的早期诊断与治疗,如抗环瓜氨酸肽(cyclic citrulin peptide,CCP)抗体早在类风湿关节炎(rheumatoid arthritis,RA)发病前 4～5 年即可在患者体内出现,AMA 可以在 PBC 患者发病前 10 年出现。

(五)AID 致病机制的研究

通过自身抗体临床应用实践,可进一步研究和阐明 AID 发病机制,如 SLE 中的 ANA 与多器官或组织的细胞核结合,从而导致多器官的损伤。

(陈丽丽)

第三节　免疫细胞功能测定

免疫细胞是免疫系统的功能单位,免疫系统受到外源抗原或自身抗原刺激后,通过细胞免疫和体液免疫以及相关系统相互协同,对抗原产生免疫应答反应。参与免疫反应的细胞主要包括淋巴细胞、单核-巨噬细胞、中性粒细胞、嗜酸性细胞、嗜碱性细胞等,淋巴细胞又可借表面特征和功能的不同再分为 T 细胞、B 细胞、K 细胞(杀伤细胞)和 NK 细胞(自然杀伤细胞)等。这些免疫细胞的功能状态在一定程度上反映了机体的免疫状态,对免疫细胞的功能进行检测和研究可为疾病诊断和评估疾病的发生、发展及转归提供一定的指导和帮助,是临床免疫学研究的一个重要内容。本节将介绍上述免疫细胞功能研究的主要检测方法。

一、单核-巨噬细胞功能测定

吞噬细胞包括大吞噬细胞(即单核-巨噬细胞)和小吞噬细胞(即中性粒细胞)。单核-巨噬细胞包括游离于血液中的单核细胞及存在于体腔和各种组织中的巨噬细胞(macrophage,MΦ),均来源于骨髓干细胞,具有很强的吞噬能力,细胞核不分叶,故命名为单核吞噬细胞系统(mononuclear phagocyte system,MPS)。单核-巨噬细胞是一类重要的抗原提呈细胞,在特异性免疫应答的诱导与调节中起重要作用。单核-巨噬细胞具有多种免疫功能,包括吞噬和胞内杀菌;清除损伤、衰老、死亡和突变细胞及代谢废物;加工、提呈抗原给淋巴细胞。单核-巨噬细胞功能测定方法主要包括以下几种。

(一)单核-巨噬细胞表面标记测定

1.原理

单核-巨噬细胞表面有多种受体分子和抗原分子,对细胞的鉴定与功能有重要意义,它们与相应的配体结合后发挥功能,包括捕获病原体,促进调理、趋化、免疫粘连、吞噬,介导细胞毒作用等。成熟的单核细胞可表达高密度的CD14,这是一种相对特异的单核细胞表面标志;单核-巨噬细胞表面IgFc受体(FcγR Ⅰ即CD64、FcγR Ⅱ即CD32、FcγR Ⅲ即CD16)和补体受体(CR1即CD35、CR3即CD11b/18或Mac-1)可以分别与IgG的Fc段及补体C3b片段结合,从而促进单核-巨噬细胞的活化和调理吞噬功能。此外,单核-巨噬细胞还表达各种细胞因子、激素、神经肽、多糖、糖蛋白、脂蛋白及脂多糖的受体,可接受多种细胞外刺激信号,从而调控细胞功能。

单核-吞噬细胞表面具有多种抗原分子,如MHC-Ⅰ、MHC-Ⅱ和黏附分子等。MHC-Ⅱ类抗原是巨噬细胞发挥抗原提呈作用的关键性效应分子;单核-巨噬细胞还表达多种黏附分子,如选择素L、细胞间黏附分子(intercellu-laradhesion molecule,ICAM)和血管细胞黏附分子(vascular cell adhesion molecule,VCAM)等。它们介导MPS细胞与其他细胞或外基质间的黏附作用,从而参与炎症与免疫应答过程。表11-1列举出主要的单核-吞噬细胞表面标志分子,检测和鉴定这些抗原分子可采用相应的抗表面分子的特异性单克隆抗体(MAb),将各种MAb直接标记上不同的荧光素(直接法),或将第二抗体标记荧光素(间接法),用流式细胞术进行检测。

表 11-1 膜表面标志的细胞分布情况

表面标志	细胞类型
CD11b	粒细胞,巨噬细胞
CD16	NK细胞,粒细胞,巨噬细胞
CD32	粒细胞,B细胞,单核细胞,血小板
CD64	单核细胞,巨噬细胞
CD13	单核细胞,巨噬细胞,粒细胞
HLA-DR	B细胞,单核细胞,巨噬细胞,激活的T细胞,造血干细胞前体
CD14	单核细胞,巨噬细胞,粒细胞
CD45	白细胞共同抗原

2.材料

(1)PBMC:从肝素抗凝外周血或骨髓中提取。

(2)PBS/肝素:含 0.1%(v/v)肝素的 PBS。

(3)封闭剂 3 g/L 正常小鼠 IgG。

(4)荧光素标记的 MAb。

(5)一叠氮化乙锭(Ethidium monoazide,EMA)溶液 5 μg/mL EMA 溶于 PBS,每管 100 μL 分装,于 20 ℃ 避光保存,使用前立即溶解并置于冰上,注意避光。

(6)8.3 g/L 氯化铵溶解缓冲液(ACK)现用现配,置室温于 12 h 内使用。

(7)2%甲醛:用 PBS 将 10%超纯甲醛稀释至 2%,于 4 ℃ 避光可保存 1 月。

(8)12 mm×75 mm 试管。

(9)15 mL conical 管。

(10)流式细胞术所用试剂和 FACScan analysis 软件。

3.操作步骤

(1)按表 11-2 所示在 12 mm×75 mm 试管上标记号码 1~7。

表 11-2　三色流式细胞术分组

1	2	3	4	5	6
αCD45F	αCD16F	αCD33F	αCD11BF	IgG1F	—
αCD14PE	αCD32PE	αCD13PE	αCD13PF	IgG2bPE	—
αHL$_A$-DRTCC	αCD64TC	αHL$_A$-DRTC	αCD33TC	IgG2aTC	—

注:α,anti-;F,fluorescein isothiocyanate;PE,phycoerythrin;TC,Tandem Conjugate(PE-Cy5);EMA,ethidiu mmonoazide。

(2)若标本为肝素抗凝全血或骨髓,将约 10 mL 全血或 1~3 mL 骨髓置于 15 mL conical 管中,4 ℃,3 200 r/min 离心 3 min,每管加 10 mL PBS/肝素,颠倒混匀 2 次,离心 3 min,15 mL PBS 洗涤细胞,用适量 PBS 悬浮细胞,调整细胞浓度至 $2×10^7$/mL。若标本为 PBMC 或单核-巨噬细胞,用 PBS 调整细胞浓度至 $2×10^7$/mL。

(3)取 50 μL 细胞悬液加入步骤(1)中各管。

(4)每管加 3 g/L 正常小鼠 IgG 4 μL,冰浴 10 min。

(5)在 1~5 号试管内加入适当浓度的 MAbs,将 1 号管~6 号管置冰浴 15 min。5 号管为 Ig 对照管;6 号管为仅含细胞悬液无抗体的细胞自身荧光素对照;EMA 管仅含 EMA 和细胞,以判断细胞存活率。

(6)将 5 μL 的 EMA 溶液加入 7 号管,混匀,置于距离低强度白光灯源(40 W 台灯)18 cm 处,室温 10 min。EMA 仅能进入死细胞,白光导致 EMA 非可逆性吸附于核酸,通过 650 nm 波长可以检测 EMA 发射光强度。

(7)若细胞悬液中含红细胞(RBC),每管中加 3 mL 的 ACK 溶解液,封口膜封闭试管口,颠倒混匀 1~2 次,室温静置 3 min。若细胞悬液中不含 RBC,每管中加 3 mL PBS。

(8)3 200 r/min,4 ℃,离心 3 min。

(9)快速弃上清液,轻弹管底以分散细胞。

(10)3 mL 的 PBS 洗细胞一次。

(11)分析活细胞时,用 200 μL 的 PBS 重悬细胞,于 4 ℃ 避光保存,在 4 h 内检测。分析固定样本时,加 100 μL 的 2%甲醛,混匀,于 4 ℃避光保存,在 1 h 内检测。

（12）样本上流式细胞仪检测。

（二）吞噬功能

1.原理

巨噬细胞具有较强的吞噬功能,常用细菌或细胞性抗原如鸡红细胞作为被吞噬颗粒。将单核-巨噬细胞与细菌混匀使两者充分接触。通过洗涤或洗涤加蔗糖密度梯度离心除去胞外细菌。吞噬细菌的细胞数可通过染色在显微镜下观察。

2.材料

（1）平衡盐溶液（BSS）。①贮存液 Ⅰ（10×）:葡萄糖 10 g 或 11 g 葡萄糖·H_2O,0.6 g 的 KH_2PO_4,3.58 g的 Na_2HPO_4·$7H_2O$ 或 1.85 g 的 Na_2HPO_4,50 g/L 酚红 20 mL,补 H_2O 至 1 L;分装每瓶500 mL,4 ℃储存（约 6 个月保持稳定）。②贮存液Ⅱ（10×）:1.86 g 的 $CaCl_2$·$2H_2O$, 4 g 的 KCl,80 g 的 NaCl,2 g 的 $MgCl_2$·$6H_2O$ 或 1.04 g 的无水 $MgCl_2$,2 g 的 $MgSO_4$·$7H_2O$,补 H_2O 至 1 L,分装每瓶500 mL,4 ℃储存（约 6 个月保持稳定）。

应用液（1×BSS）:1 份贮存液 Ⅰ ＋8 份双蒸水＋1 份贮存液 Ⅱ（必须注意,先稀释 1 份贮存液后再加另 1 份贮存液,这样可以避免出现沉淀）。滤膜过滤除菌,只要溶液 pH（颜色）不发生改变和不发生污染,于 4 ℃可保存 1 个月。室温下溶液 pH 约为7.0,电导率约为 16.0。

（2）单核-巨噬细胞:体外培养的巨噬细胞系,小鼠腹腔巨噬细胞或人 PBMC。

（3）培养过夜的产单核细胞李斯特菌菌液,活菌或热灭活菌。

（4）新鲜的或新鲜冻融的正常血清,置于冰上。正常血清获自富含补体 C3 的同种个体血液,血液采集后立即置于冰上,1 h 后血液凝固,1 500 r/min,4 ℃离心 25 min,收集血清,分装成每支 0.5 mL,于 80 ℃保存。每批次血清必须检测其辅助细胞吞噬和杀伤的能力。血清一旦解冻不能复冻和反复使用。

（5）300 g/L 蔗糖-PBS 溶液无菌过滤,于 4 ℃可保存数月。

（6）含 5% FCS 的 PBS。

（7）细胞染液。

（8）显微镜载玻片和盖玻片。

（9）10 mm×75 mm 试管。

（10）摇床。

（11）细胞甩片机。

3.操作步骤

（1）用 PBS 洗涤单核-巨噬细胞样本,4 ℃,1 000 r/min,离心 2 min,弃上清液,重复洗涤,细胞重悬于 BSS 至终浓度为 $2.5×10^7$/mL。

（2）取 0.1 mL 巨噬细胞悬液（$2.5×10^6$细胞）至 10 mm×75 mm 试管中。

（3）用 BSS 将产单核细胞李斯特菌培养物做 1∶10 稀释。

（4）取 0.1 mL 菌液（$2.5×10^7$细菌）至 10 mm ×75 mm 试管中。

（5）加 50 μL 新鲜的正常血清,补 BSS 至 1 mL。

（6）将试管置于 37 ℃摇床以约 8 r/min 的速度颠倒振摇 20～30 min。振摇时间不要超过 30 min,以免过多细菌被吞噬杀灭,死菌被降解后吞噬细胞吞噬现象不易被检出。

（7）将试管于 1 000 r/min,4 ℃,离心 8 min,弃上清液,加 2 倍体积冰冷 BSS,轻轻悬浮细胞,洗细胞2次以彻底除去残留的胞外细菌。用冰冷 PBS/5％FCS 悬浮细胞至所需浓度。如需更严格地去除胞外细菌,可采取以下步骤:用 BSS 洗细胞3次,将细胞重悬于1 mL 冰冷 BSS 中,叠加于 300 g/L 蔗糖溶液1 mL 之上,1 000 r/min,4 ℃,离心 8 min,细胞沉于管底,小心弃去 BSS 和蔗糖溶液(含胞外细菌),用冰冷 PBS/5％FCS 重悬细胞至所需浓度(通常用 2 mL 溶液将细胞配成 10^6/mL 的浓度)。

(8)用细胞甩片机以 650 r/min 室温旋转 5 min 将 0.1 mL 细胞(1×10^5/mL)离心至载玻片上。

(9)用染液染片。

(10)在油镜下检测吞噬功能,计数≥200 个细胞,求出每个巨噬细胞吞噬细菌的细胞个数。用下列公式计算吞噬数量。

吞噬指数＝吞噬1个以上细菌的巨噬细胞百分数×每个阳性细胞吞噬的细菌平均数

(三)杀菌功能

1.原理

吞噬细胞在趋化因子作用下定向移至病原体周围后,借助调理素通过胞饮作用将病原体吞噬,形成噬粒体,噬粒体与吞噬细胞内溶酶体融合,溶酶体释放多种蛋白水解酶,通过胞内氧化作用将病原体杀灭。试验时将吞噬细胞和细菌混合,计算吞噬作用发生后在杀菌作用出现前巨噬细胞内的活细菌数,以及吞噬细菌一段时间(90～120 min)后,细胞内残留的活菌数。如果后者在 TSA 平板上生长的菌落数明显少于前者菌落数,则提示巨噬细胞有杀菌活性。

2.材料

(1)处于对数生长期的活的细菌培养物:将冷冻保存的菌株接种至适宜的液体培养基,培养过夜。

(2)平衡盐溶液(BSS)。

(3)单核-巨噬细胞:体外培养的巨噬细胞系,小鼠腹腔巨噬细胞或人 PBMC。

(4)新鲜的或新鲜冻融的正常血清,置于冰上。

(5)含 5％正常血清的 BSS。

(6)胰蛋白酶大豆琼脂(tryptic soy agar,TSA)平板:于 4 ℃保存,使用前预温至 37 ℃。

(7)带螺旋盖的 2.0 mL 聚苯乙烯管。

(8)带闭合盖(snap-top)的 10 mm×75 mm 聚苯乙烯管。

(9)摇床。

(10)带螺旋盖的 13 mm×100 mm 螺旋盖的派瑞克斯(Py-rex)玻璃管,灭菌。

3.操作步骤

(1)将过夜培养的 Listeria 菌震荡粉碎,用 BSS 做 1∶300 稀释,在 10 mm×75 mm 聚苯乙烯管或2.0 mL 聚苯乙烯管中混合下列成分:2.5×10^6/mL 巨噬细胞,0.3 mL 震荡粉碎的过夜培养菌(2.5×10^6 个细菌),50 μL 冷正常血清,用 BSS 调至 1 mL。

(2)上述试管置于 37 ℃摇床中以 8 r/min 的速度颠倒振摇 15～20 min,用常规洗法或蔗糖离心法洗去胞外细菌,细胞重悬于 1 mL 含 5％血清的 BSS 中。

(3)准备 4 根 Pyrex 玻璃管,每管加 0.9 mL 灭菌水,第 1 管内加 0.1 mL 去胞外细菌的细胞悬液,依次做 1∶10 稀释至第 4 管,每管稀释时充分混匀。

(4)短暂震荡后取 0.1 mL 铺在预温至 37 ℃的 TSA 平板上,每管做复板。该组板为 0 点对照板,提示吞噬作用发生后在杀菌前巨噬细胞内的活细菌数。

(5)将未稀释的步骤2制备的细胞管盖紧盖子并封膜,置37 ℃孵育(振摇或静置)90～120 min。

(6)将试管置于冰上以阻止细菌生长,按步骤4制备稀释管和平板。

(7)当平板上的样品被吸收入琼脂,将平板倒扣于37 ℃培养24～48 h。计数平板上生长的菌落数目,并与0点对照板上菌落数目比较,如果90～120 min孵育后的平板菌落数明显少于0点对照板上菌落数,则提示巨噬细胞有杀菌活性。

(四)MTT比色法

1.原理

将巨噬细胞和细菌在微孔板中混合,洗涤除去细胞外细菌,用MTT比色法检测巨噬细胞和细菌作用前后的活菌数量。细菌脱氢酶可催化黄色的 3-(4,5-二甲基-2-噻唑)-2,5-二苯基溴化四唑[3-(4,5-dimethylthiazol-2-yl)2,5-dipheny-ltetrazolium bromide,MTT]生成紫色的不溶性产物甲臜,溶于有机溶剂(二甲基亚砜、异丙醇等)后可通过检测570 nm吸光度值并参照标准曲线求得生成产物的含量。

2.材料

(1)RPMI-5含5%自体正常血清,不含酚红的RPMI-1640。

(2)50 g/L皂苷(saponin)滤膜过滤除菌,室温可保存3～6个月。

(3)29.5 g/L胰蛋白胨磷酸盐肉汤高压灭菌,每支5 mL分装在带螺旋盖试管中,4 ℃可保存1年。

(4)5 mg/mL的MTT/PBS溶液:滤膜过滤除菌,于4 ℃避光可保存3～6个月。

(5)1 mol/L的HCl。

(6)产单核细胞李斯特菌悬液。

毒力 Listeria Monocytogenes 菌株来自ATCC(菌株15313),也可用来自患者的分离毒力株。将细菌接种于胰蛋白胨磷酸盐肉汤,将菌液在37 ℃水浴中振摇至对数生长期(4～6 h),取0.5 mL菌液加至10 mm×75 mm聚苯乙烯管,密封后保存于80 ℃。用前将冻存菌溶解,取30 μL接种于5 mL液体培养基,培养过夜至对数生长晚期(细菌量达每1 mL有2×10⁹活菌)。若希望细菌达对数生长早期,则取1 mL培养物加至新鲜培养基,在37 ℃水浴中振摇4～6 h至对数生长期。

热灭活菌的制备:将对数生长期中的细菌于70 ℃水浴中加热60 min,2 000 r/min,4 ℃离心20 min,弃上清液,沉淀重悬于10 mL PBS,洗涤后重悬于PBS至终浓度10¹⁰/mL。

(7)96孔平底微孔反应板。

(8)CO₂培养箱。

(9)酶联检测仪。

3.操作步骤

(1)1 000 r/min,4 ℃,离心10 min收集巨噬细胞,RPMI-5重悬细胞至10⁶/mL。

(2)取100 μL细胞悬液(10⁵个巨噬细胞)加至反应板微孔,每份标本做4孔。准备2块反应板做平行试验:一块为T-0板,每份标本做2孔;另一块为T-90板,每份标本做2孔。每孔加10 μL菌液(用BSS配成10⁷/mL),将反应板置37 ℃,10%的CO₂培养箱20 min,促进吞噬。细菌与细胞之比大约为1∶1。

（3）反应板于 1 000 r/min，4 ℃离心 5 min，小心弃去上清液（除去细胞外细菌），保留细胞成分。

（4）标本孔及 4 个空白孔中加入 RPMI-5，100 μL/孔，反应板于 1 000 r/min，4 ℃离心 10 min。

（5）T-0 板孔中加 20 μL 皂苷，室温反应 1 min，溶解细胞释放细菌，每孔加 100 μL 胰蛋白胨磷酸盐肉汤，于 4 ℃保存反应板。

（6）T-90 板置 37 ℃、10％的 CO_2 培养箱 90 min，进行杀菌反应或促进细菌生长，90 min 后移出反应板，重复步骤5。

（7）将 T-0 和 T-90 板置 37 ℃、10％的 CO_2 培养箱孵育 4 h，促使存活的细菌生长。

（8）加 5 mg/mL 的 MTT/PBS 溶液 15 μL，37 ℃、10％的 CO_2 培养箱孵育 20 min，每孔加 1 mol/L 的 HCl 10 μL 终止反应，在酶联仪上测定 570 nm 吸光度值。

（9）建立标准曲线。用已知含量的细菌与 MTT 反应，在微孔板中测定相应孔的吸光度值。通过标准曲线将 T-0 板和 T-90 板孔中的吸光度值换算成细菌数量（cfu）。90 min 板细菌数量比 0 点板有明显降低者（≥0.2 logs），说明产生了杀菌效果。

二、T 淋巴细胞功能测定

（一）接触性超敏反应

1.原理

接触性超敏反应试验是一种简单可靠的检测体内细胞免疫功能的方法。将小鼠腹部皮肤接触有机或无机半抗原分子，皮肤表面抗原提呈细胞：朗格汉斯（Langerhans）细胞受半抗原化学修饰后迁移至外周局部淋巴结。若小鼠第二次接触该半抗原，半抗原与 Langerhans 细胞的 MHC Ⅱ类分子结合，刺激组织中 T 淋巴细胞活化并分泌多种细胞因子，导致局部组织的炎症反应。

2.材料

（1）6～12 周无病原雌性小鼠。

（2）70 g/L 2,4,6-三硝基氯苯（TNCB）：溶于 4∶1（V/V）丙酮/橄榄油。

（3）10 g/L 的 TNCB：溶于 9∶1（V/V）丙酮/橄榄油。

（4）厚度刻度测量仪：可测范围 0.01～12.5 mm。

3.操作步骤

（1）小鼠腹部皮肤除毛。

（2）于小鼠腹部皮肤滴加 70 g/L 的 TNCB 溶液 100 μL 致敏。

（3）固定小鼠 3～5 s，使表面溶剂挥发。

（4）6 d 后测量小鼠右耳耳郭厚度基数。

（5）测量后，立即在右耳两侧表面滴加 10 g/L 的 TNCB 10 μL（共 20 μL）进行攻击。未致敏小鼠右耳在测定耳郭厚度基数后两侧表面也滴加 TNCB 作为对照，以排除化学刺激造成的耳郭非特异性水肿。

（6）24 h 后测量试验组和对照组小鼠右耳耳郭厚度。

（7）计算耳郭厚度变化（ΔT）：ΔT＝攻击后 24 h 耳郭厚度×耳郭厚度基数。

(二)移植物抗宿主反应

1.原理

移植物抗宿主反应(GVHD)是将具有免疫功能的供体细胞移植给不成熟、免疫抑制或免疫耐受的个体,因此,供体细胞识别宿主(受体)并对宿主(受体)抗原发生反应,而宿主不对供体细胞发生反应。在 GVHD 中,供体的淋巴细胞通过 T 细胞受体(TCR)与宿主的"异体"抗原相互作用而活化,释放淋巴因子,引起 T 细胞活化、脾大,甚至机体死亡等多种效应。

2.材料

(1)供体动物

遗传背景明确的纯系小鼠或大鼠。

(2)受体动物

同种异体新生鼠,同种异体照射鼠,或 F1 杂交鼠。

3.操作步骤

(1)在供体细胞移植前 2~6 h 照射受体动物。有必要做预试验确定合适的放射剂量。

(2)处死供体鼠,分离鼠脾、淋巴结和/或股骨和胫骨骨髓细胞。

(3)制备脾、淋巴结和骨髓细胞单个细胞悬液。调整细胞浓度至$[(5\times10^5)\sim(1\times10^8)]$/mL。选择合适的细胞浓度。

(4)往成年受体鼠尾静脉中注射 0.5~1.0 mL 供体细胞,新生鼠腹腔注射 0.05~0.10 mL 供体细胞。当细胞浓度较高时,为防止形成栓塞,在注射细胞前 10~20 min,在鼠腹腔注射 0.05 mL 50 USP 单位肝素。

(5)GVHD 检测:受体动物为非照射同种异体新生鼠时,以脾增大指标来判断新生鼠腹腔注射供体淋巴细胞后的 GVHD 反应。注射后 10~12 d 处死小鼠,称体重,取出脾并称重。按下式计算脾指数。

$$脾指数=(试验组脾重/体重的均值)/(对照组脾重/体重的均值)$$

脾指数≥1.3 说明存在 GVHD。

若受体动物为照射同种异体鼠或 F1 鼠,每天记录注射细胞后的动物死亡情况。以动物活数对试验天数作图,比较试验组和对照组的平均存活时间。

(三)T 细胞增殖功能

1.有丝分裂原诱导的 PBMC 增殖

(1)原理:此法用于测定 PBMC 受到不同浓度的有丝分裂原植物血凝素(PHA)刺激后发生的增殖反应。PHA 主要刺激 T 细胞的增殖。也可使用其他可以和 T 细胞抗原受体和其他表面结构相结合的多克隆刺激物(表 11-3)。

表 11-3　淋巴细胞增殖的活化信号

细胞类型	活化靶物质	激活剂
T 细胞	TCR	特异性抗原
	TCR-α,TCR-β	Anti-TCR MAb
		Anti-CD3
		PHA
	CD2	Anti-CD2 化合物

细胞类型	活化靶物质	激活剂
		PHA
	CD28	Anti-CD28 MAb
B 细胞	SmIg	Anti-IgM
		SAC
	CD20	CD20 MAb
	CR2 病毒受体	BBV
	BCGF 受体	BCGF
B 和 T 细胞	离子通道	A23187 离子载体
		离子霉素 ionomycin
	蛋白激酶 C	佛波醇酯
	CD25(IL-2Rβ 链)	IL-2
	IL-4 受体	IL-4

注:BCGF:B 细胞生长因子;EBV:EB 病毒;Ig:免疫球蛋白;IL:白细胞介素;MAb:单克隆抗体;PHA:植物血凝素;SAC:金黄色葡萄球菌 Cowan I;TCR:T 细胞抗原受体。

(2)材料:PBMC 悬液,完全 RPMI-1640 培养液,含 100 μg/mL 的 PHA 的完全 RPMI-1640 培养液(分装保存于 20 ℃),带盖的 96 孔圆底细胞培养板。

(3)操作步骤:①用完全 RPMI-1640 培养液调 PBMC 数至 1×10^6/mL。②将细胞悬液混匀后加入 96 孔板中,每孔 100 μL。每试验组设 3 复孔,另设不加有丝分裂原的对照孔作为本底对照。③将 100 μg/mL 的 PHA 溶液做 1:10、1:20、1:40 稀释,1~3 列加 100 μL 完全 RPMI-1640培养液(本底对照);4~6 列加 1:40 的 PHA 100 μL(最终浓度 2.5 μg/mL);7~9 列加 1:20 的 PHA 100 μL(最终浓度 5 μg/mL),10~12 列加 1:10 的 PHA 100 μL(最终浓度 10 μg/mL)。④37 ℃、5% CO_2 温箱中孵育 3 d。结束培养前 6~18 h 每孔加入 0.5~1.0 μCi[^{3}H]胸腺嘧啶。⑤用自动细胞收集器收集细胞,溶解细胞,将 DNA 转移至滤纸上,冲洗除去未掺入的[^{3}H]胸腺嘧啶。用无水乙醇洗涤滤纸使其干燥。将滤纸移入闪烁管内。⑥在闪烁仪上计算每孔 cpm 值。

2.一步法混合淋巴细胞反应

(1)原理:反应性 T 细胞受到刺激细胞(同种异体淋巴细胞)表面主要组织相容性复合体(MHC)抗原的刺激发生增殖反应。刺激细胞本身的增殖反应可通过放射线照射或经丝裂霉素 C 处理而被抑制。本法常用于鉴定组织相容性。

(2)材料:含 10% 人 AB 型血清的完全 RPMI 培养液(RPMI-10AB),56 ℃加热灭活 1 h;反应细胞:脾、淋巴结、胸腺的淋巴细胞或纯化的 T 细胞、T 细胞亚群;同种异体刺激细胞悬液(PMBC);自体刺激细胞悬液(PMBC);0.5 mg/mL 丝裂霉素 C,溶于完全 RPMI-10AB(避光保存)。

(3)操作步骤。①用完全 RPMI-10AB 调整 PBMC 浓度至 1×10^6/mL。②用丝裂霉素 C 或照射处理同种异体刺激细胞和自体刺激细胞(用于对照)以抑制其增殖反应。加入 0.5 mg/mL 丝裂霉素 C 使终浓度为 25 μg/mL,在 37 ℃,5% CO_2 温箱中避光孵育 30 min,用完全

RPMI-10AB洗细胞 3 次以上,用于除去剩余的丝裂霉素 C。或者将细胞置于照射仪中用 2 000 拉德(rad)照射。调整细胞浓度至 1×10^6/mL。③每孔加入反应细胞 100 μL,设 3 复孔。④在相应孔内加入 100 μL 经照射或丝裂霉素 C 处理的同种异体或自体刺激细胞。空白对照孔加 100 μL 完全 RPMI-10AB。⑤在 37 ℃、5%CO_2 温箱中孵育 5～7 d。⑥加入[^{3}H]胸腺嘧啶,继续培养 18 h,收获细胞并计算每孔 cpm 值。

3.自体混合淋巴细胞反应

(1)原理:自体混合淋巴细胞反应的原理和操作步骤基本同上。但需将刺激细胞换成自体非 T 细胞,含 10%人 AB 血清的完全 RPMI 培养液(RPMI-10AB)换成含 10%同源血清的完全 RPMI培养液。

(2)材料:反应细胞悬液(自体 T 细胞);含 10%自体血清的完全 RPMI-1640 培养液,56 ℃加热灭活 1 h;刺激细胞悬液(自体非 T 细胞);自体 PBMC 悬液。

(3)操作步骤。①用含 10%自体血清的完全 RPMI 培养液将反应细胞调整浓度为 1×10^6/mL。②用 2 000 拉德照射非 T 刺激细胞和自体 PBMC(用于对照)或用丝裂霉素 C 处理(方法同一步法)。用含 10%自体血清的完全 RPMI-1640 培养液清洗细胞。重新调整浓度为 1×10^6/mL。③每孔加入反应细胞 100 μL,设 3 复孔。④在相应孔内加入经照射或经丝裂霉素 C 处理的刺激细胞 100 μL。空白对照孔加 100 μL 含 10%自体血清的完全 RPMI-1640 培养液。⑤在 37 ℃,5%CO_2 温箱中孵育 7 d。⑥加入[^{3}H]胸腺嘧啶,继续培养 18 h,收获细胞并计算每孔 cpm 值。

4.抗原诱导的 T 细胞增殖

(1)原理:本法用于测定 T 细胞对特异性抗原(如破伤风类毒素)刺激的增殖反应,也可用于测定 T 细胞对任何蛋白质或多糖抗原的增殖反应。

(2)材料:T 细胞悬液,自体抗原提呈细胞悬液(非 T 细胞),破伤风类毒素溶液。

(3)操作步骤。①用完全 RPMI-10AB 调整 T 细胞浓度至 1×10^6/mL。②丝裂霉素 C 处理抗原提呈细胞(或用 2 500 拉德照射)(同一步法)。调整抗原提呈细胞浓度至 2×10^5/mL。③每孔加 T 细胞悬液 100 μL 和抗原提呈细胞悬液 50 μL;混匀。④加破伤风类毒素溶液 50 μL 使其终浓度分别为 0、1、5、10 和 20 μg/mL。每种浓度准备3复孔。⑤在 37 ℃,5% CO_2 温箱中孵育 6 d。⑥加入[^{3}H]胸腺嘧啶,继续培养 18 h,收获细胞并计算每孔 cpm 值。

(四)人 T 淋巴细胞细胞毒功能的检测

细胞毒性 T 细胞(CTL)通过识别细胞表面抗原杀伤靶细胞,主要由 $CD8^+$ 细胞组成,也包括少数具有 CTL 作用的 $CD4^+$ CTL。CTL 具有杀伤细胞内微生物(如病毒、胞内寄生菌等)感染靶细胞、肿瘤细胞等的效应,在抗肿瘤、抗病毒及抗移植物等免疫反应中发挥重要作用。淋巴细胞介导的细胞毒性(lymphocyte mediated cytotoxicity,LMC)是细胞毒性 T 细胞(CTL)的特性,它是评价机体细胞免疫功能的一种常用指标,特别是测定肿瘤患者 CTL 杀伤肿瘤细胞的能力,常作为判断预后和观察疗效的指标之一。T 细胞前体在辅佐细胞和 Th 细胞产物(IL-2)的存在下,经特异性抗原刺激产生 CTL。选用适当的靶细胞,常用可传代的已建株的人肿瘤细胞如人肝癌、食管癌、胃癌等细胞株,经培养后制成单个细胞悬液,按一定比例与受检的淋巴细胞混合,共育一定时间,观察肿瘤细胞被杀伤情况,一般采用^{51}Cr 释放法。肿瘤细胞首先被^{51}Cr 短暂标记,洗后与效应 CTL 混合后共同培养,数分钟至数小时后,靶细胞开始裂解,胞浆内^{51}Cr 标记的蛋白释放出来,计算被杀伤靶细胞释放入培养上清液的^{51}Cr,通过与对照组^{51}Cr 的释放比较,来判断 T 细胞的细胞毒活性。

1.抗 CD3 介导的细胞毒性试验(^{51}Cr 释放试验)

（1）原理：人类 T 淋巴细胞细胞毒功能的体外检测可以通过使用抗 CD3 抗体或特异性抗原刺激前 CTL 向效应 CTL 分化来完成。以下以抗 CD3 介导的细胞毒性试验为主，介绍人 T 淋巴细胞细胞毒功能的体外检测方法。前 CTL 在抗 CD3 抗体或分泌抗 CD3 抗体的杂交瘤细胞刺激诱导下产生 CTL 活性。抗 CD3 抗体与 T 效应细胞群和带有 Fc 受体的 ^{51}Cr 标记的靶细胞共育；或者 T 效应细胞群直接与 ^{51}Cr 标记的膜表面表达抗 CD3 抗体的杂交瘤细胞（OKT3）共育，抗 CD3 抗体与 T 效应细胞上 TCR 复合体结合，并通过 Fc 受体与靶细胞结合，从而导致 ^{51}Cr 标记的靶细胞溶解；^{51}Cr 标记的 OKT3 则直接通过膜表面表达抗 CD3 抗体与 TCR 复合体结合，充当靶细胞和刺激原的双重作用。CTL 的溶细胞活性可通过检测由靶细胞释放入培养上清液中的 ^{51}Cr 来获得。

（2）材料。①靶细胞：EB 病毒转化的 B 淋巴母细胞样细胞。②T 效应细胞群：T 效应细胞通常来自 PBMC、T 细胞或 T 细胞亚群。由于 PBMC 中含有 NK 细胞，可能引起非抗 CD3 介导（非 T 细胞）的靶细胞溶解，所以通常采用 T 细胞或 T 细胞亚群作为 T 效应细胞。如果用 PBMC，则必须设立无抗 CD3 抗体刺激的对照组。③1 mCi/mL 的 $Na_2[^{51}Cr]O_4$（^{51}Cr ≥300 mCi/mg）。④完全 RPMI-5 培养基。⑤抗 CD3 抗体或分泌抗 CD3 抗体的杂交瘤细胞（OKT3）。⑥2%（v/v）TritonX-100。⑦24 孔平底细胞培养板。⑧含有 H-1 000B 型转子的 Sorvall 离心机。⑨台盼蓝拒染法所需的试剂和仪器。

（3）操作步骤具体如下。

1）用 100 μCi，^{51}Cr 对 EB 病毒转化的 B 淋巴母细胞或 OKT3 杂交瘤细胞（当 OKT3 杂交瘤细胞同时作为刺激原时）进行放射标记。方法如下：吸取 5×10^5 个 B 细胞到含 1.9 mL 完全 RPMI-5 培养基的 24 孔板孔中，每孔加入 0.1 mL ^{51}Cr，37 ℃，5%CO$_2$ 温箱中孵育 18～24 h。

2）收集放射标记的 B 细胞，用 10 mL 完全 PRMI-5 于室温下洗涤。

3）用台盼蓝拒染法计数活细胞。用完全 RPMI-5 调节细胞浓度至每 50 μL 含 5×10^3 个细胞（1×10^5/mL）。

4）用完全 RPMI-5 将效应 T 细胞作倍比稀释，初始浓度为 1×10^5/100 μL，至少稀释 4 个浓度，达到 20：1 的效/靶比。

5）用完全 RPMI-5 稀释抗 CD3 抗体，从 4 μg/mL 开始，至少准备 5 个 4 倍稀释的浓度。

6）将效应细胞、靶细胞和抗 CD3 抗体加入 96 孔反应板微孔，做 3 个复孔。具体操作如下：每孔依次加入放射标记的靶细胞 50 μL、不同稀释度的抗 CD3 抗体 50 μL、不同浓度的效应细胞 100 μL；当用 OKT3 杂交瘤细胞时，每孔加 OKT3 细胞 100 μL 和效应 T 细胞 100 μL。同时设立仅有靶细胞（无抗体和效应细胞）的对照孔（自发释放量）。在另一块 96 微孔板中，设立仅含 5×10^3 放射性靶细胞和 150 μL 的 2%TritonX-100 的对照孔（最大释放量）。除此之外，还应设立靶细胞和效应细胞（无抗体）的孔测量 NK 细胞的活性。

7）将反应板于 100 r/min 离心 2 min，置 37 ℃，5%CO$_2$ 孵育 4 h。

8）将反应板于 800 r/min 离心 5 min，从每孔吸出 100 μL 上清液，用 γ 计数器计算每个上清液样本的 cpm 值。

9）依下列公式计算结果：特异性溶解率＝100×（试验组 ^{51}Cr 释放量 51Cr 自发释放量）/（^{51}Cr 最大释放量 ^{51}Cr 自发释放量）。其中自发释放量＝对照孔 cpm；试验组释放量＝试验孔 cpm；最大释放量=含 Triton 孔 cpm。其中,自发释放量应该是≤最大释放量的 25%。

2.钙荧光素释放试验

(1)原理:钙荧光素为钙螯合剂,与钙结合后可发出强烈荧光。钙荧光素释放试验是一种替代 ^{51}Cr 释放试验的非放射性试验。该法用荧光标志物(钙荧光素)代替 ^{51}Cr 标记靶细胞,将钙荧光素标记靶细胞与效应 T 细胞(CTL)按一定的效/靶比(E/T)混合,孵育一定时间后,CTL 发挥溶解靶细胞活性,通过计算细胞上清液中被释放的钙荧光素量来计算 CTL 活性。计算方法类似于 ^{51}Cr 释放试验。钙荧光素释放试验除用于 CTL,也可用于 NK 细胞和淋巴因子活化的杀伤细胞(LAK)活性的检测。

(2)材料。①HBSSF:含 5%FCS 的无酚红、Ca^{2+} 或 Mg^{2+} 的 Hanks 平衡盐溶液(HBSS);②1 mg/mL 抗原储存液或传染性病原体(如流感病毒):用于致敏靶细胞;③Calcein-AM(作为分子探针):用 DMSO 配成 2.5 mmol/L;④效应 CTL:特异性靶抗原致敏的 CTL,无关抗原致敏的 CTL 作为对照组;⑤溶解缓冲液:50 mmol/L 硼酸钠/0.1%(V/V)TritonX-100,pH 为 9.0;⑥15 mL 锥形离心管;⑦带 H-1 000B 转子的 Sorvall 离心机;⑧96 孔圆底微孔反应板;⑨自动荧光检测系统。

(3)操作步骤具体如下。

1)用 HBSSF 配制 EB 病毒转化的 B 淋巴母细胞样细胞的单细胞悬液或培养的肿瘤细胞单细胞悬液。必须安排好试验步骤以保证效应细胞与靶细胞在同一时间准备好,因此,抗原特异性效应 CTL 必须和靶细胞同时制备。另外,在洗涤和标记靶细胞的同时,应进行效应细胞的洗涤和稀释。

2)用台盼蓝拒染法确定细胞活率。靶细胞活率应>80%。

3)将细胞转移至 15 mL 尖底离心管,于室温 1 000 r/min 离心 10 min,弃上清液;用 HBSSF 重悬细胞,再离心一次;弃上清液。

4)用 HBSSF 重悬细胞,配成浓度为 $1×10^6$/mL。加入 1 mg/mL 抗原储存液时抗原最终浓度为 0.000 1~100 μg/mL。置 37 ℃,室内空气(不含 CO_2)中孵育 90 min。

5)洗细胞 2 次,用 HBSSF 重悬细胞使其浓度为 $1×10^6$/mL。

6)加入 10 mL 的 2.5 mmol/L 的 Calcein-AM(使其终浓度为 25 μmol/L)。置 37 ℃,室内空气(不含 CO_2)中孵育 30 min。

7)洗细胞 2 次,重悬细胞至 $1.5×10^5$/mL,然后立即进入步骤 11。

8)准备特异性靶抗原致敏效应 CTL 的单细胞悬液,计算细胞活率,洗涤细胞后用 HBSSF 重悬细胞至浓度为 $1.5×10^6$/mL。用相同方式同时准备好对照组(无关抗原致敏的 CTL)。

9)用 HBSSF 做 3 倍连续稀释待测的和对照的效应细胞(初始浓度为 $1.5×10^6$/mL)。

10)在第 9 步中准备好的每个效应细胞稀释液中吸取 100 μL,加入 96 孔反应板孔中,每份做 3 个复孔;同时设立含 100 μL 的 HBSSF 和 100 μL 溶解缓冲液的对照孔,也做 3 个复孔。立即进入步骤 11。

11)取步骤 7 中的 Calcein-AM 标记靶细胞悬液 100 μL 至步骤 10 中各孔(最终为每孔 200 μL)。含靶细胞和效应细胞的孔用于测定 CTL 活性;含标记靶细胞和 HBSSF 的孔测定自发性钙释放量;含标记靶细胞和溶解液的孔测定最大钙释放量。

12)反应板于室温 1 000 r/min 离心 30 s,以促进效应细胞和靶细胞的接触,置 37 ℃,室内空气(不含 CO_2)中孵育 2~3 h。此后的所有步骤均可在有菌的条件下进行。

13）反应板于室温 2 000 r/min 离心 5 min。取出各孔全部上清液。

14）加 200 μL 溶解缓冲液至每孔细胞沉淀中，室温下反应 15 min，溶解细胞。

15）用含有 485/20 激发波长和 530/25 发射波长的自动荧光检测系统测定每孔产生的钙荧光强度。

16）计算三孔的平均荧光值，以求出各个浓度效应细胞的溶细胞百分比。

三、B 淋巴细胞功能测定

（一）ELISA 法检测 B 细胞合成多克隆免疫球蛋白

1.原理

B 细胞经多克隆刺激物（表 11-4）包括有丝分裂原、抗体、EB 病毒（EBV）或淋巴因子等的诱导，可合成并分泌抗体。

表 11-4　多克隆抗体产生的刺激物

细胞类型	刺激物	应用
PBMC 或 T 细胞＋B 细胞	PWM	T 细胞依赖的 B 细胞激活
由 PWM 刺激后的 PBMC 中分离的 B 细胞	PWM	需要加 IL-2 到 B 细胞；用于确定外源细胞或细胞因子的调节作用
纯 B 细胞或扁桃体 B 细胞	SAC＋IL-2	用于研究细胞的调节作用和无 T 细胞存在时的影响因素
	抗 IgM 抗体＋T 细胞上清液	用于研究无 T 细胞直接接触时加入的外源细胞的作用，或 T 细胞上清液的调节激活作用
PBMC 或 B 细胞	EBV	用于研究 B 细胞产生 Ig 和 EBV 诱导的增殖和分化功能

注：EBV，EB 病毒；PBMC，外周血单个核细胞；PWM，美洲商陆分裂原；SAC，葡萄球菌 CowanI。

用 ELISA 法可对细胞培养上清液中 B 细胞合成的免疫球蛋白进行定量检测。由于循环和组织中的 B 细胞存在多种亚型，因此，应根据特定的试验目的来选择培养的淋巴细胞亚类及使用的刺激分子。

2.材料

（1）PBMC 悬液。

（2）完全 RPMI-5 和 RPMI-10 培养液。

（3）PWM 溶液：用 RPMI-10 做 1：10 稀释，储存于 20 ℃。

（4）第一（捕获）抗体：10 μg/mL 羊抗人 IgM，IgG，或 IgA，溶于包被液中。

（5）洗涤液：0.05％（V/V）吐温 20，溶于 PBS。

（6）封闭液：50 g/LBSA 溶于洗液中，过滤除菌后贮存于 4 ℃。

（7）免疫球蛋白标准液。

（8）稀释液：10 g/L 的 BSA 溶于洗液中，过滤除菌后贮存于 4 ℃。

（9）第二抗体：亲和纯化的、Fc 特异的、碱性磷酸酶标记羊抗人 IgM，IgG 或 IgA 抗体。

（10）1 mg/mL p-磷酸硝基苯基二乙酯，溶于底物缓冲液中。

（11）3 mol/L 的 NaOH。

(12)96 孔平底微孔培养板。

(13)96 孔 ELISA 板。

(14)多孔扫描分光光度计。

3.操作步骤

(1)有丝分裂原刺激诱导。①用完全 RPMI-5 洗 PBMC,以除去外源性免疫球蛋白。②用完全 RPMI-10 调整细胞数至 $5\times10^5/mL$。每孔加入 0.2 mL 细胞悬液(1×10^5 个细胞)。试验均设复孔。设立只加细胞而不加刺激物的对照孔。③加 PWM 溶液刺激细胞。④置 37 ℃、5% 的 CO_2 温箱中培养。⑤收集用于分析或 ELIspot 检测的细胞,或悬浮培养的细胞用于 ELISA 分析。

(2)ELISA 分析。①加 10 μg/mL 一抗 100 μL 于 96 孔 ELISA 板孔内,37 ℃ 孵育 2 h(或 4 ℃ 过夜)。②洗板 5 次。③每孔加封闭液 200 μL,封闭非结合位点。室温孵育 1 h,洗板 5 次。④每孔加 100 μL 免疫球蛋白标准液或细胞培养上清液(用稀释液稀释至合适的浓度),室温下孵育 2 h(或 4 ℃ 过夜),测定未受刺激的单个核细胞培养液上清液中的免疫球蛋白时,上清液不必稀释。经有丝分裂原刺激培养的上清液,需要 1:10 或更多倍稀释。⑤洗板 5 次。⑥每孔加入 100 μL 碱性磷酸酶标记的羊抗人 IgM,IgG 或 IgA 抗体(二抗)。室温孵育 2 h 或 4 ℃ 过夜。⑦洗板 5 次。每孔加含 1 mg/mL p-磷酸硝基苯基二乙酯的底物缓冲液 100 μL。⑧用多孔扫描分光光度计于 405～410 nm 读吸光度值。根据标准曲线计算免疫球蛋白的含量。

(二)反相溶血空斑试验

1.原理

空斑形成试验是检测抗体形成细胞功能的经典方法。最初是采用溶血空斑形成试验,其原理是用绵羊红细胞(SRBC)免疫小鼠,4 d 后取出脾细胞,加入 SRBC 及补体,混合在融化温热的琼脂凝胶中,浇在平皿内或玻片上,使成一薄层,置 37 ℃ 温育。由于脾细胞内的抗体生成细胞可释放抗 SRBC 抗体,使其周围的 SRBC 致敏,在补体参与下导致 SRBC 溶血,形成一个肉眼可见的圆形透明溶血区而成为溶血空斑。每一个空斑表示一个抗体形成细胞,空斑大小表示抗体生成细胞产生抗体量的多少。这种直接法所测细胞为 IgM 生成细胞。IgG 生成细胞的检测可用间接检测法,即在小鼠脾细胞和 SRBC 混合时,再加抗鼠 Ig 抗体(如兔抗鼠 Ig),使抗体生成细胞所产生的 IgG 或 IgA 与抗 Ig 抗体结合成复合物,此时能活化补体导致溶血,称间接空斑试验。上述直接和间接溶血空斑形成试验都只能检测抗红细胞抗体的产生细胞,而且需要事先免疫,若要检测由其他抗原诱导的抗体,则需将 SRBC 用该特异性抗原包被,方可检查对该抗原特异的抗体产生细胞。它的应用范围较广,也分直接法和间接法,分别检测 IgM 生成细胞和 IgG 生成细胞。

目前常用 SPA 包被 SRBC 溶血空斑试验检测抗体生成细胞。SPA 能与人及多种哺乳动物 IgG 的 Fc 段结合,利用这一特性,首先将 SPA 包被 SRBC,然后进行溶血空斑测定,可提高敏感度和应用范围。测试系统中加入抗人 Ig 抗体,可与受检 B 细胞产生的 Ig 结合形成复合物,复合物上的 Fc 段可与连接在 SRBC 上的 SPA 结合,同时激活补体,使 SRBC 溶解形成空斑。此法可用于检测人类外周血中的 IgG 产生细胞,与抗体的特异性无关。用抗 IgA、IgG 或 IgM 抗体包被 SRBC,可测定相应免疫球蛋白的产生细胞,这种试验称为反相溶血空斑形成试验,可用于测定药物和手术等因素对体液免疫功能的影响,或评价免疫治疗或免疫重建后机体产生抗体的功能。以下主要介绍 SPA-SRBC 反相溶血空斑试验的操作过程。基本方案分为三个阶段。首先,用

SPA 致敏 SR-BC,制备豚鼠补体和抗 Ig 抗体;第二步,待测标本与致敏 SR-BC、补体和抗体共同孵育;最后,计数形成的溶血空斑数。

2.材料

(1)1∶2 SRBC/Alsevers 液体。

(2)普通盐溶液。

(3)金黄色葡萄球菌 A 蛋白(SPA)。

(4)氯化铬(CrCl₃)。

(5)平衡盐溶液。

(6)冷磷酸盐缓冲液(PBS)。

(7)补体:溶于稀释液中。

(8)兔抗 Ig 抗体,56 ℃热灭活 30 min。

(9)清洗液:含以下成分的平衡盐溶液。5%FCS(56 ℃热灭活 30 min),25 mmol/L 的 HEPES 缓冲液,5 μg/mL 庆大霉素,使用前 1 h 除去气泡。

(10)固体石蜡。

(11)纯凡士林油。

(12)50 mL 和 15 mL 锥形管。

(13)离心机。

(14)30 ℃水温箱。

(15)4 ℃冰浴箱。

(16)96 孔圆底微孔板。

(17)溶斑容器。

(18)套色拼隔版显微镜或半自动空斑计数器。

3.操作步骤

(1)SPA 致敏 SRBC。

1)加 1∶2 的 SRBC/Alsevers 液体 200 μL 至 50 mL 离心管中,加入普通盐溶液洗涤 SRBC,室温下于 1 200 r/min 离心 10 min。吸去上清液。用普通盐溶液反复洗涤 3 遍。

2)将细胞团转移到 15 mL 的离心管中,室温下于 1 800 r/min 离心 10 min。吸去 SRBC 细胞团顶部的棕黄层。保留压紧的 SRBC 细胞团。

3)将 5 mg 的 SPA 溶于 5 mL 盐溶液中;将 33 mg 的 CrCl₃ 置于离心管中,在细胞致敏前加 5 mL 盐溶液溶解。配制后 10 min 以内使用。

4)将以下物质加至 50 mL 离心管中:普通盐溶液 10.4 mL,CrCl₃ 溶液 0.1 mL,SPA 溶液 0.5 mL,洗涤沉淀的 SRBC 1.0 mL,盖好试管盖,轻轻旋转混匀,在 30 ℃水浴箱(严格 30 ℃)中孵育 1 h,在孵育过程中轻旋试管 3 次。

5)试管中加入室温普通盐溶液,1 200 r/min 室温离心 10 min,弃上清液。

6)如上法用普通盐溶液再洗涤一遍,用平衡盐溶液清洗第三遍。收集 SPA 致敏的 SRBC 于 50 mL 的锥形管中,加满平衡盐溶液,4 ℃保存不能超过 1 周。

7)致敏 SRBC 使用前于室温下 1 200 r/min 离心 15 min,弃去上清液。加 1 mL 平衡盐溶液到 2 mL SPA 致敏的 SR-BC 中。

(2)准备补体和抗血清。

1)用冷 PBS 洗 15 mL 羊血 3 次,每次于 4 ℃,1 200 r/min 离心 10 min,弃上清液。第 4 次向管中加入冷 PBS,1 800 r/min,4 ℃离心沉积 SRBC,弃去上清液。

2)用稀释液稀释补体,置于冰浴。

3)用 SRBC 吸收补体。将 1 体积的洗涤沉积 SRBC 和 4 体积的豚鼠补体混合以吸附补体,在 4 ℃冰水浴中孵育 2 h。

4)4 ℃,1 800 r/min 离心 10 min。弃去上清液。因补体对热不稳定,操作过程均需在 4 ℃进行。分装 2 mL 储存于 20 ℃。

5)用 SRBC 吸收抗体。将 1 体积的洗涤沉积 SRBC 和 2 体积的热灭活兔抗人 Ig 抗体混合以吸附抗体,在 4 ℃冰水浴中孵育 2 h。

6)离心并分装。

7)确定试验中每批补体和抗血清最佳稀释度。选择产生溶斑数量最多最明显的最大稀释度。

8)准备溶斑试验的细胞悬液。用于溶斑试验的细胞包括培养的单个核细胞/淋巴细胞或来自血液、扁桃体或脾的新鲜细胞。清洗细胞,室温 1 800 r/min 离心 5 min 或 1 200 r/min 离心 10 min。弃上清液,混匀标本;重复清洗 3 次。最后一次清洗后,用适当体积的清洗液重悬细胞。最终体积取决于细胞悬液中分泌 Ig 的细胞数量。

(3)溶斑过程及空斑计数。

1)将 2 体积固体石蜡和 1 体积凡士林油置于大烧杯中,低温加热使其逐渐融化,混匀。

2)准备溶斑混合液,将等体积的 SPA 致敏 SRBC、抗血清和补体混合于离心管中。盖紧试管盖轻轻混匀。

3)吸溶斑混合液到微孔板孔内,每孔 75 μL。

4)取 125 μL 待测细胞悬液至含有 75 μL 溶斑混合液的微孔内,避免气泡产生,用吸管混合 5～6 次,将混合物吸入吸样管尖端。将尖端靠近打开的溶斑容器,将混合液加入容器中直到加满为止。每孔大约可盛 50 μL。每个标本做复孔。

5)用装有温热的蜡-凡士林油混合物的巴斯德玻璃管密封溶斑容器。

6)叠放溶斑容器。将 96 孔板盖上盖板以防止水蒸气落入。37 ℃孵育 3～5 h。

7)使用套色拼隔版显微镜(10×放大倍数)或半自动空斑计数器计数全部溶斑数。

8)计算溶斑总数。求得初始检测标本和加入溶斑容器中标本的体积比。用这一系数乘以容器中的溶斑数量。例如,要确定在 1 mL 初始标本中分泌 Ig 细胞的总数,假设每一个溶斑容器约盛有 30 μL 来自初始的 1 mL 的培养物,即 3%。因此,在 1 mL 培养物中分泌 Ig 细胞的总数相当于将每个容器中溶斑的数量乘以系数 33.3。

(三)ELIspot 试验

1.原理

酶联免疫斑点法(ELIspot)试验可用于检测生成特异性抗体的 B 细胞和生成特异性细胞因子的 T 细胞。检测生成特异性抗体的 B 细胞时,首先将特异性抗原包被固相微孔反应板,然后加入待测的抗体生成细胞,若该细胞分泌针对固相抗原的抗体,即可与固相抗原结合,再用酶标二抗和显色剂对相应抗体进行检测。在低倍镜下计数每孔中显色的酶点数,即抗体生成细胞数。该法也可用于检测特异性细胞因子生成 T 细胞。此外,ELIspot 双色分析可同时测定两种不同抗原刺激分泌的抗体并且为单个细胞分泌的抗体分子的定量提供可能性。本法可以用于测定组织中的单个抗体分泌细胞。

ELIspot分析包括三个阶段：抗原包被固相支持物、孵育抗体分泌细胞、在抗体分泌细胞处测定抗原抗体复合物的形成。

2.材料

(1)包被抗原，溶于包被缓冲液。

(2)PBS。

(3)含5%FCS(56 ℃，热灭活30 min)的PBS或含10 g/L BSA的PBS，即配即用。

(4)待测细胞，如PBMC或脾细胞。

(5)完全IMDM-5培养基。

(6)Tween/PBS：含0.05%吐温20的PBS。

(7)含10 g/L BSA的PBS(BSA/PBS)。

(8)酶标记抗体。

(9)琼脂糖凝胶。琼脂糖/蒸馏水：12 mg琼脂糖溶于1 mL水，于46 ℃水浴融化并保存。琼脂糖/PBS：在微波炉中完全融化琼脂糖，加PBS至终浓度为10 g/L。在水浴箱中将凝胶冷却至46 ℃，并保存于46 ℃。

(10)HRPO缓冲液(50 mmol/L醋酸盐缓冲液，pH为5.0)，0.2 mol/L乙酸(11.55 mL/L冰醋酸)74 mL，0.2 mol/L醋酸钠(27.2 g/L三水乙酸钠)176 mL，加水至1L，4 ℃保存1个月。终浓度为15 mmol/L乙酸和35 mmol/L醋酸钠。

(11)凝胶底物。①HRPO底物：1,4-p-苯二胺自由基(PPD)50 mg溶解于2 mL甲醇中，使用前加入30% H_2O_2，50 μL和取自46 ℃水浴箱的琼脂糖/PBS 100 mL，充分混合后立即使用。PPD与HRPO反应呈棕黑色斑点。最终浓度为5 mmol/L PPD，2%甲醇和0.00015% H_2O_2。②碱性磷酸酶底物：将5-溴-4-氯-3-氮磷酸盐(BCIP)底物和等体积的琼脂糖/蒸馏水混合。BCIP和碱性磷酸酶的反应产生蓝色斑点。

(12)可溶性的底物(使用硝酸纤维素膜)。①HRPO底物：3-氨基-9-乙烷基咔唑(AEC)20 mg溶于2.5 mL二甲基甲酰胺(DMF)，加AEC/DMF溶液2.5 mL至可溶性HRPO缓冲液47.5 mL中，边加边搅拌混匀。必要时用0.45 μm滤纸过滤去除聚合体。使用前加入30%的H_2O_2，25 μL。终浓度为38 mmol/L AEC，0.51 mol/L DMF，和0.015%的H_2O_2。②碱性磷酸酶底物：分别溶解5-溴-4-氯-3-氮磷酸盐(BCIP)15 mg于1 mL的DMF和p-四唑氮蓝(NBT)30 mg于1 mL DMF，用100 mL 0.1 mol/L $NaHCO_3$/1.0 mmol/L $MgCl_2$，pH为9.8混合BCIP和NBT溶液。终浓度为0.4 mmol/L BCIP，2%(v/v)DMF和0.36 mmol/L NBT。BCIP或BCIP/NBT的反应结果出现蓝色斑点。

(13)40～60 mm直径的聚苯乙烯平皿或6、24、48或96孔聚苯乙烯微孔板或置于96孔微量稀释HA板的硝酸纤维素膜。

3.操作步骤

(1)抗原包被固相载体。①用溶于包被缓冲液中的抗原包被固相载体(有盖培养皿或多孔板)。4 ℃过夜或37 ℃ 2 h。包被板在4 ℃可保存数周。②用PBS清洗平皿或多孔板3次。用5%FCS/PBS或10 g/L BSA/PBS封闭平皿上或孔中空余的结合位点，37 ℃ 30 min。

(2)抗体产生细胞培养。①轻轻倒出FCS(或BSA)/PBS液体，将细胞混悬于完全IMDM-5

培养基,稀释到适当的浓度(通常 $10^4 \sim 10^6$ 个细胞/mL),如使用培养皿,细胞容积为 $300 \sim 500~\mu L$;如使用 96 孔板,细胞容积为每孔 $100 \sim 200~\mu L$。②细胞于 37 ℃,5%~10%的 CO_2 孵箱中孵育 3~4 h。

(3)测定形成斑点的细胞。①加 2 mL 酶标记抗体至培养皿或每孔 50~100 μL 到 96 板孔,培养过程在抗原特异性的细胞处形成抗原抗体复合物。②室温孵育 2~3 h 或 4 ℃过夜。③从培养皿或每孔中轻轻移出上清液。如果使用凝胶底物,进行步骤 4(聚苯乙烯器皿使用单色分析),如果使用可溶性底物时进行步骤 5(硝化纤维素膜使用单或双色分析)。④使用聚苯乙烯平皿:加 2 mL 凝胶底物到平皿中或 5 μL/孔到 96 孔板孔中。在凝胶凝固前,用手指快速轻弹培养皿或 96 孔板除去过量的 HRPO 底物。将培养皿置于室温下直到凝胶凝固(2~5 min)。根据使用的底物类别不同,在 5~10 min 后可看到蓝色或棕黑色的斑点。⑤使用硝酸纤维素膜反应板:如果是单一呈色反应,加 50 μL/孔可溶性底物至 96 孔硝酸纤维素膜板;对于双色反应,按顺序加入 HRPO 底物和碱性磷酸酶底物(均为可溶性的),首先加碱性磷酸酶底物,放置 5~30 min 使其显色(蓝色斑点),用 PBS 洗板后再加 HRPO 底物,静置 5 min 显色(红色斑点),流水冲洗硝酸纤维素膜数秒。⑥在计数斑点形成细胞(SFC)之前,可保持酶促反应 2~24 h,碱性磷酸酶反应则需要更长的时间,一般在计数前最好等 24 h。计数斑点时使用 10×~30×的放大倍数。

(陈丽丽)

第四节　免疫球蛋白测定

一、IgG、IgA、IgM

(一)概述

免疫球蛋白(immunoglobulin,Ig)是指具有抗体活性或化学结构与抗体相似的一类球蛋白,是参与体液免疫反应的主要物质。抗体是能与相应抗原发生特异性结合并具有多种免疫功能的球蛋白。抗体都是免疫球蛋白,但 Ig 并非都具有抗体活性。Ig 由浆细胞产生,广泛存在于血液、组织液和外分泌液中,约占血浆蛋白总量的 20%,也可以膜免疫球蛋白的形式存在于 B 细胞表面。

Ig 分子由 4 条肽链组成,两条相同的长链称为重链(heavy chain,H),由 450 个氨基酸残基组成,分子量为 51000~72500;两条相同的短链称为轻链(light chain,L)由约 214 个氨基酸组成,分子量约为 22500。四条肽链通过链内和链间二硫键连接在一起。Ig 分子肽链的氨基端(N 端),在 L 链 1/2 和 H 链 1/4(α、γ、δ)或 1/5(μ、ε)处,氨基酸的种类和顺序随抗体特异性不同而变化,称为可变区(variable region,V 区);肽链其余部分的氨基酸种类和排列顺序比较稳定,称为恒定区(constant region,C 区)。V 区与 C 区的分界线在第 114 位氨基酸,其前的 N 端为 V 区,第 115 位以后的羧基端(C 端)为 C 区。H 链和 L 链的 V 区和 C 区分别简写为 VH、CH 和 VL、CL。VH 和 VL 中某些部位的氨基酸变化更大,称为高变区(hypervariable region,HR)。H 链和 L 链的 V 区是 Ig 分子同抗原的结合区,并决定抗体同抗原结合的特异性。H 链有 4 个功能区,即 VH、CH1、CH2 和 CH3,IgM 及 IgE 的重链恒定区则多一个 CH4 功能区。CH1 区为 Ig 同种异型遗传标记部位。在 CH1 与 CH2 之间的区域称为铰链区,含较多的脯氨酸,短而柔软。当 Ig 与相应抗原结合后,铰链区构型改变,暴露出 CH2 区的补体结合位点,血清中补体 C1q 结合至此进而激活补体系统。L 链有 2 个功能区,即 VL 和 CL。VL 中的高变区是与抗原结合的部位,CL 具有 Ig 同种异型遗传标记。

完整的 Ig 分子被蛋白酶水解时可裂解为不同的片段。以 IgG 分子为例,当用木瓜蛋白酶消化时,IgG 分子从铰链区的氨基端断裂,形成 3 个片段,即两个 Fab 段和一个 Fc 段。Fab 段分子量为 45000,具有与抗原结合的活性,但只有一个抗原结合位点(单价),故不能与抗原反应形成可见的沉淀和凝集现象。Fc 是指可结晶的片段,分子量为 50 000,不具有抗体活性,但 Ig 分子的很多生物学活性如激活补体、结合细胞以及通过胎盘等与之有关。当用胃蛋白酶消化时,IgG 分子从铰链区的羧基端断裂,形成 2 个片段,即大的 $F(ab')_2$ 段和小的 pFc' 段。$F(ab')_2$ 是两个 Fab 加上重链的铰链区,由二硫键相连,分子量为 100 000,具有两个抗原结合位点(双价),因而能与抗原反应形成可见的沉淀和凝集现象。pFc' 段为无活性的小分子肽。

目前已发现人体内有 5 类免疫球蛋白,即 IgG、IgA、IgM、IgD 和 IgE,其重链分别为 γ、α、μ、δ 和 ε,各类 Ig 的轻链有 κ(kappa)和 λ(lambda)两型。每个 Ig 分子的两条轻链都同型。

IgG 由浆细胞合成,分子量 150 000,有 IgG_1 ~ IgG_4 4 个亚类,以单体形式存在于血清和其他体液中,是唯一能通过胎盘的抗体,婴儿出生后 3 个月开始合成。IgG 在正常人血清中含量最多,占血清 Ig 总量的 3/4,达 10~16 g/L,半衰期为 7~21 d,是体液中最重要的抗病原微生物的抗体(再次免疫应答抗体),也是自身免性疫病时自身抗体的主要类别。

IgA 分子量 160 000,有 IgA_1、IgA_2 两个亚类,分血清型和分泌型两种,半衰期为 6 d。血清型 IgA 由肠系膜淋巴组织中的浆细胞产生,多数以单体形式存在,含量为 2~5 g/L,占血清总 Ig 的 10%~15%,具有中和毒素、调理吞噬的作用。分泌型 IgA 由两个单体、一个 J 链(是一种连接单体 Ig 的小分子酸性糖肽,分子量为 15000)和一个分泌片(是一种分子量 70000 的糖蛋白,由上皮细胞合成。二聚体 IgA 通过黏膜与之结合后排出细胞)组成,主要分布于各种黏膜表面和唾液、初乳、泪液、汗液、鼻腔分泌液、支气管分泌液及消化道分泌液中,参与机体的黏膜局部抗感染免疫反应。IgA 不能通过胎盘屏障,初生婴儿只能从母乳中获得 IgA,出生后 4~6 个月开始自身合成,1 岁后合成水平可达成人的 25%,16 岁达成人水平。

IgM 分子量最大,为 971000,由 5 个单体借一个 J 链和若干二硫键连接形成 5 聚体,又称巨球蛋白,有 IgM_1、IgM_2 两个亚类,主要分布于血液中,血清含量为 1~1.25 g/L,占血清 Ig 总量的 1/10,半衰期为 5 d。IgM 是个体发育中最早合成的抗体,孕 20 周起,胎儿自身即能合成,出生后,IgM 合成增加,8 岁后达成人水平。机体遭受感染后,IgM 型抗体最早产生(初次免疫应答反应的抗体),因此,IgM 型抗体的出现和增高与近期感染有关。新生儿脐带血中 IgM 含量增高时,提示胎儿有宫内感染。IgM 是高效能的抗微生物抗体,主要功能是凝集病原体和激活补体经典途径。

(二)检测方法

测定血清中 IgG、IgA、IgM 含量,可采用免疫比浊法(透射比浊法、速率散射比浊法)或单向环状免疫扩散法。体液中 IgG、IgA、IgM 含量测定可采用速率散射比浊法或 ELISA 法。

(三)临床意义

1.年龄

年龄与血中 Ig 含量有一定关系,新生儿可获得由母体通过胎盘转移来的 IgG,故血清含量较高,近于成人水平。婴幼儿由于体液免疫功能尚不成熟,免疫球蛋白含量较成人低。

2.低 γ 球蛋白血症

血清免疫球蛋白(IgG、IgA、IgM)降低有先天性和获得性二类。先天性低 Ig 血症主要见于体液免疫缺损和联合免疫缺陷病。一种情况是 Ig 全缺,如先天性性联低丙球血症(XLA),血中 IgG<1 g/L,IgA 与 IgM 含量也明显降低。另一种情况是三种 Ig 中缺一种或两种。最多见的是缺乏 IgA,患者易患呼吸道反复感染;缺乏 IgG 易患化脓性感染;缺乏 IgM 易患革兰氏染色阴性细菌引起的败血症。获得性低 Ig 血症,血清中 IgG<5 g/L,引起的原因较多,如有大量蛋白丢失的疾病(如剥脱性皮炎、肠淋巴管扩张症、肾病综合征等)、淋巴网状系统肿瘤(如淋巴肉瘤、霍奇金淋巴瘤)、中毒性骨髓疾病等。许多药物如青霉胺、苯妥英钠、金制剂等药物也可诱发 Ig 降低。

3.多克隆 γ 球蛋白血症

血清免疫球蛋白(IgG、IgA、IgM)增高常见于各种慢性细菌感染,如慢性骨髓炎、慢性肺脓肿、感染性心内膜炎时,IgG、IgA、IgM 均可增高。子宫内感染时,脐血或生后 2 d 的新生儿血清中 IgM 含量可>0.2 g/L或>0.3 g/L。在多种自身免性疫病、肝脏疾病(慢性活动性肝炎、原发性胆汁性肝硬化、隐匿性肝硬化)患者可有一种或三种 Ig 升高。结缔组织病尤其在活动期常有 IgG 升高。80%活动性 SLE 以 IgG、IgA 升高较多见。类风湿关节炎以 IgM 升高为主。

4.单克隆 γ 球蛋白(M 蛋白)血症

主要见于浆细胞恶性病变,包括多发性骨髓瘤、巨球蛋白血症等。

二、IgD

(一)概述

IgD 以单体形式存在于血清中,分子量 175 000,血清中含量为 0.04~0.40 g/L,仅占血清总 Ig 的 1%,易被酶解,半衰期为 2.8 d,是成熟 B 细胞的重要表面标志。当 B 细胞表达膜表面 IgD (SmIgD)时,受抗原刺激可被激活,故认为 SmIgD 为 B 细胞激活受体。IgD 分子结构类似于 IgG,但不能通过胎盘,也不能激活补体。循环中 IgD 无抗感染作用,功能尚不清楚,但可能与防止免疫耐受及某些超敏反应有关。

(二)检测方法

血清中 IgD 含量很低,10%~50%正常人血清中的 IgD 用免疫比浊法不能测出,可用 ELISA 双抗体夹心法测定。方法原理是用抗人 IgD 多克隆或单克隆抗体包被聚苯乙烯反应板微孔,再加入待检血清和酶标记抗人 IgD 抗体,在固相上形成抗体-抗原(IgD)-酶标记抗体复合物,洗去未反应物质,加入酶底物/色原溶液,出现呈色反应,呈色强度反映待测血清中 IgD 水平。

(三)临床意义

正常人血清 IgD 含量波动范围很广,个体差异大,为 0.003~0.40 g/L。

IgD 增高见于 IgD 型多发性骨髓瘤。流行性出血热、过敏性哮喘、特应性皮炎患者可见 IgD 升高。怀孕末期,吸烟者中 IgD 也可出现生理性升高。

三、IgE(总 IgE、特异 IgE)

(一)概述

IgE 又称反应素或亲细胞抗体,分子量 190 000,单体,是种系进化过程中最晚出现的 Ig,正常人血清中含量很低,且个体差异较大,为 0.03~2.0 mg/L,仅占血清总 Ig 的 0.002%。半衰期 2.5 d。对热敏感,56 ℃条件下 30 min 可丧失活性。IgE 主要由呼吸道、消化道黏膜固有层中的浆细胞合成,故血清 IgE 浓度并不能完全反映体内 IgE 水平。IgE 对肥大细胞及嗜碱性粒细胞具有高度亲和性,可与细胞表面的高亲和性受体 FcεRI 结合,当变应原再次进入机体时,与致敏的肥大细胞、嗜碱性粒细胞上的 IgE 结合,引发细胞脱颗粒,释放生物活性物质,导致发生 Ⅰ 型变态反应(哮喘、花粉症、变性性皮炎等)。此外,IgE 还有抗寄生虫感染的作用。

(二)检测方法

IgE 测定包括血清中总 IgE 及特异性 IgE 测定。可采用 ELISA 法、速率散射比浊法、放射免疫分析(RIA)、化学发光或电化学发光等方法。特异性 IgE 测定时,检测系统中需引入特异性变应原,可采用酶、荧光免疫法、免疫印迹等方法。

(三)临床意义

正常人血清 IgE 参考值＜150 U/mL(ELISA 法或速率散射比浊法)。

IgE 升高常见于变态反应性疾病(如过敏性鼻炎、外源性哮喘、花粉症、变应性皮炎、慢性荨麻疹等)、寄生虫感染、IgE 型多发性骨髓瘤以及 AIDS、非霍奇金淋巴瘤、高 IgE 综合征(Job 综合征)患者。特异性 IgE 升高表明个体对该特异性 IgE 针对的变应原过敏。

四、游离轻链

(一)概述

免疫球蛋白(Ig)轻链分为 κ(Kappa)、λ(lambda)2 个型别。κ 只有 1 型,λ 则有 λ_1、λ_2、λ_3、λ_4 4 个亚型。每个 Ig 分子上只有一个型别的轻链,而不可能是 κλ 或 $\lambda_x\lambda_y$。人类 κ 与 λ 的比例为 6:4。轻链是能自由通过肾小球基底膜的小分子蛋白,在肾小管被重吸收,回到血液循环中。因此正常人尿中只有少量轻链存在。当代谢失调和多发性骨髓瘤时,血中出现大量游离轻链,并由尿中排出,即 Bence Jones protein(BJPM)。

(二)检测方法

测定血清游离轻链采用免疫比浊法,最常用速率散射比浊法。

(三)临床意义

血清轻链参考值 κ 型游离轻链 3~19 mg/L;λ 型游离轻链 6~26 mg/L。κ/λ 比值为 0.26~1.65。

测定轻链有助于单克隆轻链病、AL-淀粉样变的早期诊断,也可用于化疗或自身外周血干细胞移植后是否复发的监测。

五、M 蛋白

(一)概述

M 蛋白是单克隆 B 淋巴细胞或浆细胞恶性增殖而大量产生的,在类别、亚类、型、亚型、基因型和独特型方面相同的均一免疫球蛋白。这种均一的蛋白质的氨基酸顺序、空间构象、电泳特性均相同。由于这种蛋白产生于单一的细胞克隆,多出现于多发性骨髓瘤、巨球蛋白血症或恶性淋巴瘤患者的血或尿中,故称为 M 蛋白。

M 蛋白血症大致可分为恶性的与意义不明的两类。恶性 M 蛋白血症见于多发性骨髓瘤(包括轻链病)、重链病、半分子病和不完全骨髓瘤蛋白病(C 端缺陷)。意义不明的 M 蛋白血症有两种,一种是与其他恶性肿瘤(如恶性淋巴瘤)伴发者,另一种即所谓良性 M 蛋白血症。

(二)检测方法

免疫学检查和鉴定方法对 M 蛋白血症的诊断起重要作用,通常需先定量检测血清总蛋白,约有 90%的患者血清总蛋白含量升高(70%的患者>100 g/L),约 10%的患者正常甚至偏低(如轻链病)。对异常免疫球蛋白的常用检测方法如下。

1.区带电泳

原理是利用多孔载体将血清蛋白质各种成分分离于不同区带。常用载体有聚丙烯酰胺凝胶电泳(PAGE)、琼脂糖凝胶电泳等。免疫球蛋白(Ig)增殖可见单克隆和多克隆增殖带,后者是宽而浓的区带,扫描后峰形呈钝圆,高/宽<1.0,而 M 蛋白带(单克隆带)是窄而浓的区带,高而尖的峰形,高/宽>1.0。M 蛋白带通常出现在 γ 区,也可出现在 β 区或 β 与 γ 区之间,少数患者也可在 α₂ 区出现(如 μ 链、α 链、IgA 半分子等)。

2.Ig 定量

检测方法参见免疫球蛋白定量测定。一般 M 蛋白所属 Ig 含量均显著增高,其他类 Ig 降低或显著降低。

3.免疫电泳

免疫电泳是一种用于诊断 Ig 异常的常规方法。原理是电泳时血清中各种蛋白质组分由于静电荷的不同、移动速度不同,被分离于不同的区带。停止电泳后,在电泳平行位置挖槽,加入抗血清扩散,抗原抗体反应后即可在相应位置上形成肉眼可见的沉淀弧。M 蛋白的特点是与相应的抗重链血清、抗轻链血清形成迁移范围十分局限的浓密的沉淀弧。

4.免疫固定电泳

待测血清或尿在载体上电泳后,使不同的蛋白质形成电泳位置不同的区带,将特异性抗重链或抗轻链血清加于载体上,抗血清即可与相应的蛋白区带结合(如抗 Kappa 链抗血清与 Kappa 轻链区带结合),形成抗原抗体复合物,使抗原在电泳位置上被免疫固定,洗涤时不被洗脱,而无关蛋白区带则被洗脱。再用酶标记抗人 Ig 与之反应并随后浸入酶底物/色原溶液中时,被测蛋白区带可呈色。

此法的主要用途为鉴定迁移率近似的蛋白质组分,如各种 M 蛋白;鉴定 Ig 的轻链;鉴定血液和体液中的微量蛋白。

5.本周蛋白(Bence Jones protein,BJP)检测

本周蛋白是首次由 Henry Bence Jones 于 1846 年发现的一种异常尿蛋白,特点是在酸性条件下,将尿加热到 60 ℃即见蛋白沉淀,在加热到 100 ℃时沉淀溶解,尿又呈现透明。Edelman 证实其本质即 Ig 的轻链(主要以轻链的二聚体形式存在)。检测本周蛋白的定性方法有热沉淀反应法(Putnam 试验)、对甲苯磺酸法(Cohen 法)和免疫固定电泳。定量方法可用速率散射比浊法和 ELISA 法。

(三)临床意义

(1)恶性 M 蛋白血症。

(2)多发性骨髓瘤(MM):占 M 蛋白血症的 35%～65%,其中 IgG 类占 50%左右,IgA 类占 25%左右,轻链病占 10%～20%,IgD 类占 0.7%～5.7%(平均为 1.6%),IgE 类罕见。

(3)Waldenstrom 巨球蛋白血症:占 M 蛋白血症的 9%～14%,以分泌 IgM 蛋白的淋巴样浆细胞恶性增生为特征。

（4）重链病：是一类淋巴细胞和浆细胞的恶性肿瘤或为淋巴样浆细胞的恶性肿瘤，不同于多发性骨髓瘤，也有异于淋巴细胞瘤，而是一种原因不明、合成免疫球蛋白障碍或重链的部分缺失，也可能组装障碍，细胞内只合成不完整片段的一种特种类型。M 蛋白为免疫球蛋白的 Fc 段，已发现 α、γ、μ 和 δ 重链病。

（5）轻链病：相对少见，与多数 M 蛋白血症发病年龄不同的是此病多见于青壮年。血中各免疫球蛋白含量均见降低或正常。血清和尿液均可在 β 区（多在 β$_2$ 区）出现 M 成分。半数以上患者有严重蛋白尿，每天＞2.0 g，BJP 阳性，多数 0.2 g/d，且属于 κ 或 λ 某一型。

（6）半分子病：M 蛋白由 Ig 的一条重链和一条轻链构成。现已发现 IgA 类与 IG 类半分子病。此病临床表现和多发性骨髓瘤相同，唯一不同的是尿中出现的 M 蛋白皆为小分子。

（7）7SIgM 病：M 蛋白为 IgM 单体。

（8）双 M 蛋白血症：①约占 M 蛋白血症的 1%，其特征为电泳时，在 γ～α$_2$ 范围内出现 2 条浓密区带。当用光密度计扫描时可呈现 2 个典型的基底窄、峰形尖锐的蛋白蜂。以多发性骨髓瘤和巨球蛋白血症最为多见，也见于粒细胞性白血病、肝病和其他恶性肿瘤。②良性 M 蛋白血症，是指有些患者或正常人，在血清中出现一个或几个高浓度的 M 蛋白，但无临床上的相应表现，长期随访也无多发性骨髓瘤或巨球蛋白血症的证据。发生率与年龄有明显关系，多见于老年人。有人指出，20 岁以上的健康供血员检出 M 蛋白者占 0.1%～0.3%；70 岁以上健康人升至 3%；95 岁以上健康人则接近 20%。良性 M 蛋白血症与多发性骨髓瘤的早期很难区别，但骨 X 线检查一般无溶骨性改变；骨髓穿刺检查，浆细胞或淋巴样细胞一般＜5%（多发性骨髓瘤常＞20%）。良性 M 蛋白血症中一部分人在若干年后可表现出典型的恶性 M 蛋白血症的特征。因此，对于有良性 M 蛋白血症的人来说，最重要的是长期随访。

（桂　蕊）

第五节　免疫复合物测定

免疫复合物（immune complex，IC）是抗原与其对应抗体相结合的产物。在正常情况下，机体内的游离抗原与相应抗体结合形成 IC，可被机体的防御系统清除，作为清除异物抗原的一种方式，对机体维持内稳态很有利。由于 IC 的抗原成分复杂，IC 形成后可表现新的生物学功能，激活补体成分，和细胞上的 Fc 受体，补体受体进一步发生结合反应，参与机体的病理性损伤。在某些情况下，体内形成的 IC 不能被及时清除，则可在局部沉积，通过激活补体，吸引单核吞噬细胞，并在血小板、中性粒细胞等参与下，引起一系列连锁反应导致组织损伤，出现临床症状，成为免疫复合物病（immunocomplex disease，ICD）。

IC 在体内存在有两种方式，一种是长时间游离于血液和其他体液中，又称为循环免疫复合物（circulating immunocomplex，CIC），另一种是组织中固定的 IC。影响 IC 沉积的因素很多，如 IC 的体积、组织带电荷状态、血管的通透性及机体吞噬系统的功能等。其中，IC 的大小和量起决定作用，而 IC 的大小是由抗原抗体的比例决定的。由于抗原与抗体比例不同，体内所形成的 IC 分子大小各异。通常有三种形式：一是二者比例适当时，形成大分子的可溶性 IC（＞19 S），易被吞噬细胞捕获、吞噬和清除；二是抗原量过剩时，形成小分子的可溶性 IC（＜6.6 S），易透过肾小球滤孔随尿排出体外;三是抗原量稍过剩时,形成中等大小的可溶性 IC(8.8～19.0 S),它既不被吞噬细胞清除,又不能透过肾小球滤孔排出,可较长时间游离于血液和其他体液中,即 CIC。当血管壁通透性增加时,此类 CIC 可随血流沉积在某些部位的毛细血管壁或嵌合在小球基底膜上,引起组织损伤及相关的免疫复合物病。

IC 主要是在生理免疫反应过程中产生的,有时会在无明显疾病时一过性产生,因此对于检测结果需结合临床症状综合判定其意义。持续 IC 增高提示有慢性原发性疾病存在,其中对风湿病、肿瘤、慢性感染最为重要。血清中抗原抗体复合物的浓度与感染的病程密切相关,如血管炎、多发性关节炎、感染后及副感染免疫复合物病、艾滋病、Ⅲ型变态反应、系统性红斑狼疮、类风湿关节炎等并且可以作为预后的一个重要参数。

虽然 CIC 的测定无特异性诊断意义,其存在和含量变化对免疫复合物病的诊断、病程动态观察、疗效及某些疾病机制的探索等都很有意义,因此,检查组织内或循环中的 IC 存在有助于某些疾病的诊断,病情活动观察和疗效判断等,以及对于发病机制的探讨、疗效观察和预后判断等具有重要意义。目前认为,CIC 检测对以下各种疾病的诊断和治疗有一定意义:①自身免疫疾病,如类风湿关节炎、系统性红斑狼疮、干燥综合征、结节性多动脉炎等;②膜增殖性肾炎、链球菌感染后肾炎:肾炎患者的血清中大多存在 CIC,并常伴有补体降低;③传染病,如慢性乙型肝炎、麻风、登革热、疟疾等;④恶性肿瘤,黑色素肉瘤、结肠癌、乳腺癌、食管癌等 CIC 增高。

鉴于 CIC 在多种疾病中表现重要作用,几十年来,IC 的试验与临床研究一直是一个非常活跃的领域。因此,涌现出几十种针对 IC 的测定方法,其中 CIC 检测主要可分为抗原特异性和非抗原特异性检测技术两类,前者应用较局限,后者应用广泛。IC 沉积可引起一系列病理生理反应,形成免疫复合物病。局部 IC 的检测可利用免疫组化法检测 IC 在组织中的沉着,或用光学显微镜检测 IC 所致的典型病理改变。

迄今为止,尽管非抗原特异性 CIC 的测定方法众多,但各有欠缺。由于方法的复杂性、敏感性和所测类型的局限性,各种方法只能检测某一类或某个范围的 IC,不能检出所有的 CIC。目前世界卫生组织(WHO)国际免疫学会推荐的四种方法:C1q 法,胶固素法,固相 mRF 抑制试验,Raji 细胞试验。建议联合应用 2～3 种。IC 的理想检测方法应具备以下特点:①敏感性高;②特异性强;③可重复性好;④操作简便;⑤适用面广。目前,常用的试剂均受到复合物内免疫球蛋白种类及亚类、复合物大小、抗原与抗体比例、固定补体的能力等因素的影响,还没有一种方法具备上述所有的特点。因此,如何选择方法和判定结果都很复杂,样品的正确处理和保存对结果的正确性至关重要。如果方法得当、试剂合格、标本新鲜、操作小心、分析谨慎,CIC 测定就会有较大的参考价值。

一、聚乙二醇(PEG)沉淀比浊法

(一)原理

聚乙二醇(polyethylene glycol,PEG)是乙二醇聚合而成的无电荷线性多糖分子,有较强的脱水性,可非特异地引起蛋白质沉淀。不同浓度的 PEG 可沉淀分子量不同的蛋白质,在 pH 值、离子浓度等条件固定时,蛋白质分子量越大,用以沉淀的 PEG 浓度越小。由于 PEG 6 000 对蛋白质沉淀具有良好的选择性,因此在 IC 测定中常用 PEG 6 000。用 3%～4%浓度的 PEG 可以选择性地将大分子 IC 沉淀下来,PEG 使 IC 沉淀的机制可能在于相互结合的抗原抗体的构象发生改变,使其自液相中空间排斥而析出或 PEG 抑制 IC 解离,促进 CIC 进一步聚合成更大的凝聚物而被沉淀。同时选用一系列标准品,作标准曲线。

(二)材料

1.0.1 moI/L pH 8.4 硼酸盐缓冲液(BBS)

硼酸 3.40 g,硼砂 4.29 g,蒸馏水溶解后加至 1 000 mL,滤器过滤备用。

2.PE G-NaF 稀释液

PEG 6 000 40.9 g,NaF 10.0 g,用 BBS 溶解后加至 1 000 mL,滤器过滤备用。

3.热聚合人 IgG(AHG)

将人 IgG(10 g/mL)置于 63 ℃水浴加热 15 min,立即置冰浴内,冷却后过 Sepharose 4B 柱或 sephacryl S-300 柱,收集第一蛋白峰。所获热聚合人 IgG 可用考马斯亮蓝法测定蛋白,试验中可用做阳性对照和制备标准曲线。

4.其他

0.1 mol/L NaOH 溶液。

(三)试验步骤

1.方法一

(1)取待检血清 0.15 mL,加入 0.3 mL BBS(1∶3 稀释)。

(2)加入各液体(待检血清最终稀释倍数为 1∶33,PEG 最终浓度为 3.64%)。

(3)测试管及对照管置 37 ℃水浴 60 min。

94 分光光度计在波长 495 nm 测吸光度,对照管调零。

结果:待测血清浊度值＝(测定管吸光度－对照管吸光度)×100%,大于正常人浊度值的均值加 2 个标准差 $\overline{X}+2SD$ 为 CIC 阳性。

参考值:4.3±2.0,以≥8.3 为 CIC 阳性,或以不同浓度热聚合人 IgG 按以上方法操作制备标准曲线,根据待测血清吸光度值查标准曲线,即可得 IC 含量。

2.方法二

(1)取 0.3 mL 待检血清,加入等量 7%PEG 溶液,充分混合,置 4 ℃作用 2 h,3 000 r/min 离心 20 min,弃去上清。

(2)用 3.5%PEG 溶液以同样转速和时间离心洗涤两次,得到 IC。

(3)将沉淀物溶于 3 mL 的 0.1 mol/L NaOH 溶液中。

(4)用分光光度计测 $A_{280 nm}$ 值。

(5)同法检测 100 例以上健康人的血清 $A_{280 nm}$,确定正常值范围($\overline{X}+2SD$),以大于正常值时判为阳性。也可利用散射比浊法直接测定 PEG 沉淀的免疫复合物;以不同浓度的热聚合 IgG 作为参考标准来计算 CIC 的含量。

(四)注意事项

(1)低密度脂蛋白可引起浊度增加,宜空腹采血。

(2)血清标本必须于血液凝固后立即处理或冰冻并避免反复冻融。

(3)本法简单易行,但特异性稍差,易受多种大分子蛋白和温度的干扰,血清中 γ 球蛋白增高或脂肪含量过高可导致检测的假阳性,适合血清标本筛查。

(4)待检血清一定要保持新鲜,放置在 4 ℃的冰箱不得超过 3 d。

(5)本法特别适用于沉淀获得 CIC,再进行解离分析其中的抗原与抗体。本试验采用 3.5% PEG 溶液。若用 4% 的 PEG 溶液,可沉淀较小的 CIC;若为 2% 的 PEG 溶液,则只能沉淀分子量较大的 CIC；如果 PEG 的浓度超过 5％，可使 IgM 等其他血清蛋白同时沉淀，导致假阳性结果。

二、抗补体试验

(一)原理

血清中有 IC 存在时，可与其本身的 C1(内源性 C1)结合。将被检血清 56 ℃加热 1 h，能破坏结合的 C1，空出补体结合位点。加入豚鼠血清(外源性 C1)及指示系统(致敏绵羊红细胞，SRBC)时，CIC 又可与外源性 C1 结合，使致敏 SRBC 溶血被抑制。若出现溶血，表示血清中没有 CIC 存在；不溶血说明标本中有 CIC 存在。将血清标本做不同稀释，并与已知的热聚合 IgG 做对照，可以计算出 CIC 的含量。

(二)材料

(1)缓冲生理盐水：NaCl 17.00 g，Na_2HPO_4 1.13 g，KH_2PO_4 0.27 g，蒸馏水溶解至 100 mL。用时取 5 mL，加蒸馏水 95 mL，10％硫酸镁 0.1 mL，当天使用。

(2)溶血素：按效价以缓冲盐水稀释至 2 U。

(3)2％SRBC 新鲜脱纤维羊血或 Alsever 液保存的羊血(4 ℃可保存 3 周)，用生理盐水洗 2 次，第三次用缓冲盐水，2 500 r/min 离心 10 min。取压积红细胞用缓冲盐水配成 2％悬液，为使 SRBC 浓度标准化，可将 2％悬液用缓冲盐水稀释 25 倍，于分光光度计(542 nm)测定其透光率(缓冲盐水校正透光率至 100％)，每次试验所用 SRBC 浓度(透光率)必须一致，否则应予调整。

(4)致敏 SRBC：2％SRBC 悬液加等量 1∶1 000 溶血素，混匀，37 ℃水浴 10 min。

(5)豚鼠血清：取 3 支成年健康豚鼠血清混合分装，−30 ℃保存。用时取一管，以缓冲盐水做 1∶100 稀释。

(6)热聚合人 IgG：配制方法同 PEG 沉淀试验。

(7)50％溶血标准管：致敏 SRBC 0.4 mL 加 0.6 mL 蒸馏水使完全溶血后，取 0.5 mL 加缓冲盐水 0.5 mL。

(三)试验步骤

(1)将被检血清置 56 ℃水浴 1 h。

(2)设两排管径，色泽相同的试管(试验/对照)，每排 5 支。

(3)加豚鼠血清和缓冲盐水至各管。

(4)试验管加被检血清 0.1 mL，对照管各管不加血清，以缓冲盐水代之，37 ℃水浴 10 min。

(5)各管加致敏 SRBC 0.4 mL，混匀，置 37 ℃水浴 30 min。

(6)将各管 1 000 r/min 离心 3 min，或置 4 ℃的 SRBC 待自然下沉后观察结果，以上清液与 50％溶血管比色。

(7)结果判定：以 50％溶血管作为判定终点，凡试验排比对照排溶血活性低 1 管或 1 管以上者为抗补体试验阳性，提示有免疫复合物存在。每次试验以热聚合人 IgG 作阳性对照。

(四)注意事项

(1)此方法敏感性高，不足之处是特异性较差，只能检出与补体结合的 CIC，抗补体的任何因素(如天然多糖、细菌内毒素等)均能干扰本试验，易出现假阳性。

(2)混合豚鼠血清一般 1∶100 稀释后应用。豚鼠血清忌反复冻融，补体活性会有所下降，用前可先滴定，选取 0.1 mL 引起 50％溶血的补体稀释度。

(3)试剂应新鲜配制;缓冲盐水、2%SRBC 悬液、致敏 SRBC 均应新鲜配制。

(4)被检血清应新鲜,无细菌污染及溶血。

三、抗 C3-CIC-ELISA

(一)原理

IC 在激活固定补体的过程中与 C3 结合,而结合于 IC 上的 C3 可以与抗 C3 抗体结合,从而利用酶标记的抗 Ig 抗体可以检测 IC 物的含量。抗原/C3 是所有激活补体的抗原类 CIC 的总和,如以抗 C3 抗体为包被抗体,CIC 在体内已结合了 C3,通过 C3 介导 CIC 与固相抗 C3 连接,加酶标记抗人 IgG 检测复合物中 IgG,加底物显色,根据颜色深浅判断免疫复合物含量,则对探讨某类抗原特异性的 IC 的病理作用具有重要意义。

(二)材料

(1)羊抗人 C3 IgG。

(2)PBST:0.01 mol/L PBS(pH 7.4)含 0.05%吐温-20。

(3)HRP-抗人 IgG。

(4)OPD-H_2O_2 新鲜配制。

(三)试验步骤

(1)抗体包被:在聚苯乙烯微量反应板孔内加入羊抗人 C3 IgG,10 $\mu g/mL$,4 ℃作用 24 h,PBST 洗涤三次(可以使用直接包被好的商品)。

(2)加入 0.1 mL 用生理盐水或 PBS 按 1:10 稀释的待检血清,每份标本 2~3 复孔,同时设阴阳性对照。

(3)用胶带覆盖酶标板,置 4 ℃温度下 24 h,PBST 洗涤。

(4)加 0.1 mL HRP-抗人 IgG(含 10%羊血清的 PBST 稀释),25 ℃温度下 4 h(或 37 ℃温育 30 min 后,4 ℃温度下放置 30 min)。

(5)PBST 洗涤。

(6)加 0.1 mL 新鲜配制的 OPD-H_2O_2 底物液,放置暗处 25 ℃持续 15 min。

(7)加 50 μL 1 mol/L 的 H_2SO_4 终止反应,酶标仪测定 $A_{490\ nm}$ 值。

(8)根据复孔的 $A_{490\ nm}$ 平均值,以 P/N 值≥2.1 者判定为阳性。

(四)注意事项

(1)本试验应设正常人血清为阴性对照。

(2)本方法敏感,可达 5~10 mg/L。

(3)本试验方法可以检测能够固定补体的 IC(主要是 IgM 与抗原组成的 IC 或 IgG1-3 与抗原组成的 IC)。

(4)不适当的操作可造成 IgG 的非特异性凝集以致假阳性(如血清反复冻融、加热灭活等)。

四、SPA 夹心 ELISA 试验

(一)原理

利用 PEG 沉淀血清中 IC,并使其吸附于富含 A 蛋白的金黄色葡萄球菌上。金黄色葡萄球菌 A 蛋白(SPA)可与 IC 中 IgG 的 Fc 段结合,将待测血清用低浓度 PEG 沉淀后加至 SPA 包被的固相载体上,再以酶标记的 SPA 与之反应,即可检测样本中有无 IC。

(二)材料

(1)2.5％,5％PEG:用 PBS(0.02 mol/L,pH 7.4)配制。

(2)BSA 缓冲液用:PBS(0.05 mol/L,pH 7.4)配制,含 0.01 mol/L EDTA,0.05％吐温－20,4％BSA,0.1％硫酸汞。

(3)HRP-SPA 用改良过的碘酸钠法将 SPA 与 HRP 制成结合物,方阵法滴定最适工作浓度或按产品说明书使用。

(4)热聚合人 IgG:人 IgG 10 mg/mL,63 ℃加热 20 min 制成。

(三)试验步骤

(1)SPA(5 μg/mL,PBS 稀释)包被反应板微孔,每孔 0.1 mL(对照孔不包被),4 ℃过夜后洗涤 3 次备用。

(2)待测血清 0.05 mL 加 PBS 0.15 mL 和 5％PEG 0.2 mL 混匀,4 ℃过夜后 1 600 r/min 离心 20 min,弃上清液,沉淀用 2.5％PEG 洗 2 次,加入 PBS 0.2 mL 和 BSA 缓冲液 0.2 mL,混匀,37 ℃水浴 30 min,摇动,使完全溶解。

(3)将已溶解的待测血清沉淀物加至上述包被孔和对照孔中,置 37 ℃ 60 min,洗 3 次,各加入底物溶液(OPDH$_2$O$_2$) 0.1 mL,37 ℃温度下 20 min 显色。

(4)加 50 μL 1 mol/L 的 H$_2$SO$_4$终止反应,酶标仪测定 490 nm OD 值。

(5)标准曲线制备:取正常人血清 0.2 mL,热聚合人 IgG(120 μg/mL)0.2 mL,加 PBS 0.4 mL 和 5％PEG 0.8 mL,置 4 ℃过夜。同时做不加热聚合人 IgG 的正常血清对照,以排除干扰。沉淀清洗同上面操作,用稀释的 BSA 缓冲液(加等量的 0.01 mol/L,pH 7.4 PBS)1.6 mL 溶解并稀释成 120 μg/mL、60 μg/mL、30 μg/mL、15 μg/mL、7.5 μg/mL,与待测血清同法操作,制成标准曲线。

(6)结果判定:从待测血清吸光度值查标准曲线,可换算成相当于热聚合人 IgG 的 CIC 含量(μg/mL),高于正常对照 $\overline{X}+2SD$ 为阳性。

参考值:以＞28.4 μg/mL 为阳性。

(四)注意事项

(1)热聚合人 IgG 应分装贮存于－20 ℃,不易反复冻融,否则易解聚。

(2)加入 SPA 至最终浓度 5.0 g/L,可使热聚合人 IgG 稳定;PEG 浓度影响 CIC 沉淀的量,须严格配制。

(3)本法只能检测 IgG1、IgG2 和 IgG4 形成的 IC,因葡萄球菌 A 蛋白分子上无 IgG3 的 Fc 受体。

五、C1q 结合试验

(一)原理

根据 IC 结合补体的性能,抗原和抗体结合后,抗体的 Fc 片段暴露 C1q 结合点。补体成分中的 C1q 能与免疫球蛋白 IgG、IgM 的 Fc 段特异结合,对 19～29 S 大小的 CIC 亲和力尤强,故可根据被结合的 C1q 量测定 CIC。将待检血清先行加热 56 ℃ 30 min,以灭活其中的补体和破坏已与 CIC 结合的 C1q,空出补体结合点。将待检血清加入包被有 C1q 的微量反应板中,待检血清中免疫复合物和 C1q 结合,再与酶标记抗人 IgG 反应,通过底物颜色的深浅判断免疫复合物的存在及含量。该法优点是敏感性高、重复性好,缺点是纯化的 C1q 难以得到。

CIC 与 C1q 的结合可用多种方法进行检测,常用的有以下 3 种。

1.液相法

先将放射性核素标记的 C1q 与灭活过的血清标本混合作用,再加入 0.5%(终浓度)的 PEG 将结合了 C1q 的 CIC 沉淀下来,通过检测沉淀物中的放射活性来计算 CIC 的含量。

2.固相法

先将 C1q 吸附于固相载体表面,加入待检血清使 CIC 与 C1q 结合,再加入酶标记的抗人 IgG 或 SPA,最后通过底物颜色的深浅判断免疫复合物的存在及含量,下面侧重介绍固相法。

3.C1q 偏离试验

先将放射性核素标记的 C1q 与灭活的血清标本混合,再加抗体致敏的绵羊红细胞,温育后离心,检测红细胞上的放射活性。红细胞的放射活性与免疫复合物的量呈负相关。

(二)材料

成套商品化试剂盒

(三)操作步骤

(1)将待检血清和参考血清(HAHG)分别加入 0.2 mol/L EDTA 溶液中,37 ℃ 30 min,使体内已知与免疫复合物结合的 C1q 被灭活除去。

(2)在包被有 C1q 的微量反应板里加入 0.1 mL 上述灭活的待检血清和参考血清,37 ℃ 温度下放置 2 h,TBS 液洗 3 遍。

(3)每孔加入 1:2 000 的 HRP-抗人 IgG 0.1 mL,室温作用 1 h,TBS 液洗 3 遍。

(4)每孔加入底物溶液(OPD-H_2O_2) 0.1 mL,置暗处显色 20 min 显色。

(5)加 50 μL 1 mol/L 的 H_2SO_4 终止反应,酶标仪测定 490 nm OD 值。

(6)以参考血清作校正曲线,计算出待检血清中免疫复合物的含量。

(四)注意事项

(1)尽可能采用新鲜血清标本,避免反复冻融。

(2)由于包被用的 C1q 不稳定,所以测定的结果稳定性较差。

(3)C1q 对 DNA 及其他多聚阴离子物质非常敏感,试验中干扰因素较多。

(4)C1q 法不能检测 IgG4 及旁路激活补体的免疫复合物。

(5)SLE 患者血清中抗 C1q 抗体能产生假阳性。但补体水平差别较大,且凝聚免疫球蛋白、DNA、C 反应蛋白等均能与 C1q 结合,因而均影响这些方法的检测结果。

六、胶固素结合试验

(一)原理

胶固素是牛血清中的一种正常蛋白成分,能与 CIC 上的补体 C3 活化片段 C3bi 有较强的亲和力,因此固相的胶固素可以在 Ca^{2+} 等作用下捕获结合了 C3 或其片段 C3bi 的 CIC。将胶固素包被于固相载体上,待测血清中 CIC 与之结合,再加酶标记的抗人 IgG,加底物显色,即可测知 CIC 含量。本试验重复性好,但敏感性略低于 C1q 法。

(二)材料

(1)胶固素:商品化试剂。

(2)辣根过氧化物酶标记的羊抗人 IgG:商品化试剂。

(3)包被液:pH 9.5 巴比妥缓冲盐水,巴比妥钠 5.15 g,NaCl 41.5 g,1 mol/L HCl 加蒸馏水

至 1 000 mL 即为原液。用时以蒸馏水将原液做 1∶5 稀释。

(4)洗涤液：上述原液 400 mL,CaCl$_2$ 2 mL,1 mol/L MgCl$_2$ 2 mL,吐温-20 1 mL 蒸馏水加至 2 000 mL。

(5)其余试剂同 ELISA 方法。

(三)操作步骤

(1)用包被液将牛胶固素稀释成 0.2 μg/mL,在聚苯乙烯反应板每孔中加 200 uL,4 ℃维持 24 h(37 ℃维持 3 h),包被后可用 1 个月以上。

(2)洗涤 3 次,每次 3 min。

(3)加入 1∶100 稀释的待检血清,每孔 200 μL,37 ℃温育 2 h,洗涤(同时加健康者血清,热凝 IgG 为对照)。

(4)加入按效价稀释的酶标抗人 IgG,每孔 200 μL,37 ℃温育 3 h,洗涤。

(5)加底物,每孔 200 μL,37 ℃30 min,后加 1 滴 2 mol/L H$_2$SO$_4$ 终止反应。

(6)测吸光度值 A$_{492 nm}$ 值。

结果判定：每次试验应设阴性和阳性对照,并校正待检血清的吸光度。

以高于正常人均值＋2 个标准差($\overline{X}+2SD$)为阳性(或参考值为 AHG 6～12 mg,大于上限值为阳性)。

(四)注意事项

(1)胶固素性质稳定、容易保存、来源方便、价格便宜,检测方法也不复杂,便于推广。

(2)不能及时检测的标本应冻存,避免反复冻融。

(3)本法是 WHO 推荐的方法,灵敏度高;经典或旁路途径激活的都可检出,并可用做 CIC 分离;不足是只能检出本法仅能够检测结合补体的大分子 IgG 免疫复合物,仅对 C3b 的短寿命中间片段 C3bi 敏感,所测的循环免疫复合物就更局限,且 EDTA 和含乙胺酰基的糖类会抑制胶固素的反应。

七、特异性 CIC 测定

所谓抗原特异性 IC 测定是人们已知或高度怀疑某病的致病源,通过区别游离的抗原和与抗体结合的抗原,选择性测定含有某种特定抗原的 IC,如 HBsAg-HBsAb、甲状腺球蛋白 Ag-抗甲状腺球蛋白 Ab、DNA-抗 DNA 等。通过此法测定 IC,就可测出这种抗原是否存在及其滴度。在已知由某种抗原引起的免疫病理反应的疾病中,抗原特异性 IC 测定很有诊断意义,但只能作为 IC 阳性结果以后的确定试验,一般不用于常规诊断。抗原特异性 IC 的测定常采用 ELISA 方法。

八、IC 检测的意义及应用

IC 的形成是正常免疫功能之一,发挥免疫防御功能,一般对机体有保护作用,但有时 IC 沉积可激发病理性免疫反应,导致各种疾病,包括形成免疫复合物病。某些自身免疫性疾病(如全身性红斑狼疮、类风湿关节炎、结节性多动脉炎等)、膜增殖性肾炎、急性链球菌感染后肾炎、传染病(如慢性乙型肝炎、麻风、登革热、疟疾等)及肿瘤患者,血清中都可能检出循环免疫复合物。虽然循环免疫复合物与病理关系的机制尚不能完全评述,但测定体液或组织中的 IC 具有一定的临床价值。对于判定疾病的活动性、治疗效果、预后以及探讨发病原因有重要意义。

低浓度的 CIC 可出现于健康人群中,CIC 的出现不一定意味着致病,只有符合 ICD 的确诊指征,才可考虑患此类疾病。长期持续的 CIC 存在为免疫复合物病的发生所必需,但并不是足够的条件。判定 IC 为发病机制的证据有三:①病变组织局部有 IC 沉积;②CIC 水平显著升高,并与疾病须有某种程度的相关性;③明确 IC 中的抗原性质。第三条证据有时很难查到,但至少要具备前两条,单独 CIC 的测定不足为凭。人体在健康状态下也存在少量的 CIC(10～20 μg/mL),其生理与病理的界限不易区分。

血中存在 IC 不一定就有沉淀,更不表明就是 ICD,IC 测定阳性不能肯定诊断,而测定阴性也不能否定诊断。目前已经明确系统性红斑狼疮、类风湿关节炎、部分肾小球肾炎和血管炎等疾病为 ICD,CIC 检测对这些疾病仍是一种辅助诊断指标,对判断疾病活动和治疗效果也有一定意义。在发现紫癜、关节痛、蛋白尿、血管炎和浆膜炎等情况时,可考虑 ICD 的可能性,应进行 CIC 和组织沉积 IC 的检测。另外,患有恶性肿瘤时 CIC 检出率也增高,但不出现 Ⅲ 型变态反应的损伤症状,称之为临床隐匿的 IC 病,然而这种状态常与肿瘤的病情和预后相关。

IC 中抗原和抗体的性质及各类的检测对临床诊治疾病及深入研究疾病的免疫病理机制有一定价值。但是由于所涉及的抗原种类很多,如病原微生物、自身物质、各类同种抗原等,检测方法可分别参见各种抗原的检测技术。IC 中的抗体主要涉及 IgG 及其亚类、IgM 和 IgA,分析方法是将血清中 IC 分离出来,再用双抗体 ELISA 夹心法等方法分析抗体的类别。CIC 检测的方法太多,其原理各不相同,用一种方法测定为阳性,另一种方法检测可能为阴性,由于缺乏统一的标准品作为对照试验,实验室结果常难以比较,故在检测时最好用几种方法同时测定,按照WHO 推荐,至少需同时采用两种检测系统结合的方法,而且是不同原理(免疫复合物的生物学功能或物理化学特性)的方法相结合来判定其与疾病的病理关系,但与免疫组化法一起检测,其意义就大得多。

由于 IC 生理和病理状态的界限难以确切衡量,CIC 的测定结果尚不能作为诊断疾病的敏感可靠的指标,因此,建立和提高检测方法的稳定性和敏感性,特别是提高抗原抗体特异性免疫复合物的检测,才能提高 IC 对疾病诊断的意义。以聚乙二醇沉淀法为例,虽然 IC 形成后溶解度降低,最易发生沉淀,但不同大小的 IC 之间差距很大且与血清中的其他蛋白成分有重叠,沉淀过程又受反应体系蛋白浓度离子强度、pH 和温度的影响,所以是较粗糙的定量方法。近十年来,方法学的进展主要表现在利用 IC 的生物特性上,如补体受体、Fc 受体等。因此,IC 测定方法的改进、完善,质量控制统一化仍是非常需要的。随着免疫学的发展,人们将对 IC 的形成、致病有更深刻的认识,会在 ICD 的诊断、治疗方面有更大的进展。

(桂　蕊)

第六节　免疫细胞分离纯化技术

机体中淋巴细胞、巨噬细胞、中性粒细胞等多种免疫细胞在免疫反应中的作用各不相同。临床上出现如感染、免疫缺陷病、自身免性疫病、肿瘤及移植术后免疫抑制状态等不同疾病或状态时,不同亚群免疫细胞的数量或功能都可发生变化。采用体外试验的方法分析机体中参与免疫反应的各种免疫细胞种群在数量及功能活性的变化对不同疾病诊疗至关重要。

免疫细胞的检测技术是近代免疫学探索机体免疫系统奥秘的一把不可或缺的钥匙,是监测及了解机体免疫状态的重要方法之一。免疫细胞的准确检测是建立在免疫细胞分离纯化技术的基础上的。在长期的科学研究工作中形成的免疫细胞检测技术主要包括免疫细胞数量、表面分子变化和细胞功能检测等部分。由于检测的目的和方法不同，试验中需要的免疫细胞的种类也各不相同，在一些检测中仅需单个核细胞，有的则需要单核-巨噬细胞、NK 细胞、T 淋巴细胞和 B 淋巴细胞或不同的细胞亚群。这些都要求对免疫细胞进行不同程度的分离纯化。

目前应用的分离纯化技术主要依据以下几种原理：根据细胞的大小、密度不同应用一些物理的方法分离；根据细胞对不同物质黏附性和吞噬能力的不同进行分离；根据各类细胞的表面特殊标志，通过相关抗体用免疫学方法进行选择性分离等。根据这些基本原理，建立了许多相应的细胞分离纯化技术，从而可以将各种参与免疫反应的细胞从血液或器官中分离纯化出来，这些分离技术也随着一些新技术的出现不断完善。

一、标本的采集

用于免疫学研究的免疫细胞主要来源于外周血。外周血取材方便，富含各种免疫细胞和因子，便于研究，是分离纯化免疫细胞的主要来源。必要时也从动物的脾、淋巴结、胸腺中采集细胞。

（一）人血液标本采集

人血液标本的采集以肘静脉为主，一些特殊情况可进行深动脉或深静脉采血。

（二）动物血液的采集

试验动物的采血方法较多，比较常用的方法有尾尖采血、耳部采血、眼部采血、心脏采血、大血管采血等。

1.尾尖采血

尾尖采血主要应用于大、小鼠的采血，当所需血量较少时可采用本法。

方法如下：固定动物暴露尾部。将尾部去毛后消毒，然后浸在 45 ℃左右的温水中数分钟，使尾部血管充盈。用剪刀割去尾尖 0.3～0.5 cm，让血液自由滴入容器或用血红蛋白吸管吸取，也可在尾部做一横切口，割破尾动脉或静脉，收集血液的方法同上。采血结束，伤口消毒并压迫止血。每只鼠一般可采血 10 余次。小鼠每次可取血 0.1 mL，大鼠 0.3～0.5 mL。

2.眼部采血

眼部采血主要用于大、小鼠及沙鼠的采血，可以采集 0.2～1.0 mL 血量。

方法如下：采血者的左手拇指和示指两指从背部握住小鼠或大鼠的颈部（注意防止动物窒息），取血时左手拇指及示指轻轻压迫动物的颈部两侧，使眶后静脉丛充血。右手将接 7 号针头的 1 mL 注射器或长颈（3～4 cm）硬质玻璃滴管（毛细血管内径为 0.5～1.0 mm）对准鼠面部，保持采血器与鼠面部呈 45°，由眼内角刺入，针头斜面先向眼球，刺入后再转 180°使斜面对着眼眶后界。当感到有阻力时即停止推进，同时，将针退出 0.1～0.5 mm，边退边抽。刺入深度，小鼠为 2～3 mm，大鼠为 4～5 mm。若穿刺适当，则血液能自然流入毛细血管中。当得到所需的血量后，即除去加于颈部的压力，同时，将采血器拔出，以防止术后穿刺孔出血。技术熟练时用本法短期内可重复采血。左右两眼轮换更好。体重为 20～25 g 的小鼠每次可采血 0.2～0.3 mL；体重为 200～300 g 的大鼠每次可采血 0.5～1.0 mL。

3.耳部采血

耳部采血主要应用于家兔、豚鼠的采血。本法为最常用的取血法之一，常作多次反复取血用,因此,保护耳缘静脉,防止发生栓塞特别重要。血量可在 5～10 mL。

方法:将兔放入仅露出头部及两耳的固定盒中,选耳静脉清晰的耳朵,将耳静脉部位的毛拔去,用 75% 乙醇局部消毒,待干。用手指轻轻摩擦兔耳,使静脉扩张,用注射器在耳缘静脉末端刺破血管待血液漏出取血或将针头逆血流方向刺入耳缘静脉取血,取血完毕用棉球压迫止血。此种采血法一次最多可采血 5～10 mL。

4.心脏采血

心血主要应用于兔、犬等中型动物。可以多次采血。

方法:将家兔、犬仰卧固定,在第三肋间胸骨左缘 3 mm 处将注射针垂直刺入心脏,血液随即进入针管。动作宜迅速,以缩短在心脏内的留针时间和防止血液凝固,如针头已进入心脏但抽不出血时,应将针头稍微后退一点。在胸腔内针头不应左右摆动以防止伤及心、肺,一次可取血 20～25 mL。

5.大血管采血

主要应用于犬、猴等动物,可以多次采血。

方法:先将麻醉的动物取仰卧位固定,分离暴露颈静脉、颈动脉、股动脉、股静脉或腹主动脉等大血管,拉一牵引线,在静脉为近心端,动脉为远心端,提拉牵引线阻断血流,注射器逆血管走向穿刺取血。需血量大时采用。

6.注意事项

采血方法的选择,决定于试验所需血量以及动物种类。静脉采血时,若需反复多次,应自远离心脏端开始,以免发生栓塞而影响整条静脉。采血用的注射器和试管必须保持清洁干燥,若需抗凝全血,在注射器或试管内需预先加入抗凝剂。表 11-5 为各种试验动物大致的最大采血量。

表 11-5　试验动物的采血量

采血动物品种	最大安全采血量(mL)	最小致死采血量(mL)
小鼠	0.2	0.3
大鼠	1	2
豚鼠	5	10
兔	10	40
狗	100	500
猴	15	60

(三)脾、淋巴结、胸腺等标本的采集

脾、淋巴结、胸腺等都属于免疫器官,富含各种免疫细胞。在一些特殊情况下,尤其是在试验动物中,是免疫细胞分离主要的对象。下面以小鼠为例介绍其操作方法。

1.脾细胞悬液的制备

将小鼠拉颈处死后,75% 乙醇浸泡 3～5 min,无菌取脾置于无血清 RPMI-1640 培养基中,去除脂肪及筋膜组织,将脾分离成若干小块,于 200 目金属网研磨,同时用 4 ℃不完全培养基冲洗,收集网下的细胞悬液后,用不完全培养基洗涤两次后重新悬浮备用。

2.淋巴结、胸腺细胞悬液的制备

无菌摘取多处淋巴结,同上方法研磨处理。有时也可在局部注射佐剂或某种抗原,使淋巴结增大后将动物处死后摘取,但是,这种办法有改变淋巴细胞免疫状态的可能,要看具体试验决定是否采用。如淋巴细胞数量过少,可以加入胰蛋白酶或胶原酶消化淋巴结以增加分离细胞的产量。胸腺单个核细胞的分离方法与脾、淋巴结单个核细胞的分离过程相似,胸腺以胸腺细胞、巨噬细胞为主,均为单个核细胞,有时可以省去梯度离心,但是经过梯度离心后可以分离去除死细胞,提高分离细胞的活率。

二、血液及其他组织中单个核细胞的分离技术

外周血单个核细胞(peripheral blood mononuclear cell,PBMC)是以单核细胞和淋巴细胞为主的免疫细胞混合体,除在一些免疫研究中可以直接应用外,还是分离纯化其他免疫细胞的主要细胞来源。以下主要介绍 PBMC 的分离纯化技术。

(一)原理

不同种类的免疫细胞,大小及密度也各不同,利用不同密度的液体组成的梯度分离液,可以通过简单的离心将不同的细胞分离开来。密度梯度离心分离法快速有效,而且对细胞的表面标志及功能不会产生影响。这些特点使密度梯度离心成为分离单个核细胞的最常用的方法,亦是继续进行细胞亚群分离的起点。红细胞密度为 1.093,粒细胞密度为 1.092,单个核细胞密度为 1.076~1.090。Ficoll-Hypaque 密度为 1.077,是最常用的一种单个核细胞分离液,利用 Ficoll-Hypaque 通过离心可以简单地从外周血或脾、淋巴结等组织来源的细胞悬液中将单个核细胞及血小板与红细胞及粒细胞分离。下面以人外周血标本为例,介绍密度梯度离心分离的基本方法。

(二)材料

(1)肝素抗凝外周血。

(2)无菌磷酸盐缓冲液(phosphate-bufferedsaline,PBS)。

(3)淋巴细胞分离液 Ficoll-Hypaque(密度为 1.077 g/mL)。

(4)Hanks 平衡盐溶液(Hanks balanced salt solution,HBSS)。

(5)胎牛血清(fetalcalf serum,FCS)。

(6)含 10% 和 20% FCS 的 RPMI-1640 培养基(RPMI-10,RPMI-20)。

(7)15 mL 或 50 mL 离心管。

(8)水平离心机。

(9)Neubauer 细胞计数板、台盼蓝、流式细胞仪。

(10)氯化铵溶液(ammonium chloride,ACK)

(11)29 gNH_4Cl(0.15 mol/L),1 g $KHCO_3$(10 mmol/L),37.2 mg,Na_2EDTA(0.1 mmol/L),加 800 mL 双蒸水,用 NHCl 调 pH 为 7.2~7.4,补双蒸水至 1 000 mL,用 0.2 μm 滤膜过滤除菌,室温保存。

(三)操作步骤

1.PBMC 分离

(1)用等量 PBS 倍比稀释新鲜采集的抗凝血(注意动作轻柔)。如果血液来源于血液病或相关疾病的患者,则需根据血常规等实际情况,进行不同比例的稀释;脐血随时注意保持抗凝。

(2)将已恢复至室温的 Ficoll 分离液 3 mL 加在无菌离心试管中,倾斜 45°,用无菌滴管轻轻地将稀释好的血液样本 10 mL 加在 Ficoll 分离液液面上,加入起始时应缓慢,防止加入血液冲散分离液界面。分离液与血样比例可视需要酌情调整。

(3)用水平离心机 2 000 r/min 离心 20 min(18 ℃~20 ℃),如果从样本收集到分离间隔时

间过长可将离心时间延长至 30 min。离心机停止前的负性加速度设为最小。离心前,可能有红细胞降落到分离液中,这时可适当延长离心时间,对分离效果无明显影响。

(4)待离心机完全停止后,小心将试管取出,如图 11-1 所示,试管中从上到下可依次分为 4 层:血浆层、单个核细胞及血小板层、细胞分离液层、红细胞及粒细胞层。小心将灰白色层即单个核细胞层转移到另外一个试管中,以 3 倍体积 HBSS 洗涤、2 000 r/min 离心 10 min,重复洗涤一次。

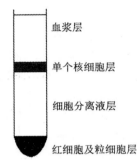

血浆层

单个核细胞层

细胞分离液层

红细胞及粒细胞层

图 11-1　单个核细胞分离效果

(5)在特殊疾病或某些试验需要减少血小板干扰的情况下,可采用 HBSS 溶液重新悬浮细胞,800 r/min 离心 15 min,弃上清液,重复此步骤一次。这时血小板主要停留在上清液中。或者可以将细胞稀释至$(1\sim2)\times10^7$/mL 后,以 FCS 为梯度分离液,1 mL 细胞悬液使用 3 mL FCS,800 r/min 离心 15 min。弃上清液。或者采用 NycoPrep 分离液(密度为 1.063),1 000 r/min 离心 15 min,弃血小板上清液,沉淀单个核细胞。

(6)根据外周血样本量及试验不同需要,以不同体积的液体重新悬浮细胞,台盼蓝拒染试验观察分离后细胞存活率。Neubauer 计数板或者自动血液分析仪进行细胞计数后,按试验目的不同将细胞稀释到一定比例待用。

2.红细胞的去除

在梯度离心法分离得到的单个核细胞中,红细胞往往并不能完全去除,在一些试验中可能会影响试验结果,可以采用以下试验清除红细胞。

(1)低渗裂解法:用少许无菌水或 2.0 g/L 低渗盐水加入 PBMC 中,轻轻振摇,不超过 1 min,立即加入过量的 HBSS,混匀,离心去上清液,重新悬浮细胞即可。时间不宜过长,否则对细胞活性有影响。

(2)氯化铵法:分离得到的 PBMC 中加入适量 8.3 g/L 氯化铵溶液,轻轻振摇 5 min,加入 HBSS,离心洗涤去除氯化铵即可。

3.PBMC 中单核细胞/巨噬细胞去除

(1)吸附法:上述方法得到的 PBMC 中大约有 40% 是单核细胞和巨噬细胞,可通过吸附法将其去除。①将 PBMC 于 1 400 r/min,离心 10 min(18 ℃~20 ℃),弃上清液,细胞重悬于 RPMI-20 至 2×10^6/mL,移至 150 cm² 培养瓶。②37 ℃,5%CO₂ 孵箱培养 1 h。③将未黏附细胞移至离心管,用 37 ℃ 预温的 RPMI-10 洗涤培养瓶,洗液一并倒入离心管。重复①~③步骤 1 次。④弃上清液后用 5~10 mL RPMI-10 重悬细胞,台盼蓝拒染试验测定细胞活率。

(2)L-亮氨酸甲酯法:单核细胞内富含溶酶体酶,L-亮氨酸甲酯能被单核细胞摄入聚集于溶酶体中,在溶酶体酶的作用下转化为 L 亮氨酸-L 亮氨酸甲酯,此代谢产物对单核细胞有毒性,从而溶解并去除单核细胞。此方法还可以去除 NK 细胞和细胞毒性 T 细胞,而 B 细胞和大多数 T 细胞不受影响。注意,此方法只适用于分离新鲜的细胞,不宜分离冻存细胞。

将分离的 PBMC 调整细胞浓度到 $(3\sim5)\times10^6/mL$。

加入用无血清 RPMI-1640 培养基新鲜配制的亮氨酸甲酯溶液,终浓度为 5 mmol/L,混匀后室温放置 40 min。

加入过量 PBS 洗涤去除 L 亮氨酸甲酯溶液。

4.细胞存活率的检测

正常存活的细胞能够排斥台盼蓝染料进入细胞,当细胞坏死等造成细胞膜完整性丧失后染料可以弥散入细胞中将细胞染色。台盼蓝拒染试验是一种粗略的细胞活率判断方法,死细胞染成蓝色,活细胞不着色。但本法无法区分出 10%~20% 的活率差异。通常作为一种简单的细胞活率判定方法。具体操作:将细胞重新悬浮至 $(2\sim4)\times10^5/mL$,以 1 滴细胞悬液加入 1 滴 4.0 g/L(w/v)台盼蓝染液的比例混匀,保持细胞在染料中停留 3~10 min,否则影响细胞活率判断。在显微镜下计数 500 个细胞,计算细胞存活率。

5.细胞计数

细胞计数可用 Neubauer 血细胞计数板进行手工计数,也可以采用自动化血液细胞分析仪进行计数。在手工计数时,细胞计数池中每个大方格的容积为 0.1 mm³ 或 1.0×10^{-4} mL,计数两边共 4 个大方格总细胞数,除以 4 为每个大方格内细胞平均数,乘以稀释倍数再乘以 1 000 即为每毫升细胞数。

6.注意事项

(1)分离细胞时不同的密度梯度分离液要按照其说明书操作,当选用 Ficoll 分离液时需要对标本进行稀释,稀释可以减轻标本中红细胞浓度过高引起的聚集,改善分离效果。

(2)密度梯度分离液及 PBS/HBSS 等溶液在试验前需要恢复至室温,如果密度梯度分离液温度过低,将会降低分离效果,温度过高,细胞的活力会受到影响而且容易导致红细胞聚集影响分离。分离过程中最佳的温度保持在 18 ℃~20 ℃,分离液必须 4 ℃避光保存。

(3)如果需要从已经凝固的血液样本中分离单个核细胞,可采用适量链激酶溶解血凝块,然后进行常规方法分离,也可以得到很好的分离效果,只是得到的单个核细胞数可能只有等量抗凝血的 60%,但是细胞在功能上并没有什么过多的变化。

(4)健康者每毫升外周血可以分离得到 $(1\sim2)\times10^6$ 个单个核细胞,细胞存活率在 95% 以上,其中 60%~70% 是淋巴细胞,血小板浓度低于原血液的 0.5%。用黏附法去除单核细胞后,95% 以上的单个核细胞为淋巴细胞。如用 L-亮氨酸甲酯法去除单核细胞,得到的单个核细胞中 99% 为淋巴细胞。

(5)与等量的外周血相比,脐血分离后可以得到更多的单个核细胞。在一些婴幼儿外周血或脐血中存在着一些有核红细胞等未成熟细胞,影响到单个核细胞的分离纯度,需要进一步的试验去除。

(6)从外周血中分离单个核细胞约需 1 h,分离的血量越大,需要的时间也越长,血小板的去除需要 30 min;如果细胞分离后需要冻存备用,则需要去除血小板。

(7)密度梯度离心对细胞功能没有改变,但是在临床具体应用时应注意,在一些疾病状态下的免疫细胞功能可能会因密度梯度离心而受到不同程度的影响。

(8)聚蔗糖-泛影葡胺混合液是一种较理想的细胞分层液,其主要成分是一种合成的蔗糖聚合物称聚蔗糖(商品名为 Ficoll),分子量为 40 000,具有高密度、低渗透压、无毒性的特点。高浓度的 Ficoll 溶液黏性高,易使细胞聚集,故通常使用 60 g/L 的低浓度溶液,密度为 1.020,添加比重为 1.200 的泛影葡胺以增加密度。国外常用商品名 Isopaque 或 Hypaque,故又称 Ficoll-Hypaque 分层液。将适量340 g/L泛影葡胺加入 Ficoll 溶液中即可配制成密度合适分层液。分离人外周淋巴细胞以密度为 1.077±0.001 的分层液最佳。

(9)通过洗涤或牛血清梯度离心,可以简单地将血小板去除,这些分离方法对其他组织来源(如脾或胸腺)的单个核细胞分离同样有效。

(10)低渗法以及氯化铵法溶解红细胞的方法对免疫细胞有一定的影响,应根据具体试验进行选择。

(11)小鼠、大鼠、兔及猴等动物的单个核细胞虽然用 Ficoll 可以做简单的分离,但是存在分离效果不佳、分离后细胞数量过少等问题。如果需要更好的分离效果,需要采用各自专一的细胞分离液或者根据不同种属的单个核细胞浓度调整分离液密度。对分离液比重的要求各不相同,如小鼠为 1.084、大鼠为1.087、马为 1.090 等。

三、单核-巨噬细胞分离技术

在机体的免疫系统中,单核-巨噬细胞具有活跃的生物学功能,在免疫应答和机体防御机制中占据重要地位。巨噬细胞来源于血液中的单核细胞,单核细胞又来源于骨髓中的前体细胞。单核-巨噬细胞功能的检测对了解机体的免疫状态至关重要。

密度梯度离心分离后得到的 PBMC 成分复杂,主要以淋巴细胞为主。在一些试验中可以采用单个核细胞代表淋巴细胞直接用于试验,但是,在一些试验中需要采用去除单核-巨噬细胞后的淋巴细胞进行试验,一些试验需要对单核-巨噬细胞进行功能分析研究,这都需要将单核-巨噬细胞从 PBMC 中进一步分离。单核-巨噬细胞的特殊生物学特性以及特殊表面标志都可以用作分离的依据。具体采用下面的方法对单核-巨噬细胞进行分离或去除。其中后两种方法能够影响单核细胞功能甚至杀伤单核细胞,只适用于单核细胞的去除试验,并不适用于单核-巨噬细胞生物学活性的研究试验。

(一)连续密度梯度离心分离单核-巨噬细胞

1.原理

与 Ficoll 一样,Percoll 分离法也是一种按照密度进行分离的方法。Percoll 是一种经聚乙烯吡咯烷酮(PVP)处理的硅胶颗粒,经高速离心后形成一个连续的密度梯度,可以将不同密度的细胞悬浮于各自不同的密度区带。虽然这种方法原理上对单核细胞活性没有影响,但是,具体试验中仍存在活化单核细胞的可能,在试验中需要注意。

2.材料

(1)灭活 FCS。

(2)PBMC。

(3)HBSS。

(4)Percoll。

(5)2×PBS。

3.操作步骤

(1)将 5 mL PBMC 小心加在 3 mL FCS 上,800 r/min 离心 15 min(18 ℃~20 ℃),弃富含

血小板的上清液,用含 10％FCS 的 HBSS 重新悬浮细胞到(2～5)×10^7/mL 细胞。

(2)将 7 mL Percoll 加在 6 mL 2×PBS 上,15 000 r/min 室温离心 40 min,形成连续密度梯度分离液。

(3)轻轻将去除血小板的单个核细胞加在梯度液面上,4 ℃,2 400 r/min 离心 20 min,形成如图 11-2 所示的分离层。

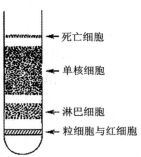

图 11-2　Percoll 法分离单个核细胞中各种细胞成分分布

(4)用吸管将形成的 4 条不透明层分离开来,条带 1 主要为死亡细胞,条带 2 主要为单核细胞(78％)、少量的淋巴细胞、少许血小板,条带 3 主要为淋巴细胞(98％)、少量单核细胞,条带 4 主要是粒细胞和红细胞。

(5)收集,洗涤条带 2 中细胞,计数备用。

(二)免疫磁珠分离法

1.原理

磁性微球是将磁性材料的表面进行处理,联结不同的生物大分子物质。能结合特异性抗体并发生免疫反应的微球,称为免疫磁珠(Immuno magnetic bead,IMB),兼有免疫配基和磁响应的性质,即在磁场中显示磁性,移除磁场时磁性消除。当包被特异性相关抗体的磁珠与待分离细胞结合生成细胞抗体磁珠复合物,这种复合物在磁场中的运动与单独的细胞的运动有明显差别。可以采用层析的方法,将层析柱放于强磁场中,磁珠细胞复合物的运动将受到限制,未与磁珠结合的细胞将先被洗脱出来,再将层析柱移除磁场,再次洗脱,磁珠细胞复合物将被洗脱出来,达到分离目的。根据特异性抗体是与目的细胞结合,还是与非目的细胞结合进行分离将方法分为阳性分选和去除分选两种分离纯化方式。

2.材料

(1)$CD14^+$ 单核细胞免疫磁珠分离试剂盒。

(2)PBMC。

3.操作步骤

(1)将 PBMC 以 1 400 r/min 离心 10 min,彻底去除上清液,用缓冲液将细胞重新悬浮到 10^7/80 μL。

(2)每 80 μL 细胞悬液加入 20 μL $CD14^+$ 免疫磁珠。4 ℃～8 ℃孵育 15 min,如果时间过长,导致抗体非特异性结合;如果温度过低,则需适当延长孵育时间。

(3)用 1～2 mL 缓冲液洗涤细胞,1 400 r/min 离心 10 min 去上清液,500 μL 重新悬浮细胞。按细胞总数选择一个合适的分离柱。

(4)将分离柱按磁分选装置要求安装。将细胞悬液加入分选柱中。用 3 倍体积的缓冲液洗涤分离柱,未标记细胞(未与磁珠结合)将首先被洗脱。

(5)将分离柱移除磁分选器,用缓冲液冲洗分离柱,得到抗体标记(与磁珠结合)的 CD14$^+$ 单核细胞。

4.注意事项

既可以选择商品化的免疫磁珠,也可以实验室自行标记。标记方法如下:将空白磁性微球悬液,加入等体积的金黄色葡萄球菌 A 蛋白(SPA)溶液,4 ℃过夜孵育,不断振摇,用磁场收集磁性微球,加 5 倍体积乙醇胺溶液(1 mol/L,pH=8.0),室温放置 1 h,不断振摇,用以封闭磁性微球余下的活性基团。然后用 PBS 洗涤,加入单克隆抗体,4 ℃孵育 1 h,PBS 洗涤,配成一定浓度的单克隆抗体标记的免疫磁珠,4 ℃无菌保存。

(三)逆流离心淘洗法分离单核细胞

逆流离心淘洗法(counterflow centrifugal elutriation,CCE)法是一种高效地从单个核细胞中分离单核细胞的方法。不同细胞根据大小以及密度差别在离心力及逆向流动力双向作用下分离开并保持在不同的平衡层中,逐渐改变流速的大小导致不同细胞层从洗淘管中从小到大、根据流动的速度不同分离开来。此方法对单核细胞的活性影响小,但是需要特殊的仪器设备。另外,此方法还可以对其他一些混合细胞进行分离纯化。

(四)黏附法

1.原理

利用单核细胞具有与玻璃或塑料表面相吸附,在培养瓶中贴壁生长的特点,可从经密度梯度离心制备的单个核细胞悬液中分离单核细胞。

2.材料

(1)PBMC。

(2)无血清 DMEM 培养基,内含 2 mmol/L 谷氨酰胺和 50 μg/mL 庆大霉素。

(3)0.2 g/L EDTA/PBS。

(4)培养瓶或培养皿。

3.操作步骤

(1)用无血清 DMEM 稀释 PBMC 到 $2×10^6$/mL。

(2)取 10 mL 细胞悬液加到 75 cm^2 的培养瓶中,于 37 ℃、5%CO$_2$孵箱培养 1 h。

(3)轻轻将含有未黏附贴壁细胞的培养基上清液移除,用 10 mL 预热的无血清 DMEM 轻轻洗涤培养瓶 2 次,加入 10 mL 新鲜的培养基。

(4)用细胞刮轻轻刮起黏附细胞层,或者用冰浴的 0.2 g/L EDTA/PBS 孵育细胞 10 min,将细胞悬液于 1 400 r/min 离心 10 min。

(5)将细胞重新悬浮于无血清 DMEM 中,计数备用。

四、T、B 细胞及其淋巴细胞亚群分离技术

采用密度梯度离心法获得的单个核细胞悬液包括单核细胞和淋巴细胞,通过前一节方法去除单核细胞可以得到以淋巴细胞为主的细胞悬液。但是,其中细胞成分依旧复杂,依照不同的细胞表面标志和功能还可以分为功能不同的细胞亚群。在一些试验中,也需要对淋巴细胞中的 T 淋巴细胞、B 淋巴细胞或者一些 T、B 细胞亚群的功能进行检测或计数,这都需要将淋巴细胞做进一步的分离纯化,来适应试验的需求。下面所述方法就是根据淋巴细胞亚群的不同表面标

记或生物学特性进行分离。

(一)E花环沉降法分离T细胞

1.原理

成熟T细胞表面有独特的绵羊红细胞(sheep red blood cell,SRBC)受体(E受体,CD2),具有结合绵羊红细胞的能力。T细胞与SRBC混合孵育后可以结合形成玫瑰花环样细胞团,通过密度梯度离心的方法可以将T细胞与B细胞和单核-巨噬细胞分离开来。沉淀分离后采用红细胞裂解液裂解红细胞后可以得到T淋巴细胞。采用神经氨酸酶(neuramin-idase,NM)或者2-氨乙基异硫脲溴化物预处理红细胞,可以增强T细胞的结合能力。经密度梯度离心后,形成E花环的T细胞沉于管底,而未形成E花环的细胞(B细胞和单核-巨噬细胞)则在分层液界面,将E花环形成细胞用低渗溶液处理溶解SRBC,即可得到纯化的T细胞(图11-3)。

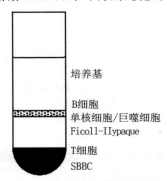

培养基

B细胞
单核细胞/巨噬细胞
Ficoll-Hypaque

T细胞
SBBC

图11-3 Ficoll-Hypaque密度梯度离心分离E花环形成细胞

2.材料

(1)绵羊红细胞(SRBC)保存液阿氏液。葡萄糖2.05 g,枸橼酸钠0.8 g,枸橼酸0.055 g,氯化钠0.42 g,加蒸馏水至100 mL,加热溶解后调pH至6.1,69 kPa高压灭菌15 min,4 ℃保存备用。

(2)AET溶液:0.5 g AET溶于12.5 mL双蒸水,4 mol/L NaOH调至pH为9,0.2 μm滤膜过滤除菌。

(3)HBSS。

(4)1 U/mL神经氨酸酶,溶于灭菌PBS。

(4)含10%FCS的完全RPMI-1640培养基(RPMI-10)。

(6)PBMC,用RPMI-10稀释至$1×10^7$/mL。

(7)Ficoll-Hypaque。

(8)无菌水或ACK细胞溶解液。

3.操作步骤

(1)神经氨酸酶处理SRBC:①将15~20 mL SRBC(保存在阿氏液中)加到50 mL试管中,用HBSS洗涤,18 ℃~20 ℃,2 100 r/min离心10 min,弃上清液,HBSS重新悬浮细胞,再次洗涤。SRBC可以在阿氏液中保存2~3周,在HBSS中保存2~3 d。②取1 mL SRBC,加1 U/mL的神经氨酸酶1 mL,混匀后37 ℃水浴1 h。③用HBSS洗涤,18 ℃~20 ℃,2 100 r/min离心10 min。重复洗涤2次。用49 mL RPMI-10重新悬浮细胞,4 ℃保存(可以存放5~7 d,时间过长易降低T细胞纯度)。

(2)AET预处理红细胞:取8 mL AET溶液加至2 mL沉积SRBC,37 ℃水浴20 min。冷PBS洗细胞2次,1 300 r/min离心10 min(18 ℃~20 ℃)。

(3)形成花环:①取少于$2×10^7$的PBMC,置15 mL离心管中,1 300 r/min离心10 min,弃上清液,RPMI-10重新悬浮细胞至$1×10^7$/mL;②1 mL PBMC($1×10^7$)加2 mL灭活FCS和2 mL(神经氨酸酶)或4 mL(AET)处理过的SRBC,混匀;③37 ℃水浴10 min,4 ℃,800 r/min离心5 min,冰上孵育1 h;④来回倾斜试管将细胞重新悬浮,每10 mL上述混合物轻轻加在3 mL Ficoll-Hypaque上,2 000 r/min,4 ℃离心35 min;⑤吸出约3/4的上层培养基,取出中间非T细胞层(富含B细胞、单核-巨噬细胞),用HBSS洗涤细胞2次,1 300 r/min离心10 min(18 ℃~20 ℃)。

(4)溶解SRBC:①去除Ficoll-Hypaque层,用1 mL无菌水或适量8.3 g/L氯化铵溶液悬浮E花环形成细胞,5 s内摇动3~4次,当上清液透明时,立刻将混悬液加入45 mL RPMI-10中;②1 300 r/min离心10 min(18 ℃~20 ℃),弃上清液,HBSS重复洗涤,最后将细胞重悬于RPMI-10中备用。

(二)尼龙毛黏附分离 T、B 淋巴细胞

1.原理

B细胞能够黏附于尼龙毛(nylonwool,聚酰胺纤维)的表面,而T细胞不能黏附,由此可对T、B细胞进行简单的分离。

2.材料

(1)尼龙毛。

(2)Hanks液。

(3)PBMC悬液。

(4)RPMI-1640培养基。

3.操作步骤

(1)取约50 mg尼龙毛,0.2 mol/L盐酸浸泡过夜,过量蒸馏水漂洗,晾干,将尼龙毛细条浸泡于Hanks液后,填塞于塑料软管中,尼龙毛管每6 mL高度可以滤过$(20~30)×10^6$个细胞。尼龙毛管加满Hanks液(注意勿产生气泡),垂直固定,45°尖角处剪开一个1~2 mm长的小切口,保持液体流速控制在30滴/分钟,反复冲洗,在上样本前用37 ℃含20%FCS的RPMI-1640培养基洗柱。

(2)将淋巴细胞悬液加入尼龙毛柱中,37 ℃温箱孵育30 min(注意勿使尼龙毛柱干燥)。

(3)用预温的含20%FCS的RPMI-1640培养基洗柱,洗脱液中以非黏附的T细胞为主。

(4)冲洗至无细胞流出,边冲洗边挤压塑料软管,可将黏附在尼龙毛上的B细胞洗脱。达到分离目的。

(三)淘洗术分离细胞亚群

1.原理

淘洗(panning)术分离细胞亚群根据T、B细胞的不同亚群,将聚苯乙烯反应板或培养瓶用兔(羊)抗鼠抗体包被,然后将淋巴细胞与亚群特异性抗体(如抗CD4$^+$或抗CD8$^+$MAb)孵育,将与抗CD4$^+$或抗CD8$^+$MAb反应过的淋巴细胞悬液加至已包被兔(羊)抗鼠抗体的反应板或培养瓶中,与特异性MAb结合的细胞亚群固定在板孔底,洗涤后去除或回收非目的亚群细胞。上述方法为间接法,也可通过直接法将抗CD4$^+$或抗CD8$^+$MAb直接包被在孔中以分离CD4$^+$和

$CD8^+$ 淋巴细胞。此种方法适用于 T 细胞与 B 细胞、$CD4^+$ 或 $CD8^+$ 细胞的分离。

2.材料

(1)亲和纯化的兔(羊)抗鼠 Ig。

(2)0.05 mol/L Tris-HCl 缓冲液,pH 为 9.5。

(3)特异性鼠抗 $CD8^+$ 抗体。

(4)PBS。

(5)含 1%～5%FCS 的 PBS。

(6)含 10%FCS 的 RPMI-1640 培养基(RPMI-10)。

(7)T 细胞悬液。

3.操作步骤

(1)将 10 mL 用 pH 为 9.5,0.05 mol/L 的 Tris-HCl 缓冲液稀释的羊抗鼠 Ig(10 μg/mL)包被直径9 cm塑料培养皿,室温 40 min 或 4 ℃ 24 h。已包被抗体培养皿 4 ℃可以存放 1～2 周。

(2)用含 5%FCS 的 PBS 洗去未结合的羊抗鼠 Ig,轻轻振荡,反复 3 次。

(3)在含(2～3)×10^7细胞的 T 细胞悬液中加入特异性鼠抗 CD8 抗体,冰浴 30 min。

(4)在上述细胞中加入 5～10 mL 含 5%FCS 的 PBS,1 300 r/min,4 ℃ 离心 10 min,弃上清液,重复洗涤 1 次。

(5)用 3 mL 含 5%FCS 的 PBS 重悬细胞,加至准备好的板中,4 ℃ 30 min 轻轻混悬 30 s,4 ℃放置 30 min。

(6)将未吸附细胞悬液吸出,用含 1%FCS 的 PBS 5～7 mL 洗涤培养皿细胞 2～3 次,将洗液与吸出的未吸附细胞悬液混合。

(7)用倒置显微镜观察培养皿,反复洗涤直到未结合细胞全部洗出。

(8)用细胞刮或剧烈振荡将结合细胞取出。

(9)将吸附的及未吸附的细胞于 1 300 r/min,4 ℃ 离心 10 min,细胞重悬于无血清 RPMI 培养基,流式细胞仪观察细胞纯度。

4.注意事项

(1)由于 B 细胞、巨噬细胞及某些 T 细胞表面有 Fc 受体,因此最好采用羊抗鼠 Ig 的 $F(ab')_2$,以免上述细胞通过 Fc 受体与抗体 Fc 段交联导致非特异性的吸附。

(2)也可用 pH 9.6 的碳酸盐缓冲液作为包被液,能使抗体牢固地与反应板表面结合。

(四)免疫磁珠分离法

1.原理

不同细胞亚群具有各自独特的表面标志,针对不同表面标志的特异性单克隆抗体可以与之结合,将特异性单抗与免疫磁珠结合。当特异性单抗与靶细胞结合后,应用磁场可以将抗体磁珠所结合细胞与其他细胞分离。此技术与其他抗体介导的分离方法相比,优点是纯度高、重复性好、分离细胞总量大。下面分别以 MACS 磁珠阴性选择法分离 T 细胞和阳性选择法分离人B 细胞为例进行介绍。

2.材料

(1)人 PBMC。

(2)含 1%FCS 的无钙 PBS(PBS/FCS)。

(3)包被缓冲液 HBSS(不含 Ca^{2+}、Mg^{2+} 和酚红),10%FCS(56 ℃灭活 1 h),20 mmo/L

HEPES。

（4）MAb，10×MAb：含抗 CD14、CD16、CD20 和抗血型糖蛋白（anti-glycophorin）。

（5）羊抗鼠 IgG 包被的免疫磁珠（Dynal）。

（6）特异性抗 CD19MAb 包被的免疫磁珠。

（7）完全 RPMI-10 培养基。

（8）MACS 磁性分选仪。

（9）Detach-a-bead。

3.操作步骤

（1）阴性选择法，所有步骤均需在冰浴、无菌状态下进行；重悬、洗涤细胞和磁珠均采用包被缓冲液。

1）选择合适的抗体组合及浓度：对于 T 细胞分离，常用抗 CD14（单核细胞）、CD16（NK 细胞）、CD20（B 细胞）和抗血型糖蛋白（红细胞）抗体组合，制备 10×MAb 混合液。

2）PBMC 用包被缓冲液稀释至 $2×10^7$/mL，取 10 mL（$2×10^8$ 个细胞）置于 15 mL 离心管。

3）加 1 mL MAb 混合液至细胞悬液，4 ℃，6～10 r/min 颠倒反应 30 min。

4）洗涤细胞 2 次，4 ℃，1 000 r/min 离心 10 min，除去未结合抗体。

5）用 10 mL 包被缓冲液重悬细胞，将细胞移至 1 支新试管。

6）取 1 mL 羊抗鼠 IgG 免疫磁珠，洗涤后加入细胞悬液，4 ℃，6～10 r/min 颠倒反应 1 h。

7）将含上述结合上 MAb 和免疫磁珠的细胞悬液试管或培养瓶置于磁分选仪上分离磁珠黏附细胞，约 5 min。

8）将沉于瓶底的磁珠未结合细胞移至新试管中。按以上步骤重复进行一次磁性分选，除去磁珠黏附细胞后未结合细胞重悬至 $2×10^7$/mL。

9）用流式细胞术测定细胞纯度。

10）冻存细胞或直接进行细胞功能测定。细胞在 4 ℃ 可保存 12～24 h 而不会影响细胞功能。

（2）阳性选择法，所有步骤均需在冰浴、无菌状态下进行；重悬、洗涤细胞均采用冰冷 PBS/FBS。

1）用冰冷 PBS/FBS 重悬 PBMC 至（1～2）×10^7/mL，10 mL PBS/FBS 中含（1～2）×10^8 个细胞，置 15 mL 离心管中，放置于冰上。

2）加抗 CD19 免疫磁珠至 10 mL PBMC 悬液，6～10 r/min 颠倒反应 30 min。

3）将含上述细胞悬液的试管或培养瓶置于磁分选仪上分离磁珠黏附细胞，约 5 min。

4）吸取位于瓶底或管底的磁珠未黏附细胞。

5）将试管或培养瓶从磁分选仪上移出，用 10 mL 冷 PBS/FBS 重悬磁珠。

6）细胞与磁珠分离。用冰冷的完全 RPMI-10 培养基重悬附着在免疫磁珠上的细胞，转移到培养瓶中，37 ℃ 的 CO_2 孵箱过夜，这个过程中磁珠能够与细胞分离。

7）将细胞重新转移到 15 mL 试管中，用磁分选器吸附磁珠，此时细胞已从磁珠上脱离下来，置室温 5 min 后，将未吸附的细胞悬液转移到新的试管中。重复这一步可以去除更多的磁珠。注意这种方法并不能去除所有的磁珠。

8）将未吸附细胞悬液于 4 ℃，1 000 r/min 离心 10 min，弃上清液，细胞重悬于冷 RPMI-10 培养基。

9)也可以采用 Detach-a-bead(Dynal)将细胞与磁珠分离开。Detach-a-bead 是 Dynal Biotech 公司的专利技术。它是一种抗 IgG Fab 的多克隆抗体,可特异地与几种包被在 Dynabeads 表面的抗体(一抗)结合。在吸附磁珠的细胞悬液中加入 Detach-a-bead 后,它可以在细胞表面竞争抗原/抗体结合,最终将包被有抗体的磁珠从细胞表面解脱下,保证分离的细胞表面无抗体吸附且活力正常。该产品适用于人的 CD4$^+$、CD8$^+$、CD19$^+$ 和 CD34$^+$ 细胞的分离。具体方法:用 100 μL 冰预冷的 RPMI-10 培养基重新悬浮附着在磁珠上的细胞,转移到 15 mL 试管中,加入 10 μL(1 U)分离珠 Detach-a-bead,低速室温振荡 45~60 min。加入 7 mL 冰预冷 RPMI-10 培养基,磁分选器分离细胞,重复 2~3 次。收集未结合细胞,4 ℃,1 000 r/min 离心 10 min,用冷 RPMI-10 培养基重悬细胞并配成适当浓度。

10)用流式细胞术测定细胞纯度。

(五)补体介导的细胞毒法分离细胞亚群

1.原理

依靠细胞表面标志分离细胞亚群时,免疫细胞表面标志(特异抗原)与相应抗体结合后,再加入补体,可产生补体介导的细胞毒反应;以此去除特异性抗原阳性的细胞,而富集该抗原阴性的细胞。

2.材料

(1)补体:一般用豚鼠血清或 2~3 周龄的幼兔血清。使用前一定要检测补体本身针对 PBMC 的非特异性毒性反应,即在无特异抗体存在的情况下补体导致的溶细胞现象。正式试验时,选择非特异性细胞毒性反应最小、抗体特异性细胞毒性反应最强的最佳补体浓度。

(2)培养基:含 1%FCS 的 RPMI-1640 培养基(RPMI-1)。

3.操作步骤

(1)选择合适的抗体,倍比稀释抗体,采用确定的补体浓度,选择最佳抗体浓度。

(2)将 10^6~10^7 个细胞置于离心管中,1 300 r/min 离心 10 min(18 ℃~20 ℃),弃上清液,用最佳浓度的抗体重悬细胞,同时设置单独抗体、单独补体及空白对照。

(3)冰浴 30 min,1 300 r/min 离心 10 min(4 ℃~10 ℃),弃上清液。

(4)用 RPMI-1 培养基将细胞和补体分别稀释到最佳浓度,将细胞与补体于 37 ℃水浴 1 h。

(5)用 10 mL RPMI-1 培养基洗涤细胞 3 次。用 RPMI-1 重悬细胞。

(6)用台盼蓝拒染法计数细胞,按下列公式计算细胞毒活性。

细胞毒活性(%)=[死细胞数/(活细胞数+死细胞数)]×100%

(7)用 Ficoll-Hypaque 分离液密度梯度离心去除补体溶解的死亡细胞,收集活细胞。

五、NK 细胞分离纯化技术

正常人外周血中,NK 细胞占淋巴细胞总数的 5%~15%。具体分离纯化方法阐述如下。

(一)免疫磁珠分离法

1.原理

NK 细胞表面标志为 CD56$^+$、CD16$^+$、CD3$^-$、CD19$^-$、CD14$^-$、CD15$^-$,据此可以将 NK 细胞与 T 淋巴细胞(CD3$^+$)、B 淋巴细胞(CD19$^+$)和单核细胞(CD14$^+$)分离开来。试验中采用针对这些细胞表位的特异性单克隆抗体,去除 NK 细胞以外的 PBMC。分选获得的 NK 细胞因为没有与抗体结合,对细胞的功能活性没有影响,可以用来做功能试验。此法即去除分离法。

2.材料

(1)PBMC。

(2)RPMI-1640。

(3)FCS。

(4)特异性 MAb(抗 CD3、CD19、CD14)。

(5)羊抗鼠 IgG 包被的磁珠。

(6)无菌尼龙毛柱。

(7)磁性分选器。

3.操作步骤

(1)用含 2%FCS 的 RPMI-1640 洗涤 PBMC,离心弃上清液,用含 10%FCS 的 RPMI-1640 将细胞稀释到 1×10^8/mL,台盼蓝拒染试验检查细胞活率。

(2)尼龙毛柱吸附法去除 B 细胞。B 细胞和大多数单核细胞黏附在尼龙毛上,洗出液浓缩了 NK 细胞含量。

(3)将洗涤液于 1 500 r/min 离心 10 min,弃上清液,用 40 mL 冷(4 ℃)的含 2%FCS 的 RPMI-1640重新悬浮细胞,1 500 r/min 离心,弃上清液,含 2%FCS 的 RPMI-1640 重新悬浮细胞 到 1×10^8/mL 细胞数。

(4)加入合适的各种抗体,冰浴 30 min。

(5)用 4 ℃预冷的 2%FCS 的 RPMI-1640 洗涤细胞 2 次,并配成$(4 \sim 5) \times 10^8$/mL 细胞数 备用。

(6)将上述细胞 1 mL 与磁珠 1 mL 混合于圆底试管中,冰浴 30 min,每 5~7 min 轻轻混匀 一次。每个试管不超过 4×10^8 细胞数。

(7)用 1~2 mL 缓冲液洗涤细胞,1 300 r/min 离心 10 min,去上清液,用缓冲液重新悬浮细 胞到1×10^8/mL细胞数。按细胞总数选择一个合适的分离柱。将分离柱按磁分选装置要求安 装。将细胞悬液加入分离柱中。用 3 倍体积的缓冲液洗涤分离柱,NK 细胞将首先洗脱。

(8)理想状态下,2×10^9 个 PBMC 可以分离到$(1 \sim 2) \times 10^8$个 NK 细胞。

4.注意事项

分离一些含量较少的细胞亚群时,在采用磁珠阳性分离前,应该尽量先用其他方法将细胞比 例提升;或采用去除分离的方法进行分离。

(二)RosetteSep **快速分离法**

1.原理

RosetteSep 是一种快捷而简便的方法,可以从全血中直接富集高纯度靶细胞。利用加拿大 StemCell 公司专利的四聚体复合物(TAC),将简单的密度梯度离心技术引入以特异性抗体为媒 介的细胞富集系统。RosetteSep 分离细胞的过程,仅仅包括室温下样品与单抗混合物的相互作 用,以及标准的密度梯度离心。RosetteSep 单抗混合物使非目的细胞与全血中的多个红细胞交 联,形成免疫玫瑰花结。这增加了非目的细胞的密度,当进行密度梯度离心时,非目的细胞会随 着红细胞聚集沉淀,未被抗体标记的靶细胞即可被收集。此分离不需要任何其他特殊仪器设备, 收集的靶细胞可直接用于以后的研究。试验中采用针对 T 淋巴细胞(CD3)、B 淋巴细胞(CD19) 和单核细胞(CD14)表位的特异性单克隆抗体,可以将 NK 细胞与 T 淋巴细胞、B 淋巴细胞和单 核细胞分离开来。

2.材料

(1)抗凝全血。

(2)RosetteSep 抗体。

(3)淋巴细胞分离液。

3.操作步骤

(1)每 50 mL 抗凝全血中加入 2 mL RosetteSep 细胞分离抗体,室温摇床孵育 30 min。

(2)与等体积 PBS 混合,加至适量 Ficoll 分离液上,通过标准的密度梯度离心法分离 NK 细胞。

(3)只有 NK 细胞保留在原来单个核细胞层,T、B、单核细胞沉淀在红细胞层。

(4)用等量 PBS 或者 RPMI-1640 洗涤细胞,1 300 r/min 离心 15 min 去除细胞分离液。

(5)用 5 mL 室温含 10%FCS 的 RPMI-1640 重新悬浮细胞,加 40 mL 红细胞溶解液,室温摇床孵育5 min,1 000 r/min 离心 10 min,去上清液。重新悬浮细胞,计数并检查细胞活率。

(桂　蕊)

第七节　特殊蛋白免疫分析技术

随着试验技术的发展,血浆蛋白分析技术由最初的试管沉淀反应、琼脂凝胶的扩散试验,发展到现代免疫分析技术。特种蛋白免疫分析技术方法逐步完善,其灵敏度逐步提高,检测水平由微克(μg)发展到纳克(ng),甚至皮克(pg)水平。

一、概述

免疫技术是利用抗原-抗体反应进行的检测法,即应用制备好的特异性抗原或抗体作为试剂,以检测标本中的相应抗体或抗原,它的特点是具有高度的特异性和敏感性。特种蛋白免疫分析技术随着自动化程度的不断提高,其检测方法主要为透射比浊法和散射比浊法。免疫比浊法的发展史 1959 年 Schultze 和 Schwick 提出用抗原抗体结合后形成复合物使溶液浊度改变,用普通比浊计测定免疫球蛋白的含量,由于其敏感性太差未引起人们广泛注意。

1965 年 Mancini 提出利用单向辐射免疫扩散(single radial immunodiffusion,SRID)原理使可溶性抗原和相应的抗体在凝胶中扩散,形成浓度梯度,在抗原、抗体浓度比例恰当的位置形成肉眼可见的沉淀线或沉淀环,即可确定该抗原的浓度。1966 年,德国 Behringwerke 公司根据此法生产出 Panigen 平板,可测定 40 多种血清蛋白。这种系统被认为是现代实验室的一种革新。但此法适用于大分子抗原,反应时间长,不能满足临床快速诊断的需要。

1967 年 Ritchie 提出,分别利用补体 C3 和结合珠蛋白与相应的抗体形成抗原抗体复合物,定量测定悬浮的免疫复合物颗粒与射入光束成一定角度时产生光散射的强度来评估补体 C3 和结合球蛋白的含量,并称为激光散射比浊法,这使经典的凝胶内沉淀法的测定由数十小时一下子缩短为数小时,给蛋白免疫分析开创了一个新纪录。1970 年,Technicon 公司根据此原理很快制造出蛋白免疫分析的自动检测系统,称之为 AIP。

1977 年,Behring 公司制造出了一种新的测定特种蛋白分析的激光浊度分析仪(Behring

Laser Nephelometer，BLN)，使这种新的检测技术付诸实际应用。其后，随着计算机技术的高速发展，该公司又相继推出 BNATTS(Turbi Time System，1987 年)和 BN-100 激光散射比浊分析仪。最近该公司又推出更先进的 BN-II 激光散射比浊分析仪。

然而，激光散射比浊法是终点比浊，即抗原抗体复合物完全形成后才能检测，其间必须温育 2～3 h(或 1～2 h)，这仍不能满足临床快速诊断的需要。1970 年 Hellsing Harrington 等提出，在抗原抗体反应中加入聚合物，可使反应时间明显缩短。另外，用激光作为光源，其波长固定(氦氖激光 633 nm，氦镉激光 442 nm)，散射夹角小，也降低了蛋白免疫检测的敏感度。1977 年 Sternberg 提出了更快速的测定方法，即测定抗原与抗体反应的最高峰时其复合物形成的量，称之为速率散射比浊法，由此可使抗原结合的反应在几十秒钟之内得出检测结果。美国 Beckman 公司根据上述原理大批量制成了免疫化学分析系统(Immunochemistry systems，ICS)，用计算机程序分析处理抗原抗体反应的动态数据，直接显示受检抗原的浓度电位。此种仪器已发展为自动控制的仪器，最近又推出了带条码的全自动特种蛋白免疫分析系统 ARRAY 360CE。

二、免疫比浊法的特点

由于自动化免疫浊度分析克服了以前免疫测定法操作烦琐、敏感度低(10～100 ng/L)、时间长和不能自动化等四个缺点，使得自动化免疫分析一出现就受到普遍重视。其主要优势在于以下几点。

(1)自动化免疫分析稳定性好，敏感性高(达 ng/L 水平)，精确度高(CV<5%)，干扰因素少，结果判断更加客观、准确，也便于进行室内及室间质量控制。

(2)自动化免疫分析快速、简便，标本回报时间短，便于及时将各种信息向临床反馈，又可节约大量人力、物力，利于大批量样品的处理。

(3)自动化免疫分析能更好地避免标本之间的污染及标本对人的污染。

(4)自动化免疫分析可利用多道计数器、测光仪，同一份样品同时测定几十种和临床有关的分析物，血清用量少，具有明显的应用优势。

三、特种蛋白免疫浊度分析测定法

免疫测定(immunoassay，IA)是利用抗原抗体反应检测标本中微量物质的分析方法。这种方法最大的特点是特异性好，即某一特定抗原只与其相应的抗体反应。蛋白质具有抗原性，将血浆中的某一特定蛋白质免疫动物，可得到针对性的抗体。以此抗体作为试剂，可以在不需分离的条件下，定量检测存在于复杂蛋白质混合物中的此种特定蛋白质。因此，免疫测定将血浆蛋白质的测定大大推进了一步，使血清中数十种具有临床意义的微量蛋白质可以简便地进行单个定量测定。免疫测定的另一特点是敏感性高，可测出纳克(ng)水平的量。将反应物进行标记而做的免疫测定，如放射免疫测定和酶免疫测定，其敏感度可达皮克(pg)水平。但具有临床意义的多种血浆蛋白质，其含量一般均高于纳克(ng)水平，用简便、快速的浊度法已可达到检测目的。

特种蛋白自动化免疫浊度测定仪根据检测角度的不同，可分为免疫透射浊度分析仪和免疫散射浊度分析仪。

(一)免疫透射浊度测定

免疫透射浊度测定可分为沉淀反应免疫透射浊度测定法和免疫胶乳浊度测定法。

1.沉淀反应免疫透射浊度测定法

沉淀反应免疫比浊测定法的基本原理是抗原抗体在特殊缓冲液中快速形成抗原抗体复合物,使反应液出现浊度。当反应液中保持抗体过剩时,形成的复合物随抗原增加而增加,反应液的浊度亦随之增加,与一系列的标准品对照,即可计算出未知蛋白质的含量。

免疫复合物的形成有时限变化,即当抗原抗体相遇后立即结合成小复合物(<19 s),几分钟到数小时才形成可见的复合物(>19 s)。作为快速比浊,这种速度太慢,加入聚合剂(或促聚剂)则大的免疫复合物会立即形成。目前促聚剂用得最多的是聚乙二醇(MW6 000~8 000),浓度约为 4%。

浊度测定亦有其弱点。其一是抗原或抗体量大大过剩,出现可溶性复合物,造成误差。对于单克隆蛋白的测定,这种误差更易出现。其二是应维持反应管中抗体蛋白量始终过剩,这个值要预先测定,使仪器的测定范围在低于生理正常值到高于正常范围之间。其三是受到血脂浓度的影响,尤其是在低稀释时,脂蛋白的小颗粒可形成浊度,造成假性升高。

2.免疫胶乳浊度测定法

免疫胶乳浊度测定法为一种带载体的免疫比浊法,其敏感度大大高于比浊法,操作也极为简便。少量小抗原抗体复合物极难形成浊度,除非放置较长时间。如需要形成较大的复合物,抗原和抗体量应较大,这显然不符合微量化的要求。鉴于这点,发展了免疫胶乳浊度测定。

免疫胶乳浊度的基本原理是选择一种大小适中、均匀一致的胶乳颗粒,吸附抗体后,当遇到相应抗原时,则发生凝集。单个胶乳颗粒在入射光波长之内,光线可透过。当两个胶乳颗粒凝集时,则使透过光减少,这种减少的程度与胶乳凝聚成正比,当然也与抗原量成正比。

该技术的关键在于两个方面:其一是选择适用的胶乳,其大小(直径)要稍小于波长。经研究用500 nm波长者,选择 0.1 μm 胶乳较适合;用 585 nm 波长者,选择 0.1~0.2 μm 胶乳为好。目前多用0.2 μm胶乳。其二是胶乳与抗体结合,用化学交联虽好,但失活也较大。目前一般应用吸附法。

(二)激光散射浊度测定

激光散射浊度测定按测试的方式不同分两种比浊法:即终点散射比浊法和速率散射比浊法。

激光散射浊度的基本原理是激光散射光沿水平轴照射,通过溶液时碰到小颗粒的抗原-抗体免疫复合物时,光线被折射,发生偏转。偏转角度可以为 0°~9°,这种偏转的角度可因光线波长和离子大小不同而有所区别。散射光的强度与抗原-抗体复合物的含量成正比,同时也和散射夹角成正比,和波长成反比。

1.终点散射比浊法

在抗原-抗体反应达到平衡时,即复合物形成后作用一定时间,通常为 30~60 min,复合物浊度不再受时间的影响,但又必须在聚合产生絮状沉淀之前进行浊度测定。因此,散射比浊法是在抗原与抗体结合完成后测定其复合物的量。

2.速率散射比浊法

速率法是一种先进的动力学测定法。所谓速率是指抗原-抗体结合反应过程中,在单位时间内两者结合的速度。因此,速率散射比浊法是在抗原与抗体反应的最高峰(在 1 min 内)测定其复合物形成的量。该法具有快速、准确的特点。

四、免疫浊度测定法

在清澈的水中添加各种不溶性的粉末如面粉或泥沙等便呈混浊状,而且混浊程度与加入粉末的粗细及量相关;澄明的液体经化学、生物学或免疫学等反应变为混浊等。这些现象早已为人们所认识,并发展出相关的分析手段。浊度测试方法也早已用于医学检验中,并占有一席之地。近年来的发展更为迅速,原因在于混浊或浊度这种自然现象蕴有深刻的科学基础,即胶体化学、免疫化学和光学等领域的理论和分析技术,更得益于仪器制造、计算机和自动化领域的技术进步,以及对许多具有临床意义物质的标准品、抗血清的产生和标准化等研究所取得的成果。因此浊度分析,尤其是免疫浊度分析已从长期的探索进入广泛应用的阶段。在医学领域浊度法几乎已成为免疫浊度法的代名词。

(一)浊度分析的科学基础——胶体化学及其特性

1.胶体溶液

各种分析最常用的样品是溶液。即便是固体标本,也常需溶解后才可作为样品进行分析,医学检验中也是如此。溶液是各式各样的,据其性状大致可分为真溶液和胶体溶液或悬浮液,俗称溶胶。胶体溶液也是多样的,外观上可表现为无色或色彩纷呈的各种澄明液体到浊度不等的各种悬浮液。但它们的基本特征都是由粒径不同的溶质均匀地分散或悬浮于溶剂构成的。由于溶质粒径和性质的差别,这种分散状态的均匀性和稳定性不尽相同,溶胶微粒的表面电荷也与这些性质密切相关。

2.胶体溶液的分类和性质

从溶质与溶剂的关系上可把溶胶分为疏液溶胶和亲液溶胶两类,前者为不溶性固体物质在液体中高度分散的一种多相态的不均匀体,常需靠稳定剂维持单分散性;后者是大分子物质溶解后形成的溶液,依其与溶剂的极强亲和力而保持胶体的稳定性或分散性。因此,亲液溶胶又表现为真溶液,即单相态,如各种蛋白质溶液。但疏液与亲液溶胶间并无绝对的界限。任何胶体溶液的本质是粒子在溶剂中形成的单分散体系,这是它们的共性。但粒子大小或直径的不同可使这种单分散体系显示不同的特性,并对溶胶分类。直径>100 nm 的粒子分散体系构成的溶胶,肉眼便隐约可见其所显示的浊度,一般不能通过滤纸,为第一类,如红细胞和细菌等;第二类是直径为 1~100 nm 的分散粒子,在普通显微镜下看不见,能通过滤纸,但不能通过半透膜,如胶体金、微小合成胶乳、免疫球蛋白等生物大分子、病毒颗粒和脂肪微粒等;第三类是直径为 0.1~1.0 nm 的胶体溶液,可透过半透膜,如溶于水的氧分子等。胶体的高度分散和不均匀态(多相性)使之具有独特的光学性质,这是由于分散粒子对光的反射、折射、散射(衍射)和吸收等作用所致。此外还有布朗运动、电泳和电渗,在超离心力作用下沉降等特性,均可作为分析胶体的手段,但基于光学特性的浊度分析最为简便和实用。

3.朗伯-比尔光透射理论

带有微小粒子的悬浮液和胶体溶液都具有散射入射光的性质。一束光线通过此种溶液时受到光散射和光吸收两个因素的影响,可使光的强度减弱。

平行光线通过带有微小粒子的悬浮液和胶体溶液后,由于光吸收和光散射,使入射光强度减弱。根据朗伯-比尔(Lambert-Beel)定律,该现象可用以下公式表示:

$$E = \lg I_0 I = KC$$

式中:E——吸收光变化率;I_0——入射光;I——透光度;C——溶液的浓度;K——常数。

4.雷莱光散射理论

粒子被光照射后而发光。这一现象主要取决于粒子的大小,即当粒子直径大于入射光波波长的一半(半波长)时就发生散射现象。散射作用是入射光作用于粒子后向各个方向发射的光,即可绕过粒子发射光线,故称散射或衍射光。因入射光不一定是单色的,即便为单色光也不很纯,因此当光照射到胶体溶液后,粒子发生的光学现象是复杂的,包含高深的光学理论。但当阳光通过孔隙射入黑暗的房内,在光束中可看到飞舞的尘埃粒子则是常见的现象,这是它们对入射光的反射作用所致,即各个粒子起着微型反光镜的作用,科学上称为丁达尔效应。浊度法中检测的光信号成分虽主要为散射光或透射光,但在原理和理论上是和这种现象相通的。

雷莱对小粒子溶胶系统进行研究后,于1871年总结出反映粒子对入射光散射作用的有关因素相关的公式,即 $I_\theta = 24\pi^3\lambda^4 \gamma \upsilon I_0 [n^2 - n_0^2 n^2 + 2n_0^2](1 + \cos 2\theta)$。式中:$\lambda$——入射光的波长;$I_0$——入射光强度;$I_\theta$——与入射光束成 θ 角度处散射光的强度;γ——单位容积内粒子的数目;υ——单个粒子的容积或大小;n——粒子的折射率;n_0——溶剂的折射率;θ——光信号检测器与入射光之间的夹角。从该公式可做出如下推论。

(1)I_θ 与 λ 成反比,即入射光波长愈短,粒子对它产生的散射光愈强。

(2)I_θ 与 $[n^2 - n_0^2 n^2 + 2n_0^2]$ 成正比,即粒子溶剂的折射率相差愈大,散射光愈强。

(3)I_θ 与粒子容积的 2 次方成正比,但这一规律只适用于粒子直径为 5~100 nm 的范围。当粒子 >100 nm 时,散射光渐弱,主要是反射和折射等现象。

(4)I_θ 和检测器与入射光夹角之间的关系是在 90° 处最小,在 0° 处最强。

因雷莱研究的是小粒子系统,只有当粒子直径小于可见光波长(如 500 nm)的 1/10 时,散射光强度在各个方向上才是一致的,即对称的或各向同性的,此时公式中散射光强度与入射光波长间的上述关系才能成立。当粒径与入射光波长比例大于该比值时,各方向上散射光的强度不尽相同,即变为不对称或各向异性的了,正向散射光强度趋于增强。这种情况实际上偏离了雷莱原来提出的公式(即公式中括号项及其前边部分),为此,Mie 及 Debye 先后对雷莱公式加以修正,即公式后面小括号中所示的部分,表示检测器的位置与被测光信号的性质及强度之间的关系。这些修正反映了散射光的不对称性与粒子大小及入射光波长之间的相关性变化,即 Debye 所做的修正适合于粒径略小于入射光波长的情况,Mie 所做的修正更适合于粒径等于或大于入射光波长的场合。在免疫化学反应过程中,可溶性抗体(Ab)与可溶性抗原(Ag)反应,形成免疫复合物(Immunologic complex,IC)粒子,混合物系统中的粒子由小变大,并不恪守某一固定公式,实际上随反应的进行,由雷莱公式的关系逐渐向 Mie 和 Debye 的修正公式过渡和转移。

根据检测器的位置及其接收光信号的性质,浊度分析可分为透射比浊法和散射比浊法两大类,前者可用分光光度计及比色计进行测定,后者则需专用的浊度计。透射浊度法测定的信号主要是溶液的光吸收及其变化,即溶液的光吸收因散射作用造成的总损失之和。因此,本方法测定的光信号中包含了透射、散射甚至折射光等因素,是难以区别的。散射浊度法检测的是与入射光成某一角度的散射光强度。因此,有人认为透射浊度法测定的信号成分较杂,其灵敏度和特异性不如散射浊度法好。但长期以来的实践经验表明,情况并非如此。

上述公式所示信号测定的光路,构成了浊度分析方法学、试剂制备和检测仪器研究及设计的基础,各项因素达到最佳标准时,方法的灵敏度也最佳。在其他条件都相同时,散射光强度与粒子大小及数量的关系可写为以下形式:

$$I = k\gamma v2$$

式中:k——常数。

(二)免疫浊度测定

胶体溶液中存在的粒子及其大小和数量,经比浊测定便可达到目的。但临床医学中更重要的是鉴别样品中粒子的性质,这样才能对疾病做出诊断。抗原与抗体的反应具有很高的特异性,且随反应的进行形成的免疫复合物分子和大小不断发生变化,反应系统的浊度也相应变化。此外,随抗体制备技术的进步,对小分子物质,即称为半抗原的甾体激素、治疗药物及毒物等也可产生特异的抗体,对它们也可用浊度法检测。因此,免疫浊度分析在医学检验中占有独特的地位。以下叙述免疫浊度分析的基本方法和试剂。

1.免疫化学反应的基本特点

抗原(Ag)与抗体(Ab)反应形成免疫复合物(IC)是个可逆的过程,但反应的可逆程度主要取决于抗体的亲和力及亲合力。当抗体的亲和力很高,尤其是亲和力及亲合力都很强时,Ag 和 Ab 的比例又较适当,形成的 IC 实际上并不解离,即反应为不可逆的。若在定量的抗体中加入一定量(未过量)的抗原,经一定时间后,便基本全部形成 IC,此时反应达到了平稳或终点,一般为 10~30 min。这一过程并非以匀速进行的。Ag 与 Ab 混合的瞬间便引发反应,开始至少有数秒钟的滞后时间,随后反应速度加速,即单位时间内形成较多的 IC,被测信号变化也相应较大。在此动态变化过程中选取反应速率相对最大,而且与被测物浓度呈线性关系的瞬间(一般在反应开始后 5~15 min),对信号进行监测的方法,即为速率测定法;检测反应终点与起始点之间信号变化的方法为终点测定法。当反应接近终点时,信号不一定为最大,因为形成的 IC 粒子间相互碰撞而形成较大的凝聚物,发生沉淀,悬浮的粒子数开始减少,被测信号也减弱。这两种方法都可通过手工和自动化操作进行。

速率法的灵敏度和特异性都比终点法好,前者的灵敏度可比后者高 3 个数量级之大。自动化速率法的精密度也较好,但这与仪器的质量和性能关系密切。首先对定时精确性及混匀速度要求很高。浊度法与离心式自动生化分析仪通用,虽可达到快速混匀目的,但 IC 很可能在离心力作用下沉淀,引起误差。速率法的校正结果也较稳定,故可贮存使用一定时间。

在定量抗体中加入的抗原量达到与之成当量关系时,形成的 IC 量最大,反应速度最快。若继续加抗原,形成 IC 的量不但不再增加,反而减少,这是 Heideberger 在 1929 年的重大研究发现。反之,在定量抗原中加抗体,在抗体过量时也会产生同样的现象。分别称为后带和前带现象,统称钩状效应,表示同一信号也许表现为两个决然不同的分析物浓度。钩状效应可产生假象的弱阳性或假阴性结果,是免疫学测定的一个缺陷。若在被测抗原或抗体中添加抗原或抗体,反应信号不再增加甚至减小,揭示存在钩状效应。在方法学研究及试剂制备时,往往只能照顾一般,不能顾及全面,钩状效应是难免的。

2.免疫浊度法的试剂

(1)抗血清的基本要求免疫浊度法最重要的试剂是抗体或抗血清,抗血清的要求是其特异性、亲和力、亲合力及效价都尽可能得高。虽然单克隆抗体在一定条件下也可使用,但最常用的是由兔产生的多抗血清(R 型)。

(2)高分子物质加强剂有些高分子物质尤其是聚乙二醇(PEG)可促进 IC 的形成,提高方法的灵敏度。其作用较复杂,与它的分子量及浓度等关系密切。PEG 的作用机制不详,也许因它们对水分子的空间排斥作用,可以有效地提高 Ag 和 Ab 的浓度;也许促使 IC 分子疏水区的暴露,利于水不溶性粒子的形成。以前多用 PEG 6 000,现多用 PEG 8 000。PEG 浓度过低,不能达到促进 IC 粒子形成的目的;浓度过高则促使非特异性蛋白质大分子的凝聚。终浓度为 10% 的 PEG 6 000 可使反应系统散射光强度增加 2~3 倍,使反应时间缩短 1/15~1/10。应对 PEG 的浓度和质量加以严格选择,以便达到最佳效果(常为 4% 左右)。

(3)电解质(稀释缓冲液)电解质的性质和强度影响 IC 的形成和稳定性,以下阴离子按促进 IC 形成的递增次序排列:SCN^-,ClO_4^-,NO_3^-,Br^-,Cl^-,I^-,SO_4^{2-},HPO_3^{2-},PO_4^{3-},阳离子中钠离子有利于 IC 的形成和稳定。

(4)校正品应参照世界卫生组织等权威机构认定的原始标准品校正第二标准品,以此制备校准品。

(5)混浊样品澄清剂消除因脂肪微粒及蛋白质等凝聚产生的样品伪浊度。为防止试剂中粒子伪浊度的影响,以上试剂都需经 $0.22~\mu m$ 滤膜过滤。

(三)免疫浊度法的应用

免疫浊度法的原理和传统的凝胶沉淀试验、血凝试验及胶乳凝集试验一样,均基于可溶性抗原-抗体反应,形成不溶性 IC 的过程。因此,后三类方法可做的检测均可用免疫浊度法替代进行,但灵敏度有突破,可与放射免疫测定法(RIA)媲美。二是从定性及半定量的分析,进入了精确的定量分析。这些技术进步对于肿瘤标志和病毒等的定量分析及疗效监测和预后分析等极有帮助。

(四)免疫浊度法测定中应注意的问题

免疫浊度分析作为一种非放射性同位素和非酶标记的均相免疫测定技术,因其独特的优点在实践中不断发展、提高和推广应用,并具广阔的发展前景。但任何技术都不可能是完美无瑕的,即便很好的方法也只有在正确使用时才可取得最佳效果。因此,对以下问题应予注意。

1.伪浊度的影响

产生伪浊度的因素很复杂,主要是以下几方面。①抗血清的质量:含有非特异的交叉反应性抗体成分及污染和变质等;②增浊剂浓度和反应时间等掌握不当;③样品本身浊度及处理不当;④试剂污染和变质;⑤器材(包括比色杯)清洁度等。

2.钩状效应的影响

现在许多仪器虽已具有检查钩状效应的功能,一经发现便可对样品稀释后复测,但对它还应保持警惕为好。当患者症状与检验结果明显不符时,应怀疑其存在。

3.结果报告中的计量问题

自推行国际计量制(SI)以来,常有可否把现常用的国际单位(IU 或 U)换算成 ng 或 mol 的问题。回答是在理论上可以,但一般不提倡做这种换算。所用校正品用何计量单位,患者报告便用相同主量为妥。医学检验中针对的许多物质是生物大分子,其 IU 计量与其纯度及活性等因素间的关系极为复杂,仍是免疫学测定标准化中的一个重要研究课题。

因此,对免疫浊度测定实施严密的实验室内部质控极为重要,可参照现行的质控措施进行。至少对器材需予严格的清洗并遵守对测试系统的校正措施。

(桂 蕊)

第十二章

微生物检验

第一节 分枝杆菌属检验

分枝杆菌属是一类细长或略带弯曲、为数众多(包括 54 个种)呈分枝状生长的需氧杆菌。因其繁殖时呈分枝状生长,故称分枝杆菌。本属细菌的主要特点是细胞壁含有大量脂类,可占其干重的 60%,这与其染色性、抵抗力、致病性等密切相关。耐受酸和抗乙醇,一般不易着色,若经加温或延长染色时间而着色后,能抵抗 3% 盐酸乙醇的脱色作用,故又称抗酸杆菌。需氧生长,无鞭毛,无芽孢和荚膜。引起的疾病均为慢性,有肉芽肿病变的炎症特点。

分枝杆菌的种类较多,包括结核分枝杆菌、非结核分枝杆菌和麻风分枝杆菌。非结核分枝杆菌是一大群分枝杆菌的总称,与人类有关的非结核分枝杆菌主要有堪萨斯分枝杆菌、海分枝杆菌、瘰疬分枝杆菌、戈分枝杆菌、鸟分枝杆菌、蟾分枝杆菌、龟分枝杆菌、偶发分枝杆菌和耻垢分枝杆菌等。本属细菌无内外毒素,其致病性与菌体某些成分如索状因子、蜡质 D 及分枝菌酸有关。

一、结核分枝杆菌

结核分枝杆菌简称结核杆菌,是引起人和动物结核病的病原菌。目前已知在我国引起人类结核病的主要有人型和牛型结核分枝杆菌。

(一)临床意义

1.致病性

结核分枝杆菌主要通过呼吸道、消化道和受损伤的皮肤侵入易感机体,引起多种组织器官的结核病,其中以通过呼吸道引起的肺结核最多见。肺外感染可发生在脑、肾、肠及腹膜等处。该菌不产生内毒素和外毒素,也无荚膜和侵袭性酶。

2.Koch 现象

结核的特异性免疫是通过结核分枝杆菌感染后所产生,试验证明,将有毒结核分枝杆菌纯培养物初次接种于健康豚鼠,不产生速发型变态反应,而经 10~14 d,局部逐渐形成肿块,继而坏死、溃疡,直至动物死亡。若在 8~12 周之前给动物接种减毒或小量结核分枝杆菌,第二次接种时则局部反应提前,于 2~3 d 内发生红肿硬结,后有溃疡但很快趋于痊愈。此现象为 Koch 在

1891 年观察到的,故称为 Koch 现象。

3.结核菌素试验

利用Ⅳ型变态反应的原理,检测机体是否感染过结核杆菌。

(二)微生物学检验

1.标本采集

根据感染部位的不同,可采集不同标本。结核患者各感染部位的标本中大多都混有其他细菌,为此应采取能抑制污染菌的方法。若做分离培养,必须使用灭菌容器,患者应停药 1～2 d 后再采集标本。可采集痰、尿、粪便、胃液、胸腔积液、腹水、脑脊液、关节液、脓液等。

2.检验方法

(1)涂片检查,包括直接涂片、集菌涂片和荧光显微镜检查法。

直接涂片:①薄涂片。挑取痰或其他处理过的标本约 0.01 mL,涂抹于载玻片上,用姜-尼(热染法)或 Kinyoun(冷染法)抗酸染色,镜检,报告方法:一,全视野(或 100 个视野)未找到抗酸菌;+,全视野发现3～9 个;++,全视野发现 10～99 个;+++,每视野发现 1～9 个;++++,每视野发现10 个以上(全视野发现 1～2 个时报告抗酸菌的个数)。②厚涂片。取标本0.1 mL,涂片,抗酸染色、镜检,报告方法同上。

集菌涂片:主要方法有沉淀集菌法和漂浮集菌法。

荧光显微镜检查法:制片同前。用金铵"O"染色,在荧光显微镜下分枝杆菌可发出荧光。

(2)分离培养:结核分枝杆菌的分离培养对于结核病的诊断、疗效观察及抗结核药物的研究均具有重要意义。培养前针对标本应做适当的前处理,如痰可做 4％H_2SO_4 或 4％NaOH 处理20～30 min,除去支杂菌再接种于罗氏培养基,37 ℃培养,定时观察,至 4～8 周。此方法可准确诊断结核杆菌。

(3)基因快速诊断:简便快速、灵敏度高、特异性强。但需注意试验器材的污染问题,以免出现假阳性。

(4)噬菌体法。

(三)治疗原则

利福平、异烟肼、乙胺丁醇、链霉素为第一线药物。利福平与异烟肼合用可以减少耐药的产生。对于严重感染,可用吡嗪酰胺与利福平及异烟肼联合使用。

二、非结核分枝杆菌

分枝杆菌属中除结核杆菌和麻风杆菌以外,均称为非结核分枝杆菌或非典分枝杆菌。因其染色性同样具有抗酸性,亦称非结核抗酸菌,其中有 14～17 个非典菌种能使人致病,可侵犯全身脏器和组织,以肺最常见,其临床症状、X 线所见很难与肺结核病区别,而大多数非典菌对主要抗结核药耐药,故该菌的感染和发病已成为流行病学和临床上的主要课题。与发达国家一样,我国近年来发现率也有增高趋势。以第Ⅲ群鸟一胞内分枝杆菌和第Ⅳ群偶发分枝杆菌及龟分枝杆菌为多。

三、麻风分枝杆菌

麻风分枝杆菌简称麻风杆菌,是麻风病的病原菌。首先由 Hansen 于 1937 年从麻风患者组织中发现。麻风分枝杆菌亦为抗酸杆菌,但较结核杆菌短而粗。抗酸染色着色均匀,呈束状或团状排列。为典型的胞内寄生菌,该菌所在的细胞胞质呈泡沫状称麻风细胞。用药后细菌可断裂为颗粒状,链状等,着色不均匀,叫不完整染色菌。革兰氏阳性无动力、无荚膜和芽孢。

麻风分枝杆菌是麻风的病原菌,麻风是一种慢性传染病,早期主要损害皮肤、黏膜和神经末梢,晚期可侵犯深部组织和器官,此菌尚未人工培养成功,已用犰狳建立良好的动物模型。人类是麻风分枝杆菌的唯一宿主,也是唯一传染源。本病在世界各地均有流行,尤以第三世界较为广泛。

麻风病根据机体的免疫、病理变化和临床表现可将多数患者分为瘤型和结核型两型,另外,还有界限类和未定类两类。治疗原则:早发现,早治疗。治疗药物主要有砜类、利福平、氯法齐明及丙硫异烟胺。一般采用两种或三种药物联合治疗。

（夏香云）

第二节　需氧或兼性厌氧革兰氏阳性杆菌检验

常见的与临床有关的需氧革兰氏阳性杆菌有棒状杆菌属、芽孢杆菌属、李斯特菌属、丹毒丝菌属、加特纳菌属。上述菌属的主要区别见表 12-1。

表 12-1　革兰氏阳性杆菌属的鉴别

	棒状杆菌属	芽孢杆菌属	李斯特菌属	丹毒丝菌属	加特纳菌属
形态	棒状	杆菌有芽孢	短杆、链或丝状	细杆或线状	杆菌、多形性
触酶	＋	＋	＋	－	－
动力	－	V	＋	－	－
对氧	需氧、兼性厌氧	需氧、兼性厌氧	兼性厌氧	兼性厌氧	
G＋Cmol％	51～65	32～69	36～38	36～40	42～44

一、棒状杆菌属

棒状杆菌属是一群革兰氏阳性杆菌,菌体粗细、长短不一,一端或两端膨大呈棒状,故名棒状杆菌。本菌着色不匀,有异染颗粒。无鞭毛、无荚膜、无芽孢。需氧,营养要求较高,能分解一些糖类,产酸不产气。本属细菌种类较多,有白喉棒状杆菌、假白喉棒状杆菌、干燥棒状杆菌、溃疡棒状杆菌等。引起人类致病的主要是白喉棒状杆菌,其他大多数为条件致病菌。

（一）白喉棒状杆菌

1.致病性

白喉棒状杆菌引起白喉,多在秋冬季节流行。以咽白喉最常见,咽白喉及鼻白喉次之,偶亦引起眼结膜、外耳道、阴道及皮肤的局部病变。

本菌一般不侵入血流,但其产生的大量外毒素可吸收入血,引起毒血症。毒素能与敏感的心肌,肝、肾、肾上腺等组织细胞及外周神经,尤其与支配咽肌和腭肌的神经结合,引起细胞变性、坏死、内脏出血和神经麻痹等严重损害。

2.微生物学检验

(1)标本采集:用无菌长棉拭子,从可疑的假膜边缘采集分泌物,未见假膜的疑似患者或带菌者可采集鼻咽部或扁桃体黏膜上的分泌物。若为培养,应在使用抗生素或其他抗菌药物前采集双份标本。如不能立即送检,应将标本浸于无菌生理盐水或15％甘油盐水中保存。

(2)检验方法及鉴定:①直接镜检:将标本涂于2～3张载玻片上,分别做革兰氏染色和异染颗粒染色(奈瑟法或阿培特法)。镜检如见革兰氏阳性形态典型的棒状杆菌,并有明显的异染颗粒,可初步报告"检出形似白喉棒状杆菌"。②分离培养:将另一份标本接种下列培养基。吕氏血清斜面:本菌在此培养基上生长较标本中的杂菌迅速,于35 ℃培养8～12 h后,即形成灰白色的菌落,而其他杂菌则尚未形成菌落。本菌在甘油吕氏血清斜面上形成的异染颗粒更为明显。亚碲酸钾血琼脂平板:经35 ℃培养24～48 h,观察菌落特点。在此培养基上,大部分杂菌被抑制,白喉杆菌则生长缓慢,故应结合吕氏血清斜面培养基进行观察。若在吕氏血清斜面和亚碲酸钾血琼脂平板上,同时发现菌落和菌体形态很典型的棒状杆菌,即可准确地报告为阳性;若在亚碲酸钾血琼脂平板上菌落典型,而吕氏血清斜面培养阴性,也可报告阳性;若吕氏血清斜面培养基上的菌落及菌体形态典型,而在亚碲酸盐血琼脂平板上无典型菌落生长,可暂报告为可疑,并将吕氏血清斜面之培养物转种于亚碲酸盐血琼脂平板,等待生长出典型菌落。若两者均为阴性,必须观察72 h后方可做出报告。

(3)生化反应:主要用于鉴别白喉棒状杆菌与类白喉棒状杆菌。

(4)毒力试验:可作为鉴定致病菌株的重要依据。试验方法分体外法和体内法两大类。体外法有双向琼脂扩散法(做琼脂平板毒力试验)、SPA协同凝集试验、对流免疫电泳;体内法可用豚鼠做毒素中和试验。

(5)临床意义:白喉杆菌的致病因素为白喉外毒素,抗原性强,毒性剧烈。K抗原(表面抗原)及索状因子亦与其致病力有关。引起的白喉是一种急性呼吸道传染病。白喉的免疫主要是抗毒素免疫。白喉棒状杆菌可引起人类白喉,白喉是一种急性呼吸道传染病,该病原菌存在于患者及带菌者的鼻咽腔中,随飞沫或污染的物品传播。白喉棒状杆菌可致气管、支气管假膜,是白喉早期死亡的主要原因,其产生的外毒素也经血液与易感组织结合,出现各种症状如心肌炎、软腭麻痹等,是白喉晚期死亡的主要原因。

(6)治疗原则:用青霉素或红霉素等进行抗菌治疗,同时应尽早注射足量白喉抗毒素。注射抗毒素前,应做皮试。

(二)其他棒状杆菌

棒状杆菌除白喉棒状杆菌外,其余统称为类白喉棒状杆菌。此类细菌种类多,一般无致病性或仅能与其他化脓细菌产生混合感染,有的可能为条件致病菌。类白喉棒状杆菌常寄生于人类或动物鼻腔、咽喉、外耳道、眼结膜、外阴及皮肤表面等处。临床标本中较常见的类白喉杆菌有溃疡棒状杆菌、假白喉棒状杆菌、干燥棒状杆菌、溶血棒状杆菌、化脓棒状杆菌等。

二、芽孢杆菌属

芽孢杆菌属是一大群有芽孢的革兰氏阳性大杆菌。大多数菌种在有氧环境下形成芽孢。有动力,非抗酸性。需氧或性厌氧菌,在普通培养基上生长良好。

它们广泛分布于空气、土壤、尘埃及腐烂物中,绝大多数为腐生菌,许多菌种成为实验室等环境的污染菌。少数寄生于动物或昆虫并对人类及动物致病,其中炭疽杆菌是人畜共患的重要致病菌,蜡样芽孢杆菌能致食物中毒。还有枯草芽孢杆菌、环状芽孢杆菌和浸麻芽孢杆菌等,偶可引起败血症、脑膜炎及肺炎等。多黏杆菌能产生多黏菌素类抗生素。

(一)炭疽芽孢杆菌

炭疽芽孢杆菌主要引起食草动物患炭疽病,也可经一定途径感染人类,为人畜共患的急性传染病。

1.致病性

炭疽芽孢杆菌可经皮肤、呼吸道和胃肠道侵入机体引起炭疽病。临床类型有皮肤炭疽、肺炭疽、肠炭疽,病死率很高。

2.微生物学检查

(1)标本采集:皮肤炭疽取病灶分泌物;肺炭疽采取痰液;肠炭疽采取粪便;炭疽脑膜炎采取脑脊液;各型炭疽均可采取血液。

(2)检验方法及鉴定:炭疽杆菌的检查要特别注意芽孢型的实验室感染,故应有专门防护的实验室,并对用过的器具、检材等进行严格的消毒处理。①直接镜检:将可疑材料涂片,组织标本可做压印片,用1:1 000的升汞固定 5 min,再行革兰氏染色和荚膜染色。镜检发现有荚膜的革兰氏阳性竹节状大杆菌,可初步诊断。荚膜荧光抗体染色,链状或竹节状大杆菌周围有发荧光的荚膜者为阳性。②分离培养:一般标本接种血平板,37 ℃培养维持 24 h 后观察菌落特点。污染严重的标本可预先加热至 65 ℃ 30 min 杀灭杂菌,或接种炭疽杆菌选择培养基——喷他脒血琼脂平板,培养时间稍长,菌落特征与血平板培养基的生长相似,但菌落较小。为提高检出效果,可选用 2% 兔血清肉汤增菌,然后分离培养。③动物试验:将标本或培养物制成悬液,皮下接种于豚鼠(1 mL)或小白鼠(0.2 mL)。均可引起败血症,并于 1~3 d 后死亡。内脏和血液中存在大量有荚膜的细菌。④鉴定试验。串珠试验:炭疽芽孢杆菌在每毫升含 0.05~0.5 U 青霉素的肉汤培养基中,可发生形态变异,形成大而均匀的圆球形并相连如串珠状,而类炭疽及其他需氧芽孢杆菌则无此现象,本试验鉴别意义较大。噬菌体裂解试验。重碳酸盐毒力试验:将待检菌接种于含0.5%碳酸氢钠和 10% 马血清琼脂平板上,置 10%CO_2 环境下,37 ℃培养 24~48 h,观察菌落形态,有毒力的炭疽芽孢杆菌能产生大量的谷氨酸物质,形成荚膜,菌落呈 M 型,无毒力芽孢杆菌不形成荚膜,呈R 型菌落。青霉素抑制试验。植物凝集素试验。⑤判定标准:革兰氏阳性、两端平整、竹节状成双或呈短链排列,有荚膜之粗大杆菌,或荚膜肿胀试验阳性,串珠试验阳性;重碳酸盐毒力试验出现 M 型菌落可做出诊断。

(二)蜡样芽孢杆菌

微生物学检查:除做分离培养外,细菌计数对本菌所致食物中毒有诊断价值,因暴露于空气中的食品均在一定程度上受本菌污染。

三、产单核李斯特菌

产单核李斯特菌隶属于李斯特菌属。该属包括 8 个种,主要包括产单核李斯特菌、格氏李斯特菌和默氏李斯特菌,其中只有产单核李斯特菌对人有致病性。李斯特菌属广泛存在于自然界,动物、人类、植物、土壤、水及青贮饲料均能分离到此菌。

(一)致病性

本菌由带菌动物或人粪便污染动物制品,而经口感染。通过胎盘或产道感染新生儿是本病的重要特点。宫内感染常可导致流产、死胎及新生儿败血症,死亡率较高。本菌常伴随 EB 病毒引起传染性单核细胞增多症,此外可引起脑膜炎。

(二)微生物学检验

1.标本采集

根据感染部位不同而采取相应标本。如全身感染采取血液,局部采取分泌物或脓液,感染动物则用组织匀浆。

2.检验方法与鉴定

(1)分离培养:将血液标本(3~5 mL)或脑脊液的离心沉淀物接种两支脑心浸液(标本量的10倍)培养基中。其中一支置10% CO_2 环境中,37 ℃培养24~48 h,各做一次血平板分离;另一支置4 ℃培养,每24 h做一次血平板分离,连续4 d,以后每周一次,共4周。咽喉拭子、组织及粪便接种于肉汤培养基中,置4 ℃培养,进行冷增菌。转种和培养方法同上。从血平板上挑取β溶血环的菌落,做涂片染色镜检并进一步鉴定。

(2)鉴定。本菌可根据下列特点加以确定:在血琼脂上有狭窄的β溶血环,25 ℃动力最强,在半固体培养基上呈伞状生长,可在4 ℃冷增菌生长,木糖、甘露醇和 H_2S 阴性。CAMP(与金黄色葡萄球菌协同溶血)阳性。触酶阳性。

四、丹毒丝菌属

引起局部感染为主。

五、阴道加特纳菌

引起非淋菌性阴道炎的主要病原菌之一。

(夏香云)

第三节　非发酵革兰氏阴性杆菌检验

一、假单胞菌属

(一)概述

假单胞菌属属于假单胞菌目的假单胞菌科,本菌属分布很广,水、土壤和植物中均有存在,多数为腐生菌,少数为动物寄生菌,对人类都为条件致病菌。

1.生物学特性

假单胞菌属是一类无芽孢、散在排列的革兰氏阴性杆菌,菌体直或微弯、有单鞭毛或丛鞭毛,运动活泼。

本属细菌专性需氧,生长温度范围广,最适生长温度35 ℃,少数细菌可在4 ℃或42 ℃生长,如铜绿假单胞菌和许多非荧光假单胞在42 ℃生长,而恶臭假单胞菌和几乎所有的荧光假单胞菌在42 ℃不生长。

2.致病物质与所致疾病

本菌属有多种毒力因子,包括菌毛、内毒素、外毒素和侵袭性酶。

本菌属一般不是人类的正常菌群,来源于环境,通常是水、潮湿的土壤,污染的医疗器械、输液或注射等,可引起医院感染。人类非发酵菌感染中,假单胞菌占 70%~80%,主要为铜绿假单胞菌。临床常见假单胞菌的致病物质及所致疾病谱见表 12-2。

表 12-2　临床常见假单胞菌的致病物质及所致疾病

菌种	毒力因子	所致病菌
铜绿假单胞菌	外毒素 A、内毒素、蛋白水解酶、藻朊酸盐、菌毛、对很多抗生素固有耐药	条件致病可引起社区或医院获得性感染、肺囊性纤维化患者的呼吸系统感染
荧光假单胞菌 恶臭假单胞菌 斯氏假单胞菌	未知,发生感染的患者常处在疾病状态且暴露于污染的医疗器械或溶液	较少引起感染,可引起菌血症、尿路感染、伤口感染和呼吸道感染
曼多辛假单胞菌 产碱假单胞菌 假产碱假单胞菌	未知	尚未发现引起人类疾病

3.微生物学检验

(1)标本采集:假单胞菌属感染的常见标本有血液、脑脊液、胸腔积液、腹水、脓液、分泌液、痰液、尿液等。因该属细菌生长条件要求不高,其标本的采集与运送无特别的要求。

(2)直接显微镜检查:标本直接涂片做革兰氏染色检查。本菌属为革兰氏阴性杆菌,中等大小,菌体直或微弯,散在排列,无芽孢。

(3)分离培养:血液、脑脊液等无杂菌污染的标本,可经增菌后或直接接种于血平板及麦康凯平板,粪便等杂菌多的标本接种于强选择性培养基进行分离培养。

(4)鉴定假单胞菌属的主要特征是:革兰氏阴性杆菌,动力阳性;专性需氧,营养要求不高,普通培养基、麦康凯培养基上生长良好,某些菌株具有明显的菌落形态或色素。氧化酶阳性,葡萄糖氧化发酵试验(O/F 试验)通常为氧化型;可将硝酸盐转化为亚硝酸盐或氮气。但浅黄假单胞菌和稻皮假单胞菌氧化酶阴性,常不能在麦康凯培养基上生长。

在临床实际工作中,假单胞菌属细菌的鉴定常采用商品化的试剂盒或全自动或半自动的细菌鉴定系统,临床常见的假单胞菌一般都能获得满意的鉴定结果。本属细菌的诊断一般不需要采用血清学诊断技术。

4.药物敏感性试验

由于假单胞菌属的一些细菌对很多抗生素天然耐药,本属细菌抗感染药物的选择一般由临床微生物技术人员、感染科医师和药剂师等共同协商做出决定。临床治疗假单胞菌感染的抗菌药物主要有三类:β-内酰胺类、氨基糖苷类和喹诺酮类。按美国临床实验室标准化研究所(Clinical and Laboratory Standards Institute,CLSI)推荐,非发酵革兰氏阴性细菌除铜绿假单胞菌、不动杆菌属细菌、洋葱伯克霍尔德菌和嗜麦芽窄食单胞菌外,药敏试验不选用 Kirby-Bauer 法,应选用肉汤或琼脂稀释法或 E-test 法。

(二)铜绿假单胞菌

铜绿假单胞菌是假单胞菌属的代表菌种,广泛分布于自然界、家庭和医院中,其在外界存活的重要条件是潮湿环境,在人类的皮肤和黏膜表面罕见。在临床,该菌是肠杆菌科以外的革兰氏阴性杆菌中最常见的细菌。

1.生物学特性

铜绿假单胞菌为革兰氏阴性杆菌,菌体呈细杆状,长短不一,散在排列;无芽孢,一端有单鞭毛,运动活泼,临床分离株常有菌毛。

本菌为专性需氧菌,部分菌株能在兼性厌氧环境中生长,营养要求不高,在普通培养基上生长良好,培养温度常选择 35 ℃,4 ℃不生长而 42 ℃生长是该菌的鉴别点之一。

在血平板、麦康凯平板上形成的菌落表现为:扁平湿润,锯齿状边缘,常呈融合性生长,表面常可见金属光泽;产蓝绿色、红色或褐色色素,可溶于水,有类似葡萄或煎玉米卷气味;在血平板上常呈 β-溶血,来自肺囊性纤维化患者的菌株常表现为黏液型菌落。从临床标本分离的铜绿假单胞菌有 80%～90%产生色素。

铜绿假单胞菌有菌体(O)抗原、鞭毛(H)抗原、黏液(S)抗原和菌毛抗原。O 抗原有两种成分:一种是外膜蛋白,为保护性抗原,免疫性强,具有属特异性;另一种为脂多糖(LPS),具有型特异性,可用于细菌分型。

铜绿假单胞菌对外界因素的抵抗力比其他无芽孢菌强,在潮湿的环境中能长期生存。对干燥、紫外线有抵抗力。但对热抵抗力不强,56 ℃、30 min 可被杀死。对某些消毒剂敏感,1%石碳酸处理 5 min 即被杀死。临床分离菌株对多种抗生素不敏感。

2.致病物质与所致疾病

铜绿假单胞菌的致病作用与多种毒力因子有关,主要有:外毒素 A,通过抑制蛋白质合成杀死宿主细胞;数种蛋白溶解酶,能溶解弹性蛋白、明胶及纤维蛋白等,与铜绿假单胞菌引起的角膜溃疡、小肠和结肠的炎性病变有关;溶血素,可破坏红细胞,导致出血病变,还能破坏覆盖于肺泡表面的卵磷脂,进而减低肺泡表面张力,导致肺不张,使肺炎病变加重;铜绿假单胞菌的菌毛可使细菌黏附到宿主细胞上。某些菌株产生藻朊酸盐和脂多糖聚合体,可抑制吞噬细胞的吞噬作用而导致肺囊性纤维化患者的潜在感染。

完整的皮肤黏膜是天然的屏障,故铜绿假单胞菌很少成为健康人的原发病原菌,但改变或损伤宿主正常的防御机制,如烧伤导致皮肤黏膜破坏、留置导尿管、气管切开插管,或免疫机制缺损如粒细胞缺乏、低蛋白血症、各种肿瘤患者,应用激素和广谱抗生素的患者,常可导致皮肤、尿路、呼吸道等感染。烧伤焦痂、婴儿或儿童的皮肤、脐带和肠道、老年人的尿道则是较常见的原发病灶或入侵门户。如果人体抵抗力降低或细菌毒力强,数量多,就可在血中生长繁殖,发生败血症。如因污染的镜片导致眼外伤,也可引起眼部感染。

铜绿假单胞菌对外界因素的较强抵抗力及对多种抗生素固有耐药,有助于该菌在医院环境中存活而引起医院感染。铜绿假单胞菌是呼吸道、尿道、伤口、血液甚至中枢神经系统医院感染的常见病原菌,肺囊性纤维化患者的呼吸道感染、皮肤坏死出血性丘疹与糖尿病患者恶性外耳炎多由感染铜绿假单胞菌所致。

3.微生物学检验

(1)标本采集:按疾病和检查目的分别采取不同的临床标本,如痰、伤口分泌物、尿液、脓及穿刺液、血液、脑脊液、胸腔积液、腹水、关节液等。

(2)直接显微镜检查:脑脊液、胸腔积液、腹水离心后取沉淀物涂片,脓汁、分泌物直接涂片革兰氏染色镜检。为革兰氏阴性杆菌,菌体长短不一,有些菌体周围可见有荚膜。

(3)分离培养:血液和无菌体液标本可先增菌后再转种血平板和麦康凯平板,痰、脓液、分泌物、中段尿等可直接接种上述培养基。

　　(4)鉴定:根据培养物的菌落特征、产生水溶性蓝绿色、红色或褐色色素、特殊的气味、氧化酶试验阳性、氧化发酵试验为氧化分解葡萄糖等即可做出初步鉴定。但对色素产生不典型的铜绿假单胞菌还需要做其他生化反应(如明胶液化、精氨酸双水解试验、42 ℃生长试验等,乙酰胺酶检测试验也有一定的价值)与其他假单胞菌鉴别。铜绿假单胞菌主要生化反应结果如下:氧化酶阳性,在氧化发酵培养基上,能氧化利用葡萄糖、木糖产酸,不能发酵乳糖。精氨酸双水解酶阳性,乙酰胺酶多阳性,利用枸橼酸盐,还原硝酸盐并产生氮气。吲哚阴性,赖氨酸脱羧酶阴性(表 12-3)。

表 12-3　临床常见假单胞菌的鉴定特征

菌种	42生长℃	硝酸盐还原	还原硝酸盐产气	明胶液化	精氨酸二水解硝酸盐酶	赖氨酸脱羟酶	尿素水解	氧化葡萄糖	氧化乳糖	氧化甘露醇	氧化木糖
铜绿假单胞菌	+	+	+	V	+		V	+	-	V	+
荧光假单胞菌	-	-	-	+	+		V	+	V	V	+
曼多辛假单胞菌	-	+	+	V	+		V	+	V	+	+
恶臭假单胞菌	-	-	-	-	+		V	+	V	V	+
斯氏假单胞菌	V	+	+	-	+		V	-		+	+
蒙氏假单胞菌	-						V	+	-	+	+
维罗纳假单细胞	-	+	+	V	+	ND	V	+	ND	+	+

注:ND,无数据;V,不定的;+,>90%菌株阳性;-,>90%菌株阴性。

　　4.药物敏感性试验

　　铜绿假单胞菌呈现明显的固有耐药性,对多数抗生素不敏感,对原为敏感的抗生素也可以产生耐药,因此,初代敏感的菌株在治疗3～4 d后,测试重复分离株的抗生素敏感性是必要的。目前,对假单胞菌感染多采用联合治疗,如选用一种 β-内酰胺类抗生素与一种氨基糖苷类或一种喹诺酮类抗菌药物联合治疗。严重的铜绿假单胞菌感染,如败血症、骨髓炎及囊性纤维化患者应延长疗程。

　　标本经涂片革兰氏染色和分离培养后,如为革兰氏阴性小杆菌,菌落产生典型色素,具有特殊的气味、氧化酶阳性,即可初步报告"检出铜绿假单胞菌"。色素产生不典型者,经生化鉴定,如符合鉴定依据中的各条标准,才可提出报告。

　　对于临床标本中分离出铜绿假单胞菌的意义,必须结合患者的临床表现与标本来源进行分析。一般来说,以纯培养方式从正常无菌标本中分离出铜绿假单胞菌,要进行细菌鉴定和抗生素敏感试验,而从非无菌标本如无临床体征或无肺炎症状的患者气管内标本分离到铜绿假单胞菌,即使是优势生长,也没有必要进一步鉴定,因为使用多种抗生素治疗的患者常出现铜绿假单胞菌定植。

(三)荧光假单胞菌

　　1.生物学特性

　　荧光假单胞菌为革兰氏阴性杆菌,散在排列,一端丛毛菌,运动活泼,偶见无鞭毛无动力的菌株。专性需氧,营养要求不高,在普通培养基上可生长,在麦康凯平板上亦可生长,培养温度常选择 35 ℃,大多数菌株在 4 ℃生长,42 ℃不生长。约 94%的菌株产生水溶性荧光素,在紫外线(360 nm)照射下呈黄绿色荧光,有些菌株产生蓝色色素,不扩散。

2.致病物质与所致疾病

荧光假单胞菌存在于土壤和水等环境中,常与食物(如鸡蛋、血、牛乳等)腐败有关,是人类少见的条件致病菌,可引起医院感染。由于具有嗜冷性,可在冰箱储存血液中繁殖,若输入含有此菌的血库血液,可导致患者不可逆性的休克而死亡。所以,血库血液的采集和保存,应防止荧光假单胞菌的污染。

3.微生物学检验

尿、分泌物等临床标本可直接接种在血平板上,血液标本可先增菌后再接种于血平板分离。本菌鞭毛3根以上,42 ℃不能生长,可与铜绿假单胞菌相区别。本菌的最低鉴定特征有:单端鞭毛3根以上,动力阳性;氧化分解葡萄糖,不分解麦芽糖,氧化酶阳性,精氨酸水解阳性,明胶液化阳性;可产生荧光素,4 ℃生长,42 ℃不生长。本菌对卡那霉素敏感。

(四)恶臭假单胞菌

1.生物学特性

恶臭假单胞菌为革兰氏阴性杆菌,有些菌株为卵圆形,单端丛毛菌,运动活泼。专性需氧,培养温度常选择35 ℃,42 ℃不生长,4 ℃生长不定,菌落与铜绿假单胞菌相似,但只产生荧光素(青脓素),不产生绿脓素,借此可与铜绿假单胞菌相区别,其陈旧培养物有腥臭味。

2.致病物质与所致疾病

恶臭假单胞菌为鱼的一种致病菌,常从腐败的鱼中检出,是人类少见的条件致病菌,常引起医院感染。偶从人类尿道感染、皮肤感染和骨髓炎标本中分离出,分泌物有腥臭味。

3.微生物学检验

鉴定中注意与其他假单胞菌相区别,只产生荧光素不产生绿脓素,42 ℃不生长可与铜绿假单胞菌区别;不液化明胶,不产生卵磷脂酶,陈旧培养物上有腥臭味,有别于荧光假单胞菌。

(五)斯氏假单胞菌

1.生物学特性

斯氏假单胞菌为革兰氏阴性杆菌,一端单鞭毛,运动活泼;常选择35 ℃进行培养,4 ℃不生长,大部分菌株在42 ℃生长;营养要求不高,普通平板可生长,新分离菌株在培养基上可形成特征性干燥、皱缩样菌落,黏附于琼脂表面难以移动,可产生黄色色素,不产生荧光素。

2.致病物质与所致疾病

斯氏假单胞菌存在于土壤和水中,在医院设备及各种临床标本中亦有发现,本菌引起的感染并不多见,偶可引起抵抗力低下患者伤口、泌尿道、肺部感染等。

3.微生物学检验

注意与曼多辛假单胞菌相鉴别,其特征性菌落、精氨酸双水解试验阴性、氧化分解甘露醇,有别于曼多辛假单胞菌。

二、不动杆菌属

不动杆菌归属于假单胞菌目的莫拉菌科,根据 DNA-DNA 杂交将不动杆菌属分成 25 个 DNA 同源组,或称基因种,至少有 19 种不动杆菌的生化反应和生长试验已被公布,但只有 16 种不动杆菌被命名。由于大部分不动杆菌不能依靠表型试验将其同其他不动杆菌区分开来,目前将不动杆菌分成两组:分解糖(氧化分解葡萄糖)的不动杆菌和不分解糖(不氧化分解葡萄糖)的不动杆菌。

(一)生物学特性

不动杆菌属为一群不发酵糖类、氧化酶阴性、硝酸盐还原阴性、不能运动的革兰氏阴性杆菌。菌体多为球杆状,常成双排列,看似双球菌,有时不易脱色,可单个存在,无芽孢、无鞭毛。细菌培养温度常选择 35 ℃,该属细菌接种在血平板和巧克力平板后,在二氧化碳或空气环境中孵育,生长良好,培养 24 h 后,血平板上表现为光滑、不透明、有些菌种呈 β-溶血菌落;可在麦康凯培养基上生长(但需在空气环境中孵育),细菌生长较血平板慢,不发酵乳糖,菌落呈无色或淡紫红色。

(二)致病物质与所致疾病

不动杆菌广泛分布于自然界和医院环境中,是长期住院患者呼吸道和皮肤菌群的一部分。在临床标本中,最常见的是鲍曼不动杆菌,它是仅次于铜绿假单胞菌而居临床分离阳性率第二位的非发酵革兰氏阴性杆菌,为条件致病菌。其致病物质目前尚不清楚,主要引起呼吸道、泌尿生殖道和血液的医院感染。该属微生物常感染较衰弱的患者,如应用医疗设备或接受多种抗生素治疗的烧伤或 ICU 患者,所致的疾病包括呼吸道感染、泌尿生殖道感染、伤口感染、软组织感染和菌血症等。

(三)微生物学检验

1.标本采集

根据临床疾病的不同采集不同的标本,常见为痰液、尿液、血液和分泌物。

2.直接显微镜检查

采集分泌物、痰液、脓液、脑脊液、尿液等标本后先做涂片,革兰氏染色后镜检,为革兰氏阴性球杆菌,有抵抗乙醇脱色的倾向,细菌较粗壮,常成双排列,在吞噬细胞内也有存在,易误认为奈瑟菌属细菌。

3.分离培养

在血平板和麦康凯平板上经 35 ℃培养 24 h 后,可形成光滑、不透明、奶油色、凸起的菌落,菌落大小较肠杆菌科细菌小;洛菲不动杆菌菌落较小,直径为 1.0～1.5 mm;溶血不动杆菌在血平板上可产生 β 溶血;有些菌株苛养,在血平板上呈针尖样菌落,在营养肉汤中不生长;某些氧化葡萄糖的不动杆菌可使血平板呈独特的棕色。在麦康凯平板上形成乳糖不发酵菌落,但因菌落略带紫色而常被误认为乳糖发酵菌落,需注意。

4.鉴定

商品化的鉴定系统可很好的鉴定不动杆菌。一些培养物经涂片、染色,如为革兰氏阴性成双排列的球杆菌,形态似奈瑟菌;KIA 底层及斜面均不变色、无动力;氧化酶阴性,硝酸盐还原试验阴性,可初步确定为不动杆菌属的细菌。氧化酶阴性、硝酸盐还原试验阴性、无动力的革兰氏阴性杆菌极为罕见。本菌属内种的鉴定参见表 12-4。

表 12-4　不动杆菌和嗜麦芽窄食单胞菌的主要鉴定特征

菌种	麦康凯生长	动力	氧化葡萄糖	氧化麦芽糖	七叶苷水解	赖氨酸脱羧酶	硝酸盐还原
分解糖不动杆菌	+	-	+	-	-	-	-
不分解糖不动杆菌	+	-	-	V	-	-	-
嗜麦芽窄食单胞菌	+	+	+	+	V	+	V

注:V,不定的;+,>90%菌株阳性;-,>90%菌株阴性。

(四)药物敏感性试验

不动杆菌均对青霉素、氨苄西林和头孢拉定耐药,大多数菌株对氯霉素耐药,对氨基糖苷类抗生素耐药的菌株也逐渐增多,不同菌株对二代和三代头孢菌素的耐药性不同,所以每个分离菌株均应进行药敏试验。不动杆菌可采用纸片扩散法、肉汤和琼脂稀释法进行药敏试验,抗生素敏感试验结果对指导临床用药非常重要,药物的选择:A 组药物包括头孢他啶、亚胺培南和美洛培南;B 组药物包括美洛西林、替卡西林、哌拉西林、氨苄西彬舒巴坦、哌拉西林-他唑巴坦、替卡西林-克拉维酸、头孢吡肟、头孢噻肟、头孢曲松、庆大霉素、阿米卡星、妥布霉素、四环素、多西环素、米诺环素、环丙沙星、加替沙星和左氧氟沙星;C 组药物主要是甲氧苄啶-磺胺甲噁唑。

不动杆菌对很多抗生素显示耐药,因此,在临床上选择最佳的抗生素进行抗感染治疗较困难。不动杆菌引起的单纯尿路感染,选择单个药物进行治疗往往是有效的,但对于严重的感染如肺炎或菌血症,就需要采用 β-内酰胺类联合氨基糖苷类抗生素进行治疗。

三、窄食单胞菌属

(一)生物学特性

窄食单胞菌属菌为革兰氏阴性杆菌,菌体直、较短或中等大小,单个或成对排列,一端丛毛菌,有动力。常选择的培养温度为 35 ℃,4 ℃不生长,近半数菌株 42 ℃生长。在空气环境中生长良好,营养要求不高,在血平板上生长良好,麦康凯平板可生长,形成乳糖不发酵菌落。在血平板上培养 24 h 后,菌落较大,表面光滑、有光泽,边缘不规则,有色素产生,使菌落呈淡紫绿色到亮紫色,菌落下部常呈绿色变色,有氨水气味。

(二)致病物质与所致疾病

本菌为条件致病菌,其致病的毒力因子尚不清楚。该菌广泛存在于自然界,包括潮湿的医院环境中,能变成长期住院患者呼吸道菌群的一部分,可因患者使用医疗器械,如静脉导管和导尿管等,导致该菌进入机体无菌部位引起感染。最常见的是医院感染,包括导管相关性感染、菌血症、伤口感染、肺炎、尿路感染和机体其他部位的各种感染等。在非发酵菌引起的感染中,仅次于铜绿假单胞菌和不动杆菌而居临床分离阳性率的第三位。

(三)微生物学检验

1.标本采集

根据临床疾病的不同采集不同的标本,血液标本先肉汤增菌,其他标本直接接种于血平板和麦康凯平板。

2.直接显微镜检查

标本涂片,革兰氏染色后镜检,为革兰氏阴性杆菌,菌体直、较短或中等大小,单个或成对排列。

3.分离培养

标本接种于血平板和麦康凯平板,35 ℃、空气环境中孵育 24 h 后在血平板和麦康凯平板上的菌落特征见上述生物学特性。

4.鉴定

嗜麦芽窄食单胞菌在一些商业化的鉴定系统(如法围生物梅里埃 API 20 E)中可得到很好的鉴定。嗜麦芽窄食单胞菌的主要生化反应特征有:氧化酶阴性,DNA 酶(这是将本菌与其他氧化分解葡萄糖革兰氏阴性杆菌相区别的关键因素)和赖氨酸脱羧酶阳性,葡萄糖氧化分解缓慢,可快速氧化分解麦芽糖,明胶水解试验阳性,部分菌株(约占 39%)硝酸盐还原试验阳性;分解硝酸盐产氮气阴性,精氨酸双水解酶阴性,鸟氨酸脱羧酶阴性,吲哚生成阴性,一般不分解尿素。

下列特征可用来推测性地鉴定嗜麦芽窄食单胞菌：在血平板或麦康凯平板上生长良好；动力阳性（一般鞭毛数大于 2 个）；氧化酶阴性；氧化麦芽糖产酸，但氧化葡萄糖较缓慢可产弱酸性反应；赖氨酸脱羧酶阳性、DNA 酶阳性；一些菌株产生黄色色素；对碳青霉烯类抗生素天然耐药。

（四）药物敏感性试验

本菌对大多数临床常用的抗生素如氨基糖苷类和很多 β-内酰胺类（包括对铜绿假单胞菌很有效的抗生素，如碳青霉烯类）天然耐药，主要与该菌存在一种锌离子依赖金属 β-内酰胺酶有关，但对甲氧苄啶-磺胺甲噁唑一般均敏感。可采用纸片扩散法、肉汤或琼脂稀释法及 E-test 法检测其抗生素敏感性，抗生素敏感试验可选择的药物非常有限，主要有：A 组的甲氧苄啶-磺胺甲噁唑，B 组的米诺环素和左氧氟沙星。

四、产碱杆菌属

（一）生物学特性

本菌为革兰氏阴性短杆菌，常成单、双或成链状排列，具有周鞭毛，无芽孢，多数菌株无荚膜。专性需氧，培养温度常选择 35％，在血平板、巧克力和麦康凯平板上生长良好，在血培养系统肉汤、普通营养肉汤（如脑-心浸液）中也生长良好。在麦康凯平板上均形成不发酵乳糖菌落，粪产碱杆菌在血平板的菌落多呈羽毛状边缘，周围有绿色变色区域环绕，菌落产生特征性的、类似苹果或草莓水果样气味；皮氏产碱杆菌在血平板上不产生色素，凸起、有光泽的菌落周围由绿褐色变色区域环绕。

（二）致病物质与所致疾病

本属中临床分离最常见的是粪产碱杆菌，主要存在于土壤和水中，包括潮湿的医院环境，在很多哺乳类动物上呼吸道中也可分离出此菌。大部分感染是条件致病，主要引起医院感染，细菌主要来自污染的医疗设备或溶液，如雾化器、呼吸机和灌洗液等。其致病物质尚不清楚，血、痰、尿、脑脊液等是常见的发现该菌部位。

（三）微生物学检验

1.标本采集

根据临床疾病不同采集不同标本，如血、尿、痰、脓汁、脑脊液等。

2.直接显微镜检查

脑脊液、尿液离心取沉淀涂片，脓液和痰液可直接涂片革兰氏染色镜检，本菌为革兰氏阴性短杆菌。

3.分离培养

血液、脑脊液标本需肉汤增菌后再转种同体培养基，脓液、分泌物、尿液可直接接种于血平板和麦康凯平板。经 35 ℃空气环境培养 24 h 后，在血平板上可形成大小不等、灰白色、扁平、边缘稍薄的的湿润菌落，粪产碱杆菌有水果香味；在麦康凯上形成不发酵乳糖菌落；在液体培养基中呈均匀浑浊生长，表面形成菌膜，管底有黏性沉淀。

4.鉴定

产碱杆菌属细菌的主要生化特征是：氧化酶阳性，不分解任何糖类，葡萄糖氧化发酵培养基中产碱；本属细菌除能利用柠檬酸盐和部分菌株能还原硝酸盐外，多数生化反应为阴性。

商品化鉴定系统对本属细菌的鉴定能力有限或不确定。本属细菌与产碱假单胞菌极为相似,二者主要区别在于前者为周毛菌而后者为极端单鞭毛菌。木糖氧化产碱杆菌通过氧化葡萄糖和氧化木糖产酸而很容易和其他产碱杆菌区别。粪产碱杆菌在含碳水化合物培养基上呈强烈的产碱反应,大部分菌株形成细小、边缘不规则的菌落,同时产生特征性的水果味并使血平板呈绿色,本菌的一个重要生化特征是能还原亚硝酸盐产气而不能还原硝酸盐。依据能还原硝酸盐和能在 6.5% NaCl 中生长可将皮氏产碱杆菌与其他产碱杆菌区别;脱硝产碱杆菌较少从临床分离到,仅该菌能还原硝酸盐为亚硝酸盐并产气。临床常见产碱杆菌的主要鉴定特征见表 12-5。

表 12-5　有医学意义的 4 种产碱杆菌的主要鉴定特征

特征	脱硝产碱杆菌 n=4	皮氏产碱杆菌 n=5	粪产碱杆菌 n=49	木糖氧化产碱杆菌 n=135
动力和周鞭毛	+	+	+	+
氧化葡萄糖产酸	−	−	−	V
氧化木糖产酸	−	−	−	+
触酶	+	+	+	+
生长:				
麦康凯琼脂	+	+	+	+
SS 琼脂	+	+	+	+
西蒙枸橼酸盐	+	+	+	+
尿素	−	−	−	−
硝酸盐还原	+	+	−	+
硝酸盐产气	+	−	−	V
亚硝酸盐还原	ND	−	+	ND
明胶水解 *	−	−	V	−
色素:				
不溶性	−	−	−	−
可溶性	V,黄色	−	V,黄色	−,棕色
生长:				
25 ℃	+	+	+	+
35 ℃	+	+	+	+
42 ℃				
精氨酸双水解	−	−	−	V
0% NaCl 营养肉汤	+	+	+	+
6% NaCl 营养肉汤	V	+++	+	V

　　注:n,为菌株数;表中结果为孵育 2 d 后的结果;+,>90% 菌株阳性;−,>90% 菌株阴性;V,11%~89% 的菌株阳性;* ,明胶水解试验指的是孵育 14 d 后的结果;ND 不确定或无数据获得;* * ,孵育 48 h 轻微生长,7 d 明显生长。

(四)药物敏感性试验

目前尚无有效的药物敏感性试验用于本属细菌抗生素敏感性检验,临床治疗这类细菌感染也无限定性的指导。

五、其他非发酵革兰氏阴性杆菌

(一)金色杆菌属

1.生物学特性

本属细菌是一群中等大小、稍长的革兰氏阴性直杆菌,无鞭毛,动力阴性。营养要求不高,在血平板和巧克力平板上生长良好,可在麦康凯培养基上生长,在血培养系统肉汤、普通营养肉汤(如脑-心浸液)中也生长良好。在二氧化碳或空气环境中,经 35 ℃培养 24 h,在麦康凯培养基上形成乳糖不发酵菌落,在血平板上形成圆形、光滑、有光泽、边缘整齐的菌落(孵育 24 h 后菌落直径 1~2 mm),产亮黄色或橙色色素。

2.致病物质与所致疾病

金色杆菌属在自然状态下存在于土壤、植物、食物和水中,在医院内主要存在于各种水环境中,不是人体的正常菌群。作为环境微生物,尚未发现特别的毒力因子与其致病有关,但它们可在含氯的自来水中生存,这种能力使其很容易在医院水环境中存活。脑膜败血金色杆菌是其中最常见的与人类感染有关的种,可产生蛋白酶和明胶酶,引起宿主细胞与组织的损伤,对早产儿具有高度致病性,可致新生儿脑炎,在婴儿室引起流行,且死亡率较高。也可引起免疫力低下成人肺炎、脑膜炎、败血症和尿路感染。产吲哚金色杆菌在临床标本中经常能分离到,多无临床意义,仅偶可引起有严重基础疾病住院患者的菌血症和与住院期间使用留置设施有关的医院感染。

3.微生物学检验

(1)标本采集:根据临床疾病不同采集不同标本,如血、尿、痰、脓液、脑脊液等。

(2)直接显微镜检查:脑脊液、尿液离心取沉淀涂片,脓液和痰液可直接涂片革兰氏染色镜检,本菌为革兰氏阴性中等稍大的直杆菌,常呈现中间较细,两端较粗的"I形"。

(3)分离培养:血液、脑脊液标本需肉汤增菌后再转种固体培养基,脓液、分泌物、尿液可直接接种血平板和麦康凯平板。经 35 ℃空气环境培养 24 h 后,观察菌落特征。本属细菌均产黄色色素、氧化酶阳性、氧化分解葡萄糖。

(4)鉴定:目前商品化鉴定系统对本属细菌的鉴定能力有限且不确定。本属细菌的主要鉴定特征是:氧化酶阳性、吲哚阳性、无动力、产黄色色素的非发酵革兰氏阴性杆菌,但通常吲哚反应较弱难以显示,应用更敏感的 Ehrlich 方法进行检测。本属细菌触酶阳性、鸟氨酸脱羧酶阴性,SS 琼脂不生长,在三糖铁培养基上 H_2S 生成阴性。产吲哚金色杆菌和黏金色杆菌的表型鉴定比较困难,但黏金色杆菌氧化木糖产酸、42 ℃可生长有助于鉴别。应该强调,试验的结果(如DNA 酶、吲哚、尿素和淀粉水解)取决于培养基、试剂和培养时间。临床常见金色杆菌属细菌的主要特征见表 12-6。

表 12-6 临床常见金色杆菌主要鉴定特征

特征	脑膜败血金色杆菌(n=149)	粘金色杆菌(模式菌株)	产吲哚金色杆菌(模式菌株)
动力,鞭毛	—	—	—
产酸			
葡萄糖	+	(+)	(+)
木糖	—	(+)	—
甘露醇	+	—	—

341

特征	脑膜败血金色杆菌(n＝149)	粘金色杆菌(模式菌株)	产吲哚金色杆菌(模式菌株)
乳糖	V	－	－
蔗糖	－	－	－
麦芽糖	＋	＋	＋
淀粉	－	－	(＋)
海藻糖	＋	(＋)	(＋)
ONPG	＋	ND	－
触酶	＋	＋	＋
氧化酶	＋	＋	＋
麦康凯上生长	＋	＋	(＋)
枸橼酸盐	－	＋	＋
尿素	－	(＋)	－
硝酸盐还原	－	＋	－
亚硝酸盐还原	V	＋	－
三糖铁斜面产酸	－	－	－
三糖铁深层产酸	－	－	－
H_2S(醋酸铅纸)	＋	＋	＋
明胶水解 *	＋	＋	＋
黄色不溶性色素	－	＋	＋
生长在：			
25 ℃	＋	＋	＋
35 ℃	＋	＋	＋
42 ℃	V	＋	＋
七叶苷水解	＋	＋	＋
赖氨酸脱羧酶	－	ND	ND
精赖氨酸双水解酶	V	ND	ND
0％ NaCl 营养肉汤	＋	＋	＋
6％ NaCl 营养肉汤	－	－	－

注：n 为菌株数量；表中结果为孵育 2 d 后的结果，括号中的结果为 3～7 d 后的相应结果；＋，＞90％菌株阳性；－，＞90％菌株阴性；V，11％～89％的菌株阳性；＊，明胶水解试验指的是孵育 14 d 后的结果；ND，不确定或无数据。

4.药物敏感性试验

目前实验室中尚无有效的金色杆菌属细菌的抗生素敏感试验，因此，如果依据体外纸片扩散法的药敏结果指导临床用药，会造成严重的误导。本属细菌一般对青霉素类(包括碳青霉烯类)、头孢菌素和氨基糖苷类(这类抗生素常用于其他革兰氏阴性菌感染的抗感染治疗)抗生素耐药，但对用于治疗革兰氏阳性菌感染的药物(如克林霉素、利福平和万古霉素)有一定的敏感性。环丙沙星和甲氧苄啶-磺胺甲噁唑对这类细菌也有一定的效果。

(二)莫拉菌属

《伯杰系统细菌学手册》原核生物分类概要将莫拉菌属归于假单胞菌目的莫拉菌科,该属含有 18 种细菌,医学上重要的莫拉菌有腔隙莫拉菌、卡他莫拉菌、非液化莫拉菌、奥斯陆莫拉菌、苯丙酮酸莫拉菌、亚特兰大莫拉菌、狗莫拉菌和林肯莫拉菌等;牛莫拉菌和山羊莫拉菌只从健康的动物身上分离过,未有人类致病的报道。

1.生物学特性

本菌为革兰氏阴性球杆菌或短粗的杆菌,革兰氏染色不易脱色,常成双或短链状排列,类似奈瑟菌。在血平板和巧克力平板上生长良好,绝大多数菌株在麦康凯琼脂上生长缓慢形成类似肠杆菌科细菌样的乳糖不发酵菌落。在二氧化碳或空气环境中经 35 ℃孵育至少 48 h。

临床最常见分离的菌种非液化莫拉菌在血平板上可形成光滑、透明或半透明的菌落,菌落直径为 0.1~0.5 mm(培养 24 h 后)或 1 mm(培养 48 h 后)。偶尔这些菌落可扩散并向琼脂中凹陷;腔隙莫拉菌在巧克力平板上形成周围有黑色晕轮的小菌落,菌落常向琼脂中凹陷;亚特兰大莫拉菌菌落也较小(菌落直径通常为 0.5 mm 左右)常呈扩散状并向琼脂中凹陷;林肯莫托菌和奥斯陆莫拉菌的菌落类似,但很少向琼脂中凹陷;绝大多数狗莫拉菌菌落类似肠杆菌科细菌(菌落大而光滑),在含有淀粉的 MH 琼脂上生长时会产生褐色色素,但有些菌株也可产生类似肺炎克雷伯菌的黏液性菌落。

2.致病物质与所致疾病

莫拉菌是定植于人类鼻、喉和上呼吸道其他部位黏膜表面的正常菌群,较少位于泌尿生殖道(奥斯陆莫拉菌可为泌尿生殖道的正常菌群),也可定植于皮肤,是一类低毒力的条件致病菌,很少引起感染,致病因子暂不清楚。腔隙莫拉菌可引起眼部感染,如结膜炎、角膜炎等;莫拉菌引起的其他感染包括菌血症、心内膜炎、化脓性关节炎和呼吸道感染;狗莫拉菌是一个新种,主要定植于狗和猫的上呼吸道,在人类血液和狗咬伤口处曾分离过本菌。

3.微生物学检验

(1)标本采集:根据临床疾病的不同采集不同的标本,标本在采集、运送和处理过程中无特别要求。

(2)直接显微镜检查:标本涂片革兰氏染色后镜检,为革兰氏阴性的球杆菌或短粗杆菌,多呈双或短链状排列。

(3)分离培养:细菌在血平板经 35 ℃培养 24~48 h 后出现针尖大小(通常菌落直径小于 0.5 mm)到直径为 2 mm 之间的圆形、凸起、光滑湿润、无色不溶血的菌落。

(4)鉴定:本属细菌生化反应特征为氧化酶、触酶阳性,不能分解任何糖类,不产生吲哚和 H_2S。

商品化鉴定系统对本属细菌的鉴定能力有限或不确定。临床鉴定本属细菌主要依据其生化反应的不同而进行,根据本菌氧化酶、触酶阳性(可排除不动杆菌)、不分解任何糖类(可同大多数奈瑟菌相区别),首先确定其属,然后依靠生化反应进一步鉴定其种,确定本菌属各种之间的生化反应见表 12-7。

4.药物敏感性试验

由于在临床上很少遇到由本属细菌引起的感染,同时也缺乏有效的体外药物敏感性试验方法,因此,对于本属细菌感染的治疗临床也缺乏限定性的治疗指导。总的来说,尽管在莫拉菌中已出现产 β-内酰胺酶的菌株,但某些 β-内酰胺类抗生素对本属大部分细菌仍然是有效的。

表 12-7　莫拉菌主要鉴别特征

特征	腔隙莫拉菌	非液化莫拉菌	狗莫拉菌	林肯莫拉菌	奥斯陆莫拉菌	苯丙酮酸莫拉菌	亚特兰大莫拉菌
氧化酶	+	+	+	+	+	+	+
触酶	+	+	+	+	+	+	+
麦康凯生长	−	−	+	−	−	+	+
动力	−	−	−	−	−	−	−
OF 葡萄糖	−	−	−	−	−	−	−
尿素酶	−	−	−	−	−	+	−
苯丙氨酸脱氨酶	−	−	−	ND	−	+	−
七叶苷水解	+	ND	−	−	−	−	−
硝酸盐还原	+	+	+	−	V	+	ND
亚硝酸盐还原	−	−	V	V	−	−	V
DNA 酶	−	−	+	−	−	−	−
溶血(羊血)	−	−	−	−	−	−	−
明胶水解	+	−	−	−	−	−	−

注:+,90%以上的菌株阳性;−,90%以上菌株阴性;V,11%～89%的菌株阳性;ND,没有资料。

　　由于本属细菌是低毒力、很少引起临床感染的微生物,因此,对于从临床标本中检出本属细菌首先要考虑标本污染问题,尤其是对来自与黏膜表面有接触的临床标本更需注意。但对来自鼻窦吸出物和经鼓膜穿刺术获得的中耳标本中的莫拉菌、来自机体无菌部位的莫拉菌及标本中几乎是纯培养的莫拉菌均应进行鉴定和报告。

(夏香云)

第四节　病原性球菌检验

一、葡萄球菌属

(一)标本采集

　　根据葡萄球菌感染所致的疾病不同,可采集脓汁、渗出液、伤口分泌物、血液、尿液、粪便、痰液及脊髓液等。

(二)检验方法及鉴定

1.直接镜检

　　无菌取脓汁、痰、渗出物和脑脊液(离心后取沉渣)涂片,经革兰氏染色后镜检,如为革兰氏阳性球菌呈葡萄状排列可初步报告为"找到革兰氏阳性葡萄状排列球菌,疑为葡萄球菌"。

2.分离培养

　　血液标本(静脉血约 5 mL)注入 50 mL 葡萄糖肉汤或含硫酸镁肉汤增菌培养,迅速摇匀,以防凝固,置 35 ℃,一般于 24 h 后开始观察有无细菌生长,若均匀混浊,溶血及胶冻状生长,则接种于血琼脂,进一步鉴定,若无细菌生长,于 48～72 h 后自行观察(一般以 7 d 为限),并接种血琼脂,以确定有无细菌生长。血液标本也可注入商品血培养瓶培养。

脓汁、尿道分泌物、脑脊液离心沉淀物,通常可直接接种血琼脂。35～37 ℃18～24 h,可见直径为 2～3 mm,产生不同色素的菌落。金黄色葡萄球菌在菌落周围有透明的溶血环。

尿液标本,必要时做细菌菌落计数。

粪便、呕吐物应接种高盐卵黄或高盐甘露醇琼脂平板,经 35 ℃ 18～24 h 培养,可形成细小菌落,48 h 后形成典型菌落。

3.鉴定试验

(1)触酶试验:细菌产生的过氧化氢酶催化双氧水生成水和氧气,产生气泡。方法:取营养琼脂上的菌落置于洁净试管内或洁净玻片上,滴加 3% H_2O_2 溶液数滴,观察结果,如立即(1 min 内)有大量气泡产生为阳性,不产生或气泡量少为阴性。葡萄球菌属为触酶阳性。

(2)血浆凝固酶试验:血浆凝固酶是金黄色葡萄球菌所产生的一种与其致病力有关的侵袭性酶,分游离型和结合型两种。其作用是使血浆中的纤维蛋白在菌体表面沉积和凝固以阻碍吞噬细胞的吞噬。可分别用试管法和玻片法检测。玻片法用于粗筛,若玻片法为可疑或阴性结果,还需用试管法确证。使用的血浆为 EDTA 抗凝兔血浆。

(3)甘露醇发酵试验。

(4)新生霉素敏感试验。凝固酶阴性的葡萄球菌的鉴别,采用新生霉素敏感试验。一般新生霉素耐药者多为腐生葡萄球菌,敏感者为表皮葡萄球菌。

(5)同时进行体外药物敏感试验,其中对苯唑西林的敏感性测试是必需的,由此可将葡萄球菌分为苯唑西林敏感的葡萄球菌(MSS)和苯唑西林耐药的葡萄球菌(MRS)。NCCLS/CLSI 推荐用头孢西丁纸片法检测 mecA 基因介导对苯唑西林耐药的葡萄球菌。同时还有必要测试 β-内酰胺酶以及对万古霉素的敏感性。

金黄色葡萄球菌:触酶试验阳性、血浆凝固酶试验阳性、甘露醇发酵试验阳性、对新生霉素敏感。

表皮葡萄球菌:触酶试验阳性、血浆凝固酶试验阴性、对新生霉素敏感。

腐生葡萄球菌:触酶试验阳性、血浆凝固酶试验阴性、对新生霉素耐药。

报告:检出"×××葡萄球菌"。

4.耐药性检测

耐甲氧西林的金黄色葡萄球菌(MRSA),耐甲氧西林的表葡菌(MRSE),耐万古的金黄色葡萄球菌(VRSA),耐万古的表皮葡萄球菌(VRSE)。

5.临床意义

葡萄球菌感染的特点是感染部位组织的化脓、坏死和脓肿形成。金黄色葡萄球菌、表皮葡萄球菌和腐生葡萄球菌是引起临床感染最常见的葡萄球菌。

(1)金黄葡萄球菌常引起疖、痈、外科伤口、创伤的局部化脓性感染,播散人血后可引起深部组织的化脓性感染。此外,其产生的肠毒素可引起食物中毒,表现为急性胃肠炎。主要致病物质有血浆凝固酶、葡萄球菌溶血素、杀白细胞素、肠毒素、表皮溶解毒素和毒性休克综合征毒素等。

(2)表皮葡萄球菌是存在于皮肤的正常栖居菌,由于各种导管植入和人造组织的使用,该菌已成为医院感染的重要病原菌,它是导致血培养污染的常见细菌之一。

（3）腐生葡萄球菌是导致尿路感染的常见病原菌之一。

二、链球菌属

链球菌属为触酶阴性，兼性厌氧，呈圆形或卵圆形的革兰氏阳性球菌，在液体培养基中生长时易形成长链而表现为沉淀生长（但肺炎链球菌为混浊生长）。

（一）标本采集

根据链球菌感染所致疾病不同，可采集脓汁、咽拭、痰、血、尿等标本。

（二）检验方法及鉴定

1.直接镜检

革兰氏染色，如符合链球菌的形态特征可初报。

2.分离培养

血液标本，以无菌操作取两份血液各 8～10 mL，分别注入肉汤培养基，分别置需氧和厌氧环境中增菌有细菌生长，然后分别接种于两个血平板，置需氧和厌氧环境中培养。脓汁和咽拭标本接种血平板并涂片染色镜检，若形态酷似链球菌，并革兰氏阳性，可初报。上述的培养物经 35 ℃ 18～24 h 培养后，观察菌落特征和溶血情况。链球菌的菌落通常较小，透明或半透明，似针尖大小、凸起，菌落周围可出现 α-溶血或 β-溶血，也可不出现溶血。然后取可疑菌落经涂片、染色镜检证实。甲型溶血性链球菌和肺炎链球菌可产生 α-溶血，它们的菌落形态非常相似，应予以区别。猪链球菌在羊血平板上为 α-溶血，在兔血平板上呈 β-溶血。

3.鉴定

（1）胆汁七叶苷试验：因 D 群链球菌（非 D 群阳球菌）能在 40％胆汁培养基中生长，并可分解七叶苷，使培养基变黑。

（2）Optochin 敏感性试验：几乎所有的肺炎链球菌菌株都对 Optochin 敏感，而其他链球菌通常不被其所抑制。

（3）马尿酸盐水解试验：B 群链球菌具有马尿酸氧化酶，使马尿酸水解。

（4）CAMP 试验：羊血平板上 B 群链球菌与金黄色葡萄球菌协同形成箭头状溶血。

（5）杆菌肽敏感试验：化脓性链球菌为阳性。

经涂片染色，分离培养和鉴定试验后即可报告"检出×××链球菌"。

三、肺炎链球菌

肺炎链球菌属链球菌科，链球菌属。

（一）标本采集

取患者的脑脊液、血液或刺破出血斑取出的其渗出液。带菌者检查可用鼻咽拭子。

（二）检验方法及鉴定

1.直接涂片检查

除血液标本，其他标本均可做直接涂片检查。经革兰氏染色，镜检见革兰氏阳性矛尖状双球菌。

2.分离培养

血液、脑脊液需增菌培养，经葡萄糖硫酸镁肉汤增菌后，肺炎链球菌可呈均匀混浊，而且有绿色荧光。无须增菌培养的脓汁或脑脊液沉渣接种于血琼脂，置 5％～10％ CO_2 环境中，经 35 ℃

18～24 h 培养后观察菌落,并取可疑菌落做进一步鉴定。

3.鉴定试验

(1)胆汁溶解试验:阳性。

(2)菊糖发酵试验:阳性。

(3)动物试验:小白鼠对肺炎链球菌极为敏感。

(4)荚膜肿胀试验:阳性。

(5)Optochin 敏感试验:阳性。

四、肠球菌属

肠球菌属是肠道的正常栖居菌。对营养要求较高。在血平板上主要表现为 γ-溶血和 α-溶血,需氧或兼性厌氧。触酶阴性,多数肠球菌能水解吡咯烷酮-β-萘基酰胺(PYR)。与同科链球菌的显著区别在于肠球菌能在高盐(6.5% NaCl)、高碱(pH 9.6)、40% 胆汁培养基上和 10 ℃～45 ℃环境下生长,并对许多抗菌药物表现为固有耐药。如复方增效磺胺、头孢菌素、克林霉素和低浓度的氨基糖苷类。目前,肠球菌是革兰氏阳性菌中仅次于葡萄球菌属的重要医院感染病原菌,其所致感染中最常见的为尿路感染,其次为腹部和盆腔等部位的创伤和外科术后感染。临床上分离率最高的是粪肠球菌,其次是尿肠球菌。粪肠球菌的某些菌株在马血、兔血平板上出现 β 溶血环。

(一)微生物学检查

合理采取相应标本,如尿液、脓汁、胆汁、分泌物或血液等,以直接涂片进行初步检查。分离培养后,挑取可疑菌落,进行涂片、染色、镜检、触酶试验、胆汁七叶苷试验和 6.5% NaCl 耐受试验,可鉴定到属。如鉴定到种还需进行必要的生化试验。对具有临床意义的肠球菌应进行体外药敏试验,一般要测试对 β-内酰胺类尤其是青霉素类(如青霉素、氨苄西林等)、万古霉素和氨基糖苷类(如庆大霉素)的敏感性,耐万古霉素肠球菌(VRE)国外检出率较国内高。根据对庆大霉素的敏感性水平,可将庆大霉素耐药的肠球菌分为庆大霉素高水平耐药株和庆大霉素低水平耐药株。同时也应对 β-内酰胺酶进行测试。

(二)临床意义

常可引起尿路感染,其中大部分为医院感染,还可以引起老年人及有严重基础病患者败血症。另外,也可以引起腹腔感染、胆管炎及心内膜炎,脑膜炎少见。

(三)结果评价

由于肠球菌属的种间药物敏感性差异较大,所以临床标本中分离出的肠球菌一般应鉴定到种。药敏结果中必须注明 β-内酰胺类(如青霉素 G、氨苄西林等)的敏感性。庆大霉素的耐药水平(是否为高水平耐药)万古霉素的敏感性及 β-内酰胺酶测试结果。

五、奈瑟菌属

奈瑟菌属为一大群革兰氏阴性双球菌,无鞭毛,无芽孢,有菌毛。专性需氧,氧化酶阳性。本属主要有 9 个种。其中对人致病的是脑膜炎奈瑟菌和淋病奈瑟菌。

(一)脑膜炎奈瑟菌

脑膜炎奈瑟菌,简称脑膜炎球菌,是引起流行性脑脊髓膜炎(简称流脑)的病原体。

1.微生物学检查

(1)标本采集:血液;瘀斑渗出液;脑脊液;鼻咽分泌物。因本菌能产生自溶酶,易自溶,故采集的标本不宜置冰箱,应立即送检。

(2)检验方法。①直接涂片检查:取脑脊液离心后沉淀物涂片或刺破瘀斑血印片,干燥固定后革兰氏染色,若发现中性粒细胞内(或胞外)革兰氏阴性双球菌,呈肾形成对排列,可初报。②分离培养:将标本葡萄糖肉汤增菌培养液直接接种于血琼脂平板、巧克力琼脂或EPV琼脂,置5%～10% CO_2 环境中,35 ℃～37 ℃培养18～24 h后可见圆形、灰褐色、湿润、光滑、边缘整齐、直径为1～2 mm的小菌落,经涂片证实为革兰氏阴性双球菌,并进一步根据相应的生化反应等试验予以鉴定。

(3)鉴定:该菌的鉴定主要通过氧化酶、糖类发酵和血清学等试验。①细菌染色形态;②氧化酶试验阳性;③触酶试验阳性;④分解葡萄糖、麦芽糖产酸不产气;⑤荚膜多糖抗原直接凝集试验。直接镜检形态为革兰氏染色阴性双球菌时可初报,经分离培养后见菌落特征典型、生化反应能力弱,只分解葡萄糖、麦芽糖、产生少量酸,氧化酶试验阳性。血清凝集试验阳性,即可报告"检出脑膜炎奈瑟菌"。

2.临床意义

脑膜炎奈瑟菌是流行性脑脊髓膜炎的病原菌。存在于携带者或患者的鼻咽部,借飞沫经空气传播,冬末春初为流行高峰。

3.治疗原则

青霉素G为首选,三代头孢对脑膜炎奈瑟菌也具有很强的抗菌活性。青霉素过敏的患者可考虑选用三代头孢或氯霉素。

(二)淋病奈瑟菌

淋病奈瑟菌简称淋球菌,是淋病的病原体,人类是其唯一的天然宿主和传染源。

1.微生物学检验

(1)标本采集:脓性分泌物,尿道拭子,宫颈口分泌物,结膜分泌物,血液。

(2)检验方法。①直接涂片检查:收集标本后立即涂片、革兰氏染色,镜检时见中性粒细胞内数对革兰氏阴性双球菌,可初诊。②分离培养:细菌培养仍是目前世界卫生组织推荐的筛选淋病患者的唯一方法。所采集的标本应及时接种含有两种以上抗生素(如万古霉素和多黏菌素等)的营养培养基上。淋球菌对培养基的营养要求很高,且对冷、热、干燥和消毒剂抵抗力低,故采样后须立即接种于预温的选择性培养基和非选择性培养基中,如巧克力平板,置于含5%～10%的二氧化碳环境中,35 ℃培养48 h,取小而透明似水滴状、无色素易乳化菌进一步鉴定。

(3)鉴定:取可疑菌落进行涂片,革兰氏染色镜检,若见革兰氏阴性双球形。①生化反应:氧化酶阳性,仅分解葡萄糖产酸;②免疫学方法:荧光抗体染色法、协同凝集试验;③核酸探针杂交法。氧化酶试验阳性,可初判,并进行相关的生化反应,如仅发酵葡萄糖而不发酵麦芽糖与蔗糖,以及30% H_2O_2 试验阳性可与脑膜炎奈瑟菌等相鉴别。

2.临床意义

淋病奈瑟菌是常见的性传播疾病淋病的病原菌,主要通过性接触直接侵袭感染泌尿生殖道、口咽部及肛门直肠的黏膜。如单纯性淋病、盆腔炎、淋菌性结膜炎。

六、卡他布兰汉菌

本菌为革兰氏阴性双球菌,直径为0.6～1.0 μm,无芽孢,无鞭毛,形态上不易与脑膜炎奈瑟菌鉴别,营养要求不高,在普通培养基上 18 ℃～20 ℃即可生长,借此可与脑膜炎奈瑟菌鉴别。需氧,菌落光滑,直径为 1～3 mm,不透明,灰白色,菌落易从培养基上刮下。氧化酶和触酶阳性,产 DNA 酶,大部分菌株还原硝酸盐和亚硝酸盐,借此可与奈瑟菌属相鉴别。可致中耳炎、鼻窦炎、肺炎。

(夏香云)

第五节　疱疹病毒科检验

疱疹病毒科是一组中等大小、有包膜的 DNA 病毒,广泛分布于哺乳动物和鸟类等中,现有 114 个成员,根据其生物学特点可分为 α、β、γ 三个亚科。

疱疹病毒的共同特点有以下几点。①形态特点:病毒体呈球形,核衣壳是由 162 个壳粒组成的二十面体立体对称结构,基因组为线性双链 DNA,存在末端重复序列和内部重复序列。核衣壳周围有一层厚薄不等的非对称性披膜。最外层是包膜,有糖蛋白刺突。有包膜的成熟病毒直径为 120～300 nm。②培养特点:人疱疹病毒(EB 病毒除外)均能在二倍体细胞核内复制,产生明显的 CPE,核内出现嗜酸性包涵体。病毒可通过细胞间桥直接扩散。感染细胞同邻近未感染的细胞融合成多核巨细胞。③感染特点:病毒可表现为增殖性感染和潜伏性感染。后者病毒不增殖,其基因的表达受到抑制,稳定地存在于细胞核内,刺激因素作用后可转为增殖性感染。有部分病毒还具有整合感染作用,与细胞转化和肿瘤的发生相关。

一、单纯疱疹病毒

(一)生物学特性

单纯疱疹病毒(herpes simplex,HSV)呈球形,直径为 120～150 nm,由核心、衣壳、被膜及包膜组成,核心含双股 DNA,包括两个互相连接的长片段(L)和短片段(S),L 和 S 的两端有反向重复序列。衣壳呈二十面体对称,衣壳外一层被膜覆盖,厚薄不匀,最外层为典型的脂质双层包膜,上有突起。包膜表面含 gB、gC、gD、gE、gG、gH 糖蛋白,参与病毒对细胞吸附/穿入(gB、gC、gD、gE)、控制病毒从细胞核膜出芽释放(gH)及诱导细胞融合(gB、gC、gD、gH),并有诱生中和抗体(gD 最强)和细胞毒作用(HSV 糖蛋白均可)。

HSV 有 HSV-1 和 HSV-2 两个血清型,可用型特异性单克隆抗体作 ELISA、DNA 限制性酶切图谱分析及 DNA 杂交试验等方法区分型别。HSV 的抵抗力较弱,易被脂溶剂灭活。

(二)致病性

HSV 感染在人群中非常普遍,人类是其唯一的宿主。患者和健康携带者是传染源,主要通过直接密切接触和性接触传播。病毒可经口腔、呼吸道、生殖道黏膜和破损皮肤等多种途径侵入机体。常见的临床表现是黏膜或皮肤局部集聚的疱疹,也可累及机体其他器官出现严重感染,如疱疹性角膜炎、疱疹性脑炎。

1.原发感染

HSV-1 原发感染多发生在婴幼儿或儿童,常为隐性感染。感染部位主要在口咽部,还可引起唇疱疹、湿疹样疱疹、疱疹性角膜炎、疱疹性脑炎等疾病。青少年原发性 HSV-1 感染常表现为

349

咽炎或扁桃体炎。原发感染后,HSV-1常在三叉神经节内终身潜伏,并随时可被激活而引起复发性唇疱疹。

HSV-2原发感染为生殖器疱疹,大多发生在青少年以后,伴有发热、全身不适及淋巴结炎。原发感染后,HSV-2在骶神经节或脊髓中潜伏,随时可被激活而引起复发性生殖器疱疹。

2.潜伏感染和复发

HSV原发感染后,少部分病毒可沿神经髓鞘到达三叉神经节(HSV-1)和骶神经节(HSV-2)细胞或周围星形神经胶质细胞内,以潜伏状态持续存在。当机体抵抗力下降后,潜伏的病毒即被激活而增殖,沿神经纤维索下行至感觉神经末梢,到达附近表皮细胞内继续增殖,引起复发性局部疱疹。

3.先天性感染

HSV-2通过胎盘感染,易发生流产、胎儿畸形、智力低下等先天性疾病。新生儿疱疹是在母体分娩时接触HSV-2感染的产道所致(约占75%),或者出生后获得HSV感染,患儿病死亡率高达50%。

4.HSV-2感染与肿瘤

HSV-2与子宫颈癌发生关系密切,在子宫颈癌患者组织细胞内可以检查出HSV-2抗原和核酸,并且患者体内存在高效价的HSV-2抗体。

HSV原发感染后1周左右血中可出现中和抗体,3~4周达高峰,可持续多年。这些抗体可中和游离病毒,阻止病毒在体内扩散,但不能消灭潜伏感染的病毒和阻止复发。机体抗HSV感染免疫以细胞免疫为主,NK细胞可杀死HSV感染的靶细胞;CTL和各种细胞因子(如干扰素等),在抗HSV感染中也有重要作用。

(三)微生物学检验

1.标本采集和处理

采取皮肤、角膜、生殖器等病变处标本;如疑为疱疹性脑膜炎患者可取脑脊液;播散性HSV感染者的淋巴细胞能直接分离病毒。肝素能干扰病毒的分离培养,故不能用作抗凝剂。以上标本经常规抗菌处理后,应尽快用特殊的病毒运输液送达实验室检查。

2.形态学检查

将宫颈黏膜、皮肤、口腔、角膜等组织细胞涂片后,Wright-Giemsa染色镜检,如发现核内包涵体及多核巨细胞,可考虑HSV感染;将疱疹液进行电镜负染后观察结果。

3.病毒分离培养

病毒分离培养是确诊HSV感染的金标准。标本接种人胚肾、人羊膜或兔肾等易感细胞,也可接种于鸡胚绒毛尿囊膜、乳鼠或小白鼠脑内,均可获得较高的分离率。HSV引起的CPE常在2~3 d后出现,细胞出现肿胀、变圆、折光性增强和形成融合细胞等病变特征。HSV-1和HSV-2的单克隆抗体、HSV型特异性核酸探针等可用于鉴定和分型。

4.免疫学检测

对临床诊断意义不大。主要原因是:①HSV特异性抗体出现较迟;②HSV感染很普遍,大多数正常人血清中都有HSV抗体;③HSV复发性感染不能导致特异性抗体效价上升。因此,血清学检查仅作为流行病学调查,常用检测方法为ELISA。可将宫颈黏膜、皮肤、口腔、角膜等组织细胞涂片后,用特异性抗体作间接IFA或免疫组化染色检测病毒抗原作为快速诊断之一。

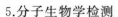

5.分子生物学检测

应用 PCR 或原位杂交技术检测标本中的 HSV-DNA,方法快速、敏感而特异,尤其是脑脊液 PCR 扩增被认为是诊断疱疹性脑炎的最佳手段。

二、水痘-带状疱疹病毒

(一)生物学特性

水痘-带状疱疹病毒(varicella-zoster virus,VZV)的生物学特性类似于 HSV,其基因组为 125 kb 的双链 DNA,具有 30 多种结构与非结构蛋白,部分与 HSV 有交叉,其中病毒糖蛋白在病毒吸附、穿入过程中发挥重要作用。VZV 能够在人胚组织细胞中缓慢增殖,出现 CPE 较 HSV 局限,可形成细胞核内嗜酸性包涵体。该病毒只有一个血清型。

(二)致病性

水痘-带状疱疹病毒可由同一种病毒引起两种不同的病症。在儿童,初次感染引起水痘,而潜伏体内的病毒受到某些刺激后复发引起带状疱疹,多见于成年人和老年人。

水痘是 VZV 的一种原发性感染,也是儿童的一种常见传染病,传染性强,2～6 岁为好发年龄,患者是主要传染源。病毒经呼吸道、口咽黏膜、结膜、皮肤等处侵入机体后,在局部黏膜组织短暂复制,经血液和淋巴液播散至单核-吞噬细胞系统,经增殖后再次进入血液(第二次病毒血症)而播散至全身各器官,特别是皮肤、黏膜组织,导致水痘。水痘的潜伏期为 14～15 d,水痘的出疹突发,红色皮疹或斑疹首先表现在躯干,然后离心性播散到头部和肢体,随后发展为成串水疱、脓疱,最后结痂。病情一般较轻,但偶可并发间质性肺炎和感染后脑炎。在免疫功能不足或无免疫力的新生儿,细胞免疫缺陷、白血病、肾脏疾病及使用皮质激素、抗代谢药物的儿童,水痘是一种涉及多器官的严重感染。儿童时期患过水痘,病毒可潜伏在脊髓后根神经节或颅神经的感觉神经节等部位,当机体受到某些刺激,如外伤、传染病、发热、受冷、机械压迫、使用免疫抑制剂、X 光照射、白血病及肿瘤等细胞免疫功能损害或低下等,均可诱发带状疱疹。复发感染时,活化的病毒经感觉神经纤维轴索下行至皮肤,在其支配皮区繁殖而引起带状疱疹。一般在躯干,呈单侧性,疱疹水疱集中在单一感觉神经支配区,串联成带状,疱液含大量病毒颗粒。患水痘后机体产生特异性体液免疫和细胞免疫,但不能清除潜伏于神经节中的病毒,故不能阻止病毒激活而发生的带状疱疹。

(三)微生物学检验

根据临床症状和皮疹特点即可对水痘和带状疱疹做出诊断,但症状不典型或者特殊病例则需辅以试验诊断。临床标本主要有疱疹病损部位的涂片、皮肤刮取物、水疱液、活检组织和血清。可通过病毒分离、免疫荧光、原位杂交或 PCR 方法,检测患者组织或体液中 VZV 或其成分。

三、巨细胞病毒

(一)生物学特性

巨细胞病毒(cytomegalovirus,CMV)具有典型的疱疹病毒形态,完整的病毒颗粒直径为 120～200 nm。本病毒对宿主或培养细胞有高度的种属特异性,人巨细胞病毒(HCMV)只能感染人,在人纤维细胞中增殖。病毒在细胞培养中增殖缓慢,初次分离培养需 30～40 d 才出现 CPE,其特点是细胞肿大变圆,核变大,核内出现周围绕有一轮"空晕"的大型包涵体,形似"猫头鹰眼"状。

（二）致病性

人类 CMV 感染非常普遍,可感染任何年龄的人群,且人是 HCMV 的唯一宿主。多数人感染 CMV 后为潜伏感染,潜伏部位主要在唾液腺、乳腺、肾脏、白细胞和其他腺体,可长期或间隙地排出病毒。通过口腔、生殖道、胎盘、输血或器官移植等多途径传播。随着艾滋病、放射损伤、器官移植和恶性肿瘤等的增多,CMV 感染及其引发的严重疾病日益增加,其临床表现差异很大,可从无症状感染到致命性感染。

1.先天性感染

在先天性病毒感染中最常见,感染母体可通过胎盘传染胎儿,患儿可发生黄疸,肝、脾大,血小板计数减少性紫癜及溶血性贫血,脉络膜视网膜炎和肝炎等,少数严重者造成早产、流产、死产或生后死亡。存活儿童常智力低下、神经肌肉运动障碍、耳聋和脉络视网膜炎等。

2.产期感染

在分娩时胎儿经产道感染,多数症状轻微或无临床症状,偶有轻微呼吸障碍或肝功能损伤。

3.儿童及成人感染

通过吸乳、接吻、性接触、输血等感染,常为亚临床型,有的也能导致嗜异性抗体阴性单核细胞增多症。由于妊娠、接受免疫抑制治疗、器官移植、肿瘤等因素激活潜伏在单核细胞、淋巴细胞中的 CMV 病毒,引起单核细胞增多症、肝炎、间质性肺炎、视网膜炎、脑炎等。

4.细胞转化及与肿瘤的关系

CMV 和其他疱疹病毒一样,能使细胞转化,具有潜在的致癌作用。CMV 的隐性感染率较高,CMV DNA 很可能整合于宿主细胞 DNA,因而被认为在某种程度上与恶性肿瘤的发生有关。在某些肿瘤如宫颈癌、结肠癌、前列腺癌、Kaposis 肉瘤中 CMV DNA 检出率高,CMV 抗体滴度亦高于正常人。

机体的细胞免疫功能对 CMV 感染的发生和发展起重要作用,细胞免疫缺陷者,可导致严重、长期的 CMV 感染,并使机体的细胞免疫进一步受到抑制。

（三）微生物学检验

1.标本采集

收集鼻咽拭子、咽喉洗液、中段尿、外周血、脑脊液、羊膜腔液、急性期和恢复期双份血清等。

2.形态学检查

标本经离心后取沉渣涂片,Giemsa 染色镜检,观察巨大细胞及包涵体,可用于辅助诊断,但阳性率不高。

3.病毒分离培养

病毒分离培养是诊断 CMV 感染的有效方法,人胚肺成纤维细胞最常用于 CMV 培养,在培养细胞中病毒生长很慢,需 1～2 周出现 CPE,一般需观察 4 周,如有病变即可诊断。也可采用离心培养法。

4.免疫学检测

(1)抗原检测:采用特异性免疫荧光抗体,直接检测白细胞、活检组织、组织切片、支气管肺泡洗液等临床标本中的 CMV 抗原。在外周血白细胞中测出 CMV 抗原表明有病毒血症,该法敏感、快速、特异。

(2)抗体检测:采用 EIA、IFA 等方法检测 CMV 抗体,以确定急性或活动性 CMV 感染、了解机体的免疫状况及筛选献血员和器官移植供体。IgM 抗体只需检测单份血清,用于活动性

CMV 感染的诊断。特异性 IgG 抗体需测双份血清以作临床诊断,同时了解人群感染状况。

5.分子生物学检测

(1)核酸杂交原位杂交能检测甲醛固定和石蜡包埋组织切片中的 CMV 核酸,可直接在感染组织中发现包涵体,并可作为 CMV 感染活动性诊断。

(2)PCR:在一些特殊的 CMV 感染中有着重要的价值,如 CMV 脑炎的 CFS 标本。先天性 CMV 感染患儿的尿液、羊水、脐血标本等。但 PCR 阳性很难区分感染状态,其检出也不一定与病毒血症和临床症状一致。为了减少由潜伏感染而导致的 PCR 假阳性结果,可用定量 PCR 弥补其不足,在分子水平监测 CMV 感染、区分活动性与潜伏感染。

四、EB 病毒

(一)生物学特性

EB 病毒(Epstein-Barr virus,EBV)系疱疹病毒科嗜淋巴病毒属。EBV 抗原分为 2 类:①病毒潜伏感染时表达的抗原,包括 EBV 核抗原(EB nuclear antigen,EBNA)和潜伏感染膜蛋白(latent membrane protein,LMP),这类抗原的存在表明有 EBV 基因组;②病毒增殖性感染相关的抗原,包括 EBV 早期抗原(early antigen,EA)和晚期抗原,如 EBV 衣壳抗原(viral capsid antigen,VCA)和 EBV 膜抗原(membrane antigen,MA)。EA 是病毒增殖早期诱导的非结构蛋白,EA 标志着病毒增殖活跃和感染细胞进入溶解性周期;VCA 是病毒增殖后期合成的结构蛋白,与病毒 DNA 组成核衣壳,最后出芽获得宿主的质膜装配成完整病毒体;MA 是病毒的中和性抗原,能诱导产生中和抗体。EB 病毒具有感染人和某些灵长类动物 B 细胞的专一性,并能使受感染细胞转化,无限传代达到"永生"。

(二)致病性

EB 病毒在人群中广泛感染,95%以上的成人存在该病毒的抗体。幼儿感染后多数无明显症状,或引起轻症咽炎和上呼吸道感染。青春期发生原发感染,约有 50%出现传染性单核细胞增多症。主要通过唾液传播,也可经输血传播。EB 病毒在口咽部上皮细胞内增殖,然后感染 B 淋巴细胞,这些细胞大量进入血液循环而造成全身性感染,并可长期潜伏在人体淋巴组织中,当机体免疫功能低下时,潜伏的病毒活化形成复发感染。由 EBV 感染引起或与 EBV 感染有关疾病主要有三种。

1.传染性单核细胞增多症

传染性单核细胞增多症是一种急性淋巴组织增生性疾病。多系青春期初次感染 EBV 后发病。典型症状为发热、咽炎和颈淋巴结肿大。随着疾病的发展,病毒可播散至其他淋巴结。肝、脾大,肝功能异常,外周血单核细胞增多,并出现异型淋巴细胞。偶尔累及中枢神经系统(如脑炎)。某些先天性免疫缺陷的患儿可呈现致死性传染性单核白细胞增多症。

2.Burldtt 淋巴瘤

多见于 5~12 岁儿童,在中非新几内亚和美洲温热带地区呈地方性流行。好发部位为颜面、腭部。所有患者血清含 EBV 抗体,其中 80%以上滴度高于正常人。在肿瘤组织中发现 EBV 基因组,故认为 EBV 与此病关系密切。

3.鼻咽癌

我国南方及东南亚是鼻咽癌高发区,多发生于 40 岁以上中老年人。HBV 与鼻咽癌关系密切,表现在:①所有病例的癌组织中有 EBV 基因组存在和表达;②患者血清中有高效价 EBV 抗原(主要 HCV 和 EA)的 IgG 和 IgA 抗体;③病例中仅有单一病毒株,提示病毒在肿瘤起始阶段已进入癌细胞。

人体感染 EBV 后能诱生 EBNA 抗体、EA 抗体、VCA 抗体及 MA 抗体。已证明 MA 抗体能中和 EBV。体液免疫能阻止外源性病毒感染,却不能消灭病毒的潜伏感染。一般认为,细胞免疫对病毒活化的"监视"和清除转化的 B 淋巴细胞起关键作用。

(三)微生物学检验

1.标本采集

采集唾液、咽漱液、外周血细胞和肿瘤组织等标本。

2.病毒分离培养

上述标本接种人脐带血淋巴细胞,根据转化淋巴细胞的效率确定病毒的量。

3.免疫学检测

(1)抗原检测:采用免疫荧光法检测病毒特异性蛋白质抗原(如病毒核蛋白 EBNA 等)。

(2)抗体检测:用免疫荧光法或免疫酶法,检测病毒 VCA-IgA 抗体或 EA-IgA 抗体,滴度 ≥1:10或滴度持续上升者,对鼻咽癌有辅助诊断意义。传染性单核细胞增多症患者血清中 VCA IgM 抗体阳性率较高,抗体效价>1:224 有诊断意义。

4.分子生物学检测

利用核酸杂交和 PCR 或 RT-PCR,可在病变组织内检测病毒核酸和病毒基因转录产物。但核酸杂交法的敏感性低于 PCR 法。

五、其他疱疹病毒

(一)人类疱疹病毒 6 型

人类疱疹病毒 6 型(human herpes virus-6,HHV-6)在人群中的感染十分普遍,60%～90% 的儿童及成人血清中可查到 HHV-6 抗体,健康带毒者是主要的传染源,经唾液传播。HHV-6 的原发感染多见于6 个月至 2 岁的婴儿,感染后多无症状,少数可引起幼儿丘疹或婴儿玫瑰疹。常急性发病,先有高热和上呼吸道感染症状,退热后颈部和躯干出现淡红色斑丘疹。

在脊髓移植等免疫功能低下的患者,体内潜伏的 HHV-6 常可被激活而发展为持续的急性感染,并证实与淋巴增殖性疾病、自身免性疫病和免疫缺陷患者感染等有关。随着器官移植的发展和艾滋病患者的增多,HHV-6 感染变得日益重要。

病原体检查可采集早期原发感染患儿的唾液和外周血淋巴细胞标本,接种经 PHA 激活的人脐血或外周血淋巴细胞作 HHV-6 病毒分离;也可用原位杂交和 PCR 技术检测受感染细胞中的病毒 DNA。间接免疫荧光法常用于测定病毒 IgM 和 IgG 类抗体,以确定是近期感染还是既往感染。

(二)人疱疹病毒 7 型

人类疱疹病毒 7 型(human herpes virus-7,HHV-7)与 HHV-6 的同源性很小,是一种普遍存在的人类疱疹病毒,75%健康人唾液可检出此病毒。从婴儿急性、慢性疲劳综合征和肾移植者的外周血单核细胞中均分离出 HHV-7。绝大多数人都曾隐性感染过 HHV-7,2 岁以上的婴儿 HHV-7 抗体阳性率达 92%。HHV-7 主要潜伏在外周血单个核细胞和唾液腺中,唾液传播是其主要的传播途径。

该病毒的分离培养条件与 HHV-6 相似,特异性 PCR、DNA 分析等试验可用于病毒鉴定。

因 CD4 分子是 HHV-7 的受体,抗 CIM 单克隆抗体可抑制 HHV-7 在 CD4⁺T 细胞中增殖。由于 HHV-7 与 HIV 的受体皆为 CD4 分子,两者之间的互相拮抗作用,将为 HIV 的研究开辟新的途径。

(三)人类疱疹病毒 8 型

人类疱疹病毒 8 型(human herpes virus-8,HHV-8),1993 年从艾滋病患者伴发的卡波济肉瘤(Kaposi sarcoma,KS)组织中发现。该病毒为双链 DNA(165 kb),主要存在于艾滋病卡波济肉瘤组织和艾滋病患者淋巴瘤组织。HHV-8 与卡波济肉瘤的发生、血管淋巴细胞增生性疾病及一些增生性皮肤疾病的发病有关。

(夏香云)

第六节 副黏病毒科检验

副黏病毒科的许多生物学性状与正黏病毒科相似,如均为负链 RNA 病毒、有包膜、核衣壳呈螺旋对称等,但也有不同之处。常见的副黏病毒科的病毒包括副流感病毒、呼吸道合胞病毒、腮腺炎病毒、麻疹病毒等。

一、麻疹病毒

麻疹病毒(measles virus,MV)属于副黏病毒科麻疹病毒属,只有 1 个血清型,是麻疹的病原体。麻疹是一种常见的儿童急性传染病,自应用疫苗接种后其发病率大幅度降低,但仍是发展中国家儿童死亡的主要原因之一。

(一)生物学特性

病毒呈球形或丝状,直径为 120~250 nm,螺旋对称,有包膜。病毒核心为不分节段的单股负链 RNA,有 6 个结构基因,依次编码核蛋白(NP)、磷酸化蛋白(phosphoprotein,P)、基质蛋白(MP)、融合蛋白(fusion protein,F)、血凝素(HA)和 RNA 依赖 RNA 聚合酶,其中 HA 和 F 蛋白是包膜表面的刺突。HA 只凝集猴红细胞,并能与细胞表面的 CD46 受体结合诱导病毒吸附;F 蛋白又称血溶素(HL),具有溶血活性,可使细胞发生融合形成多核巨细胞。麻疹病毒 SSPE 突变株的 M 蛋白和 F 蛋白基因发生突变,影响了病毒的装配、出芽和释放,故极少产生游离的病毒,也称缺陷型麻疹病毒,但与细胞结合能力增强。

麻疹病毒可在 HeLa、Vero 等多种原代细胞或传代细胞中增殖,引起细胞融合形成多核巨细胞,胞浆和胞内出现嗜酸性包涵体等细胞病变。病毒抵抗力弱,56 ℃ 30 min 可被灭活,对脂溶剂、一般消毒剂、日光及紫外线等敏感。

(二)致病性

人是麻疹病毒的唯一自然宿主。麻疹好发于冬、春季节,人群对麻疹普遍易感,我国 6 个月~5 岁的儿童发病率最高。病毒主要通过飞沫直接传播,也可经接触污染的玩具、用具等传播。麻疹传染性极强,与患者接触后几乎全部发病。病毒侵入后潜伏期为 10~14 d。黏附分子 CD46 是麻疹病毒识别的受体,凡表面有该分子的组织细胞(人体内除红细胞以外的大多数组织细胞)均可被麻疹病毒感染。病毒首先在呼吸道上皮细胞和淋巴组织内增殖,然后进入血液形成

355

第一次病毒血症,扩散至全身淋巴组织和单核吞噬细胞系统,大量增殖后再次入血,形成第二次病毒血症,扩散到眼结膜、口腔和呼吸道黏膜、小血管、皮肤等部位并引起病变,临床表现为发热、畏光、流涕、咳嗽等结膜炎、鼻炎和上呼吸道卡他症状,此时患者的传染性最强。发病 2 d 后口腔两颊内出现中央灰白色、周围有红晕的柯氏斑,有助于临床早期诊断;之后 1～3 d,按颈部、躯干、四肢的顺序皮肤先后出现特征性的红色斑丘疹,此即出疹期,病情最为严重;一般 24 h 内皮疹出齐,4 d 后开始消退,有色素沉着,同时体温开始下降,症状减退。年幼体弱的患儿易继发细菌性肺炎,是导致死亡的主要原因。

除典型的麻疹症状外,免疫功能正常、未接种疫苗的少数患儿会出现急性麻疹后脑炎,导致死亡或存活后有轻重不等的后遗症;而细胞免疫功能缺陷的患儿多见麻疹包涵体脑炎。此外,大约百万分之一的麻疹患儿在恢复后会发生慢发病毒感染,经过 2～14 年潜伏期后出现中枢神经系统的并发症,即亚急性硬化性全脑炎(subacute sclerosing panencephalitis,SSPE),表现为大脑功能渐进性衰退,1～2 年内死亡。麻疹病后人体可获得牢固的免疫力。

(三)微生物学检验

根据典型的麻疹临床症状即可确诊,对于轻型及其他不典型麻疹需进行实验室检验。

1.形态学检查

取患者发病初期的分泌物、脱落细胞等制成涂片,HE 染色观察有无细胞融合、多核巨细胞,细胞核或胞质内有无嗜酸性包涵体。

2.病毒分离培养

采集患者发病早期的咽漱液、咽拭子或血液标本,接种 HeLa、Vero 等细胞,经过 7～10 d 后观察有无典型的 CPE,采用免疫荧光、ELISA、核酸杂交等方法鉴定。

3.免疫学检查

用 ELISA、免疫荧光、中和试验、补体结合试验等检测患者血清中的特异性 IgM 或双份血清中的 IgG;也可用荧光标记的抗体染色检查病毒的抗原。

4.分子生物学检测

提取标本中的病毒 RNA 后 RT-PCR 或核酸杂交检测可进行辅助诊断。

二、呼吸道合胞病毒

呼吸道合胞病毒(respiratory syncytial virus,RSV)简称合胞病毒,属副黏病毒科肺病毒属,因其在组织细胞培养中能导致细胞融合病变而得名。RSV 在世界各地均有流行,是引起婴幼儿下呼吸道感染的重要病原体。

(一)生物学特性

病毒呈球形,较流感病毒大,直径为 120～200 nm。RSV 核酸为不分节段的单股负链 RNA;包膜上有 F 蛋白和 G 蛋白 2 种糖蛋白刺突,F 蛋白能引起病毒包膜与宿主及培养细胞之间的细胞膜的融合,G 蛋白具有对宿主细胞的吸附作用。二者均为保护性免疫应答的作用位点,但都无 NA 和 HA 的活性,也无溶血素活性。RSV 可在 HeLa、Hep-2 等多种原代细胞或传代细胞中缓慢增殖并引起明显 CPE,其特点是形成含有多个胞核的融合细胞及胞内嗜酸性包涵体。猩猩、狒狒、大鼠、小鼠、雪貂等多种动物对 RSV 敏感,但感染后多无症状。RSV 抵抗力弱,不耐酸、热和胆汁,在 pH 3 的环境中或 55 ℃ 5 min 可被灭活。

（二）致病性

RSV 主要通过飞沫传播，也可通过接触污染物传播；病毒传染性强，主要流行期在冬季和早春。RSV 感染的潜伏期一般为 4～5 d，感染后先在鼻咽上皮细胞内增殖，然后扩散至下呼吸道，很少引起病毒血症。其致病可能是通过 I 型超敏反应引起的免疫损伤所致。各年龄段人群对 RSV 都易感，但症状各不相同。婴幼儿（尤其是 2～6 个月的婴儿）对 RSV 非常敏感，常引起较为严重的呼吸道疾病，如细支气管炎、肺炎等，患儿常出现呼吸暂停，气管或细支气管坏死物与黏液、纤维蛋白等结集在一起，极易阻塞患儿的呼吸道，严重者造成死亡；成人多表现为普通感冒；老年人则可导致慢性支气管炎急性发作。

（三）微生物学检验

由于多种呼吸道病毒感染后引起的临床症状很相似，因此 RSV 的感染需依靠微生物学实验室检验才能确诊。最可靠的方法是在发病早期采集呼吸道分泌物进行病毒的分离培养，如观察到多核巨细胞或融合细胞，可做出初步诊断。由于副流感病毒也可引起细胞融合，故应与进行区别：RSV 增殖慢，无红细胞吸附现象，副流感病毒增殖快，有红细胞吸附现象；但最后鉴定依靠免疫荧光试验、中和试验或补体结合试验等。其他快速方法有免疫荧光试验、ELISA、放射免疫技术等直接检测病毒抗原，RT-PCR 检测病毒核酸，以及检测血清中的 IgM、IgA 等。

三、腮腺炎病毒

腮腺炎病毒属副黏病毒科副黏病毒亚科的德国麻疹病毒属，是流行性腮腺炎的病原体。该病毒在世界范围内分布，只有一个血清型。

（一）生物学特性

病毒呈球形，直径为 100～200 nm，单股负链 RNA，衣壳螺旋对称，包膜上有 HN 和 F 蛋白。腮腺炎病毒能在鸡胚羊膜腔中增殖，也可在猴肾、HeLa、Vero 等细胞中增殖，并使细胞融合，出现多核巨细胞。该病毒对乙醚、氯仿等脂溶剂及紫外线、热等敏感。

（二）致病性

人是腮腺炎病毒唯一宿主，主要通过飞沫传播，好发于冬、春季，5～14 岁儿童最易感染。病毒感染后潜伏期一般为 2～3 周，先在鼻腔、上呼吸道上皮细胞和面部局部淋巴结内增殖，随后入血引起病毒血症，并扩散到唾液腺引起腮腺炎，表现为一侧或双侧腮腺肿大疼痛、发热、乏力等；病毒也可扩散到胰腺、睾丸、卵巢、肾脏和中枢神经系统等引起相应炎症。腮腺炎病后可获得牢固的免疫力。

（三）微生物学检验

临床上根据症状等很容易做出诊断，但对不典型病例需依靠实验室检查。可采集唾液、尿液、脑脊液等接种鸡胚或培养细胞，观察是否出现细胞融合及多核巨细胞等典型 CPE 以判断结果。此外，也可检测血清中的 IgM、IgG，或用 RT-PCR 检测病毒核酸。

四、副流感病毒

副流感病毒（parainfluenza virus，PIV）根据抗原构造不同分为 5 个血清型，分别属于副黏病毒科呼吸道病毒属和德国麻疹病毒属。

（一）生物学特性

副流感病毒呈球形，较流感病毒大，直径为 125～250 nm；核酸为不分节段的单股负链

RNA,核蛋白呈螺旋对称;包膜上嵌有 2 种刺突:一种是血凝素/神经氨酸酶(hemagglutinin neuraminidase,HN),兼有 NA 和 HA 的作用;另一种是 F 蛋白,具有使细胞融合和红细胞溶解作用。副流感病毒可在鸡胚及多种原代或传代细胞中培养,如猴肾或狗肾细胞等。豚鼠、地鼠、雪貂等对病毒敏感,通过鼻腔接种可引起感染。副流感病毒抵抗力弱,不耐酸、热,在 pH 为 3 的环境中 1 h 即可灭活,4 ℃ 2～4 h 后失去感染力,故一般保存在－70 ℃以下。

(二)致病性

除人类外,许多动物也携带副流感病毒。该病毒主要通过飞沫或密切接触传播,感染后首先在鼻咽部和呼吸道上皮细胞内增殖,然后在细胞之间扩散,很少引起病毒血症。病毒可导致各年龄人群的感染,但以 5 岁以下小儿最多见,是引起小儿急性呼吸道感染的常见病因。感染的副流感病毒以 1～3 型最为多见,主要疾病包括小儿哮喘、肺炎、细支气管炎等,2%～3%可出现严重的哮吼(急性喉支气管炎)。

(三)微生物学检验

1.病毒分离培养

标本包括鼻咽分泌物和咽漱液等,发病早期采集阳性率最高。副流感病毒生长缓慢,培养早期 CPE 不明显,可采用豚鼠红细胞吸附试验来确定病毒的存在。分离到的病毒可用红细胞吸附抑制试验、血凝抑制试验、中和试验或补体结合试验进行鉴定。

2.免疫学检测

(1)抗原检测:常用间接免疫荧光法,阳性标本可进一步用各型的单克隆抗体进行分型鉴定。此外,也可采用 ELISA、放射免疫、电镜直接检测病毒抗原。

(2)抗体检测:可收集患者早期和急性期的双份血清进行回顾性诊断。此外,检测单份血清中特异性的 IgM 可用于早期诊断。

(夏香云)

第七节　痘病毒检验

痘病毒可以引起人类和多种脊椎动物的自然感染。其中,天花病毒和传染性软疣病毒(molluscum contagiosum virus,MCV)仅感染人类;猴痘病毒、牛痘病毒及其他动物痘病毒也可引起人类感染。

一、生物学特性

痘病毒体积最大,呈砖形或卵形[(300～450)nm×260 nm×170 nm],有包膜,由 30 种以上的结构蛋白组成的蛋白衣壳呈复合对称形式,病毒核心由分子量为(85～240)×10⁶ 道尔顿的双股线形 DNA(130～375 kb)组成。痘病毒在感染细胞质内增殖,病毒基因组含有约 185 个开放读码框,可指导合成 200 种以上的病毒蛋白质。成熟的病毒以出芽形式释放。

二、致病性

痘病毒感染主要通过呼吸道分泌物、直接接触等途径进行传播。感染的人或动物为其传染源。人类的痘病毒感染主要包括天花、人类猴痘和传染性软疣。其中,自世界卫生组织启动全球消灭天花计划以来,至 1980 年天花在全球范围内已经根除。

(一)传染性软疣

传染性软疣是由传染性软疣病毒引起的皮肤疣状物,主要通过皮肤接触传播,儿童多见,人是其唯一的感染宿主。该病毒也可以经过性接触传播,引起生殖器传染性软疣,在男性的阴囊、阴茎、包皮和女性的大阴唇、小阴唇外侧,损害可单发或多发,散在分布。传染性软疣损害为粟粒至黄豆大小的丘疹,圆形,随时间延长损害中央呈脐凹状。颜色为白色或灰白色,并有蜡样光泽。若挑破损害可挤出白色乳酪状物,称为软疣小体。大多数患者无自觉症状,但有少数患者可有轻微瘙痒感,若有继发感染时可有疼痛等症状。软疣可自行消退,不留瘢痕。

(二)人类猴痘

与天花的临床表现相似,最初表现类似流感的症状,随后主要表现为高热、局部淋巴结肿大和全身发生水疱和脓疱,结痂后留有瘢痕,并伴有出血倾向,病死率为 11% 左右。主要是由于与野生动物直接接触感染猴痘病毒所致。最早见于非洲扎伊尔,近年在美国等地也有感染病例的出现。

三、微生物学检验

(一)标本采集
无菌采集皮肤病损组织(疣体组织、水疱和脓疱液),猴痘患者也可采取血清。

(二)形态学检查
1.涂片染色镜检

传染性软疣病毒检查可通过活组织或皮损刮取组织或挤出的内容物涂片,进行瑞氏或吉姆萨染色后,于镜下找软疣小体。

2.电镜检查

标本置电镜下观察病毒粒子(负染标本)。

3.组织病理检查

传染性软疣患者表皮细胞内出现软疣小体,多数软疣小体内含有胞质内包涵体,小体挤压每个受损细胞内核,使细胞核呈月牙状,位于细胞内边缘。若中心部角质层破裂,排出软疣小体,中心形成火山口状。

(三)病毒培养

猴痘皮损标本接种于鸡胚绒毛尿囊膜、来自猴、兔、牛、豚鼠、小白鼠及人的原代、继代和传代细胞,也可皮内或脑内接种 10 d 龄仔兔和 8～12 d 龄小白鼠,猴痘病毒可在其中生长,并产生明显的细胞病变,感染细胞内大多含有许多圆形或椭圆形的小型嗜酸性包涵体。试验动物发生全身性感染、出疹,并大多死亡。

(四)免疫学检测

采用痘病毒抗原酶联免疫检测方法,对猴痘提供早期辅助诊断,采用痘病毒血清抗体酶联免疫检测方法提供中晚期辅助诊断。也可采用荧光抗体法和放射免疫法从感染者血清中检出猴痘病毒抗体,一般仅用于流行病学调查。

(五)分子生物学检测

采用猴痘病毒 PCR 测序方法,20～24 h 即可鉴别样品是否为痘病毒、猴痘病毒、天花病毒及相关其他痘病毒;采用荧光定量实时 PCR 检测技术,可在 4 h 内对猴痘病毒和痘病毒做出早期诊断。

(夏香云)

第八节　细小病毒检验

细小病毒是目前已知的最小的 DNA 病毒。细小病毒科包括两个亚科,即细小病毒亚科和浓核症病毒亚科。其中细小病毒亚科包括三个属,即细小病毒属、依赖性病毒属和红病毒属。人细小病毒 B_{19} 是红病毒属的一个种,它是 1975 年 Cossar 等在常规检测献血员血清 HBsAg 时偶然发现的,可引起传染性红斑、关节炎、再生障碍性贫血危象等疾病。

一、生物学特性

人细小病毒 B_{19} 呈小球形,直径为 20~26 nm,无包膜。二十面体对称,有两种衣壳蛋白,即 VP_1、VP_2。VP_1 位于核衣壳外部,易与抗体结合;VP_2 含量多于 VP_1,占 95% 左右。VP_1 与 VP_2 均含有中和位点(其中 VP_1 是主要中和抗原),二者均可刺激机体产生中和抗体 IgG,此抗体有保护作用,可使感染局限,促进疾病的恢复。

病毒基因组为线状单股 DNA,为正链或负链,长 5.6 kb,两末端折叠形成发夹状结构。人细小病毒 B_{19} 有两个大的 ORF。左侧 ORF 与调节功能有关,编码两种非结构蛋白,即 NS_1 和 NS_2;右侧 ORF 编码结构蛋白,即衣壳蛋白 VP_1 和 VP_2。另外,还有许多小的 ORF。

人细小病毒 B_{19} 能在人骨髓细胞、人胚肝细胞、外周血细胞、脐血细胞内增殖,病毒对细胞的敏感性随细胞分化而增强。因细胞的 DNA 聚合酶和 RNA 聚合酶Ⅱ参与 B_{19} 病毒的复制过程,所以该病毒的复制依赖于宿主细胞的 DNA 复制。B_{19} 病毒对热稳定,60 ℃可存活 12 h。对冻融、干燥、去污剂稳定。

二、致病性

人细小病毒 B_{19} 通过空气、尘埃、患者分泌物、血液及血制品传播,可引起显性感染或无症状亚临床感染。儿童及与儿童接触的成人是主要的易感人群和传染源,特别是镰刀细胞性贫血的患儿更易发病。P 抗原即红细胞糖苷脂(globoside,Gb_4)是人细小病毒 B_{19} 的受体,它存在于多种细胞表面,如骨髓红系前体细胞、血小板、单核巨噬细胞、粒细胞、肝、滑膜液和胎盘内皮等。人细小病毒 B_{19} 与细胞上的 Gb_4 受体结合后进入人体,在细胞核内增殖并形成嗜酸性或嗜碱性包涵体。因病毒的直接杀伤作用和随后介导的免疫应答作用,引起感染细胞溶解,出现多种多样的临床症状。另外,有约 20% 的儿童和成人感染后不出现临床症状。

(一)传染性红斑

潜伏期 1~2 周,病毒从呼吸道侵入机体,在呼吸道局部增殖后,通过血液循环扩散到骨髓。在骨髓的红系前体细胞(靶细胞)中增殖,溶解细胞,导致红细胞生成障碍。随后大量病毒进入血流形成病毒血症,这时患者出现发热、全身不适、呼吸道症状等。经过 1 周左右,随着机体特异性免疫的产生,病毒血症终止,上述症状消失,但此时因血循环中形成抗原-抗体复合物,患者可出现变态反应。首先在面颊部出现玫瑰色融合性斑丘疹,随后胸背、上肢、臀股、手足等部位出现网状、环形斑丘疹。皮疹多持续 1～2 周即消退,但疹退后数天,可因日晒、淋浴、情绪紧张等刺激使皮疹复发。传染性红斑是儿童感染人细小病毒 B_{19} 后引起的一种最常见的疾病,在学校、幼儿园中可呈暴发流行。

(二)再生障碍性贫血危象

多见于 15 岁以下儿童。因人细小病毒 B_{19} 特异性亲嗜骨髓红系前体细胞,造成该细胞大量破坏、网状细胞减少,导致红细胞生成障碍。若患者同时患有慢性溶血性贫血(如镰刀细胞性贫血、遗传性球形红细胞增多症、海洋性贫血、自身免疫性溶血性贫血),则容易发生严重的再生障碍性贫血危象。患者出现发热、苍白、乏力等症状,外周血血红蛋白可降至 40 g/L 以下,但常在 1 周内恢复至基础水平。

(三)多发性关节炎

本病多见于成年妇女。人细小病毒 B_{19} 感染后,患者先出现感冒样症状,肌肉疼痛、关节疼痛等,经 1 周左右症状消失。但随后患者因免疫应答,而出现多发性对称性关节肿胀、疼痛,关节活动受限。症状多在 2 个月内缓解,有 10％的患者病程迁延,可演变为慢性关节炎。

(四)宫内感染

血清中人细小病毒 B_{19} IgG 抗体阴性者对该病毒易感。若血清抗体阴性的妇女在妊娠期感染该病毒,病毒可通过胎盘引起宫内感染,导致胎儿全身高度水肿,出现脑积水、心包积液、腹水、严重贫血、肝大、脾大等,胎儿最终流产或死亡。

(五)免疫抑制患者的慢性贫血

免疫抑制的患者,如先天性免疫缺陷、白血病、HIV 感染者等,在输血治疗过程中,可因输入被人细小病毒 B_{19} 污染的血液、血制品而感染。因这些患者本身存在免疫缺陷,故可呈慢性持续性感染。红细胞被大量破坏,患者发生慢性贫血。

三、微生物学检验

(一)标本采集

根据不同病症,可采集患者的骨髓、血液、血清、关节滑膜、胎儿组织、羊水、脐血、呼吸道分泌物、尿液及粪便标本等。

(二)形态学检查

1.电子显微镜检查病毒颗粒

在患者的病毒血症期,用电子显微镜可直接检查血清中的病毒颗粒,人细小病毒 B_{19} 大多呈空心环状。该方法敏感性低,标本中病毒颗粒超过 10^6/mL 时才能检测出。

2.光学显微镜检查包涵体

取胎儿组织(如肝、脾、骨髓等)或骨髓前体细胞中的有核红细胞,用光镜直接检查细胞核内的包涵体。这是一种非特异性的检查方法,快速,但阳性率低。

(三)免疫学检测

免疫学检测主要是检查人细小病毒 B_{19} IgM 抗体或 IgG 抗体。患者感染 B_{19} 病毒 10 d 左右,病毒血症终止,患者因免疫应答出现红疹、关节疼,此时是检测人细小病毒 B_{19} IgM 抗体的最佳时机。若血清中 IgM 抗体阳性,表示患者新近感染;若血清中 IgG 抗体阳性,表示既往感染;若 IgG 抗体由阳性变为效价急剧增高,常表示急性感染发作。检测方法包括 ELISA、RIA、IFA

等。但 ELISA 特异性较低。

(四)分子生物学检测

1.核酸分子杂交技术

这是一种常用的检测核酸的方法,括原位杂交法、斑点杂交法、Southern 印迹法等方法。

2.PCR

可用于检测骨髓、关节滑膜、胎儿组织、羊水、核酸杂交法高 100～1 000 倍,但不能观察组织形态学的变化。敏感性可达 0.1 Pg,主要包括脐血等标本。敏感性高,比输血传播病毒(transfusion transmitted virus,TTV)初步归类为细小 DNA 病毒科,为单负链环状 DNA 病毒,无包膜,呈球形,直径为 30～50 nm。基因组长约 3.8 kb,含有 2 个 ORF,ORF1 的 N 端为富含精氨酸的高亲水区,ORF2 编码非结构蛋白。TTV 的基因具有高度变异性,根据其变异大小可将 TTV 分为不同的基因型和基因亚型。TTV 主要通过血液或血制品传播,此外可能存在消化道传播。TTV 是否引发急、慢性肝炎,是否与肝癌的发生有关,目前尚无定论。TTV 微生物检查主要是采用 PCR 检测血中 TTV DNA。

(夏　雪)

第九节　人乳头瘤病毒检验

人乳头瘤病毒(human papilloma virus,HPV)是乳多空病毒科、乳头瘤病毒属的一个种。引起人皮肤、黏膜不同程度的增生性病变,临床表现为良性疣或乳头状瘤,HPV 也是尖锐湿疣(condyloma acminatum,CA)的病原体。另外,某些型别的 HPV 可使组织发生癌变,引起子宫颈癌、口腔鳞状细胞癌、皮肤癌、肛门癌等。

一、生物学特性

(一)形态结构

病毒呈球形,直径为 52～55 nm,20 面体对称,核衣壳由 72 个壳微粒组成,无包膜。

(二)基因组结构与功能

病毒基因组为双链环状 DNA,以共价闭合的超螺旋结构、开放的环状结构、线性分子 3 种形式存在。长约 8 kb,分为三个区段。

1.早期区(E 区)

大小约占 4 kb,含有 8 个 ORF,依次为 E_6、E_7、E_1、(E_8)、E_2、E_4、(E_3)、E_5。E 区与 DNA 复制、转录调节和细胞转化有关,各基因的功能分别是 E_1 参与 DNA 复制,HPV 的 DNA 复制除 E_1 外,还与 E_2、E_6、E_7 有关;E_2 涉及病毒 DNA 转录的反式激活机制;E_4 编码胞浆蛋白,可能在病毒成熟中起作用;E_5、E_6、E_7 与细胞转化有关。当 HPV DNA 整合到宿主细胞基因组中时,常使 E_2 丧失转录调节功能,引起转化蛋白 E_6、E_7 的过度表达。HPV 高危型别的 E_6、E_7 区的癌蛋白可与特异性的细胞蛋白结合,如 E_6 可与细胞内抑癌基因产物 p53 蛋白结合、E_7 可与抑癌基因产物 Rb 蛋白结合。结合后使之失活,干扰其抑制细胞分裂与增长的作用,引起细胞增殖周期紊乱,诱发突变、损伤细胞 DNA,使正常细胞转变为恶性细胞,最终导致肿瘤的产生。

2.晚期区（L区）

约 3 kb，有 2 个 ORF，编码病毒衣壳结构蛋白，包括主要衣壳蛋白 L_1 和次要衣壳蛋白 L_2。L_1 是主要的种特异性抗原，L_2 是型特异性抗原。

3.上游调节区（upstream regulatory region，URR 区）

URR 区又叫长控制区（long controlregion，LCR）或非编码区（noncoding region，NCR），URR 区是 HPV 基因组中变异较大的一个区段，在不同的型别之间存在差异。长约 1 kb，无编码能力，含有一系列调节因子。

（三）病毒复制

复制周期较长。HPV 的主要特点是它的宿主范围极窄，病毒的复制与上皮细胞的分化阶段相关，复制周期受细胞分化状态限制。HPV 基因组含多个启动子，在不同的感染细胞内 RNA 有不同的拼接方式。此外，HPV 基因组是断裂基因，含有内含子和外显子，在 mRNA 的转录后加工过程中，可产生多种不同的 mRNA。HPV 的复制方式独特，皮肤中只有基底层细胞可以分裂增殖，基底层细胞可以向表皮层分化为棘细胞、颗粒细胞、角质层细胞。病毒 DNA 在基底干细胞内呈静息状态，在上皮棘细胞内表达病毒的早期基因，在上皮颗粒细胞的核内表达病毒的晚期基因、合成病毒的结构蛋白，完整的 HPV 病毒体只在终末分化的角质层细胞核内生长。即 HPV DNA 的复制、衣壳蛋白的合成与装配分别在上皮不同的细胞层内进行，所以，人乳头瘤病毒不能在体外细胞培养中增殖。

（四）其他

根据 HPV DNA 的同源性分为型或亚型，目前已发现 60 多个型别，仍有新型陆续发现。若 DNA 同源性＜50％，则被认为是不同的型；若 DNA 同源性＞50％，但限制性内切酶片段不同的称为亚型。HPV 具有高度的宿主和组织特异性，对人的皮肤和黏膜上皮细胞具有特殊的亲嗜性，在易感细胞核内增殖形成核内嗜酸性包涵体，使感染细胞转变为空泡细胞。HPV 不能在试验动物中增殖，组织培养也未成功。

二、致病性

人是 HPV 的唯一宿主，传染源主要是患者和病毒携带者。大多通过直接接触感染者的病变部位或间接接触 HPV 污染的物品而感染，而生殖器的 HPV 感染主要通过性交传播，少数也可经污染的内裤、浴盆、浴巾、便盆而间接受染。新生儿出生时，可经带病毒的产道感染而患喉部乳头瘤。病变主要发生在喉黏膜和声带，偶可延伸到气管、支气管。HPV 感染人的皮肤黏膜，主要引起各种疣状损害，无病毒血症。HPV 型别不同，引起的病变不同。跖疣和寻常疣主要由 HPV_1、HPV_2、HPV_4 型引起；HPV_7 型与屠夫寻常疣有关，病变多发生在手上；HPV_3、HPV_{10} 型主要引起皮肤扁平疣，病变常见于面部和手背；而 HPV_{16}、HPV_{18} 型主要感染子宫颈，因机体免疫力降低、局部长期慢性刺激等，病毒基因组可整合到宿主细胞染色体上，与子宫颈癌的发生有密切关系，被认为是与恶性转化有关的高危型别。另外，HPV_{33} 型、HPV_{31} 型也可引起子宫颈癌；尖锐湿疣多由 HPV_6 型、HPV_{11} 型引起，因其很少引起浸润性癌，故被认为是低危型别。其中 HPV_{11} 型多见于男性同性恋患者。此外，还发现口腔黏膜白斑与 HPV_{16} 型、HPV_{11} 型感染有关；口腔鳞状细胞癌与 HPV_{16} 型感染有关。

尖锐湿疣又名生殖器疣，是一种性传播疾病，与生殖器的增生性黏膜损害有关。近年来发病率持续增长，仅次于淋病，位居第二。其中 $HPV_{6,11,16,18}$ 型最常见且易于复发。潜伏期数周到数月，平均约为 3 个月。尖锐湿疣临床表现为生殖器、会阴和肛门部位上皮乳头瘤样增生，多发生在温暖湿润的部位。若生殖道存在其他感染,如阴道滴虫、梅毒、淋病等,则更易发生尖锐湿疣。HIV 感染或妊娠时,因机体免疫力下降,可加重 HPV 感染。尖锐湿疣形态多样,初发为淡红色小丘疹,但可迅速增大,融合成一片。由于局部湿热和慢性刺激,皮疹迅速增大,形成乳头状或菜花状增殖。一般疣体柔软,多充满血管。当疣体表面粗糙、发生破溃感染时可有恶臭。男性好发于阴茎的冠状沟、包皮系带、龟头等处。男性同性恋者常见于肛门及直肠,其肛门疣的发病率是阴茎疣的 7 倍。女性好发于阴唇、阴蒂、外阴、阴道、子宫颈等部位。

三、微生物学检验

依据典型的临床表现即可诊断。但肉眼观察的生殖道损害与组织学检查结果约有 10% 不符合。对男性患者,尖锐湿疣需与扁平湿疣、传染性软疣等鉴别;而女性宫颈组织的 HPV 感染常可导致异型性扁平疣,用醋酸白试验或阴道镜检查,特别是将两者结合起来,将有助于诊断。

(一)标本采集

根据病变部位,采集相应的病损组织用不同的方法做检测。

(二)形态学检查

1.醋酸白试验

可检测临床表现不明显或不典型的 HPV 感染。用棉拭子蘸 5% 醋酸涂敷于可疑的病变皮肤上,1 min后即可观察到病变局部表皮变粗糙,并出现白色丘疹或白斑。如果是肛周皮损则变白时间要更长些,需观察 15 min 左右,使用放大镜检查会看得更清楚。醋酸白试验检测 HPV 感染较为敏感,但因这是一种非特异性检查方法,故有假阳性。

2.细胞学检查

女性宫颈 HPV 感染,可做宫颈细胞刮片,做巴氏染色,空泡细胞、双核细胞及角化不全细胞等是 HPV 感染的特征性细胞学改变。此法简便易行。

3.组织病理学检查

所有生殖道异型性病损均应做组织病理学检查,这是确诊尖锐湿疣及排除肿瘤的最佳方法。病变组织制成切片经 HE 染色后,若发现尖锐湿疣的组织病理学改变,即可诊断。

(三)免疫学检测

临床表现不典型者除应做组织病理学检查外,也可用免疫组化方法检测病变组织中的 HPV 抗原。

(四)分子生物学检测

因 HPV 不能体外培养,目前主要采用基因检测法鉴定,是实验室最常用的检查 HPV 感染的方法,它既可对 HPV 感染进行确诊,又能对 HPV 进行分型。主要的方法有斑点杂交法(可检测 50 个 HPV 基因组拷贝)、原位杂交法(每个细胞中含 10～15 个病毒基因拷贝才可检测到)、DNA 印迹法(最可靠的诊断方法)及聚合酶链反应(PCR)。其中,PCR 法可检查 HPV DNA 片段含量很少的标本,而且标本来源不受限制,操作简便、省时,特异性高,是最敏感的检测方法,但易出现假阳性。

(夏　雪)

第十节　流行性感冒病毒检验

流行性感冒病毒简称流感病毒,属正黏病毒科,是引起人和动物流行性感冒的病原体,1933 年由 Smith 等首先从雪貂中分离出并确定为流感的病原体。由于抗原极易发生变异从而逃避人群中已存在的免疫力,故流感病毒曾多次引起世界性的大流行,如 1918－1919 年的流行导致全球至少 2 000 万人死亡。近年来发现某些动物的甲型流感病毒亚型可传染人类。1997 年中国香港 1 名儿童因禽流感病毒 H_5N_1 感染而致死,这是全世界首例禽流感病毒感染人类的报道,2003－2009 年间,世界多个国家都有不同规模的禽流感流行。2009 年 3 月底,墨西哥、美国几乎同时报道了由一种变异后的 A(H1N1)猪流感病毒新基因型导致人发热性呼吸系统疾病的病例,该毒株包含有猪流感、禽流感和人流感三种流感病毒的基因片段,可以在人间传播。WHO 当时将此次流感疫情称为人感染猪流感,但随着对疫情和病毒性质的深入了解,现命名为甲型 H1N1 流感。该病毒传染性强,至 2009 年 7 月,仅 3 个月已涉及全球 100 个国家或地区,累计感染人数超过 13 万人;2009 年 4 月 30 日,我国将其纳入《中华人民共和国传染病防治法》规定的乙类传染病,依照甲类传染病采取预防、控制措施。

一、生物学特性

(一)形态结构

流感病毒以球形最多见,直径为 80～120 nm,新分离出的病毒可呈丝状或杆状;病毒核酸与衣壳组成核衣壳,有包膜,包膜表面有刺突。

(二)基因组

流感病毒核酸为分节段的单股负链 RNA,基因组全长约 13 kb。甲型、乙型由 8 个节段、丙型由 7 个节段组成,各节段长度为 890～2 341 个核苷酸不等,节段 1～6 各能编码 1 种蛋白,依次是 RNA 多聚酶(PB2、PB1、PA)、HA、NP、NA;片段 7 编码 M1、M2 二种基质蛋白(matrix protein,MP),片段 8 编码 NS1、NS2 二种非结构蛋白。病毒核酸复制后,不同节段核酸重新装配子代病毒体时容易发生基因重组,导致新病毒株的出现,是流感病毒容易发生变异的重要原因之一。核蛋白(nucleoprotein,NP)为可溶性蛋白,抗原性稳定,具有型的特异性。每个 RNA 节段与 NP 结合构成核糖核蛋白(ribonucleoprotein,RNP),即病毒的核衣壳,呈螺旋对称;RNP 与 RNA 多聚酶一同构成病毒的核心。

流感病毒的包膜由 2 层组成。内层为基质蛋白 M1,它增加了包膜的硬度和厚度,使包膜具有韧性,并可促进病毒装配;M1 抗原性较稳定,也具有型特异性。外层为脂质双层,来源于宿主细胞膜,基质蛋白 M2 嵌于其中形成膜离子通道,利于病毒脱壳和 HA 的产生。包膜上还镶嵌有许多突出于病毒表面呈辐射状的糖蛋白刺突,根据结构和功能的不同分为血凝素(hemagglutinin,HA)和神经氨酸酶(neuraminidase,NA),其数量之比为 4∶1～5∶1。HA 和 NA 抗原结构极易发生变异,是甲型流感病毒分亚型的主要依据。

1.HA

HA 为由 3 条蛋白单体以非共价键连接而成的三聚体,呈三棱柱状插在包膜上,由病毒基因组片段4编码,约占病毒蛋白的25%。HA主要有3个功能。①凝集红细胞:HA因能与人和多种脊椎动物(如鸡、豚鼠等)红细胞膜上的糖蛋白受体(唾液酸)结合引起红细胞凝集而得名。②吸附宿主细胞:每个HA单体的前体(HAO)必须经细胞蛋白酶裂解形成以二硫键连接的HA1和HA2亚单位后病毒才具有感染性。其中HA1是与宿主细胞膜上的唾液酸受体结合的部位,与感染性有关;HA2具有膜融合活性,能促进病毒包膜与宿主细胞膜融合并释放核衣壳。可见HA与病毒吸附和穿入宿主细胞有关。③免疫原性:HA为保护性抗原,可刺激机体产生相应的抗体,能中和病毒。该抗体能抑制血凝现象,也称为血凝素抑制抗体。

2.NA

由病毒基因组片段6编码的糖蛋白四聚体,约占病毒蛋白的5%。NA呈蘑菇状:一端呈扁球形,含有酶的活性中心和抗原位点;另一端呈细杆状,镶嵌于包膜的脂质双层中。NA能水解病毒感染细胞表面受体糖蛋白末端的N-乙酰神经氨酸,使病毒从细胞膜上解离,有利于成熟病毒的释放和扩散。NA也具有抗原性,其相应抗体能抑制酶的水解作用,但不能中和病毒。

(三)分型与变异

流感病毒按照核蛋白(NP)和基质蛋白(MP)不同分为甲(A)、乙(B)、丙(C)三型。甲型流感病毒除了感染人外还可引起禽、猪、马等动物的感染;乙型流感病毒仅感染人且致病性较低;丙型流感病毒只引起人不明显或轻微的上呼吸道感染,很少造成流行。甲型流感病毒HA和NA抗原性又分为许多亚型。

抗原性持续不断的发生变异是甲型流感病毒的最突出的特点,变异通常发生在HA和NA,二者可同时或单独出现。甲型流感病毒抗原变异幅度的大小直接影响到流感流行的规模。抗原性变异有两种形式,即抗原漂移和抗原转换。

1.抗原漂移

抗原变异幅度小,为量变,NA、HA氨基酸改变率低于1%。其原因是病毒基因组发生一系列点突变,使其编码的氨基酸序列发生改变,导致亚型内的变异。抗原漂移使该突变株能逃避人群中已存在的免疫抗体的作用而被选择出来在人群中传播,造成中小规模的流行。

2.抗原转换

抗原变异幅度较大,系质变,NA、HA氨基酸改变率>50%,形成一个新的亚型,由于人群对其完全缺乏免疫力,常可导致大规模流行,甚至世界范围内的大流行。目前认为造成抗原转换的主要原因可能有:①突变选择或自然选择,即旧亚型经过一系列突变后经过机体自然筛选形成新的亚型;②动物来源,动物流感病毒发生突变获得对人的致病性,如近年来的人禽流感(H_5N_1)感染就可能属于该类型;③基因重组,由于流感病毒核酸是分节段的,当2种不同流感病毒感染同一宿主细胞后,二者的核酸节段发生基因重组形成新的亚型。

(四)培养特性

流感病毒可在鸡胚和培养细胞中增殖,其中最适于在鸡胚中生长。初次分离时接种鸡胚羊膜腔最佳,传代后可接种于尿囊腔。组织培养时一般选用猴肾细胞(PMK)、狗肾传代细胞(MDCK)。流感病毒在鸡胚和细胞中增殖后不引起明显的细胞病变,可用红细胞凝集试验来判断病毒的感染与增殖。

(五)抵抗力

流感病毒抵抗力较弱,不耐热,56 ℃ 30 min即被灭活,在室温下很快表失传染性,0 ℃～4 ℃则可存活数周;对干燥、日光、紫外线及甲醛、乙醇等敏感。

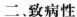

二、致病性

流感多发生于冬季,病毒感染性较强,主要通过飞沫或气溶胶经呼吸道传播,短时间内在人群中突然发生并迅速蔓延,造成不同规模的流行。例如,在1918－1968年的50年中共暴发了4次甲型流感的世界性大流行,尤其是近几年,流感病毒变异频繁,不断出现大规模的流行。1997年,中国香港及多个国家或地区发生高致病性禽流感病毒感染人类的较大规模的流行,至2009年累计达400多例;2009年4月开始的新型A(H1N1)流感病毒的大规模流行在短短几个月内就迅速波及全球多数国家和地区。

流感病毒进入人呼吸道后,HA与柱状黏膜上皮细胞相应受体结合,病毒包膜与宿主细胞膜融和,脱壳后在细胞内复制增殖,引起广泛的细胞空泡变性;子代病毒以出芽方式释放,使上皮细胞变性、脱落,并迅速扩散至邻近细胞,导致黏膜充血水肿。流感病毒感染后一般经1~3 d潜伏期,患者突然发病,出现畏寒、发热、头痛、肌痛、咽痛、乏力、鼻塞、咳嗽、流涕等症状,一般持续1~5 d,高热可达38 ℃~40 ℃。该病毒一般仅在局部繁殖,极少入血,全身症状与病毒刺激机体产生的细胞因子有关。发病初期2~3 d鼻咽部分泌物中病毒含量最高,传染性最强,以后则迅速减少。流感属于自限性疾病,无并发症者通常5~7 d即可恢复。婴幼儿、老年人及抵抗力低下的人群可出现并发症,且多为细菌引起的继发性感染,常见的细菌包括肺炎链球菌、金黄色葡萄球菌、流感嗜血杆菌及肺炎克雷伯菌等,严重者可危及生命。

三、微生物学检验

一般在流感流行期根据典型的症状即可做出初步诊断,但确诊及鉴别诊断、分型、监测新突变株的出现,以及流行病学调查等必须结合或依靠实验室的病毒学检验。

(一)标本采集

进行病毒的分离培养时应在发病早期采集标本,以前3 d阳性率最高,随时间的延长分离率降低。可用于分离的标本包括鼻腔洗液、鼻拭子和咽漱液等,必要时可采集支气管分泌物。标本采集过程中尽量减少污染,并置于冰壶中尽快运送到实验室,如不能在48 h内接种,应置于－70 ℃保存。上述标本也可用于病毒抗原或RNA的检测。此外,采集患者的血清可用于病毒的血清学检验。

(二)形态学检查

免疫电镜观察是快速和直接的检测方法。一般用相应特异性抗体与标本或细胞培养物相互作用后,电镜下直接观察。对于拭子标本可涂片固定后与甲型、乙型流感病毒的抗体共同孵育,然后与荧光素标记的二抗染色后,在荧光显微镜下观察。

(三)病毒分离培养

取处理好的标本接种9~11 d龄鸡胚羊膜腔或尿囊腔,孵育3~4 d后收集羊水或尿囊液进行血凝试验,如阳性再用血凝抑制试验(hemagglutination inhibition,HI)鉴定型别。如血凝试验阴性,应盲传3次,仍为阴性,则证实无病毒生长。标本也可接种PMK、MDCK等培养细胞,但病毒增殖后并不出现明显的CPE,常用红细胞吸附法或免疫荧光法来检测。

(四)免疫学检测

采集患者急性期(早期1~5 d)发病和恢复期(发病后2~4周)的双份血清进行HI检测,如抗体效价升高4倍或以上即有诊断意义。此外,可利用补体结合试验(CF)进行分型鉴定,利用中和试验(Nt)进行分亚型鉴定。也可用 ELISA、EIA 等方法直接检测呼吸道分泌物、脱落细胞中的病毒抗原。

(五)分子生物学检测

RT-PCR 和 Real-Time PCR 检测病毒 RNA 可用于的诊断和分型鉴定。

(夏　雪)

第十一节　逆转录病毒检验

逆转录病毒科是一大组含有逆转录酶的 RNA 病毒。根据其致病性,ICTV 将其分为 2 个亚共科 7 个属,对人类致病的主要有正反转录病毒亚科中慢病毒属的人类免疫缺陷病毒(human immunodeficiency virus,HIV)和 8 逆转录病毒属的人类嗜 T 细胞病毒(HTLV)。

逆转录病毒的主要特征有以下几种。①病毒呈球形:有包膜,表面有刺突;②病毒基因组由 2 条相同的单正链 RNA 组成,病毒体含有逆转录酶和整合酶;③病毒 RNA 复制经过一个逆转录过程成为双链 DNA,然后整合到宿主细胞染色体 DNA 中,成为前病毒;④具有 *gag*、*pol* 和 *env* 3 个结构基因和多个调节基因;⑤宿主细胞受体决定病毒的组织嗜性,成熟的子代病毒以出芽的方式从宿主细胞中释放。

一、人类免疫缺陷病毒

人免疫缺陷病毒是人类获得性免疫缺陷综合征(acquired immunodeficiency syndrome,AIDS,也称艾滋病)的病原体。1983 年,法国科学家西诺西和蒙塔尼首先从艾滋病患者体内分离出 HIV,二人也因此获得 2008 年诺贝尔生理学或医学奖。AIDS 是严重危害人类健康的传染病,主要通过性接触、输血、注射、垂直感染等方式传播,病毒感染以损伤宿主机体的免疫系统为主要特征,已成为全球最重要的公共卫生问题之一。人免疫缺陷病毒包括 HIV-1 和 HIV-2 两个型,HIV-1 是引起全球艾滋病流行的主要病原体,HIV-2 仅局限于西部非洲,且毒力较弱。

(一)生物学特性

1.形态结构

病毒颗粒呈球形,直径为 100~120 nm,核心为棒状或截头圆锥状。病毒体外层为脂蛋白包膜,其中嵌有 gp120 和 gp41 两种特异的糖蛋白,前者为包膜表面刺突,后者为跨膜蛋白。病毒内部为二十面体对称的核衣壳,病毒核心含有 RNA、逆转录酶和核衣壳蛋白。

2.基因组

HIV 基因组是由两条相同的单股正链 RNA 在 5′端通过氢键结合而形成的二聚体,基因组全长约9.7 kb。在其 5′端有一帽结构(m^7G5PPP^5。GmpNp),3′端有 polyA 尾。HIV 基因组中间为 *gag*、*pol*、*env* 3 个结构基因及 *tat*、*rev*、*nef*、*vif* 等 6 个调节基因,两端为长末端重复序列(long terminal repeat,LTR),含有起始子、增强子、TATA 序列,对病毒基因组转录的调控起关键作用。

HIV 的 3 个结构基因编码病毒的结构蛋白和酶。*gag* 基因翻译时先形成前体蛋白 p55,然后在蛋白酶的作用下裂解成衣壳蛋白(p7、p24)和内膜蛋白(p17)等。*Pol* 基因编码病毒复制所需的酶类,包括逆转录酶(p66/p51)、蛋白水解酶(p10)和整合酶(p32)。*env* 基因编码糖蛋白前体 gp160,然后在蛋白酶作用下分解为 gp120 和 gp41 两种包膜糖蛋白。6 个调节基因的编码产物控制着 HIV 基因的复制与表达,在致病过程中发挥重要作用,其中 Tat 蛋白是 HIV 复制所必需的反式激活转录因子,Rev 蛋白可调节并启动病毒 mRNA 进入细胞质,也是病毒复制必需的。

3.病毒的变异

HIV 显著特点是具有高度变异性,HIV 的逆转录酶无校正功能、错配性高是导致 HIV 基因频繁变异的重要因素。HIV 的各基因间的变异程度不一,多集中在 *env* 基因和 *nef* 基因,尤以 *env* 基因最易发生突变,导致其编码的包膜糖蛋白 gp120 抗原性发生变异。这是病毒逃避宿生免疫反应的主要机制,也给疫苗的研制带来困难。

4.培养特性

HIV 感染的宿主范围和细胞范围较窄,在体外仅感染表面有 CD4 受体的 T 细胞、巨噬细胞,故实验室常用新分离的正常人的或患者自身的 T 细胞培养病毒;HIV 亦可在某些 T 细胞株(如 H9、CEM)中增殖;感染后细胞出现不同程度的病变,培养液中可检测到逆转录酶活性,培养细胞中可检测到病毒抗原。HIV-1 和 HIV-2 都有严格的宿主范围,黑猩猩和恒河猴是 HIV 感染的动物模型,但感染过程及症状与人不同。

5.抵抗力

HIV 对理化因素的抵抗力较弱,0.1%漂白粉、70%乙醇、0.3%H_2O_2 或 0.5%来苏等对病毒均有灭活作用。56 ℃ 30 min 可被灭活,但在室温病毒活性可保持 7 d。

(二)致病性

艾滋病是由 HIV 引起的以侵犯 CD4$^+$ 细胞为主造成细胞免疫功能缺损并继发体液免疫功能缺损为基本特征的传染病。

1.传染源与传播途径

艾滋病的传染源是 HIV 无症状携带者和艾滋病患者。HIV 主要存在于血液、精液和阴道分泌物中,传播途径主要有:①性传播,是最为常见的传播途径;②血液传播:包括输入被 HIV 污染的血液或血制品,使用被 HIV 污染的注射用具、手术器械等;③母婴传播:包括经胎盘、产道或哺乳等方式传播。

2.致病机制

HIV 主要感染 CD4$^+$T 淋巴细胞和单核-巨噬细胞,引起机体免疫系统的进行性损伤。HIV 对CD4$^+$T细胞的损伤机制比较复杂,主要有:①病毒复制后期,由于病毒包膜糖蛋白插入细胞膜或病毒的出芽释放,导致细胞膜通透性增加而损伤 CD4$^+$T 细胞;②HIV 增殖时可产生大量未整合的病毒 cDNA,干扰细胞的正常生物合成;③受染 T 细胞表面的 gp120 与非感染细胞表面 CD4 分子结合,介导细胞融合而产生大量多核巨细胞,使 CD4$^+$T 细胞溶解死亡;④受染细胞膜上表达的包膜糖蛋白抗原,通过激活特异性 CTL,介导细胞毒作用或与特异性抗体结合,介导 ADCC 作用而破坏 CD4$^+$T 细胞;⑤HIV 的 gp120 与细胞膜上的 MHC-Ⅱ类分子有一同源区,抗 gp120 抗体能与这类 T 细胞发生交叉反应,即病毒诱导的自身免疫使 T 细胞造成免疫病理损害或功能障碍。

单核细胞和巨噬细胞可以抵抗 HIV 的溶细胞作用,一旦感染后可长期携带 HIV,并随细胞游走而将病毒携带到肺、脑等组织器官中,而感染的单核-巨噬细胞则丧失吞噬和诱发免疫应答的能力。HIV 感染后机体 B 细胞功能常出现异常,表现为多克隆活化,出现高丙种球蛋白血症,循环血中免疫复合物及自身抗体含量增高。此外,HIV 感染还可致神经细胞、小神经胶质细胞和星形细胞等的损害或功能异常。

3.临床表现

HIV 感染后潜伏期较长,大约 10 年才发病。典型 AIDS 分为 4 个时期。①急性感染期:HIV 感染人体后在 $CD4^+T$ 细胞和单核-巨噬细胞中大量增殖和扩散,引起病毒血症;感染者出现发热、咽炎、淋巴结肿大、皮肤斑丘疹和黏膜溃疡等自限性症状和体征,此时其血循环中的 $CD4^+T$ 细胞数减少并出现 HIV 病毒抗原;70% 以上的感染者数周后转入无症状感染期。②无症状感染期:此期长达 6 个月～10 年,感染者一般不表现临床症状,外周血中 HIV 含量很低,但体内淋巴样组织中的 HIV 仍处于活跃增殖状态,并不断小量释放入血循环中,血中 HIV 抗体检测显示阳性。③艾滋病相关综合征(AIDS-related complex,ARC):随感染时间延长,机体受到各种因素的激发,病毒大量增殖,$CD4^+T$ 细胞数不断减少,免疫系统的损伤进行性加重,慢性感染迅速发展,开始出现低热、盗汗、全身倦怠、体重下降、腹泻等前驱症状,随后全身淋巴结肿大、口腔及阴道感染,反复出现疱疹或软疣,不明原因的骨髓衰竭伴贫血、白细胞及血小板计数减少。④艾滋病:出现中枢神经系统等多器官多系统损害,合并各种条件致病菌、寄生虫及其他病毒感染,或并发肿瘤(如 Kaposi 肉瘤)。患者血中能稳定检出高水平的 HIV,$CD4^+$ 细胞计数低于 $200/\mu L$、CD4/CD8$<$1、HIV 抗体阳性。5 年死亡率约为 90%,多发生于临床症状出现后 2 年内。

4.机体对 HIV 感染的免疫应答

机体感染 HIV 后可产生抗 gp120 等多种抗体,但中和活性较低,主要在急性感染期降低血清中的病毒抗原量,但不能控制病情的发展。HIV 感染也可刺激机体产生细胞免疫应答,ADCC、CTL 及 NK 细胞的杀伤反应等,但同样也不能清除有 HIV 感染的细胞,这与病毒能逃逸免疫作用有关。HIV 逃逸机制主要有:①HIV 损伤 $CD4^+T$ 细胞使免疫系统功能低下甚至丧失;②病毒基因整合于宿主细胞染色体中,细胞不表达或少表达病毒结构蛋白,使宿主长期呈"无抗原"状态;③病毒包膜糖蛋白的一些区段的高变性导致不断出现新抗原而逃逸免疫系统的识别;④HIV 损害各种免疫细胞并诱导其凋亡。

(三)微生物学检验

HIV 感染的实验室检测主要用于 AIDS 的诊断、指导抗病毒药物的治疗,以及筛查和确认 HIV 感染者。根据 HIV 感染的不同时期应选择不同的检测手段:原发感染 2 周内任何方法均无法检测到病毒,2 周后出现病毒血症时可检测病毒抗原或病毒逆转录酶活性,感染 6～8 周后直到艾滋病病毒出现前可检测病毒的抗体,艾滋病期可检测血清中 HIV 抗原。

1.病毒分离培养

一般分离患者的外周血单核细胞,与正常人的单核细胞进行共培养。HIV 生长缓慢,经 1～2 周后出现不同程度的细胞病变,最明显的是出现融合的多核巨细胞,此时可检测培养液中逆转录酶的活性或 p24 抗原。

2.免疫学检测

(1)抗体检测:一般在感染后 3 个月内出现抗体。核心蛋白 p24 及其前体 p55 的抗体在血清中出现最早,随后出现抗包膜糖蛋白 gp120/160 抗体,这些抗体被认为是初期感染的最稳定的指标。抗糖蛋白 gp41 的抗体常在抗 p24 抗体出现后数周出现,在临床症状明显的 AIDS 患者中,抗糖蛋白 gp41 的抗体似乎比抗 p24 的抗体更为常见。

HIV 感染的血清学检测分为初筛和确证两类。实际检测工作中,对我国普通公民初筛试验结果阴性即可排除 HIV 感染的可能性；如初筛试验阳性，需做重复试验，并做确证试验，确证试验阳性的标本方可报告为 HIV 抗体阳性。初筛试验常采用酶免疫测定法（EIA 法）、免疫荧光法（IFA）和凝集试验，确证试验则采用免疫印迹试验（Western blot，WB）或放射免疫沉淀试验。

（2）抗原检测：常用间接 ELISA 法进行检测 p24 抗原，其阳性低于 HIV 抗体检测，但由于 HIV 抗体通常在感染后 4～8 周甚至更久才出现，因此在急性感染期检测血浆中 p24 抗原可用于早期诊断。p24 抗原出现于抗体产生之前，抗体出现后转阴，但在 HIV 感染的后期再度上升；在无症状的 HIV 感染者中，p24 抗原阳性者发展为艾滋病的可能性高于阴性者 3 倍。此外，p24 抗原还常用于细胞培养中的 HIV 检测、抗 HIV 药物疗效的检测及 HIV 感染者病情发展的动态观察。

3.分子生物学检测

采用原位杂交、RT-PCR 检测血浆中的 HIV-RNA 对 HIV 诊断有重要意义；RT-PCR 检测感染者体内的游离病毒 RNA 拷贝数（病毒载量）可用于监测病情进展、评价抗病毒治疗的效果。此外，也可用 PCR 直接检测外周血单核细胞中的前病毒 DNA，用于血清抗体出现前的急性期的诊断。

二、人类嗜 T 细胞病毒

人类嗜 T 细胞病毒（human T-cell lymphotropic virus HTLV）也称人类 T 细胞白血病病毒，是 20 世纪 80 年代发现的第一个人类逆转录病毒；当时把从 T 淋巴细胞白血病和毛细胞白血病患者外周血淋巴细胞中分离出的该病毒分别称为 HTLV-Ⅰ型和Ⅱ型；国际病毒分类学委员会（ICTV）现将人类嗜 T 细胞病毒和猴嗜 T 细胞病毒（simian T-lymphotropic virus，STLV）合并为灵长类嗜 T 细胞病毒（primate T-lymphotropic virus，PTLV），包括 HTLV-Ⅰ型～Ⅲ型和 STLV-Ⅰ型～Ⅲ型。

（一）生物学特性

HTLV 呈球形，直径约为 100 nm，病毒包膜表面的刺突为糖蛋白 gp120，能与细胞表面 CD4 分子结合，与病毒的感染、侵入细胞有关；衣壳含 p18、p24 两种结构蛋白；病毒核心为 RNA 及逆转录酶。HTLV 基因组的两端为 LTR，中间从 5′端至 3′端依次排列 *gag*、*pol*、*env* 等 3 个结构基因和 *tax*、*rex* 2 个调节基因，结构基因的功能与 HIV 基本一致；*tax* 基因编码一种反式激活因子，可激活 LTR 增加病毒基因的转录，并能激活细胞的 IL-2 基因和 IL-2 受体基因，使其异常表达而促进细胞大量增长。*Fex* 基因编码的两种蛋白对病毒的结构蛋白和调节蛋白的表达有调节作用。HTLV-Ⅰ与 HTLV-Ⅱ基因组的同源性几近 50%。

（二）致病性

HTLV-Ⅰ和Ⅱ仅感染 $CD4^+$ T 淋巴细胞并在其中生长，使受染的 T 细胞发生转化，最后发展为 T 淋巴细胞白血病。HTLV-Ⅰ和 HTLV-Ⅱ主要经输血、注射或性接触等传播，也可通过胎盘、产道或哺乳等途径垂直传播。HTLV-Ⅰ导致的成人 T 淋巴细胞白血病/淋巴瘤（adult T-cell leukemia，ATL），在加勒比海地区、南美洲、日本西南部及非洲等地区呈地方性流行；我国部分沿海地区也偶见。其感染通常无症状，受染者发展为成人 T 淋巴细胞白血病的概率为 1/20，主要表现为白细胞增高、全身淋巴结及肝、脾大、皮肤损伤等。此外，HTLV-Ⅰ还可引起热带痉挛性下肢轻瘫及 B 细胞淋巴瘤。HTLV-Ⅱ可引起多毛细胞白血病，在注射药物使用者等某些人群感染率较高。

HTLV-Ⅰ和HTLV-Ⅱ引起细胞恶变的机制还不完全清楚,与其他RNA肿瘤病毒不同,其基因组均不含已知的病毒或细胞癌基因,也不能激活宿主细胞的癌基因。目前认为,病毒在复制过程中通过 *tax* 基因产物的反式激活作用,使CD4$^+$ T细胞的IL-2基因及其受体基因异常表达,导致感染病毒的T细胞大量增生,但并不引起细胞破坏。由于HTLV前病毒DNA在T细胞染色体上的整合并无特定细胞基网的限制,可以整合于不同的细胞DNA上,并使细胞转化成不同的克隆,当这些细胞继续增殖时,某一克隆中个别细胞的DNA如发生突变,突变细胞就会演变成白血病细胞,随后由其不断增殖形成T细胞白血病的细胞克隆。

(三)微生物学检验

HTLV的实验室诊断主要依靠病毒特异性抗体的检测,即采用ELISA、间接免疫荧光法检测患者血清中env p21抗体进行初筛,然后用Western Blot确证。病毒的分离与鉴定较少用,可采集患者新鲜外周血分离淋巴细胞,经PHA处理后加入含有IL-2的营养液继续培养后,电镜观察细胞中病毒颗粒,并检查细胞培养上清液的逆转录酶活性,最后用免疫血清或单克隆抗体进行病毒鉴定。此外,还可用PCR或RT-PCR检测血浆或外周血中的病毒RNA或前病毒DNA。

(夏 雪)

第十二节 出血热病毒检验

出血热不是一种疾病的名称,而是一组疾病或综合征的统称。这些疾病以发热、皮肤和黏膜出现瘀点或瘀斑、不同脏器的损害和出血,以及低血压和休克等为特征。引起出血热的病毒种类较多,分属于不同病毒科,目前在我国已发现的有汉坦病毒、克里米亚-刚果出血热病毒。

一、汉坦病毒

汉坦病毒又称肾综合征出血热(hemorrhagic fever with renal syndrome,HFRS)病毒,是流行性出血热的病原体,首先从韩国首尔汉坦河疫区的黑线姬鼠分离出。汉坦病毒属于布尼亚病毒科的汉坦病毒属,根据抗原性及基因结构的不同分为6个型,其中汉滩病毒、多布拉伐-贝尔格莱德病毒、汉城病毒和普马拉病毒是肾综合征出血热的病原体,辛诺柏病毒是汉坦病毒肺综合征(hantavirus pulmonary syndrome,HPS)的病原体。我国是目前世界上HFRS疫情严重的国家,发病患者数占世界报道病例数的90%以上。

(一)生物学特性

1.形态结构

汉坦病毒呈多形态,以圆球形、卵圆形多见,直径为75~210 nm,双层包膜,核酸为单负链RNA,有大(L)、中(M)、小(S)3个片段,S片段编码衣壳蛋白(NP),其免疫原性强,可刺激机体产生体液免疫和细胞免疫;M片段编码包膜糖蛋白(G1和G2),镶嵌于包膜表面,均有中和抗原和血凝素抗原决定簇;L片段编码RNA多聚酶(L),在病毒复制中起重要作用。病毒在pH为5.6~6.4时可凝集鹅红细胞。

2.培养特性

常用人肺传代细胞（A 549）、非洲绿猴肾细胞（Vero-E6）、人胚肺二倍体细胞及地鼠肾细胞，但增殖速度慢，一般不引起明显的 CPE，需用免疫荧光法测定病毒抗原来证实；显微镜下可见病毒在感染细胞质内形成的包涵体，由病毒核壳蛋白构成，并含病毒 RNA。该病毒的易感动物较多，如黑线姬鼠、长爪沙鼠、大鼠、乳小鼠和金地鼠等，试验感染后除乳鼠外无明显症状，在肺、肾等组织中可检出大量病毒。

3.病毒型别

根据抗原性及基因结构的不同，采用血清学方法、RT-PCR 和酶切分析法可将汉坦病毒分为 6 型。

4.抵抗力

汉坦病毒抵抗力弱，对热、酸及乙醚、氯仿等脂溶剂敏感，一般消毒剂就能将其灭活，紫外线照射、60 ℃ 1 h 也可以灭活病毒。

（二）致病性

HFRS 是一种多宿主性的自然疫源性疾病，其主要宿主和传染源为啮齿类动物，主要包括姬鼠属、家鼠属、田鼠属、白足鼠属、林坪鼠等，在我国主要是黑线姬鼠和褐家鼠。HFRS 的发生和流行具有明显的季节性，这与动物的分布及活动密切相关。人对汉坦病毒普遍敏感。动物宿主通过尿、粪等排泄物和唾液等分泌物及其气溶胶而传播；人或动物经皮肤伤口、呼吸道和消化道感染。病毒感染后，一方面可直接造成所感染细胞和器官结构与功能的损害；另一方面可激发机体的免疫应答，进而导致免疫病理损伤。某些型别的汉坦病毒感染后引起肾综合征出血热，突出表现为高热、出血，肾脏损害和免疫功能紊乱；另有部分型别的汉坦病毒感染后引起以双侧肺弥漫性浸润、间质水肿并迅速发展为呼吸窘迫、衰竭为特征的汉坦病毒肺综合征，病死率高。人类感染后于发热第 2 天就可测出 IgM 抗体，7～10 d 达高峰；3～4 d 后可检出 IgG 抗体，10～14 d 达高峰，并持续多年；病后获得稳定而持久的免疫力。

（三）微生物学检验

1.病毒分离培养

多种传代、原代及二倍体细胞对汉坦病毒敏感。采集患者急性期血液或疫区鼠肺标本，通常接种于非洲绿猴肾细胞（Vero-E6）、人胚肺二倍体细胞等细胞中培养。病毒在细胞内增殖一般不引起可见的 CPE，需用免疫荧光、ELSIA 等方法检测病毒抗原以确认。

2.免疫学检测

可采用 ELISA、免疫荧光法测定汉坦病毒抗原和抗体。目前常用捕获 ELISA 法（MacELISA）、胶体金法测定血清中的 IgM 抗体，具有早期诊断价值，而且用重组抗原检测抗体可进行血清学分型；如果检测 IgG 抗体，则需检测双份血清。用单克隆抗体可检查早期患者血液白细胞中病毒抗原。

3.分子生物学检测

用套式 RT-PCR 检测感染早期血标本中病毒的核酸具有较高敏感性及特异性，且可用于分型。

二、克里米亚-刚果出血热病毒

克里米亚-刚果出血热病毒也称克里米亚-新疆出血热病毒。1965 年，我国新疆部分地区发生了一种以发热伴严重出血为特征的出血热疫情,后将从患者样本和疫区的硬蜱中分离出的一种出血热病毒称为新疆出血热病毒,后经证实,该病毒与已知的克里米亚-刚果出血热病毒相同,因此,新疆出血热实际上是克里米亚-刚果出血热病毒在新疆地区的流行。

克里米亚-刚果出血热病毒属布尼亚病毒科的内罗病毒属,其形态结构、培养特性等生物学特征与汉坦病毒相似。病毒呈球形,直径为 $90\sim120$ nm,单正链 RNA,二十面体立体对称衣壳,有包膜,表面有血凝素。

克里米亚-刚果出血热是一种自然疫源性疾病,主要分布在有硬蜱活动的荒漠和牧场,宿主是子午沙鼠、塔里木鼠、长耳跳鼠等野生啮齿动物和牛、羊、马、骆驼等家畜。硬蜱(特别是亚洲璃眼蜱)既是该病毒的传播媒介,也是储存宿主。克里米亚-刚果出血热病毒的感染有明显的季节性,每年 $4\sim5$ 月为流行高峰,与蜱在自然界的消长情况及牧区活动的繁忙季节相符合。人被带毒硬蜱叮咬感染后潜伏期 7 d 左右,起病急,有发热、头痛、困倦乏力、呕吐等症状,患者早期面部、胸部皮肤潮红,继而在口腔黏膜及其他部位皮肤有出血点,严重患者有鼻血、呕血、血尿、蛋白尿甚至休克等。病后 6 d 血清中可出现中和抗体,14 d 达高峰,并可维持 5 年以上;补体结合抗体至第 2 周才出现,且上升缓慢,滴度也低。病后免疫力持久。

通常用 ELISA、免疫荧光法检测中和抗体、补体结合抗体及血凝抑制抗体等。乳鼠对此病毒高度易感,可用于病毒分离和传代,采集急性期患者的血清或血液进行颅内接种,阳性率可达 90% 以上。

(夏　雪)

第十三节　肠道病毒检验

肠道病毒是一群通过粪-口途径传播,经过消化道感染的病毒;虽然其感染始于肠道,但却很少引起这些部位的疾病。

一、概述

(一)分类

肠道病毒属于小 RNA 病毒科,该科中与人类疾病有关的还有鼻病毒和甲型肝炎病毒(hepatitis A virus,HAV)。肠道病毒属包括人类肠道病毒 $A\sim D$(human enterovirus $A\sim D$)、脊髓灰质炎病毒、牛肠道病毒、猪肠道病毒 $A\sim B$ 和未分类肠道病毒等 8 种。

人类肠道病毒根据交叉中和试验分为 67 个血清型,包括:①脊髓灰质炎病毒 1,2,3 三型;②柯萨奇病毒,分为 A、B 二组,A 组包括 $A1\sim A22$、A24 共 23 型,B 组包括 $B1\sim B6$ 共 6 型;③埃可病毒,$1\sim9,11\sim27,29\sim33$,共 31 型;④新型肠道病毒.为 1969 年以后分离到的肠道病毒,目前已发现 $68\sim71$ 共 4 型。

(二)共同特征

肠道病毒主要有以下共同特征。

1.形态结构

肠道病毒呈球形,直径为 $22\sim30$ nm;衣壳呈二十面体立体对称,无包膜;核酸为单股正链

RNA,具有感染性。

2.培养特点

除柯萨奇 A 组某些血清型外,均可在易感细胞中增殖,迅速产生 CPE。

3.抵抗力

肠道病毒抵抗力强,耐酸、乙醚和去污剂,对高锰酸钾、过氧化氢等氧化剂敏感。

4.感染特点

肠道病毒经过消化道侵入机体,在肠道细胞内增殖,但所致疾病多在肠道外,临床表现多样化,包括中枢神经、心肌损害及皮疹等;感染过程中多形成病毒血症。

(三)微生物学检验原则

人肠道病毒在自然界广泛存在且种类繁多,"一病多原、一原多症"是肠道病毒感染的重要特征,因而应对血清诊断及病原诊断的实验室结果做严格评价,必须结合临床症状及环境因素流行病学分析,以确立病毒与疾病的病原学关系。一般采取的原则为:①病毒分离阳性率远高于对照人群;②病程中有特异性抗体变化并排除其他病毒感染;③从病变组织中、标本中分离出病毒或检测到病毒核酸。

根据 2006 年国家卫健委制定的《人间传染的病原微生物名录》,柯萨奇病毒、埃克病毒、EV71 型和目前分类未定的其他肠道病毒均属于危害程度第三类的病原微生物。因此,对临床和现场的未知样本检测操作须在生物安全Ⅱ级或以上防护级别的实验室进行;操作粪便、脑脊液和血液等临床样本时要在Ⅱ级生物安全柜中进行标本的处理、病毒分离和病毒的鉴定、核酸的提取等,灭活后的血清抗体检测与 PCR 检测可在生物安全 1 级实验室进行。

二、脊髓灰质炎病毒

脊髓灰质炎病毒是脊髓灰质炎的病原体,是对人类危害最大的病毒之一。脊髓灰质炎俗称小儿麻痹症,曾在世界范围内广泛流行,是 WHO 推行计划免疫进行控制的重点传染病,目前通过疫苗接种已得到有效控制。

(一)生物学特性

1.形态结构

脊髓灰质炎病毒具有典型肠道病毒的特征。病毒呈球形,直径为 27~30 nm。核酸为单股正链 RNA,无包膜,衣壳呈二十面体立体对称,壳粒由 4 种多肽(VP1~4)组成:VP1、VP2 和 VP3 暴露于衣壳表面,带有中和抗原位点,VP1 与病毒吸附宿主细胞有关;VP4 位于衣壳内,在 VP1 与细胞表面受体结合后释放,与病毒基因组脱壳穿入有关。

2.培养特性

仅能在灵长类来源的细胞内增殖,常用的细胞有人胚肾、人胚肺、人羊膜及猴肾细胞、Hela、Vero 等,在易感细胞中增殖后引起 CPE。

3.抗原分型利用中和试验

可将脊髓灰质炎病毒分为Ⅰ、Ⅱ、Ⅲ 3 个血清型,之间无抗原交叉;目前,国内外发病与流行以Ⅰ型居多。

4.抵抗力

该病毒抵抗力强,在粪便和污水中可存活数月;酸性环境中稳定,不被胃酸和胆汁灭活;耐乙醚,对高锰酸钾、过氧化氢、漂白粉等氧化剂及紫外线、干燥等敏感。

（二）致病性

人是脊髓灰质炎病毒的唯一天然宿主。该病经粪-口途径传播，病毒经肠道或咽部黏膜侵入局部淋巴组织生长繁殖，7～14 d潜伏期（此时患者多数呈隐性感染）后侵入血流形成第一次病毒血症，病毒随血扩散到肠液、唾液、全身淋巴组织及易感的神经外组织，增殖后再度入血形成第二次病毒血症，少数情况病毒可直接侵入脊髓前角灰质区，并增殖破坏运动神经元，发生神经系统感染，引起严重的症状和后果。

病毒感染后的结局取决于感染病毒株的毒力、数量、机体免疫功能状态等多种因素。90%以上感染为隐性感染；显性感染患者有3种临床表现类型。

1.轻型

轻型为顿挫感染，约占5%，病毒不侵入中枢神经系统，病症似流感，患者只有发热、乏力、头痛、肌痛、咽炎、扁桃腺炎及胃肠炎症状，并可迅速恢复。

2.非麻痹型

1%～2%的感染者病毒侵入中枢神经系统及脑膜，患者具有典型的无菌性脑膜炎症状，有轻度颈项强直及脑膜刺激征。

3.麻痹型

只有0.1%～2.0%的感染者病毒侵入并破坏中枢神经系统，造成肌群松弛、萎缩，最终发展为松弛性麻痹，极少数患者可因呼吸、循环衰竭而死亡。

（三）微生物学检验

1.标本采集

根据疾病不同时期采集不同的标本可提高病毒的分离率。发病1周内采集咽拭子或咽漱液，1周后可采集粪便，血和脑脊液中病毒的分离率很低。

2.病毒分离培养

将标本处理后接种至人胚肾等易感细胞中，病毒增殖后观察CPE，并用标准血清和分型血清做中和试验，或采用免疫荧光、ELISA等技术进行鉴定。

3.免疫学检测病毒感染机体后，最早在感染后10～15 d即可检测到IgM抗体，持续约30 d，因此在疑似脊髓灰质炎患者血液或脑脊液中查到IgM抗体有助于本病的诊断；常用捕捉ELISA法，该法简便，可用于早期诊断和分型。此外，如发病早期和恢复期双份血清IgG抗体滴度有4倍以上增长也可诊断。

4.分子生物学检测

用核酸杂交、RT-PCR等技术检测病毒核酸可进行快速诊断。

三、柯萨奇病毒和埃可病毒

柯萨奇病毒和埃可病毒的形态结构、生物学性状、致病性及免疫过程等都与脊髓灰质炎病毒类似。埃可病毒由于分离早期与人类致病关系不明确，且对猴等试验动物不致病，故当时命名为孤儿病毒，后因其可导致培养细胞发生病变，最终命名为肠道致细胞病变孤儿病毒，简称ECHO病毒。

（一）生物学特性

病毒体呈球形，直径为17～20 nm，核酸为单股正链RNA，无包膜，衣壳呈二十面体立体对称。柯萨奇病毒根据对乳鼠的致病作用分为A、B两组，A组能引起乳鼠骨骼肌的广泛性肌炎、松弛性麻痹,但很少侵犯中枢神经系统和内脏器官;B组能引起灶性肌炎,可侵犯中枢神经系统和内脏器官,导致肝炎、脑炎及坏死性脂肪炎等。根据中和试验和交叉保护试验,A组可现分为23个抗原型,B组分为6个抗原型。埃可病毒对乳鼠无致病作用。柯萨奇病毒可在非洲绿猴肾及各种人细胞系细胞中增殖,埃可病毒最适于在猴。肾细胞生长,部分病毒也能在人羊膜细胞及HeLa细胞中生长。两病毒均能导致培养细胞产生CPE。

(二)致病性

柯萨奇病毒、埃可病毒均通过粪-口途径传播,但也可经呼吸道或眼部黏膜感染。两病毒识别的受体在组织和细胞中分布广泛,包括中枢神经系统、心、肺、胰、黏膜、皮肤及其他系统,因而引起的疾病种类复杂,轻重不一,不同病毒可引起相同的临床综合征,同一病毒也可引起多种不同的疾病,即"一病多原、一原多症"。

(三)微生物学检验

1.病毒分离

培养将标本接种到原代或传代猴肾细胞或人源细胞系,病毒增殖后观察CPE情况,收集病毒培养液利用中和试验、补体结合试验、血凝抑制试验等鉴定并分型。

2.免疫学检测

可利用ELISA等可检测患者血清中的IgG和IgM抗体。免疫印迹试验是诊断病毒感染的确证试验。

四、新型肠道病毒

1969年之后,世界各地陆续分离出一些抗原不同于已有病毒的肠道病毒新型,原有的以组织培养和乳鼠中增殖的分类方法难以继续应用。1976年,国际病毒分类委员会决定,从肠道病毒68型开始新发现的肠道病毒都以数字序号表示,统称为(新型)肠道病毒型。当时新型肠道病毒有68～72型5个型别,最近已经命名至102型,其中72型经鉴定为甲型肝炎病毒,68型与小儿支气管炎和肺炎有关,70型和71型临床比较常见。

(一)肠道病毒70型

肠道病毒70型(human enterovirus 70,EV70)的多数生物学性状与其他肠道病毒相似,不同之处在于其感染增殖的原发部位在眼结膜,不具有嗜肠道性,不易在粪便中分离到。此外,病毒增殖所需的最适温度较低,为33 ℃,对乳鼠不致病。

肠道病毒70型可引起急性出血性结膜炎,主要通过污染的毛巾、手及游泳池水等传播,传染性强,常发生暴发流行,人群普遍易感,以成人多见。病毒感染后潜伏期短(24 h左右),发病急,主要表现为急性眼结膜炎,眼睑红肿,结膜充血、流泪,并可有脓性分泌物及结膜下出血,多数在10 d内自愈,预后良好,一般无后遗症,少数发生急性腰骶部脊髓神经根炎,可使下肢瘫痪。

在急性出血性结膜炎早期1～3 d取患者眼分泌物,接种人源培养细胞或猴肾细胞病毒分离率可达90%以上。利用ELISA检测血清中的抗体,或RT-PCR、核酸分子杂交等检测病毒核酸可进行快速检测。

(二)肠道病毒71型

近年来,肠道病毒71型(human enterovirus 71,EV71)在世界各地包括中国大陆及周边地区的暴发流行越来越多,因此已日益受到研究人员的重视。

1.生物学性状

EV71 是一种小 RNA 病毒,可在原代细胞中增殖,但敏感性差,能引起乳鼠病变。耐热、耐酸,可抵抗 70% 的乙醇,高温和紫外线照射很快可将其灭活。

2.致病性

肠道病毒 71 型的感染多发生于夏、秋季,10 岁以下儿童多见;主要通过粪-口途径或密切接触传播,人是其目前已知的唯一宿主。病毒在咽和肠道淋巴结增殖后进入血液扩散,进一步在单核-吞噬细胞中增殖,最终侵犯脑膜、脊髓和皮肤等靶器官。感染后多数情况下不引起明显的临床症状,但有时也可导致被感染者出现比较严重的疾病,主要包括手足口病、无菌性脑膜炎和脑炎、疱疹性咽峡炎及类脊髓灰质炎等疾病,患者大部分预后良好,但也有部分严重者死于并发症。

手足口病(hand-foot-mouth disease,HFMD)是由多种人肠道病毒引起的一种儿童常见传染病,也是我国法定报告管理的丙类传染病,其病原体主要有 EV71、柯萨奇病毒 A 组(A5,10,16,A19),以及部分埃可病毒和柯萨奇 B 组病毒,以柯萨奇病毒 A16 和 EV71 最为常见。手足口病为全球性传染病,无明显的地域分布,全年均可发生,一般 5～7 月为发病高峰,幼儿园、学校等易感人群集中单位可发生暴发。近年来,EV71 在东南亚一带流行,引起较多的重症和死亡病例,例如 2007 年山东发生了该病暴发流行,累计报告病例近 4 万例,病原体检测发现 EV71 占84%;随后 2008 年、2009 年全国继续出现 HFMD 的暴发流行,仍以 EV71 为优势病毒,部分为柯萨奇病毒 A16 和 EV71 共同引起。

人对人肠道病毒普遍易感,不同年龄组均可感染发病,以 5 岁及以下儿童为主,尤以 3 岁及以下儿童发病率最高。HFMD 传染性极高,患者和隐性感染者均为本病的传染源,隐性感染者难以鉴别和发现。发病前数天,感染者咽部与粪便就可检出病毒,通常以发病后 1 周内传染性最强。大多数患者症状轻微,可自愈。临床以发热和手、足、口腔等部位的皮疹或疱疹为主要症状;少数患者可出现无菌性脑膜炎、脑炎、急性弛缓性麻痹、神经源性肺水肿和心肌炎等,个别重症患儿病情进展快,可导致死亡,病程约 1 周。感染 EV71 后,患者发病 1～2 周内可自咽部排出病毒,从粪便中排毒可持续至发病后 3～5 周。疱疹液中含大量病毒,疱疹破溃后病毒排出。

3.微生物学检验

可采集患者的粪便、脑脊液、疱疹液、咽拭子、血清进行病毒分离鉴定或抗原、抗体及核酸的检测。微量板法测定血清中 EV71 中和抗体的滴度,如急性期与恢复期血清抗体滴度 4 倍或4 倍以上增高证明病毒感染。核酸检测可利用人肠道病毒通用引物、EV71 特异性引物分别进行 RT-PCR、Real-time PCR 进行。

（夏　雪）

第十四节　轮状病毒检验

人类轮状病毒(human rotavirus,HRV)属呼肠病毒科的轮状病毒属,由澳大利亚 Bishop 等人于1973 年在急性胃肠炎儿童的十二指肠超薄切片中首先发现,因病毒颗粒形似轮状而得名。轮状病毒是婴幼儿急性胃肠炎的主要病原体,也是哺乳动物和鸟类腹泻的重要病原体。人类轮状病毒的感染是一种发病率很高的疾病,世界各地均有发生,发展中国家和地区尤为严重。

一、生物学特性

（一）形态结构

病毒颗粒呈球形，直径为 60～80 nm，无包膜，双层衣壳，二十面体对称。内衣壳的壳微粒沿着病毒体边缘呈放射状排列，形同车轮辐条，故称为轮状病毒。轮状病毒有双壳颗粒与单壳颗粒 2 种形态，前者为成熟病毒颗粒，具有完整的外层多肽衣壳，又称 L 毒粒，具有传染性；后者因在自然条件下失去外壳，形成粗糙单壳颗粒，又称 D 毒粒，无传染性。

（二）基因组

病毒体核心为双股链状 RNA，全长约为 18.6 kb，由 11 个不连续的节段组成，由于这些片段在聚丙烯酰胺凝胶电泳中的迁移率不同而形成特征性的电泳图谱（电泳型），据此可进行病毒的快速鉴定。每个 RNA 节段各含一个开放读码框架（ORF），分别编码 6 个结构蛋白（VP1～4，VP6，VP7）和 5 个非结构蛋白（NSP1～5）。VP6 位于内衣壳，具有组和亚组的特异性。VP4、VP7 是中和抗原，位于外衣壳，决定病毒的血清型；此外，VP4 为病毒的血凝素，与病毒吸附宿主易感细胞有关。VP1～3 位于病毒核心，分别为 RNA 聚合酶（RdRp）、转录酶成分和与帽形成有关的蛋白。非结构蛋白为病毒酶或调节蛋白，在病毒复制中起重要作用。

（三）分型

根据病毒蛋白 VP6 抗原性不同目前将轮状病毒分为 A～G 7 个组，人类轮状病毒属 A、B、C 三组，这 3 组病毒既可感染人，也可感染动物；D～G 组目前仅在动物体内发现。每组轮状病毒又可分为若干血清型，其中 A 组病毒根据 VP7 可分 15 个 G 型，根据 VP4 可分 23 个 P 型，根据 VP6 可分为 4 个亚组。

（四）培养特性

需选恒河猴胚肾细胞、非洲绿猴肾传代细胞等特殊的细胞株培养。病毒多肽 VP3 能限制病毒在细胞中的增殖，故培养前应先用胰酶处理病毒，以降解该多肽。

（五）抵抗力

RV 对理化因素有较强的抵抗力。耐酸、碱，在 pH 3.5～10.0 环境中都具有感染性；室温传染性可保持 7 个月，经乙醚、氯仿、反复冻融、超声、37 ℃ 1 h 等处理仍具有感染性。95% 的乙醇或 56 ℃加热30 min 可灭活病毒。

二、致病性

轮状病毒的感染呈全球性分布，A～C 组可引起人和动物腹泻；D～G 只能引起动物腹泻。其中，人类轮状病毒感染以 A 组最为常见，是引起 6 个月至 2 岁的婴幼儿严重胃肠炎的主要病原体；B 组主要发现在中国引起成人轮状病毒腹泻，也称成人腹泻轮状病毒（adult diarrhea rotavirus，ADRV）；C 组引起散发腹泻，偶有小规模暴发流行。轮状病毒主要通过粪-口途径传播，偶可通过呼吸道传播，传染源是患者和无症状带毒者；其感染的高峰季节随地理区域不同而有所变动，在我国多发于秋季和初冬，又称秋季腹泻。

RV 有非常特异的细胞趋向性，在体内仅感染小肠绒毛顶端的肠上皮细胞。病毒侵入人体后，进入小肠黏膜绒毛细胞内大量增殖，造成微绒毛萎缩、脱落和细胞溶解死亡，导致吸收功能障碍，乳糖等不能被吸收而滞留在肠内，使肠黏膜与肠腔渗透压改变，导致渗透性腹泻。受损细胞脱落至肠腔而释放大量病毒并随粪便排出。病毒非结构蛋白 P4 具有肠毒素样活性，能刺激腺窝细胞增生、分泌功能亢进,水和电解质分泌增加,妨碍钠和葡萄糖的吸收,导致严重腹泻。

轮状病毒胃肠炎病情差别较大,6～24 月龄小儿症状重,而较大儿童或成年人多为轻型或亚临床感染。病毒感染后潜伏期为 24～48 h,然后突然发病,临床表现为水样泻、呕吐,伴有轻、中度发热,严重时可导致脱水和电解质平衡紊乱,如不及时治疗,可能危及生命,是导致婴幼儿死亡的主要原因之一。部分病例在出现消化道症状前常有上呼吸道感染症状;多数病例病程为 3～7 d,一般为自限性,可完全恢复。

三、微生物学检验

由于轮状病毒较难培养,临床标本中病毒分离率极低,故细胞培养一般不作为常规检测手段。

(一)形态学检查

形态学检查是检测轮状病毒感染的最准确、可靠和快速的方法。采集患者水样便经磷酸钨负染在电镜下观察病毒颗粒,或用免疫电镜检查病毒-抗体复合物。

(二)免疫学检测

采用 ELISA、反向间接血凝、乳胶凝集等方法检测病毒抗原,可以定量,并可进行 P、G 分型。

(三)分子生物学检测

提取标本中的病毒 RNA,用 10％的不连续聚丙烯酰胺凝胶电泳(PAGE)后硝酸银染色,根据 11 个节段的 dsRNA 的电泳图谱,可判断病毒的感染,但与血清型不一致。此外,也可用核酸杂交或 RT-PCR 等技术进行检测和分型鉴定。

(夏　雪)

第十五节　浅部感染真菌检验

浅部感染真菌包括角层癣菌、皮肤癣菌、皮下组织感染真菌三类,其所致感染为皮肤科常见病。

一、角层癣菌

角层癣菌主要寄居于人体皮肤和毛干的最表层,因不接触组织细胞,很少引起宿主组织细胞的炎症反应,即使有也极轻微。临床主要有糠秕马拉癣菌、何德毛结节菌和白吉尔丝孢酵母。

(一)生物学特性

糠秕马拉癣菌具有嗜脂特点,培养时通常在沙氏培养基中加入植物油(如橄榄油、芝麻油、菜油等)。菌落生长较慢,35 ℃培养,3～4 d 开始生长,20 d 左右形成乳白色、扁平、直径约为10 mm 的酵母型菌落。镜检可见孢子和菌丝,孢子为圆形或卵圆形、厚壁、有时出芽,常成簇分布;菌丝粗短,呈腊肠样。

何德毛结节菌29 ℃培养,在沙氏培养基上生长缓慢,形成绿黑色或灰黑色、扁平或不规则皱褶的菌落。镜检可见深棕色、厚壁的有隔菌丝,有较多的厚壁孢子,有时可见子囊孢子。

白吉尔丝孢酵母菌29 ℃培养,在沙氏培养基上生长较快,初形成奶酪样淡黄色菌落,后逐渐变为深棕色、中央高起、有皱褶、边缘整齐的菌落。镜检早期为芽生孢子,1～2个月后形成菌丝与厚壁孢子,菌丝可断裂成为卵圆形或长方形的关节孢子,关节孢子可出芽。无子囊和子囊孢子。

(二)致病物质与所致疾病

糠秕马拉癣菌主要寄居在人体皮肤和毛干的最表层,可在健康人皮肤上分离到,为条件致病菌。侵入表皮后,在皮肤角质层外 2/3 处生长、繁殖,引起一种慢性、无症状或轻微症状的皮肤斑疹,呈灰白色、褐色或淡黄色,上面附着细小糠皮样鳞屑,有时可融合成片,似汗渍斑点,俗称汗斑即花斑癣。皮损最常见于胸、背、臂的上半部皮脂腺丰富部位。病程缓慢,多年不愈,对健康无碍,但影响美观。油性皮肤易感,而且与遗传、免疫缺陷等因素有关,诱发因素为高温多汗。近年大量研究显示,糠秕马拉癣菌还可引起毛囊炎,可能为脂溢性皮炎的重要发病原因之一。

何德毛结节菌引起黑色毛结节癣,多发于热带地区,主要侵犯头发。紧密围绕毛干形成坚硬的棕至黑色小结节,如砂粒,直径在 3 mm 以下,在同一条发干上可形成多个黑色小结节,大小不一,用手可将结节顺着毛发捋下。感染初发于毛干的毛小皮下,逐渐可使毛干折断。

白吉尔丝孢酵母菌引起白色毛结节癣,除侵犯毛发外,还可侵犯胡须和阴毛。围绕毛干形成的结节为白色或浅棕色,质地软,体积较小,易于脱落,有时结节融合成鞘状,受累毛发变脆而易于折断。

(三)微生物学检验

1.标本采集

疑似汗斑癣:病损极为表浅,以钝手术刀取材时应尽可能刮取表面皮屑,或用双面胶粘贴于皮肤表面,数分钟后揭下,直接移至载玻片上。有时可借助 Wood's 灯照射呈金黄色荧光处取材。

疑似毛结节癣:取带有结节的病发、胡须。

2.直接显微镜检查

将取材的胶带直接贴于载玻片上镜检或经棉蓝染色或革兰氏染色后检查,皮屑加 10% KOH 制片、观察。如果是糠秕马拉癣菌感染,可找到弯曲或弧形的菌丝及圆形或卵圆形孢子。病发置载玻片上,加 10% KOH 微加温使角质溶解,直接镜检或棉蓝染色后镜检。何德毛结节菌引起的感染可见:菌丝分枝、棕色,菌丝分隔形成关节孢子,并可见子囊,每个子囊内含 2～4 个新月形子囊孢子。白吉尔丝孢酵母菌引起的感染可见:菌丝淡绿色,与毛干垂直,分裂为圆形、卵圆形或长方形的孢子,无子囊及子囊孢子。

3.分离培养

疑似花斑癣的鳞屑标本接种于含氯霉素、放线菌酮及植物油的沙氏培养基上,35 ℃培养,观察菌落。疑似毛结节癣的病发接种于含放线菌酮的沙氏培养基上,29 ℃培养,观察菌落。

4.鉴定

糠秕马拉癣菌的主要特征是病损皮屑 Wood's 灯照射呈金黄色荧光,嗜脂性生长,酵母型菌落,腊肠样菌丝,厚壁孢子。根据病发上结节的颜色、硬度、大小,即可对何德毛结节菌和白吉尔丝孢酵母菌初步诊断,直接镜检看到子囊或子囊孢子,可确定为何德毛结节菌。

(四)药物敏感性试验

糠秕马拉癣菌对外用药物敏感,临床常用药为克霉唑、益康唑、咪康唑等。对于何德毛结节菌和白吉尔丝孢酵母菌引起的毛结节癣,最简单的治疗是将病毛剃光,也可局部外涂氯化汞、复方苯甲酸软膏、硫黄软膏或福尔马林溶液。

二、皮肤癣菌

皮肤癣菌是寄生于皮肤浅层角蛋白组织中引起皮肤浅部感染的真菌,又称皮肤丝状菌。仅侵犯角化的皮肤、毛发和指(趾)甲等部位,共有 45 种,其中对人有致病作用的 20 余种。皮肤癣菌按菌落特征及大分生孢子的形态分为毛癣菌属、表皮癣菌属和小孢子癣菌属。

(一)生物学特性

1.毛癣菌属

该属约有 20 种,对人致病的有 13 个种。常见的有红色毛癣菌、紫色毛癣菌、须癣毛癣菌、断发毛癣菌和许兰毛癣菌。在沙氏培养基上菌落呈绒毛状、粉末状或蜡状。菌落颜色为灰白、红、橙或棕色。镜检可见细长、薄壁、棒状大分生孢子,葡萄状或梨状小分生孢子,螺旋状、球拍状、鹿角状或结节状菌丝。

2.表皮癣菌属

本菌属只有絮状表皮癣菌对人致病。在沙氏培养基上菌落初呈白色绒毛状,后转变为黄绿色粉末状。镜检可见卵圆形或粗大的棒状(杵状)薄壁大分生孢子,球拍状菌丝,无小分生孢子。在陈旧培养物中可见厚壁孢子。

3.小孢子癣菌属

该属约有 18 个种,其中 13 个种对人致病。在我国以铁锈色小孢子菌、犬小孢子菌等为多见。在沙氏培养基上为灰色、橘红色或棕黄色,绒毛状至粉末状的菌落。镜检可见厚壁纺锤形大分生孢子,卵圆形小分生孢子,梳状、结节状和球拍状的菌丝。

(二)致病物质与所致疾病

皮肤癣菌具有嗜角质蛋白的特性,其侵犯部位只限于角化的表皮、毛发和指(趾)甲,真菌的增殖及其代谢产物可刺激宿主引起组织反应而发生红斑丘疹、水疱、鳞屑、断发、脱发和甲板改变等。皮肤癣菌属接触传染,按其侵犯部位不同,临床可分为头癣、体癣、股癣、手癣、足癣和甲癣。一种菌可引起多种病变,同一部位的病变可由不同的癣菌引起。皮肤癣菌均可引起皮肤损害,甲癣可由毛癣菌属和表皮癣菌属引起(小孢子癣菌不侵犯甲板),头癣可由毛癣菌属和小孢子癣菌属引起(表皮癣菌不侵犯毛发)。我国以红色毛癣菌为最多,其次为紫色毛癣菌、须癣毛癣菌、絮状表皮癣菌。

(三)微生物学检验

1.标本采集

采集患者的皮屑、甲屑、病发、脓痂等标本,采集的标本放于清洁纸袋。

2.直接显微镜检查

皮屑标本用 10%KOH,甲屑用 25%KOH 或 25%NaOH 含 5%甘油处理后制成涂片。皮屑、甲屑镜检可见有隔菌丝或成串孢子,病发可见发内孢子或发外孢子。

3.分离培养

皮屑、甲屑和病发用 70%乙醇或在青、链霉素混合液内浸泡 5 min,取出用生理盐水洗 3 次,然后接种沙氏培养基,29 ℃培养,每周观察菌落生长情况,直至第四周。

4.鉴定

皮肤癣菌的鉴定主要依据菌落特征,镜检特点,尤其是大分生孢子形状及特殊形状菌丝,必要时辅以鉴别试验。

(四)药物敏感性试验

对于大多数皮肤癣菌感染,通常采取外用抗真菌药物治疗,对一些耐药或组织广泛受累的病例需要全身性治疗。咪唑类(伊曲康唑、氟康唑、咪康唑、克霉唑、益康唑、酮康唑)是临床常用药物,环吡酮胺、萘替芬或特比萘芬有很好治疗效果。

三、皮下组织感染真菌

引起皮下组织感染的真菌主要有着色真菌和孢子丝菌。这些菌广泛存在于土壤、腐木、农作物、柴草、花卉等,常因外伤时乘机植入引起感染。侵入人体后,在真皮深层、皮下组织生长繁殖,感染一般仅限于局部,亦可缓慢向周围组织扩散。

(一)着色真菌

着色真菌是一类在人工培养基上形成黑色菌落,不论更换培养基还是多次传代培养其黑色特征不变的真菌。属于半知菌亚门、丝孢菌纲、丝孢菌目、暗色孢科。主要病原菌有裴氏着色真菌、紧密着色真菌、卡氏枝孢霉和疣状瓶霉等,在我国以卡氏枝孢霉为最多,其次为裴氏着色真菌。

1.生物学特性

着色真菌的孢子和菌丝的壁具有黑色素颜色,其细胞多呈淡褐色至深褐色。着色真菌菌丝短粗、分枝、分隔,呈棕色。分生孢子梗自菌丝侧面和顶端形成。有如下三种类型。①树枝型:菌丝末端有分生孢子柄,柄端分叉长出孢子;②剑顶型:围绕菌丝末端或菌丝横隔处长有一圈分生孢子;③花瓶型:在菌丝分隔处长出花瓶状的分生孢子柄,在瓶口长出成丛的小分生孢子。

卡氏枝孢霉在沙氏培养基上形成扁平菌落、中央稍高起,有灰黑色短而密的气生菌丝,背面黑色。镜下主要为树枝型分生孢子梗,分生孢子卵圆形、大小相等,排列成向顶性的多分枝孢子链。

裴氏着色真菌在沙氏培养基上生长缓慢,菌落绒毛状,表面平或中央高起,有时有皱褶或放射状沟纹,暗棕色至黑色,背面黑色。镜下可见三型分生孢子梗,分生孢子为圆形或卵圆形。

紧密着色真菌在沙氏培养基上形成中央高起的菌落,表面有绒毛状气生菌丝,绿黑色至深棕色,背面黑色。镜下以树枝型分生孢子梗为主,球形或卵圆形的分生孢子排列紧密似球状,不排列成链状,不易分散。

疣状瓶霉在沙氏培养基上形成中央高起、羊毛状菌落,褐色至橄榄灰色,边缘黑色成环状。背面黑色。镜下可见花瓶型分生孢子梗,顶端喇叭状,分生孢子呈卵圆形。

2.致病物质与所致疾病

着色真菌在患者外伤后感染,潜伏期约1个月,有的可达数月至1年。皮肤外伤处开始为小丘疹,有鳞屑,皮损以乳头瘤状赘生物损害为主,形成疣状结节、斑块、溃疡瘢痕。病程呈慢性经过,长达数年。严重时,原病灶结疤愈合,新病灶又在四周产生,日久瘢痕广泛,影响淋巴回流,形成肢体象皮肿。免疫功能低下时可侵犯中枢神经系统或经血流扩散。我国不少省市均有散发或流行,多见于经常接触腐朽树木、泥土的人群。皮损好发于身体暴露部位,尤其是手及前臂等处。

3.微生物学检验

(1)标本采集：采集有皮损部位的鳞屑、分泌物、脓液、痂皮等。

(2)直接显微镜检查：标本用 10%～20% KOH 溶液处理后镜检，可见单个或成群的棕色、厚壁孢子，有时可见到棕色有隔菌丝。从乳头状增殖的病损部位挤压出的分泌物镜检阳性率最高。

(3)分离培养：将标本接种沙氏培养基，29 ℃培养，生长缓慢。菌落从灰黑色至黑色，有气生菌丝。

(4)鉴定：着色真菌的鉴定主要根据菌落特点、镜下分生孢子梗类型及分生孢子特点。必要时可做明胶液化试验、淀粉水解试验和硝酸盐同化试验等。

4.药物敏感性试验

对着色真菌病的药物治疗包括系统用药及外用药，以伊曲康唑、特比萘芬最为常用，其次为酮康唑和氟康唑。本病较顽固难治，常迁延不愈可达数十年，需要坚持长时间、足量用药。

(二)孢子丝菌

孢子丝菌属半知菌亚门、丝孢菌纲、丝孢菌目、丛梗孢科。主要病原菌为申克孢子丝菌。

1.生物学特性

申克孢子丝菌是双相型真菌。在自然环境中或在沙氏培养基上 25 ℃～28 ℃培养时菌落呈霉菌型（菌丝相），而在组织内或营养丰富的培养基上 37 ℃培养时菌落呈酵母型（组织相）。菌丝相可见菌丝两侧呈直角伸出细长分生孢子梗，末端长出成群梨状小分生孢子，呈梅花瓣样排列，有的孢子沿菌丝两侧呈袖套状排列。组织相则可见卵圆形小体、芽生孢子，在组织内常位于中性粒细胞或单核细胞内，偶见菌丝。

在沙氏培养基上 29 ℃培养，2～3 d 开始生长，初形成白色、湿润的酵母样菌落，不久颜色加深，变为淡咖啡色至黑褐色。中央有少许皱褶，表面有灰白色短绒状菌丝，周围菌丝放射状，并形成淡色和深色相间的同心环。镜检可见菌丝相。

在脑心浸液琼脂培养基上 35 ℃培养，可形成灰色酵母样菌落。镜检可见革兰氏阳性、卵圆形或梭形孢子。

2.致病物质与所致疾病

申克孢子丝菌主要经微小创面侵入皮肤，创口局部出现炎症性小结节，逐渐形成炎症性斑块或增生性糜烂。也可沿淋巴管分布，引起亚急性和慢性肉芽肿，使淋巴管形成几个至几十个串珠状的链状硬结，称为孢子丝菌性下疳。申克孢子丝菌偶有经呼吸道吸入，引起气管、肺孢子丝菌病，并可沿血行播散至其他器官。申克孢子丝菌感染所致的孢子丝菌病遍布于全世界，但以湿度较高的地方偏多。值得注意的是该病为人、畜共患性疾病，在动物的皮损和皮毛中可分离出本菌，猫狗咬抓、家禽啄蹬、昆虫叮咬等也可使人感染。

3.微生物学检验

(1)标本采集：病变处采集溃疡的渗出液、脓液、痂皮、组织块、脓疡或囊肿的穿刺液等。

(2)直接显微镜检查：取患者标本做涂片，革兰氏染色或 PAS 染色后，显微镜下可见革兰氏阳性或 PAS 阳性卵圆形或梭形孢子位于巨噬细胞或中性粒细胞内外，注意与组织结构相区别。

(3)分离培养：将标本接种于沙氏培养基上 29 ℃培养，观察丝状菌落；接种于脑心浸液琼脂培养基上，37 ℃培养，观察酵母型菌落。

(4)鉴定：申克孢子丝菌主要特征有双相菌，花瓣样排列的小分生孢子，能耐受放线菌酮

(0.5 mg/mL)。

（5）血清学鉴定：检测患者血清中抗体，若抗体效价＞1：320 有诊断意义。

（6）动物试验：将标本接种小白鼠腹腔内，2 周内可在腹膜、肠系膜上形成肉芽肿。取病变组织做病理检查，可见 HE 阳性的卵圆形或梭形孢子，也可培养后进一步鉴定。

4.药物敏感性试验

碘化钾为首选药物，伊曲康唑、氟康唑、酮康唑、两性霉素 B、5-氟胞嘧啶等药物治疗本病有效。

（夏　雪）

第十六节　深部感染真菌检验

深部感染真菌因常引起全身性感染又称为系统性感染真菌，包括致病性真菌和条件致病性真菌两类。致病性真菌主要有荚膜组织胞浆菌、球孢子菌、副球孢子菌和芽生菌。此类真菌在正常人体内不存在，一旦侵入机体即可致病。在临床上比较少见，一般呈地方性流行。条件致病性真菌主要有假丝酵母、隐球菌、曲霉、毛霉、卡氏肺孢菌（Pneumocystis carinii，PC）和马内菲青霉等。此类真菌属于人体正常菌群，通常情况下不致病，只有在菌群失调、免疫力低下等一定条件下才会致病，它是目前临床上深部真菌感染最常见的病原菌，且呈增长趋势。

一、假丝酵母属

假丝酵母俗称念珠菌，属于半知菌亚门、芽孢菌纲、隐球酵母目、隐球酵母科。本属菌有81 个种，其中 11 种对人致病。白假丝酵母、热带假丝酵母、克柔假丝酵母、光滑假丝酵母、星形假丝酵母、克菲假丝酵母、近平滑假丝酵母、吉力蒙假丝酵母、维斯假丝酵母、葡萄牙假丝酵母、都柏林假丝酵母等，其中以白假丝酵母为最常见的致病菌，其次为热带假丝酵母、克柔假丝酵母等。

（一）生物学特性

白假丝酵母也称白色念珠菌，呈圆形或卵圆形，直径为 3～6 μm，革兰氏染色阳性，但着色不均匀。以出芽方式繁殖，形成的芽生孢子可伸长成芽管，不与母细胞脱离而发育成假菌丝。在病灶材料中常见长短不一、不分枝的假菌丝。白假丝酵母在普通琼脂、血琼脂和沙氏培养基上均生长良好。需氧，29 ℃或35 ℃下 2～3 d 即可形成表面光滑、灰白色或奶油色的典型酵母样菌落。在含有吐温-80 的玉米粉培养基上可形成假菌丝和厚膜孢子。白假丝酵母在含有 0.05％氯化三苯基四氮唑（TZC）的培养基上，29 ℃培养48 h，培养基不变色，而其他假丝酵母可使培养基变为红色，热带假丝酵母最明显，呈深红色或紫色。将白假丝酵母置于动物或人血清中，37 ℃孵育1～3 h，白假丝酵母可由孢子长出短小的芽管。因其他假丝酵母一般不形成芽管，故常以此试验与之鉴别。

热带假丝酵母菌体卵圆形，可见芽生孢子及假菌丝，菌丝上芽生孢子可产生分支或呈短链状。在沙氏培养基上形成米色或灰色的酵母样菌落，有时表面有皱褶。

（二）致病物质与所致疾病

白假丝酵母最重要的毒力因素就是对机体上皮细胞的黏附和随后形成的假菌丝及产生的胞

外蛋白酶(天门冬氨酸蛋白酶)。可侵犯人体许多部位如皮肤、黏膜、肠道、肺、肾、脑等,严重时可引起全身感染,常见白假丝酵母感染有:①皮肤假丝酵母病,好发于皮肤潮湿、皱褶处、腋窝、腹股沟、乳房下、肛门周围及甲沟和指间;②黏膜假丝酵母病以鹅口疮、口角炎、外阴及阴道炎最多见;③内脏假丝酵母病可由黏膜皮肤等处病菌播散引起,如肺炎、肠胃炎、肾盂肾炎、心内膜炎、脑膜炎、脑炎等,偶尔也可发生败血症。

热带假丝酵母可引起皮肤、黏膜和内脏假丝酵母病。不仅在黏膜细胞上增殖引起感染,而且其产生的毒素可引起变态反应,产生的水解酶类引起组织损伤,重者可导致患者死亡。

白假丝酵母和热带假丝酵母广泛存在于自然界,通常作为正常菌群存在于人体表和与外界相通的腔道中,当机体抵抗力低下或菌群失调时可导致感染。近年来由于抗菌药物、激素和免疫抑制剂在临床上的大量使用,其引起的感染日益增多。

(三)微生物学检验

1.标本采集

采集分泌物、痰、粪、尿、血或脑脊液等标本。

2.直接显微镜检查

取标本直接涂片、革兰氏染色,镜下可见革兰氏染色阳性、着色不均匀的圆形或卵圆形菌体及芽生孢子和假菌丝,这是假丝酵母感染诊断的重要依据。

3.分离培养

将标本接种在沙氏培养基上,29 ℃或 35 ℃培养 1～4 d 后,培养基表面可出现酵母样型菌落。

4.鉴定

假丝酵母的共同特征是芽生孢子和假菌丝,酵母样菌落。鉴定白假丝酵母除必须具备以上特征外还应有体外血清中形成芽管,玉米粉培养基中产生厚膜孢子,在含 TZC 的培养基中生长不使培养基变色。另外,根据假丝酵母对糖类的发酵和同化能力的不同可以进行种间鉴别。

目前,临床用商品化的产色培养基如科码嘉念珠菌显色培养基可快速鉴定白假丝酵母和其他假丝酵母。其原理是假丝酵母可通过其自身特殊的酶和培养基里的底物作用产生明显的菌落颜色,结合菌落的形态,可以互相区别。培养基主要成分为蛋白胨、产色混合物、琼脂和抗生素,产色混合物主要提供酶的分解底物。将假丝酵母接种于显色培养基上,30 ℃培养 48～72 h,根据菌落颜色即可鉴别。

5.血清学鉴定

用特异性抗体血清或单克隆抗体进行玻片凝集试验可以鉴别假丝酵母。

6.核酸检测

通过 PCR 扩增假丝酵母特异性 DNA 片段后以分子探针检测,具有较好的敏感性和特异性。

7.动物试验

将假丝酵母悬液 1 mL 注射于家兔耳静脉或注射 0.2 mL 于小白鼠尾静脉,观察 5～7 d,注意动物是否死亡。剖检时如发现脏器有多种小脓肿,即为白假丝酵母感染,其他假丝酵母对动物无致病性。

在进行白假丝酵母和热带假丝酵母鉴定时,应结合临床情况进行判断,从无菌部位如血液或脑脊液中分离出常提示肯定的感染,但对来自脓痰或尿的标本应谨慎解释结果,单靠一次培养阳性往往不能确定诊断,需重复 3 次以上,以保证检测的准确性。

(四)药物敏感性试验

两性霉素 B、制霉菌素、5-氟胞嘧啶具有较好的抗菌活性,常作为临床治疗的首选药物。益康唑、咪康唑、酮康唑、氟康唑等有耐药菌株出现。

二、隐球菌

隐球菌于 1894 年在法国被发现。隐球菌属有 17 个种和 7 个变种,只有 3 种有致病性,其中新生隐球菌是最主要的致病菌。新生隐球菌广泛分布于自然界,是土壤、牛乳、水果等的腐生菌,也可存在于人体表、口腔和肠道中。在鸽粪中大量存在,通过吸入鸽粪污染的空气而感染,特别是一些免疫低下者易感。

(一)生物学特性

新生隐球菌在组织中呈圆形或卵圆形,直径一般为 $4\sim6\ \mu m$,菌体外有宽厚荚膜,荚膜比菌体大 1~3 倍,折光性强,一般染色法不易着色而难以发现而得名。常用墨汁负染色法,在黑色背景下可镜检到透亮菌体和宽厚荚膜,非致病性隐球菌无荚膜。常见出芽现象,但不生成假菌丝。

新生隐球菌在沙氏培养基上、25 ℃ 及 37 ℃ 均能生长,形成酵母型菌落,初呈白色,1 周后转淡黄或浅褐色、湿润黏稠,状似胶汁。非致病性隐球菌 37 ℃ 不生长。

新生隐球菌分为两个变种,每个变种又分为两个血清型,即:①新生隐球菌新生变种,血清型为 A、D;②新生隐球菌格特变种,血清型为 B、C。此外,我国还发现了新生隐球菌上海变种。临床常见新生隐球菌感染主要是 A 型。

(二)致病物质与所致疾病

新生隐球菌新生变种的自然栖身处主要在干燥陈旧的鸽粪中及鸟粪污染的土壤中,格替变种的自然栖息处为一种桉树。本菌属外源性感染,经呼吸道侵入人体,由肺经血行播散时可侵犯所有脏器组织,主要侵犯肺、脑及脑膜,也可侵犯皮肤、骨和关节。新生隐球菌病好发于细胞免疫功能低下者,如 AIDS、恶性肿瘤、糖尿病、器官移植及大剂量使用糖皮质激素者。因此,临床上隐球菌性脑膜炎常在系统性红斑狼疮、白血病、淋巴瘤等患者中发生。近 20 年来,隐球菌的发病率不断升高。

(三)微生物学检验

1.标本采集

临床常见标本为脑脊液、痰液、骨髓等。

2.直接显微镜检查

用患者脑脊液做墨汁负染色检查,可见透亮菌体,内有一个较大的反光颗粒和数个小的反光颗粒及出芽现象,菌体外有透明的宽厚荚膜。该方法是诊断隐球菌脑膜炎最简便、快速的方法。常规细胞染色可发现隐球菌,PAS 染色后新生隐球菌呈红色。用氢氧化钾涂片可见发芽的菌体,不能看见荚膜,需与淋巴细胞、脓细胞等鉴别。

3.分离培养

将标本接种在沙氏培养基,置 25 ℃ 和 37 ℃ 培养,病原性隐球菌均可生长,而非病原性隐球菌在 37 ℃ 时不生长。培养 2~5 d 形成酵母型菌落。

4.鉴定

新生隐球菌的主要特征是墨汁负染见到宽厚荚膜,37 ℃ 培养生长良好,酵母型菌落,脲酶试验阳性,能同化葡萄糖和麦芽糖但不能发酵,同化肌酐(非致病菌不能)。

5.酚氧化酶试验

酚氧化酶是新生隐球菌区别于其他隐球菌的特有的酶,是含铜的末端氧化酶,能催化单酚羟基化为二酚,进一步将其氧化成醌,而醌在非酶促条件下自氧化生成黑色素。将新生隐球菌接种于L-多巴枸橼酸铁和咖啡酸培养基中,经2～5 d培养,新生隐球菌形成棕黑色菌落。

6.抗原检测

利用单克隆抗体,直接或通过乳胶凝集试验、ELISA等免疫学方法检测新生隐球菌荚膜多糖特异性抗原,已成为临床的常规诊断方法,其中以乳胶凝集试验最为常用。

7.核酸检测

核酸检测为诊断隐球菌病提供了新的有效方法。临床标本可用痰液、支气管吸出物等,核酸检测方法有探针杂交法、PCR扩增法等。

8.动物试验

小鼠对新生隐球菌敏感,注入腹腔、脑或静脉内,小鼠在1～3周间死亡。而其他非致病性隐球菌不致病。

(四)药物敏感性试验

新生隐球菌药物敏感性试验常规药物选用两性霉素B、氟胞嘧啶、制霉菌素、咪康唑、益康唑和酮康唑等。两性霉素B、5-氟胞嘧啶敏感性较高,而对益康唑和酮康唑部分表现为耐药。氟康唑和伊曲康唑等新的高效抗真菌药物也有很好的治疗效果。

三、曲霉

曲霉广泛分布于自然界,如土壤、腐败有机物、粮食和饲料等,有时也存在于正常人体的皮肤和黏膜表面。曲霉种类繁多,达900余种,分为18个群,其中大多数曲霉只发现了无性阶段,它们归属于半知菌亚门、丝孢菌纲、丝孢菌目、丛梗孢科,少数种具有性阶段,归入子囊菌亚门、不整子囊菌纲、散囊菌目、散囊菌科。其中对人致病的曲霉主要有烟曲霉、黄曲霉、黑曲霉、土曲霉和构巢曲霉,临床上以烟曲霉最为常见。

曲霉是发酵工业的重要菌种,应用其糖化作用和分解蛋白质的能力制曲、酿酒、造酱。医药工业利用曲霉生产抗生素、酶制剂及柠檬酸、葡萄糖酸等有机酸等。曲霉也是引起食物、药品霉变的常见污染菌。

(一)生物学特性

曲霉属具有特征性结构。曲霉菌丝为分枝状有隔菌丝,部分营养菌丝可分化出肥厚而膨大的足细胞,并向上生长出直立的分生孢子梗。分生孢子梗大都无横隔,梗的顶端膨大形成顶囊。在顶囊上生出一层或二层小梗(单层小梗又称为瓶梗),双层时下面一层为梗基,每个梗基上再着生两个或几个小梗(瓶梗)。瓶梗成熟后在其顶端形成孢子并逐个外推,最后形成不分枝的分生孢子链。由顶囊、小梗及分生孢子链构成一个头状体的结构,称为分生孢子头。有的种能产生闭囊壳,闭囊壳是曲霉的有性生殖器官,其壁薄,由一层或多层多角形细胞构成,不同种具有不同的颜色和形状。

曲霉在沙氏培养基上发育良好,25 ℃或37 ℃均能生长,48 h后即有大量菌丝和分生孢子头出现。菌落初为白色,不久颜色加深,由于产生分生孢子而形成各种曲霉固有的颜色。颜色特征较稳定,是曲霉分类的主要依据之一。取菌丝乳酸酚棉蓝染色,镜检可观察到分生孢子头、分生孢子梗、顶囊、小梗、分生孢子等。随着曲霉种类不同,其培养特点及镜下形态特征也不一样。

(二)致病物质与所致疾病

曲霉是条件致病菌,在人体免疫功能降低时继发感染引起疾病,如长期使用广谱抗生素、免疫抑制剂、肾上腺皮质激素,放疗、化疗,各种恶性肿瘤、糖尿病、AIDS 等可诱发曲霉病。曲霉可侵犯机体许多部位,尤其是呼吸系统,引起肺曲霉病。曲霉可局限在肺内感染也可播散到其他器官,甚至引起全身眭感染。曲霉还可诱发超敏反应,引起过敏性支气管肺曲霉病。有些曲霉可产生毒素引起食物中毒,有的毒素如黄曲霉毒素、杂色曲霉素有致癌作用,特别是黄曲霉毒素与人类原发性肝癌的发生密切有关。

(三)微生物学检验

1.标本采集

标本主要有痰液、脓液、分泌物、皮屑、耵聍、尿、粪便等。

2.直接显微镜检查

标本用氢氧化钾涂片,镜检可见分枝有隔菌丝,有时可见分生孢子梗、顶囊及小梗。若为有性期感染,可见到闭囊壳。

3.分离培养

标本接种沙氏培养基,25 ℃或 37 ℃培养,观察菌落特征,尤其是颜色的变化。

4.鉴定

曲霉的鉴定主要依据菌落质地、颜色,显微镜检查所见,如:①分生孢子头形状;②分生孢子梗:颜色、表面粗糙或光滑;③顶囊:形态、梗占据顶囊表面积的大小;④小梗:单层还是双层;⑤分生孢子:表面是否光滑及有无纹饰;⑥有无闭囊壳。

5.抗原检测

用竞争性 ELISA 测定患者血清中曲霉抗原,简单快速。

6.抗体检测

常用免疫扩散、对流免疫电泳、ELISA 及间接免疫荧光法等检测患者血清中抗曲霉抗体。菌丝和培养滤液可作抗原。

7.皮肤试验

对过敏性支气管肺炎患者可用曲霉抗原提取液做皮试。

(四)药物敏感性试验

常用治疗药物有制霉菌素、两性霉素 B、伊曲康唑、伏利康唑等。

四、毛霉目真菌

毛霉目真菌广泛分布于土壤、粪和其他腐败有机物上,少数为寄生菌,可引起人和动物感染称毛霉病。毛霉目真菌属于接合菌门、接合菌纲,其中引起毛霉病的共计 7 科、12 属,主要是毛霉科中的根霉属、梨头霉属、毛霉属、根毛霉属等,其中以根霉属最常见。

(一)生物学特性

毛霉目真菌能进行有性繁殖产生接合孢子和无性繁殖产生孢子囊孢子,菌丝较宽,常无分隔。有的菌丝在培养基表面横向生长,称为匍匐菌丝,其产生的假根伸入培养基内。孢子囊梗直接由菌丝长出,顶端形成孢子囊,内生孢子囊孢子。孢子囊内有球形或近球形的囊轴,囊轴基部与孢囊梗相连处成囊托。根霉、梨头霉、毛霉及根毛霉都有各自的特征。

毛霉目真菌在沙氏培养基上生长快,菌落表面棉絮状或羊毛状,初为白色逐渐变为灰色、灰褐色或其他颜色,顶端有黑色小点。取菌丝乳酸酚棉蓝染色,镜检可观察到菌丝、孢囊梗、孢子囊、孢子等,随种类不同有其各自特征(表12-8)。

表 12-8　毛霉目主要真菌特征

毛霉目	培养	镜检	致病性
根霉属	初为白色、逐渐变为烟灰色至黑灰色,棉絮状	无隔菌丝;有匍匐菌丝和假根,假根由匍匐菌丝产生,孢囊梗与假根相对,多为束生、不分枝;孢子囊球形,囊轴近球形,有囊托;孢子囊孢子近球形、卵圆形或不规则形,表面有棱角或线状条纹	常见致病菌有少根根霉(米根霉)、葡枝根霉(黑根霉)、同宗根霉、须状根霉、小孢根霉、寡孢根霉。临床最常见,65%的毛霉病和90%的鼻脑感染病例由此菌引起
根毛霉属	菌落灰色或橄榄色棉絮状	无隔菌丝;有匍匐菌丝和假根,但假根小,分枝少,假根与孢囊梗不对称。孢囊梗自匍匐菌丝或气生菌丝长出,呈总状或假单轴样分枝;孢子囊球形,囊轴多种形态,无囊托;孢子囊孢子球形或不规则	常见致病菌有肿梗根毛霉、微小根毛霉、多变根毛霉原变种、较规则多变根毛霉等
犁头霉属	菌落初为白色、渐变为青褐色或深灰色,羊毛状	无隔菌丝;有假根和匍匐菌丝,孢囊梗从两处假根中间的匍匐菌丝长出,不与假根对应,常2～5成束,呈伞形花状;孢子囊呈梨形,囊轴圆锥形,囊托呈漏斗状;孢子囊孢子卵圆形	常见致病菌有蓝色梨头霉、伞枝梨头霉、透孢犁头霉等
毛霉属	菌落初为白色、转呈灰褐色,棉絮状	无隔菌丝;无匍匐菌丝及假根,包囊梗直接由菌丝体长出,单生或分枝;孢子囊球形,囊轴多种形态,无囊托。孢子囊孢子球形、椭圆形或其他形状	常见致病菌有总状毛霉、鲁氏毛霉、卷曲毛霉、冻土毛霉

(二)致病物质与所致疾病

毛霉目真菌为条件致病菌,正常人体极少感染,但免疫功能低下者易感染。依据临床表现分为以下几种。

1.鼻脑毛霉菌病

由毛霉菌从鼻腔、鼻旁窦沿小血管到达脑部,引成脑膜炎、脑血栓及脑坏死。

2.肺毛霉菌病

原发性为吸入毛霉菌孢子所致,继发性为吸入鼻脑毛霉菌病患者的分泌物所致;主要表现为肺特异性进行性支气管炎和肺炎,亦有肺梗死及血栓形成。

3.消化道毛霉菌病

病变可累及食管、胃、回肠、直肠等,表现为腹痛、腹泻、血便、呕咖啡样血等。

4.皮肤毛霉菌病

因外伤、手术或使用污染的包扎物引起的原发性感染,临床表现为丘疹、斑块、脓疱、溃疡、溃烂、坏死等。由其他部位毛霉菌病播散引起的继发性感染,表现为结节、溃疡、坏死等。临床上常见的是鼻脑毛霉菌病。本菌感染发病急、病情进展快、病死率极高。

(三)微生物学检验

1.标本采集

采集皮屑、脓液、血液、痰、尿、鼻窦抽取物、活体组织等标本。

2.直接显微镜检查

标本用氢氧化钾直接涂片检查,可见粗大无隔菌丝,偶见孢子囊及孢子囊梗。

3.分离培养标

本接种于沙氏培养基上,25%或37℃培养,观察菌落。

4.鉴定

毛霉目真菌鉴定依据:①菌落形态、色泽;②有无假根和匍匐菌丝;③分生孢子梗着生位置及分枝状态;④孢子囊形态;⑤有无囊轴、囊托及其形状;⑥有无接合孢子及其特点。

(四)药物敏感性试验

两性霉素 B 为治疗毛霉病的首选药物。

五、卡氏肺孢菌

由于卡氏肺孢菌具有包囊、滋养体两种形态,且抗原虫药物对卡氏肺孢菌有效,过去一直将其归为原虫,称为卡氏肺孢子虫。但近年来分子生物学研究发现:包囊壁结构与真菌相似;卡氏肺孢菌线粒体的16 S和5 S核糖体 RNA 的核苷酸序列与真菌有更多的同源性;卡氏肺孢菌的二氢叶酸还原酶和胸腺嘧啶合成酶的结构与真菌相似;故将卡氏肺孢菌归属于真菌。但由于抗真菌药物对卡氏肺孢菌治疗无效,故有的学者提出将其归为类真菌。

(一)生物学特性

卡氏肺孢菌生活史有包囊和滋养体两种形态。包囊为感染型,分为成熟包囊和未成熟包囊。成熟包囊的包囊壁较厚,直径为 $6\sim8~\mu m$,呈圆形、椭圆形、瓢形,包囊内含 8 个囊内小体,大小为 $1\sim1.5~\mu m$,呈球形、半月形或阿米巴形,排列呈玫瑰花状或不规则形,单个核。未成熟包囊大多为椭圆形,$3\sim5~\mu m$,囊内核1~8个。滋养体为繁殖型,壁较薄,单个核,形态不规则,直径为 $2\sim5~\mu m$,吉姆萨染色后胞质呈蓝色,核呈紫红色,呈二分裂繁殖。

(二)致病物质与所致疾病

卡氏肺孢菌广泛分布于自然界,主要经空气传播,健康人多为隐性感染,不引起任何症状。本病多见于两种人:一种是婴幼儿、早产儿和营养不良者,另一种是任何年龄的先天性免疫缺陷者或大量应用免疫抑制剂和长期接受放射治疗的患者,尤其是 AIDS 患者。卡氏肺孢菌可以引起卡氏肺孢菌性肺炎(PCP),其典型病变为肺泡间质浆细胞浸润。卡氏肺孢菌病是 AIDS 最常见、最严重的机会感染性疾病,病死率高达 $70\%\sim100\%$。

(三)微生物学检验

1.标本采集

标本主要为痰液、气管抽吸物、肺穿刺及开胸取肺组织等。

2.直接显微镜检查

标本用吉姆萨染色,在显微镜下可见包囊内的 8 个囊内小体,囊内小体的胞质呈浅蓝色,1 个核呈紫红色,可以此作为确诊依据。

3.分离培养

卡氏肺孢菌在人工合成培养基上不能生长,目前均采用动物如大鼠、小鼠等进行培养。待感染小鼠出现消瘦、精神萎靡、反应迟钝、呼吸急促、厌食、体毛蓬松等明显症状后,将小鼠处死解剖,取出肺组织做印片,吉姆萨染色后镜检,可见较多圆形或椭圆形的成熟包囊。

4.鉴定

显微镜检查看到典型包囊,结合临床表现即可做出诊断。但直接镜检标本敏感性较低,因此,镜检阴性可借助其他方法进一步确定。

5.核酸检测

主要有PCR法和探针杂交法。痰、支气管肺泡灌洗液、肺组织、血液标本均可运用PCR法,扩增卡氏肺孢菌线粒体中5 SrDNA和16 SrDNA。应用克隆化的卡氏肺孢菌DNA片段作为诊断性探针,可用于肺的各种标本和外周血标本检测。

目前针对卡氏肺孢菌线粒体中的5 SrDNA和16 SrDNA已扩增成功。

6.抗原检测

用单克隆抗体检测患者血清中卡氏肺孢菌抗原,有较好的敏感性和特异性。

7.抗体检测

用IFA、ELISA、CFT检测人群血清中卡氏肺孢菌抗体,主要用于流行病学调查,临床诊断价值不大。

临床上凡是遇到任何免疫低下或严重营养不良患者伴有不可解释的肺炎时,均应疑及本病。

(四)药物敏感性试验

此菌对多种抗真菌药物均不敏感,治疗常用复方磺胺甲噁唑、氨苯砜、戊胺脒、羟乙基磺酸喷他脒及三甲曲沙等,其中戊胺脒及羟乙基磺酸喷他脒疗效最好。

六、马内菲青霉

马内菲青霉在1956年从越南中华竹鼠的肝脏中首次被发现,1959年正式命名。1973年在美国首次发现临床病例,普遍认为竹鼠是马内菲青霉的天然宿主,通过粪便排出该病原菌而污染环境,引起人的感染。东南亚和我国南部有马内菲青霉病的流行区域。马内菲青霉属于半知菌亚门、丝孢菌纲、丝孢目、丛梗孢科、青霉属,是唯一的温度依赖双相型青霉菌。在自然界中以菌丝形式存在,在组织中则形成圆形或椭圆形细胞。

(一)生物学特性

马内菲青霉是一种双相菌,即在25 ℃时为菌丝相,在37 ℃时为酵母型。在沙氏培养基上25 ℃生长缓慢,3～4 d开始生长。菌落初为灰白色膜状或淡黄色绒毛样,2周后菌落呈棕红色蜡样、有皱褶,并有白色绒毛样菌丝。产生的红色色素将整个培养基染成玫瑰红色。镜检可见分枝、有隔菌丝,典型帚形枝,双轮生,散在,少数为单轮生,有2～7个梗基,其上有2～6个瓶梗,顶端变窄。分生孢子椭圆形或球形,分生孢子链长微弯。如将该培养基置37 ℃,2周左右形成淡褐色膜样、湿润、有脑回样皱褶的酵母样型菌落。镜检可见圆形或椭圆形酵母样孢子及两端钝圆有分隔的腊肠形孢子。

从酵母相变为菌丝相较容易,只需要1～2 d即长出帚状枝。而菌丝相转变为酵母相,要经过一个短棒状或畸形的过渡期,则需要3周以上。因为只有酵母型才有致病性,故不能过早决定是否为单相青霉菌而导致漏诊。

(二)致病物质与所致疾病

马内菲青霉侵入人体后,除引起局灶型感染外,主要引起广泛性、播散性感染。马内菲青霉主要侵犯单核-吞噬细胞系统,即肺、肝、肠淋巴组织、淋巴结、脾、骨髓、肾和扁桃体等,以肺及肝最为严重。临床表现为发热、畏寒、咳嗽、咳痰、消瘦、乏力、肝大、脾大及浅淋巴结肿大、皮疹、坏死性丘疹、皮下结节或全身多发性脓肿等。马内菲青霉菌是条件致病菌,免疫功能低下者易感染。马内菲青霉病患者多继发于恶性肿瘤、系统性红斑狼疮、糖尿病、结核等,尤其是在 AIDS 患者中有增多趋势,被认为是东南亚地区艾滋病患者最常见的机会性感染之一。

(三)微生物学检验

1.标本采集

采集痰、血液、脓液、皮损、腹水、骨髓、溃疡分泌物等标本。

2.直接显微镜检查

皮损刮片、溃疡分泌物等标本涂片,PAS 染色后镜检,可见到球形、近球形、椭圆形、有明显横隔的细胞,常形成桑葚状细胞团位于巨细胞内。有时可见到细胞外粗细均匀、两头钝圆的腊肠状细胞。

3.分离培养

血液、骨髓穿刺液、腹水、脑脊液、支气管肺泡灌洗液等标本增菌后转种于 2 个沙氏培养基,皮损、痰直接接种于 2 个沙氏培养基,分别于 25 ℃和 37 ℃培养,每天观察菌落形态、产色素情况。

4.鉴定

本菌鉴定主要依据:①双相真菌;②直接镜检及病理检查找到典型的腊肠形、分隔的孢子;③菌落特征;④镜下帚状枝结构。

5.动物试验

将菌悬液接种小白鼠腹腔,1 个月左右,小鼠肝、脾、肾、淋巴结发生病变,病变组织细胞内外可找到圆形、腊肠形、分隔的孢子,培养有马内菲青霉生长。

6.抗原检测

用荧光标记特异性抗体,通过 ELISA 定量检测患者尿中马内菲青霉抗原,由于操作简单、快速,常作为该病流行地区的常规诊断方法。

标本直接涂片检查时,注意与荚膜组织胞质菌鉴别,虽然二者都是单细胞,但马内菲青霉孢子从不出芽,常有横膈。

(四)药物敏感性试验

马内菲青霉对伊曲康唑、特比萘芬、两性霉素 B 敏感。

七、荚膜组织胞质菌

荚膜组织胞质菌是 Darling 于 1905 年在巴拿马运河地区患者病灶中首先发现。1934 年培养成功。在流行区,此菌可从土壤中分离出,人和动物都可被感染,传染性极大。全世界有 30 多个国家发现有组织胞质菌病,1955 年我国于广东发现首例患者。

(一)生物学特性

荚膜组织胞质菌为双相型真菌。25 ℃培养,在沙氏培养基上菌落生长较慢,1 周后方开始生长,初为无色、棉花样气生菌丝,后逐渐变成白色或淡灰白色菌落,背面淡棕黄色。在脑心浸液培养基上 7～10 d 长出菌落,呈绒毛状或中央呈粉末状,初为白色,逐渐转成棕色。培养 4 周后镜检,可见细长的分枝有隔菌丝,在菌丝侧壁或分生孢子梗上有大量直径为 2～3 μm 的圆形或梨形、壁光滑的小分生孢子,同时可看到直径为 8～15 μm 的梨形或圆形、厚壁、有棘突、排列如齿轮状的大分生孢子(仅在沙氏培养基上形成),这是本菌特征,有诊断价值。37 ℃恒温培养,在脑心浸液琼脂培养基上菌落生长慢,3 周后方开始生长为表面光滑、湿润、暗白色酵母样菌落。镜下可见卵圆形、芽生或无芽生孢子。在沙氏培养基上菌落生长不良,甚至不生长。尿素酶试验阳性。

(二)致病物质与所致疾病

荚膜组织胞质菌常经呼吸道传染,侵犯肺部引起急性肺损害,严重者可经血行播散而侵犯全身各脏器,主要累及单核-吞噬细胞系统,如骨髓、肝、脾等,也可出现其他临床症状及表现形式。荚膜组织胞质菌引起的组织胞质菌病主要有三种临床表现。①原发急性型:感染者可无临床症状,仅皮肤试验阳性,在一些流行区域(如北美洲)主要引起肺钙化;②慢性空洞型:虽引起较大的肺损害,但患者症状轻微或无临床症状,临床上常被误诊为肺结核;③严重播散型:全身任何器官均可受到损伤,尤其是单核-吞噬细胞系统,极少数患者可进展到此型。

(三)微生物学检验

1.标本采集

血液、骨髓、痰、胃液、皮肤及黏膜损害渗出物、脓液、淋巴结穿刺液、活组织及尸体解剖标本等。

2.直接显微镜检查

标本涂片后 PAS 染色镜检,如有感染可见到卵圆形、芽生、有荚膜的孢子,一端较尖,一端较圆,芽颈较细,位于大单核细胞或多核白细胞内。有时在细胞外,孢子较大,较多且聚集成群,甚至可见较短的菌丝。

3.分离培养

将标本接种于沙氏培养基和脑心浸液琼脂培养基各 2 份,分别置于 25 ℃和 37 ℃培养,观察丝状菌落和酵母样菌落,直到第 4 周。

4.鉴定

荚膜组织胞质菌的主要特征有组织内为酵母相呈细胞内感染,双相型真菌的霉菌相与酵母相的转化,沙氏培养基上特征性的齿轮状大分生孢子。必要时,可通过脲酶试验阳性和明胶液化试验阴性进一步确诊。

5.动物试验

接种于小白鼠腹腔,2 周后死亡。取病变组织 PAS 染色后检查,可见大单核细胞内 PAS 阳性的卵圆形、有荚膜的孢子。

6.抗原检测

用荧光抗体染色直接检测荚膜组织胞质菌多糖抗原,因敏感、特异性且快速,而被临床实验室普遍采用。最适于诊断播散型感染,约 50% 播散型患者的血和 90% 的尿中可检测到荚膜组织胞质菌抗原。

7.血清学诊断

用补体结合试验、免疫扩散试验、乳胶凝集试验、固相放射免疫分析等检测血清中抗荚膜组织胞质菌抗体,其中固相放射免疫分析敏感性最高,用于诊断轻度感染。补体结合试验阳性效价比其他一些试验出现稍晚,一般要在感染 6 周之后,但特异性和敏感性较好,发病 23 周时血标本检测阳性率可达 90% 以上,且有判断预后的价值。由于假阳性和假阴性的存在,在临床上动态观察抗体效价有 4 倍增高,可有助于确诊。

8.皮肤试验

用组织胞质菌素做皮肤试验判断是否感染,通常感染后 2~3 周皮肤试验阳性,但此方法仅适于非流行区,尤适合儿童,不能用于流行区域内人群感染的诊断。

(四)药物敏感性试验

急性原发性组织胞质菌病几乎都是自限性的,一般不需进行抗真菌治疗。慢性空洞型组织胞质菌病治疗是针对提高呼吸功能而进行的,只有严重播散型组织胞质菌病常很快发展成为致命性感染,病死率＞90％,特别是艾滋病患者。两性霉素 B 或伊曲康唑对本病有效。

（夏　雪）

第十七节　支原体检验

支原体是一群没有细胞壁、介于细菌与病毒之间、能在人工培养基中生长繁殖的最小的原核细胞型微生物,形态上呈高度多形性,最小个体直径为 200 μm 左右,可通过滤菌器。支原体最早从牛胸膜炎病灶的胸腔积液滤液中分出,当时称为胸膜肺炎微生物,以后从人体、家畜和禽类标本中先后发现此类微生物。由于它们能形成有分支的长丝,1967 年正式命名为支原体。支原体可引起人类非典型肺炎、非淋菌性尿道炎等。

支原体迄今已分离到 150 余种,因其缺乏细胞壁,归属于柔膜体纲的支原体目。下分三个科:支原体科,生长时需从外界环境摄取胆固醇;无胆甾原体科,生长时不需外源性胆固醇;螺旋原体科,虽生长需要胆固醇,其特点是生长到一定阶段呈螺旋形。支原体科中又分支原体和脲原体二个属。支原体在自然界中分布十分广泛,多为腐生不致病,少数可引起人或动物的感染,主要存在于人体和动物的腔道黏膜上。寄居人体的支原体有 16 种,对人致病的主要是肺炎支原体、人型支原体、生殖器支原体、穿透支原体和解脲脲原体。支原体还经常污染细胞培养,给实验室病毒分离、单克隆抗体制备等工作带来一定困难。支原体可依据其对葡萄糖、精氨酸和尿素等三种物质的利用情况不同进行初步分类(表 12-9)。

表 12-9　人类主要支原体生物学性状

支原体	分解葡萄糖	水解		吸附血细胞	致病性
		精氨酸	尿素		
肺炎支原体	+	−	−	+	肺炎支气管炎
解脲脲原体	−	−	+	+	泌尿生殖道感染
人型支原体	−	+	−	−	泌尿生殖道感染
生殖道支原体	+	−	−	−	泌尿生殖道感染
穿透支原体	+	+	−	+	多见于艾滋病

一、肺炎支原体

肺炎支原体(Mycoplasma pneumoniae,MP)是引起人类呼吸道感染的病原体之一。本病占非细菌性肺炎的 1/3 以上，常于秋季发病。患者中儿童和青年人居多，婴儿有间质性肺炎时应考虑支原体肺炎的可能性。

(一)生物学特性

肺炎支原体无细胞壁，仅有细胞膜，呈高度多形性，常见形态为球形、杆形及长丝形，有时可见分枝与星状体。革兰氏染色阴性，但不易着色，常用吉姆萨染色，呈淡紫色。电镜下可见支原体的细胞膜有三层：内外层为蛋白质和多糖的复合物，中层为脂质。脂质中胆固醇占 36%，对保持膜的完整性具有一定作用，一端有一种特殊的末端结构，能使支原体黏附于呼吸道黏膜上皮细胞表面，与致病性有关。所有肺炎支原体株共同具有 P_1 蛋白和菌体蛋白，是肺炎支原体的主要特异性免疫原，是目前血清学诊断推选的主要抗原。

大多数肺炎支原体兼性厌氧，有些菌株在初分离时加入 5% CO_2 生长更好，对低渗透压敏感，营养要求高于一般细菌，需加入 20% 马血清或小牛血清，多数支原体还需添加新鲜酵母浸液、组织液等。支原体繁殖较慢，在固体培养基上 35 ℃ 培养 2～3 d，菌落中央的核心部分较厚、向下长入培养基，周边由透明颗粒组成的薄薄的一层贴在琼脂表面，呈油煎蛋菌落。

肺炎支原体的抗原性主要来自细胞膜，胞膜外层蛋白质是支原体的主要型特异性抗原，其抗原性常用生长抑制试验(growth inhibition test，GIT)与代谢抑制试验(metabolism inhibition test，MIT)鉴定。GIT 是将吸有型特异性抗血清的滤纸片置于接种有支原体的固体培养基上，经孵育出现同型血清抑制该型支原体生长现象。MIT 是将支原体接种在含有抗血清的葡萄糖(酚红)培养基中，若抗体与支原体型相对应，则抑制该支原体分解葡萄糖，酚红不变色。此两种方法可将支原体分成若干血清型。

因支原体无细胞壁，对青霉素、头孢菌素等作用于细胞壁的抗生素不敏感，对脂溶剂、去垢剂和石炭酸、甲醛等常用消毒剂敏感。4 ℃ 放置不超过 3 d，56 ℃ 很快灭活。对热、干燥非常敏感，冻干能长期保存。

(二)致病物质与所致疾病

肺炎支原体是支原体肺炎的病原体，主要侵犯呼吸系统。肺炎支原体黏附于黏膜上皮细胞的受体上，吸取宿主细胞的养料生长繁殖，同时释放有毒代谢产物如过氧化氢、核酸酶等使细胞受损。主要通过呼吸道传播，青少年易感，冬秋季较多见，引起间质性肺炎和急性支气管炎，占肺炎发病率的 15%～20%，病理变化以间质性肺炎为主。

(三)微生物检验

1.标本采集

可取患者痰、咽拭子、鼻咽洗液、支气管分泌物等。因肺炎支原体有黏附细胞的作用，以拭子标本为好。支原体对热和干燥敏感，取材后应立即接种或置转运培养基中(蔗糖磷酸盐缓冲液)，4 ℃ 能保存72 h，−70 ℃ 或液氮能长期保存。

2.直接显微镜检查

革兰氏染色不易着色，电子显微镜观察无细胞壁，易与细菌鉴别。

3.分离培养

常用的培养基是以牛心消化液为基础，另加 20% 小牛血清及新鲜酵母浸液制成的液体或固体培养基。在含 5% CO_2 气体环境下培养，初分离时，一般 10 d 左右长出菌落，呈致密圆形，常不出现油煎蛋状，需经数次传代后，菌落开始典型。肺炎支原体的分离阳性率不高，对临床快速诊断意义不大，但对流行病学调查有重要意义。

4.鉴定

主要靠形态染色、菌落特征、生化反应及特异性生长试验等。支原体在固体培养基生长有陷入培养基生长的趋势,经 7～10 d 培养可形成细小的菌落,观察时最好用低倍显微镜或倒置显微镜。支原体的菌落多为中心致密凸起,四周浅薄,呈典型的油煎蛋菌落。用 Diene 染色,支原体菌落中心为翠蓝色,边缘浅蓝色,且不易褪色,其他细菌菌落不着色。肺炎支原体分解葡萄糖,不分解精氨酸,在含葡萄糖的液体培养基上生长产酸,使酚红指示剂变黄,尿素试验阴性。

支原体与细菌 L 形的区别:细菌 L 形也有多形性,也对低渗敏感,也可形成油煎蛋菌落,易与本菌混淆,但细菌 L 形在无抗生素等诱导因素作用下,可返祖为原菌,染色后易褪色,以此可鉴别(表 12-10)。

表 12-10　支原体和细菌 L 形的区别

性状	支原体	细菌 L 形
形状	多形性	多形性
大小	$0.2～0.3\ \mu m$	$0.6～1.0\ \mu m$
细胞壁	无	无
细胞膜	含胆固醇	不含胆固醇
菌落	油煎蛋状	油煎蛋状
通过滤器	能	能
遗传性	与细胞无关	与原细菌相同
回复成细菌	不能	能
对青霉素	不敏感	不敏感
致病性	支原体肺炎	慢性感染

5.免疫学检测

肺炎支原体的非特异血清学方法有肺炎支原体冷凝集试验与 MG 链球菌凝集试验,对支原体肺炎能起辅助诊断的作用。冷凝集试验是检测患者血清中冷凝集素的一种非特异性试验,其方法是将患者的稀释血清与 O 型 Rh 阴性红细胞在 4 ℃下做凝集试验。约 50% 肺炎支原体感染者为阳性(效价≥1∶64),效价越高或双份血清呈 4 倍以上升高,肺炎支原体近期感染的可能性越大。MG 链球菌凝集试验是一种非特异性凝集试验。肺炎支原体感染后,约 1/3 的患者血清中可出现能凝集甲型链球菌 MG 株的抗体,效价≥1∶20,而病毒性肺炎患者常无此抗体出现,故本试验有助于两者的鉴别。

有研究报道,肺炎支原体膜蛋白单克隆抗体和反向间接血凝法直接检测分泌物和体液中支原体抗原具有很高的特异度和灵敏度。人体感染肺炎支原体后,能产生特异性 IgM 和 IgG 类抗体。IgM 类抗体出现早,一般在感染后 1 周出现,3～4 周达高峰,以后逐渐降低。由于肺炎支原体感染的潜伏期为 2～3 周,当患者出现症状而就诊时,IgM 抗体已达到相当高的水平,因此,IgM 抗体阳性可作为急性期感染的诊断指标。若 IgM 抗体阴性,则不能否定肺炎支原体感染,需检测 IgG 抗体。IgG 较 IgM 出现晚,需动态观察,如显著升高提示近期感染,显著降低说明处于感染后期。

二、解脲脲原体

解脲脲原体(Ureaplasma urealyticum,Uu)也称溶脲脲原体,是 1954 年 Shepard 首先从非

淋球菌尿道炎（NGU）患者的尿道分泌物中获得，因其菌落细小，故曾称为 T 支原体。按其分解尿素的特性命名为解脲脲原体。解脲脲原体是人类泌尿生殖道最常见的寄生菌之一，它与人类的多种疾病有关。

（一）生物学特性

解脲脲原体呈高度多形性，常见形态为球形、杆形及长丝形。革兰氏染色阴性但不易着色，吉姆萨染色呈紫蓝色。无细胞壁，细胞膜由三层薄膜构成，内、外两层由蛋白质组成，中层为类脂质。

体外培养营养要求很高，需要供给胆固醇和酵母，常用的基础培养基为牛心消化液，在液体选择培养基中 35 ℃培养 18～24 h，因分解尿素使培养基变成红色；在固体培养基上 35 ℃培养 2～3 d，形成细小（仅为 10～40 μm）、周边较窄的油煎蛋样菌落（需用低倍显微镜观察）。

解脲脲原体除脂多糖抗原和蛋白质抗原外，还有脲酶抗原，后者是解脲脲原体种特异抗原，可与其他支原体区别。解脲脲原体有 16 个血清型，其中以第 4 型引起疾病的频率最高。

解脲脲原体与其他支原体一样，无细胞壁，对渗透作用特别敏感，易被脂溶剂、清洁剂、乙醇、特异抗体和补体溶解。对热抵抗力差，对青霉素等作用于细胞壁的抗生素不敏感，常用于治疗并能获效的主要是大环内脂类、四环素内、林可霉素类及喹诺酮类等抗生素。

（二）致病物质与所致疾病

解脲脲原体主要引起人体泌尿生殖系统的感染，主要传播途径为性接触传播和母婴传播，多见于年轻性旺盛时期，尤多见于不洁性交后，与女性生殖健康关系最为密切。其致病机制可能与其侵袭性酶和毒性产物有关，解脲脲原体吸附宿主细胞后，可产生磷脂酶分解细胞膜中的磷脂，影响宿主细胞生物合成。尿素酶分解尿素产生氨，对细胞有毒性作用。产生 IgA 蛋白酶，可降解 IgA 形成 Fab 和 Fc，破坏泌尿生殖道黏膜表面 IgA 的局部抗感染作用，有利于解脲脲原体黏附于泌尿生殖道黏膜的表面而致病。解脲脲原体所引起的疾病最常见的是非淋菌性尿道炎，并被认为是非淋球菌性尿道炎中仅次于衣原体（占 50%）的重要病原体。另外，解脲脲原体还可致子宫内膜炎、绒毛膜羊膜炎、自然流产、围生期疾病及死亡，也可引起肾盂肾炎、阴道炎和盆腔炎。

（三）微生物检验

1.标本采集

用无菌棉拭子或无菌试管取非淋球菌性尿道炎患者的尿道分泌物，慢性前列腺炎患者经按摩后的前列腺液，原因不明不育症患者的精液，阴道炎与宫颈炎患者的炎性分泌物。

2.分离培养

应用选择鉴别培养基对解脲脲原体进行培养鉴定。将标本接种于含营养、尿素、精氨酸和酚红指示剂的培养基中（pH 6.3），标本如有解脲脲原体存在，35 ℃培养 24～48 h，由于解脲脲原体生长，分解尿素产氨使培养基 pH 上升至 7.6～8.6，液体培养基颜色由橙黄色转变成红色可判定有解脲脲原体生长。解脲脲原体在液体中不出现菌膜，浑浊及沉淀生长现象，如培养基出现浑浊，表明有杂菌污染，不能报告解脲脲原体阳性羊水和血液等。

3.鉴定

解脲脲原体不分解葡萄糖和精氨酸，但可利用尿素，放出氨气，能吸附豚鼠及绵羊红细胞，四氮唑还原试验阴性。

4.血清学诊断

ELISA 不仅可以测定血清型别，还可测出 Ig 的类型（IgM、IgG），较敏感，特异性强，有早期诊断意义。

5.核酸检测

核酸检测可以部分脲酶基因的核苷酸序列为模板,合成相应的引物经体外扩增后,解脲脲原体 16 个血清型均见 460 bp 的 DNA 片段。通过对 PCR 产物的核酸杂交和序列分析,可将各种支原体鉴别分类。该法敏感率性高,但假阳性较高,故不适用于临床。

(四)药物敏感试验

配合使用鉴定、计数和药敏试验板,可同时对解脲脲原体进行鉴定、计数和多种抗生素的药敏测定。使用支原体分离培养药敏试剂盒进行支原体的分离培养及药物敏感试验时,可根据试剂盒使用说明书报告结果,但检测结果很大程度上依赖于标本的采集,所以一次阴性结果并不能确定没有感染;阳性结果指示泌尿生殖道支原体的存在,但并不能作为充分的临床诊断依据,临床的诊断需与临床症状相结合。

近年来,支原体对抗生素的耐药性问题已引起多方注意。滥用抗生素可能是导致支原体耐药的重要因素,体外药敏试验有助于指导临床合理用药,减少或防止耐药株的出现。

（薛彩霞）

第十八节　衣原体检验

衣原体是一类能通过滤菌器、严格细胞内寄生、有独特生活周期的原核细胞型生物。衣原体属是衣原体科唯一的一个属,包括沙眼衣原体、鹦鹉热衣原体、肺炎衣原体和猫心衣原体 4 个种。

一、生物学特性

衣原体具有以下共同特性:①有 DNA 和 RNA 两种类型核酸;②具有 LPS 和蛋白质所组成的细胞壁;③通过独特的生活周期,二分裂方式繁殖(类似细菌);④有核糖体;⑤有较为简单的酶系统,能进行一定的代谢活动;⑥对许多广谱抗生素敏感。

衣原体在宿主细胞内生长繁殖,有独特的生活周期,以两种发育类型存在:① 原体(elementary body,EB)是衣原体胞外存在形式,圆形(直径为 $0.25 \sim 0.35\ \mu m$),中央有一致密的拟核,有较致密而坚韧的细胞壁,是发育成熟的衣原体,Giemsa 染色呈紫色,具有高度的感染性;②网状体或称始体(initial body,IB),圆形(直径为 $0.5 \sim 1.0\ \mu m$)或不规则形,中央成纤细的网状结构,无致密拟核,Giemsa 染色呈蓝色。始体为宿主细胞内的繁殖体,代谢活泼,不能在胞外存活,无感染性。

原体与易感宿主细胞表面的特异受体吸附后,通过吞噬作用进入细胞内,形成吞噬小泡,阻止吞噬溶酶体融合。原体在泡内细胞壁变软,增大形成网状体,RNA 增多。大约 8 h 后,始体二分裂增殖,在细胞膜包裹的空泡内聚集、扩增,即称为包涵体。于感染 18～24 h 后,网状体浓缩形成具有坚韧细胞壁的原体,最后细胞破裂释放原体,再感染其他细胞,开始新的发育周期。每个发育周期需 48～72 h。

二、致病物质与所致疾病

沙眼衣原体分为沙眼、性病淋巴肉芽肿和鼠型三种生物变种。前两种生物变种自然宿主都是人,分别感染眼、生殖道、呼吸道及淋巴结,鼠型在鼠间传播。沙眼生物变种又可分为 12 个血清型(A~K),性病淋巴肉芽肿生物变种可分为 3 个血清型(L1~L3)。沙眼衣原体引起的生殖道感染是最常见的性传播疾病之一。在女性经常引起严重的并发症,包括宫颈炎、尿道炎、子宫内膜炎、盆腔炎、异位妊娠和不孕症。在生产过程中由母亲垂直传播给新生儿可引起眼结膜炎和新生儿肺炎;男性可引起尿道炎和附睾炎。至少 40% 的非淋菌性尿道炎是由于衣原体的感染引起。在发展中国家,沙眼衣原体引起的眼结膜炎是主要致盲的原因。

鹦鹉热衣原体主要使动物感染,一般存在于动物肠道,由粪便排出污染环境,人偶尔接触被感染的动物而引起呼吸道疾病。

肺炎衣原体寄生于人类,主要引起青少年急性呼吸道感染,可引起肺炎、支气管炎咽炎和鼻窦炎等,起病缓慢,临床表现为咽痛、声音嘶哑等症状,肺炎衣原体慢性感染与急性心肌梗死和慢性冠心病的关系越来越引起人们的注意。

三、微生物学检验

(一)标本采集

沙眼和包涵体结膜炎患者,用拭子在结膜上穹隆或下穹隆用力涂擦,或取眼结膜刮片;沙眼衣原体尿道炎采样因其仅感染柱状及鳞-柱状上皮细胞,可取女性宫颈拭子,男性尿道拭子及男性尿液;性病淋巴肉芽肿患者采淋巴结脓汁,用肉汤或组织培养营养液适当稀释,以供分离。

(二)直接显微镜检查

由于衣原体在宿主细胞内出现包涵体,用光学显微镜观察有一定预诊意义,特别是在眼结膜、尿道及子宫颈上皮细胞内发现典型包涵体更有参考意义。但包涵体的检出对急性、严重的新生儿包涵体性结膜炎的诊断价值大,而对成人眼结膜和生殖道感染的诊断意义次之。

1.Giemsa 染色

标本涂片干燥后,经 Giemsa 染色镜检,原体染成紫红色,始体呈蓝色。此法简单易行,但敏感性较低。

2.免疫荧光检查

用直接法荧光抗体(DFA)染色检测上皮细胞内的典型衣原体抗原。

(三)分离培养与鉴定

1.细胞培养

分离衣原体的细胞有 HeLa-229 或 McCoy 细胞等,在装有盖玻片的小培养瓶中加入 HeLa-229或McCoy,加入 Eagle 氏液或199营养液、10%灭活小牛血清等,培养 24 h 使细胞长成单层。然后接种标本,经 37 ℃培养 72 h 后,取出盖玻片经吉姆萨染色或荧光染色,如标本中有沙眼衣原体染色后可见蓝色、深蓝色或暗紫色的包涵体。

2.鸡胚培养

所选鸡胚必须来自饲料中不加抗生素的养鸡场,而且种鸡应无衣原体的感染。培养后如卵黄囊膜涂片发现衣原体、连续传代鸡胚死亡,并经血清学鉴定为阳性者,即为阳性分离结果。

（四）其他检测方法

1.金标快速检测法

在检测卡的硝酸纤维膜的检测线上固定有抗衣原体属特异性抗原 LPS 的单克隆抗体,对照线上固定有抗鼠 IgG 的抗体,处理后的样品首先与结合了抗衣原体单克隆抗体的胶体金颗粒混合,并靠毛细管作用向检测线移动。如果样品中含有衣原体则可形成双抗体夹心免疫复合物,并聚集在检测区形成一条红线。无此红线则表示样品中无衣原体存在,无论样品中有无衣原体存在,对照区总应该出现一条红线,表示检测系统工作正常。对女性子宫颈棉拭、男性尿道棉拭或尿液标本,采用此法可直接定性地检测衣原体抗原,用于诊断衣原体感染。

2.核酸检测

（1）PCR:检查尿道和宫颈拭子、初段晨尿等标本中特异性 DNA 片段。此法敏感性较高,临床慎用。

（2）核酸杂交:用 ^{125} I 标记的沙眼衣原体 rDNA 探针检测宫颈标本的衣原体,该法检测只需 1 h,且无放射危害,其敏感性和特异性与细胞培养相比分别为 82.8% 和 99.4%。

四、药物敏感性试验

可采用四环素类药物(常用的有四环素、多西环素、米诺环素)、大环内酯类药物(常用的有红霉素、琥乙红霉素、罗红霉素、阿奇霉素)和喹诺酮类药物(常用的有氧氟沙星、左氧氟沙星)及大观霉素、克林霉素、克拉霉素等治疗衣原体感染,疗程为 1～2 周。

（薛彩霞）

第十九节 立克次体检验

以 16S RNA 基因序列为依据,对引起人类疾病的立克次体进行新的分类,可分为 5 个属,分别为立克次体属、柯克斯体属、东方体属、埃立克体属和巴尔通体属。立克次体属又分为 2 个生物群,即斑疹伤寒群和斑点热群,斑疹伤寒群又含普氏立克次体和莫氏立克次体。

一、生物学特性

立克次体的共同特点是:①大小介于细菌与病毒之间,光镜下呈多形性,主要为微小的杆状或球杆状,革兰氏阴性;②除少数外,全是专性活细胞内寄生;③菌体内同时含有 DNA 和 RNA 两类核酸物质;④以二分裂方式进行繁殖。

立克次体在电子显微镜下可见细胞壁和细胞膜。细胞壁结构包含双层磷脂组成的外膜、肽聚糖及由蛋白质、脂类和多糖组成的其他层次,不含磷壁酸,与革兰氏阴性菌的细胞壁相似;胞质内有核糖体和核质,无核膜与核仁。常用的染色方法有 Giemsa、Macchiavello 和 Gimenez 染色。

除罗沙利马体可在没有活细胞的人工培养基上生长繁殖外,立克次体必须寄生在或细胞体内,不能在无细胞的培养基上生长,因为酶系不完善,不能独立地进行新陈代谢,必须借助宿主细胞的中间代谢物质转成其本身所需要的物质和能量。常用的培养方法有动物接种、鸡胚卵囊内接种及组织细胞培养等。细胞培养通常需要 3～4 d,一般对细胞的选择并不严格,可以在鸡胚、哺乳动物和节肢动物等多种类型的细胞中生长。

在立克次体的细胞壁上有群和特异性抗原（脂多糖蛋白的复合物），用凝集反应和补体结合反应可以测定。某些立克次体还具有耐热耐碱的多糖类抗原（又称 X 抗原），与部分变形杆菌菌株有共同抗原，可发生交叉反应，因此可利用这些变形杆菌代替有关立克次体做凝集反应，以检查人或动物血清中的相应抗体，这种交叉凝集反应称为外-斐反应。

二、致病物质与所致疾病

立克次体大多是人畜共患病原体，引起人类发热和出疹性疾病。大多以节肢动物为传播媒介或储存宿主。

（一）斑疹伤寒

立克次体普氏立克次体是流行性斑疹伤寒的病原体，它常以人虱为媒介在人群中进行传播，往往引起大流行。它能使患者发生立克次体血症，引起高热、剧烈头痛和全身斑丘疹，故所致疾病称斑疹伤寒。人感染普氏立克次体后，经 2 周左右的潜伏期，骤然发病，主要症状为高热、头痛、皮疹，有的伴有神经系统、心血管系统等症状和其他实质器官的损害。莫氏立克次体以蚤为媒介，引发地方性的鼠型斑疹伤寒。

（二）伯氏柯克斯体

引发 Q 热。传染源为受染的牛、羊等家畜，传播媒介是蜱。受染动物的排泄物污染环境后，人类通过直接接触、消化道或呼吸道途径感染。Q 热除斑疹伤寒的临床表现外，肝炎及肺炎是其临床特征。

（三）恙虫病立克次体

恙虫热立克次体属于东方体属，是恙虫病的病原体，在恙螨和许多动物中广泛存在，具有典型的自然疫源性。人、家畜和兔、猴等野生动物被含恙虫热立克次体的恙螨叮咬后感染。恙虫热立克次体侵入人体后，随着血流播散，在血管内皮细胞即单核吞噬细胞系统中繁殖，经 10～14 d 潜伏期，突发高热、淋巴结肿大和皮疹，尚有神经系统的中毒症状（如头痛、头晕、抽搐、昏迷等）、循环系统中毒症状（心肌炎、血压下降等）和其他器官（肝、肺、脾）损害的症状。

三、微生物学检验

（一）标本采集

1.患者血液标本

立克次体病的发热期均有立克次体血症存在，因此血液为最常用的分离标本。在发病初期或急性期较易检出立克次体。因此，患者于病程第一周内，尽量争取在使用抗生素前采血，立即在患者床侧接种动物或培养基。倘在发病 1 周后采血，最好使血液凝固，留血清供血清学诊断，再将血块制成 20％～50％悬液接种，以避免血清中可能存在的抗体或抗生素。作血清学诊断时，则需在病程早期及恢复期分别采集血液标本，作双份血清试验。

2.活检或尸检材料

肺、肝、脾、淋巴结、心瓣膜赘生物等标本，除制作印片供直接检查及一部分固定做病理检验外，分别研磨加稀释液制成 10％～20％悬液，低速离心后取上清接种。若考虑标本可能有细菌污染，可加青霉素500～1 000 U/mL，室温作用半小时。

(二)直接检查

1.免疫学直接检测

皮肤活检标本的冷冻切片或甲醛固定、石蜡包埋、切片,使用荧光标记的抗立克次体单克隆或多克隆抗体,DFA法染色切片。

2.PCR

编码17 000脂蛋白基因是所有致病性立克次体种的共同靶基因,其扩增的DNA片段长度为231 bp。此外,枸橼酸合成酶、16 S rRNA或OmpA基因也是常用的靶基因。

(三)分离培养

立克次体的分离培养需要在BSL 3级实验室进行。仅极少数特殊实验室能够进行立克次体培养分离。传统的接种豚鼠、小鼠和鸡胚卵黄囊等方法已被细胞培养取代。细胞系包括Vero、L929和MRC-5等。方法为离心培养法。肝素抗凝血浆标本立克次体培养的阳性率最高。

(四)鉴定

使用抗立克次体群、种特异性单克隆抗体,IFA荧光染色法鉴定,具有较高的特异性。

(五)血清学诊断

大多数临床实验室依靠血清学进行立克次体感染的诊断。IFA为血清学金标准,其他血清学方法有胶乳凝集法、EIA、免疫印迹法。变形杆菌菌株(OX$_2$、OX$_{19}$、OX$_k$)抗原与立克次体存在交叉抗原,将其用于检测立克次体抗体的血清凝集试验,称为外-斐反应。外-斐反应是立克次体感染诊断使用最广泛的血清学试验,但其敏感性和特异性均较差。因此,如有条件,应当使用更为准确和敏感的IFA方法。

四、药物敏感性试验

氯霉素、四环素、多西环素(强力霉素)等对各种立克次体病均有相当疗效。由于这些抗生素仅能抑制立克次体的繁殖,而不能将其全部杀灭,因而某些立克次体病用药后的复发可见增多,但不同株间可有明显差别。

(薛彩霞)

第十三章

肿瘤标志物检验

第一节　酶类肿瘤标志物检验

一、碱性磷酸酶

(一)生理与生物化学

碱性磷酸酶(alkaline phosphatase,ALP)是一组底物特异性低,在碱性环境中水解磷酸单酯化合物的酶,不同组织来源的酶分子量不同。血清中 ALP 主要来自肝脏、骨骼、小肠、胎盘、肾脏,以前两者来源占主要成分。$40\%\sim75\%$ ALP 由成骨细胞所制造,约 10% 在肝内合成,经胆道排入小肠。ALP 同工酶由4种基因编码。3 种基因调控组织特异性同工酶,即肠 ALP、生殖细胞 ALP 和胎盘 ALP 的合成,第 4 种基因编码组织非特异性同工酶。组织非特异同工酶在肝脏、骨和肾脏中含量丰富。

肝胆疾病时由于 mRNA 的翻译增加从而使 ALP 的合成增加。增加的 ALP 结合在细胞膜上。磷脂酶 D 可使 ALP 从细胞膜上分离,从而使血浆中肝 ALP 水平升高。胆汁淤积时,由于胆汁中不含有磷脂酶 D,不能将胆管中膜结合的 ALP 分离。

小肠 ALP 是一种唾液糖蛋白。小肠来源的大量肠 ALP 通过胸导管进入血循环中并被迅速清除,在血浆中仅能检测到一小部分肠 ALP。在肝实质功能下降的疾病中,如肝硬化伴门静脉高压,肠 ALP 明显增高。

成骨细胞活性增加可引起骨 ALP 升高。使成骨细胞释放 ALP 的机制与肝细胞释放 ALP 相似。破骨细胞吸收骨质,而成骨细胞发挥成骨作用,在成骨细胞/破骨细胞比率未减小的疾病中才会出现骨 ALP 水平升高。因此 ALP 升高常见于伴有成骨转移瘤的恶性疾病中,如前列腺癌。而在伴有溶骨作用转移瘤的疾病中,ALP 水平依赖于代偿性成骨作用的活性程度。在骨质疏松等疾病中,骨 ALP 水平下降,这是由于成骨细胞/破骨细胞比率减小,引起骨重吸收增加,骨形成下降或两者均下降所致。

(二)标本采集

(1)标本采用血清或肝素化血浆;枸橼酸盐、EDTA 和草酸盐可与 Mg^{2+} 作用,引起 ALP 活性下降。

（2）患者宜空腹 12 h 后采血，溶血和脂血症会造成假性 ALP 活性下降。

（3）ALP 在 20 ℃放置 3 d 后活性下降 3％，4 ℃～8 ℃可保存 1 周其活性不下降。

（4）某些药物可使总 ALP 活性升高或下降。

（三）参考区间

1.比色法

成人：3～13 金氏单位，儿童：5～28 金氏单位。

2.速率法

成人：37～145 U/L，儿童＜350 U/L。不同的测定方法其对应的参考范围均不相同。实验室应根据所使用的方法和实验室条件，建立自己的参考范围。

（四）临床意义

碱性磷酸酶常用于骨骼和肝胆系统疾病的诊断。当骨骼系统疾病时，特别有新骨生成时，血清 ALP 活性升高。肝脏疾病或因胆道排出障碍时，血清 ALP 明显升高。

发生肿瘤时因癌细胞浸润使组织反应性释放 ALP 入血增加。产生碱性磷酸酶的肿瘤分为两类：一是导致同工酶升高的肿瘤，通常是由涉及的组织产生（正位表达）；二是导致一种或更多同工酶产生的肿瘤，通常不是由涉及的组织产生（异位表达）。

（1）胎盘 ALP 和生殖细胞 ALP：约 50％的卵巢癌和 60％的睾丸癌患者中存在这些同工酶。

（2）Kasahara 同工酶：这是一种复合性 ALP，从生化角度来看，它是胎盘 ALP 和肠 ALP 形成的一种异二聚体，见于肝细胞癌和肾细胞癌。

（3）骨 ALP：骨 ALP 随年龄增长而增高，与性别无关。绝经前妇女的骨 ALP 活性与同龄男性相比无统计学意义的差别。绝经后骨 ALP 水平明显增高。肿瘤骨转移，主要见于前列腺癌的成骨性转移和乳腺癌的溶骨性转移，可引起骨 ALP 升高。在前列腺癌骨转移时，骨 ALP 的升高大大超过具有同等骨转移程度的乳腺癌。

二、乳酸脱氢酶

（一）生理与生物化学

乳酸脱氢酶（lactate dehydrogenase，LD 或 LDH）是一个 NAD^+ 的氧化还原酶，血清中可检测的总 LD 由 LD-1、LD-2、LD-3、LD-4 和 LD-5 五个同工酶组成。每一个 LD 分子均由 4 个亚基组成，分子量为 34 000，共有两种亚基，心型（H）和肌型（M），由不同的基因位点决定。在组织中，H 和 M 型结合成 5 种同工酶（LD-1 至 LD-5）。在高氧耗组织中 H 型占主导地位，在高糖酵解活性的组织中 M 型占主导地位。

体内所有细胞的细胞质中存在着不同的 LD。总 LD 由于缺乏器官特异性，此酶活性升高的诊断和鉴别诊断的价值受到限制。但是，如果 LD 总活性升高，那么同工酶的定量区别就可以在诊断上提供相关器官有用的信息。

（二）标本采集

（1）用血清或肝素抗凝血浆测定；草酸盐或氟化物抑制 LD 活性，故不能用其作为抗凝剂的抗凝血来测定。

（2）因红细胞内的 LD 浓度为血浆中的 360 倍，溶血可引起 LD 浓度增加。在血浆 LD 平均活性 165 U/L 时，0.8 g Hb/L 的溶血导致 LD 活性增加 58％，所以必须在 2 h 内分离血浆。

(3)血小板中含有大量 LD,故血清和血浆所测 LD 有一定差异。血浆样本需高速离心,否则血浆中含有的血小板引起 LD 浓度升高,且血小板的溶解也导致 LD 活性增加。

(4)室温下(20 ℃)血清可稳定至 7 d,由于 LD-4 和 LD-5 对冷敏感,故常规分析血清应贮存于室温下。

(三)参考区间

成年男性:135～225 U/L;成年女性:135～215 U/L。

(四)临床意义

(1)LD 广泛存在于多种组织中,所以少量组织坏死均可使血清 LD 活力增高,特异性差,心肌梗死、肝炎、肝硬化、肾脏疾病、恶性肿瘤及某些贫血患者均增高。在心肌梗死时,LD 升高最迟,但持续时间长,故在心梗诊断上有一定的价值。

(2)约 30%恶性肿瘤患者的 LD 是升高的,但因为 LD 的临床灵敏度和特异性太低,所以不适合作为恶性肿瘤的过筛试验,但在疾病进程和治疗反应中是较好的监测指标。在神经细胞瘤中,LD 的临床灵敏度约 75%。结合患者的年龄和疾病阶段,血清 LD 的水平是一项重要的预后判断标准。在多发性骨髓瘤中,LD 数值的上升表示预后差、骨外损害和巨大肿瘤的标志。LD 数值上升的患者中只有 20%对化疗有反应,而 LD 数值正常的患者中有 57%对化疗是有反应的。在非霍奇金淋巴瘤(NHL)中,LD 是一个预后指标,根据总体的生存时间,LD 数值上升患者其预后较 LD 数值正常患者差。治疗开始时的 LD 数值预示着完全缓解期的长短。

(3)LD 及其同工酶常用于肿瘤的诊断和鉴别诊断中。研究发现,应用 LD-4 与 LD-5 比值来区分总 LD 升高的患者是肝细胞癌还是肝转移癌。95%原发性肝细胞癌患者 LD-4 与 LD-5 比值低于临界值 1.05,而 82%肝转移癌患者则高于该临界值。高达 70%肝转移癌患者的 LD 是上升的,LD 的临床灵敏度为 65%,但 LD 与 AST、ALT 之间无相关性。

三、神经元特异性烯醇化酶

(一)生理与生物化学

自然界中存在五种烯醇化酶同工酶(分别是 αα、ββ、γγ、αβ、αγ),它们均是胞质二聚体酶,由 α、β、γ 三种亚基组成,均需 Mg^{2+} 作为辅助因子。脑组织中存在 αα、ββ、αγ 三种烯醇化酶同工酶,神经元特异性烯醇化酶(neuron-specific enolase,NSE)为 γγ 型。NSE 是参与糖酵解途径的烯醇化酶中的一种,存在于脑组织和神经内分泌组织中,其生理效应是催化底物发生烯醇化作用。NSE 在脑组织细胞的活性最高,外周神经和神经分泌组织的活性水平居中,最低值见于非神经组织、血清和脊髓液。它被发现在与神经内分泌组织起源有关的肿瘤中,特别是 SCLC 中有过量的 NSE 表达,导致血清中 NSE 明显升高。

(二)标本采集

(1)取静脉血 2 mL,凝固后离心迅速分离血清。

(2)待测标本绝对禁止溶血,因红细胞中含大量的神经元特异性烯醇化酶,1%的溶血产生的血清 NSE 水平升高可达 5 μg/L。

(三)检测方法

1.ELISA 法

使用针对 NSE 上两个不同抗原决定簇的 2 株单克隆抗体,分别作为包被抗体和酶标抗体,建立双抗体夹心法。先用链霉亲和素包被反应板微孔,再加入待测样品和生物素化抗 NSE 单抗,形成链霉亲和素-生物素化单抗-NSE 抗原的固相,洗涤后加入酶标记抗 NSE 单抗,在固相上形成抗体-抗原-酶标抗体复合物,洗涤后加入酶底物/色原呈色,呈色强度与检样中一定范围的 NSE 浓度成正比。

2.ECLIA 法

待测标本、生物素化的抗 NSE 单克隆抗体与钌标记的抗 NSE 单克隆抗体在反应体系中混匀,形成夹心抗原抗体复合物。加入链霉亲和素包被的磁性微粒与之结合,在磁场的作用下,磁性微粒被吸附至电极上,将未结合的游离成分吸弃。电极通电加压后产生光信号,并与检样中一定范围的 NSE 成正比。

(四)参考区间

1.ELISA 法

正常人血清 NSE 为 12.5～25.0 $\mu g/L$。

2.ECLIA 法

正常人血清 NSE <15.2 $\mu g/L$。

各实验室应通过调查本地区不同人群建立自己的参考值。

(五)临床意义

1.NSE 与肺小细胞性肺癌(SCLC)

肺小细胞性肺癌发病率占原发性肺癌的 20％～25％,手术预后差,但对化疗和放疗敏感性高的 SCLC 患者血清 NSE 水平明显增高,NSE 对 SCLC 的诊断具有较高的特异度和敏感度,且活性水平与 SCLC 的临床进程相平行。

2.NSE 与神经母细胞瘤

神经母细胞瘤患者血清 NSE 明显升高,Zelter 报道 122 例儿童神经母细胞瘤 Ⅳ 级患者血清 NSE 平均水平达 207 $\mu g/L$,转移性神经母细胞瘤患者血清 NSE 明显增高,而肾母细胞瘤、尤文肉瘤 NSE 处于低活性水平。血清 NSE 活性水平也与神经母细胞瘤的病情、疗效及预后等密切相关,如 NSE 的活性大于 100 $\mu g/L$,则预后不佳,生存期大都小于一年。

3.NSE 与多发性硬化

多发性硬化急性期,中枢神经系统白质受到免疫应答的炎性脱髓鞘病变影响,脑脊液中 NSE 水平明显升高,恢复期 NSE 活性降低,且与病情进展及预后成正相关。说明脑脊液中 NSE 活性水平测定可用于多发性硬化的诊断及治疗监测。

4.NSE 与脑组织损伤

脑组织出现机械性损伤时,脑脊液 NSE 明显上升,升高的速度及幅度与损伤程度及部位密切相关,损伤越靠近侧脑室,脑脊液 NSE 上升得越早越快。大多数脑梗死,一过性脑缺血患者脑脊液中 NSE 增高,至恢复期和后遗症期 NSE 活性降低。

5.NSE 与神经内分泌肿瘤

肿瘤组织中含有丰富的烯醇化酶,血清 NSE 的升高来源于肿瘤组织破坏,胰岛细胞瘤、嗜铬细胞瘤、甲状腺瘤等神经内分泌肿瘤患者血清 NSE 活性均高于正常人,切除肿瘤或有效的化疗后血清 NSE 明显下降。

四、前列腺特异抗原

(一)生理与生物化学

前列腺特异抗原(PSA)是一种由前列腺腺泡和导管的上皮细胞产生、含有 237 个氨基酸残基的单链糖蛋白,分子量约为 34 kD,在功能上属于类激肽释放酶的一种丝氨酸蛋白酶。由 237 个氨基酸残组成,N 端的氨基酸是异亮氨酸,C 端的氨基酸是脯氨酸。这种含 7% 糖类的单链糖蛋白有许多异构体,等电点 pH 为 6.8～7.2。编码 PSA 的基因位于第 19 号染色体上,和缓激肽-1 基因有 82% 同源。PSA 存在于前列腺内质网和前列腺上皮细胞及分泌物中,无论正常前列腺组织还是病变前列腺组织内均含有 PSA,且单个细胞 PSA 含量相对恒定。PSA 可与 α_1-抗糜蛋白酶和 α_2-巨球蛋白结合而失活,通常血液中没有或仅有极微量的 PSA。它能使精囊特异蛋白变成几个小分子量蛋白,起到液化精液的作用。

(二)标本采集

取静脉血 2 mL,凝固后离心分离血清。

(三)检测方法

临床检测 PSA 的常用方法有化学发光法(CLIA)和电化学发光法(ECLIA)、放射免疫分析(RIA)、免疫放射分析(IRMA)、酶联免疫吸附法(ELISA)、金标记免疫渗滤法等,以 ELISA 法和 CLIA 法最常用。目前已可检测总 PSA(t-PSA)、结合 PSA(c-PSA)及游离 PSA(f-PSA)。

1.ELISA 法

采用双抗体夹心法。用兔抗 t-PSA(或抗 c-PSA 或抗 f-PSA 抗体)包被微孔板,加待测样本或标准品后再加酶标记单克隆抗体,使特异性地形成"固相抗体-抗原-酶标抗体"复合物,再加酶底物/色原呈色,呈色强度可反映 PSA 水平。

2.CLIA 法

试验时待测的 t-PSA(或 c-PSA 或 f-PSA 抗体)与 mAb、ALP-gAb 结合,形成双抗体夹心大分子免疫复合物 mAb-t-PSA-ALP-gAb,反应达平衡后加入标记抗鼠 IgG 抗体的磁性颗粒,使其捕获上述大分子抗原抗体复合物,在磁场的作用下自行沉淀。分离并吸弃上清液后加入发光底物 AMPPD,后者在 ALP 的作用下迅速发出稳定的光量子,产出量与待测 t-PSA(或 c-PSA 或 f-PSA抗体)的量成正比。

3.ECLIA 法

待侧标本、生物素化的抗 t-PSA(或抗 c-PSA 或抗 f-PSA)单克隆抗体与钌标记的抗 t-PSA(或抗 c-PSA或抗 f-PSA)单克隆抗体在反应体系中混匀,形成夹心抗原抗体复合物。加入链霉亲和素包被的磁性微粒与之结合,在磁场的作用下,磁性微粒被吸附至电极上,未结合的游离成分吸弃。电极通电加压后产生光信号,并与检样中一定范围的 t-PSA(或 c-PSA 或 f-PSA)成正比。

(四)参考区间

(1)总 PSA(t-PSA)有随年龄增大而增高的趋势,一般参考值正常男性血清 PSA$\leqslant$4 $\mu g/L$。

(2)结合 PSA(c-PSA)测定结果一般为 c-PSA/t-PSA 比值<0.78。

(3)游离 PSA(f-PSA)测定结果通常用 f-PSA/t-PSA 比值表示,比值>0.25。

各实验室应取不同年龄的健康男性人群、不同病期的前列腺癌与良性前列腺增生患者标本测定结果,定出本实验室的参考值。

(五)临床意义

(1)PSA 是诊断前列腺癌的肿瘤标志物,也是目前少数器官特异性肿瘤标志物之一。正常人血清 PSA<4 μg/L,这个正常值有随年龄增长的趋势。前列腺癌是男性泌尿系统的主要囊性肿瘤,PSA 异常升高预示有患前列腺癌的可能。PSA 还可用于治疗后的监控,90%术后患者 PSA 可降至正常水平。若术后 PSA 值升高,提示有残存肿瘤。放疗后疗效显著者,50%以上患者在 2 个月内血清 PSA 降至正常。

(2)良性前列腺增生者,PSA 水平越高,发生急性尿潴留的风险越大。近 50%良性前列腺增生者t-PSA水平的增高与前列腺癌难以鉴别。目前认为良性前列腺增生者不受年龄与 t-PSA 水平的影响,c-PSA/t-PSA 比值相对稳定在 0.76～0.79。前列腺癌患者血清中 t-PSA 增高,c-PSA 水平也是增高的(c-PSA占 90%以上),但 f-PSA 水平低于 5%。当 t-PSA 为 4.1～10.0 μg/L 时,f-PSA/t-PSA 比值<0.10,可测出约 95%的前列腺癌。有的报告 f-PSA/t-PSA 比值<0.10 为前列腺癌;0.10～0.20 为恶性病变与良性病变重叠区;>0.20 为良性病变。

(3)正常女性血循环中有低水平的 PSA,当乳腺发生良性或恶性肿瘤时,PSA 水平可能升高。

五、谷胱甘肽-S-转移酶

(一)生理与生物化学

谷胱甘肽-S-转移酶(glutathione S-transferase,GST)是一种多功能的 Ⅱ 相代谢酶家族,也是一个同源二聚体酶的超基因家族,普遍存在于各种生物体内。GST 可分为膜结合微粒体家族和胞质家族两大类。在人 GST 家族中发现 5 种胞质型同工酶及分布。

同工酶 α:肝、肾、小肠;基因位于 6p12;基因位点为 GSTA 1、A2。

同工酶 μ:肝、心脏、肌肉;基因位于 1p13.3;基因位点为 GSTM1-5。

同工酶 θ:红细胞、胃肠道;基因位于 22q11.2;基因位点为 GSTT1、T2。

同工酶 π:胎、盘、肺;基因位于 11q13;基因位点为 GSTP1。

同工酶 ζ:肝、外周血;基因位于 14q24.3;基因位点为 GSTZ。

GST 是一种由相同或不同亚基构成的球状二聚体蛋白,每个亚基相对分子质量介于 23000～29000,由 200～240 个氨基酸组成,其晶体结构显示,每个亚基的多肽链形成 2 个结构域。N-末端氨基酸结构域由 80 个氨基酸排列形成 β-折叠和 3 股 α-螺旋,与谷胱甘肽过氧化物酶(glutathione peroxidase,GSHP)活性结合位点(G 点)结合,形成一个相对保守的酪氨酸残基(Try),Try-5 的-OH 与 GSH 的硫醇化阴离子结合形成氢键,从而在催化反应中起重要作用。GSTα、μ、π 的晶体结构具有相似性。其余氨基酸以 5～6 股 α-螺旋构成 C-末端氨基酸结构域,是亲电物质结合位点(H 位点)。

GST 催化 GSH 的巯基与各种亲电分子(化学致癌物和烷化剂)和疏水性分子结合,产生一种硫醚连接的谷胱甘肽结合物,使其更具极性和更易溶于水,经胆汁和尿液排出体外。通过非酶结合的方式将机体内各种潜在毒性化学物质及致癌剂及亲脂性化合物等从体内排出,从而达到清除毒性物质、致癌物质,达到解毒和保护 DNA 遗传物质稳定性的目的。当 GST 表达增强或活性增强,GST 通过抑制 c-jun 氨基末端激酶(c-jun N-terminal kinase 1,JNK1)和细胞凋亡信号调节激酶(apoptosis signalregulating kinase 1,ASK1)来调节促细胞分裂原活化蛋白激酶(mitogen-activated protein kinase,MAPK)通路,该通路通过蛋白质和蛋白质的相互作用参与细胞生存和死亡的信号转导,从而使 JNK1 和 ASK1 等诱导细胞凋亡的通路被抑制,细胞化疗药物潴留量明显减少,产生耐药性。

在 GST 诸多基因位点中,GSTM1、GSTT1、GSTP1 具有人群多态性。GST 超基因家族具有保护细胞免受亲电子细胞毒物质的作用,这提示基因纯合缺失导致的解毒功能的损伤,往往增加了个体对疾病的易感性,尤其是肿瘤的发生。

(二)标本采集

1.血标本

取外周静脉血 3 mL,凝固后分离血清。

2.组织标本

取癌组织中心部分剪碎,200 目网过滤,取得单个细胞,超声粉碎即可。

(三)检测方法

组织标本常用免疫组织化学法检测。

(四)参考区间

血清:0.16~1.96 μg/L;组织标本:阴性。

(五)临床意义

(1)肝癌早期血清 GST 水平即明显增高,明显高于正常人群及良性肝病者,提示 GST 可作为肝癌早期的诊断标志。

(2)GST 增高还可见于卵巢癌、大肠癌、食管癌、乳腺癌等恶性肿瘤,并与肿瘤的临床分期、治疗反应及预后有关。

(3)在非肿瘤性疾病如急慢性肝炎、肝硬化时亦可有 GST 增高。

六、γ-谷氨酰基转移酶

(一)生理与生物化学

γ-谷氨酰基转移酶(γ-glutamyl transferase,γ-GT 或 GGT)是一种肽转移酶,催化 γ-谷氨酰基的转移,其天然供体是谷胱甘肽(GSH),受体是 L-氨基酸。GGT 分子量为 90 kD 它在体内的主要功能是参与 γ-谷氨酰循环,与氨基酸通过细胞膜的转运及调节 GSH 的水平有关。人体各器官中按 GGT 含量多少依次为肾、前列腺、胰、肝、盲肠和脑。胚胎期各脏器 GGT 较高。用 4%~30% 聚丙烯酰胺电泳从血清 GGT 中分离出十二条区带,正常人以 Ⅰ 带为主,胎肝和肝癌中的 GGT 以 Ⅱ 为主,在前列腺癌、骨癌、胰腺癌、食管癌、胃癌时 GGT 也升高,可达正常的 10 倍以上。血清中的 GGT 活性主要来自肝、胆系统,具有癌胚特性。但肾脏疾病时,血清中该酶活性增高不明显,这可能与经尿排出有关。因此 GGT 主要用于肝胆疾病的辅助诊断。

(二)标本采集

(1)取静脉血 3 mL,凝固后分离血清。

(2)溶血标本对测定结果影响不大。

(3)标本在室温或 4 ℃可稳定 7 d,在−20 ℃可稳定 2 个月。

(三)参考区间

1.速率法

成年男性 GGT:11~50 U/L(37 ℃);成年女性 GGT:7~32 U/L(37 ℃)。

2.比色法

成年男性 3～17 U/L;成年女性 2～13 U/L。

(四)临床意义

(1)肝癌患者血清 GGT 水平明显增高,在原发性及继发性肝癌时 GGT 最早出现增高,是较敏感的肿瘤标志物。另外,GGT 对判断肝癌术后有无复发及诊断 AFP 阴性的肝癌亦有重要的临床价值。

(2)血清 GGT 水平增高也常见于胰腺癌、大肠癌、胃癌、食管癌、乳腺癌及甲状腺癌等肿瘤性疾病。特别是在诊断恶性肿瘤患者有否肝转移时,其阳性检测率可高达 90%。

(3)血清 GGT 水平升高还可见于急慢性肝炎、阻塞性黄疸、胆道感染、胆石症、急性胰腺炎等非肿瘤性疾病。嗜酒或长期接受某些药物如巴比妥者,GGT 活性可升高。

七、α-L-岩藻糖苷酶

(一)生理与生物化学

α-L-岩藻糖苷酶(α-L-fucosidase,AFU)是一种溶酶体酸性水解酶,分子量为 270～390 kD。广泛分布于人体组织细胞溶酶体、血液和体液中,在胎盘、胎儿组织、脑、干、肾等组织中均含有 AFU,以肝、肾等组织活性较高。AFU 的主要生理功能是参与体内含岩藻基的各种糖蛋白、糖脂和寡糖的代谢。正常组织 AFU 的释放率变化很小(孕妇除外),从而使血清 AFU 维持在一定范围内。

(二)标本采集

取静脉血 3 mL,凝固后离心分离血清。

(三)检测方法

1.速率法

血清中 AFU 催化 2-氯-对硝基酚 α-L-岩藻吡喃苷(CNP-F)水解生成 2-氯-对硝基酚(CNP),自动分析仪用 405 nm 或 410 nm 波长监测 CNP 的生成速率(吸亮度增高速率),计算出 AFU 活性。

2.终点法

对硝基苯酚-α-L-岩藻糖苷在 AFU 催化下水解,生成 α-L-岩藻糖和对硝基苯酚,后者在碱性溶液中呈黄色。

(四)参考区间

1.速率法

成年人血清 AFU 活性为(27.1±12.8)U/L。不同年龄和性别间无显著性差异。

2.终点法

健康人血清 AFU 水平呈正态分布,男女间无显著差异。酶活性为(6.9±3.4)U/L。

(五)临床意义

(1)原发性肝癌患者血清中 AFU 显著增高,血清 AFU 增高水平与肝癌 TNM 分期成正相关,且有效治疗后 AFU 水平显著下降,复发时又复升高。因此,动态观察血清 AFU 水平对判断肝癌治疗效果、估计预后和预测复发具有重要的临床意义。

(2)血清 AFU 在某些转移性肝癌、肺癌、乳腺癌、卵巢癌、子宫癌等恶性肿瘤患者也可增高。

(3)某些非肿瘤性疾病如肝硬化、慢性肝炎和消化道出血等 AFU 水平也可轻度增高。

八、基质金属蛋白酶

(一)生理与生物化学

基质金属蛋白酶(matrix metalloproteinases,MMPs)是一类以锌离子为活性中心辅基的蛋白酶。目前已发现至少 16 种 MMPs,按其作用底物可分为四大类。细胞外基质(ECM)和 MMPs 金属蛋白酶组织抑制因子(TIMPs)间复杂的网络调控机制以维持细胞和 ECM 的动态平衡,如果这种调控机制紊乱,就可能出现相应的病理状态。

MMPs 是一类结构相似的锌依赖性内肽酶家族,目前发现有 23 个酶,可以降解细胞外基质(ECM)组分。大多数基质金属蛋白酶以酶原的形式分泌,通过去除一个 10 kD 的氨基酸末端结构激活。一旦激活,MMPs 的蛋白水解活性即受金属蛋白酶组织抑制剂(TIMPs)的抑制。依据 MMPs 降解 ECM 特异性的不同,可将 MMPs 分为四个亚群:胶原酶、明胶酶、基质降解酶和膜 MMPs。胶原酶(MMP-1、8、13),能降解 Ⅰ、Ⅱ、Ⅲ 等多种类型胶原和蛋白多糖的核心蛋白;明胶酶(MMP-2、9),能降解明胶和 Ⅳ、Ⅴ、Ⅵ、Ⅶ、Ⅹ 型基底膜胶原;基质溶解酶(MMP-3、7、10、11、12)能降解弹性纤维、纤维连接蛋白、层粘连蛋白等基质糖蛋白和蛋白多糖的核心蛋白,也可进一步活化其他 MMPs;膜型 MMPs(MMP-14、15、16)除能降解胶原、明胶外,也能活化其他 MMPs。

(二)标本采集

待测组织标本。

(三)检测方法

ELISA 方法可测定 MMPs 蛋白水平,分子杂交可测定其表达水平。

(四)参考区间

MMPs 种类较多且处于临床研究阶段,可采用对照组进行相应比较。

(五)临床意义

(1)MMPs 在许多生理性过程中发挥一定作用,比如骨再生、创伤愈合等,但也与肿瘤生长、浸润和转移相关。应用基因敲除技术研究发现,缺乏 MMPs 的小鼠肿瘤发生和进展明显下降,这为 MMPs 在肿瘤发生发展中的作用提供了直接的论据。与此相反,MMPs 表达增高与高侵袭性和较差的预后相关,MMP-2 和 MMP-9 水平升高与口腔癌、肺腺癌、膀胱癌、卵巢癌、乳头状甲状腺癌等癌症的进展加速相关。类似的,MMP-3 和 MMP-9 水平在恶性程度较高的子宫内膜肉瘤中比恶性较低者要高。在食管癌中 MMP-7 水平与肿瘤侵袭性相关。

(2)MMPs 还可用于评估复发和转移风险,晚期膀胱上皮癌患者血清 MMP-2 或 MMP-3 水平可以预测复发。此外,MMP-2 水平可以预测卵巢癌复发。特定 MMPs 的表达可以用于判断转移风险。例如,在胃癌中,MMP-1 水平升高与腹膜和颈部淋巴结转移相关。MMPs 抑制剂治疗也许是一种新的肿瘤治疗战略。

九、端粒酶

(一)生理与生物化学

端粒是真核生物染色体末端的高度保守的重复核苷酸序列,由富含鸟嘌呤的端粒 DNA 和端粒蛋白质组成,端粒 DNA 的 3′末端比 5′末端伸出 12-bp-16bp 一段,而且弯回呈帽状保护着染色体,防止其断裂、重组或降解,并促进核膜黏着及减数分裂时生殖细胞的配对。随着细胞分裂的不断进行,端粒不断缩短,当端粒长度减小到一定临界值时,细胞即趋向衰老死亡。不同物种的端粒 DNA 序列不一致,人和其他哺乳动物的端粒 DNA 序列由 $5' \rightarrow 3'$ 方向是(TTAGGG)反复串联组成,在人类有 $2 \sim 15$ kb,是非结构基因,不具有编码蛋白质的作用。端粒酶是一种能延长端粒末端的核酸蛋白酶,由 RNA 和蛋白质组成,属于依赖 RNA 的反转录酶,可以以自身 RNA 为模板,发挥 RNA 指导的 DNA 合成作用,向染色体末端添加(TTAGGG)序列,使端粒延长,维持端粒的长度,延长细胞的寿命甚至使其永生。端粒酶(telomerase)与细胞的增生、分化和永生有着密切关系。正常人端粒酶为阴性。

(二)标本采集

待测组织标本。

(三)检测方法

端粒酶早期的测定方法是通过测定细胞提取物将端粒重复片段加到一个合成的寡聚脱氧核苷酸引物 $3'$ 端的能力进行的,但由于端粒酶含量低,又有干扰现象,故难度大。Kim 等建立了灵敏、快速、高效的端粒重复序列扩增法(TRAP),以后又在引物方面做了改进。此后人们又相继建立了荧光法、原位端粒重复片段扩增法及 TRAP 与闪烁技术联合的 SPA 法等敏感的检测手段。1997 年 Kim 等对 TRAP 法进行了改良,建立了 TRAP-PCR 法,应用该法可进行端粒酶活性的定量测定。与一般 PCR 不同,它是检测酶的活性,PCR 产物量决定于酶的活力,而酶的活力一方面决定于酶将多少个端粒重复序列加到底物上,另一方面也决定于多少个底物分子被端粒酶所延伸。

(四)临床意义

(1)在恶性肿瘤中,端粒酶活性明显增高,以弥补细胞分裂时端粒 DNA 的丢失,从而使细胞无限增殖恶化。由于绝大部分肿瘤组织都呈端粒酶阳性,而在正常体细胞除少数增生组织活跃组织如骨髓及外周血中的白细胞外却无表达,提示端粒酶是一个广泛的肿瘤标志物。端粒酶是通过维持端粒长度使细胞成为肿瘤细胞,因此,端粒酶活性与肿瘤的关系比其他肿瘤标志物更直接,在肿瘤的发生发展中起重要作用。在乳腺癌、胃癌、肺癌和肠癌等多数恶性肿瘤组织中端粒酶表达水平升高,特别是肝癌患者中端粒酶阳性率可达 85%。

(2)端粒酶的活性与肿瘤大小、淋巴结转移、肿瘤的临床分期与预后密切相关。端粒酶阳性的肿瘤比阴性的有更大的恶性倾向,胃癌、乳腺癌、肠癌、肺癌等,随癌的恶性表型增加,端粒酶活性的检出率和强度也增加。检测细胞端粒酶活性,还可作为肿瘤组织残留、转移和复发的监测指标,判断肿瘤治疗效果。

十、醛缩酶

(一)生理与生物化学

醛缩酶(aldolase,ALD)是四聚体酶,分子量约为 160 kD。ALD 是糖酵解的关键酶之一,存在于机体各种细胞内,以骨骼肌中浓度最高。现已证实 ALD 有 A(肌肉型)、B(肝脏型)及 C(神经组织型)型 3 种同工酶。3 个亚单位 A、B、C 分别由不同的 3 个基因位点控制。ALD-A 在骨骼肌中有较高浓度,ALD-B 在肝脏中占优势,ALD-C 多出现于脑和其他组织。正常血清中主要是 ALD-A。当组织发生癌变后,肿瘤患者血清中常以 ALD-A 增高为主。

(二)标本采集

取静脉血 3 mL,凝固后离心分离血清。

(三)参考区间

分光亮度连续监测法(30 ℃):1.0～7.5 U/L。

(四)临床意义

(1)肝癌患者血清 ALD 水平明显增高,以 ALD-A 增高为主。ALD 水平与肿块大小成正相关,低分化者 ALD-A 明显低于高分化者。在经肝动脉灌注化疗加栓塞后 ALD-A 水平显著下降。提示 ALD-A 对肝癌患者诊断及疗效判断具有一定的临床意义。

(2)ALD-A 升高还可见于胃肠恶性肿瘤、肺癌、白血病、乳腺癌及转移性肝癌等恶性肿瘤患者。

(3)在急性心肌梗死、肝硬化、慢性活动性肝炎、消化性溃疡及巨幼细胞性贫血等非肿瘤疾病亦可见血清 AD 增高,但测定值较低。

(陈丽丽)

第二节　激素类肿瘤标志物检验

肿瘤发生时,患者血清激素异常增高,包括:①内分泌腺发生恶性肿瘤时,组织所分泌的激素反应性地异常增高,这些过高的正位分泌的激素具有高度的腺体特异性,有助于该内分泌腺肿瘤的诊断;②正常时不分泌激素的组织恶变后产生其他组织的基因表达产物,最常见的是异位激素,如小细胞肺癌分泌促肾上腺皮质激素(ACTH)。这些大都是多肽类激素,具有和天然激素相同或相似的结构,或者是激素的前体、亚基、片段或大分子聚合物。和天然激素有相同的免疫原性,可用天然激素的抗体检测出来。

作为肿瘤标志物的激素有如下特点:①除良性肿瘤外,恶性肿瘤异位激素分泌量少且不恒定;②除少数外,大部分肿瘤和激素关系并不固定,有时同一种肿瘤可分泌多种激素,有时几种肿瘤分泌同一种激素,分泌激素种类最多的是肺癌;③有些肿瘤发生时,激素本身并不改变,但激素的受体改变,如乳腺癌患者雌激素和黄体酮水平不增加或增加很少,但其受体数量明显改变。

下面介绍几种常见的作为肿瘤标志物的激素。

一、降钙素

(一)生理与生物化学

降钙素(calcitonin,CT)是由甲状腺滤泡旁细胞或称 C 型细胞分泌的一种含有 32 个氨基酸的单链多肽,分子量约为 3.5 kD,半寿期为 4～12 min。此外,胸腺也有分泌降钙素的功能。在人类,C 细胞主要存在于甲状腺,在甲状旁腺、肺、肠及垂体等部位亦有少量分布。CT 的合成和分泌受血钙水平的调节,在血钙浓度升高时分泌,抑制钙从骨中释放,增加尿磷,从而降低血钙和血磷。胃泌素、胰高血糖素也可促进其分泌。降钙素的主要作用是降低血钙,其主要靶器官是骨组织,可使破骨细胞活动减弱,成骨细胞活动增强,从而抑制骨的重吸收,增强成骨过程,使骨组织释放的钙盐减少,而钙盐沉积增加,因而血钙下降。这一效应在儿童有特殊意义。降钙素还作用于肾脏,抑制肾小管对钙、磷的重吸收。CT 与甲状旁腺素(PTH)互为拮抗,使血钙维持在稳定的正常水平。

(二)标本采集

取静脉血 3 mL,不抗凝或 EDTA 抗凝,分离血清或血浆进行测定。由于降钙素的半衰期短,因此标本收集后应尽快进行检测。当小于 1 h 不能检测应在－20 ℃存放。

(三)检测方法

常用的分析方法有放射免疫分析法(RIA)、酶联免疫吸附法(ELISA)和化学发光法(CLIA)。

(四)参考区间

血清降钙素<100 ng/L。在所有的检测方法中,女性的 CT 检测值均较男性低,胃泌素刺激后女性 CT 增加值同样比男性低。由于产品不同及试验方法差异,各实验室应建立自己的正常参考值范围。

(五)临床意义

(1)CT 常用于筛查甲状腺髓样癌患者的无症状家族成员。此种肿瘤起源于甲状腺 C 细胞,可产生多种生物活性物质,其中以降钙素为主。患者血清降钙素水平高于正常数十至数百倍。如经手术治疗,则降钙素水平在数小时内下降,直至恢复正常。如果手术后 CT 值长期持续增高,提示肿瘤的切除不完全或有可能转移。由于 CT 和肿瘤大小、浸润、转移有关,临床上常把 CT 用于监测甲状腺髓样癌的治疗。此外,由于 C 细胞数目减少引起的甲状腺发育不良或者甲状腺部位手术,其 CT 可明显降低。

(2)肺小细胞癌可产生多种激素,其中包括降钙素,其水平与肺小细胞癌病变活动程度明显相关。病变广泛的患者降钙素的水平明显升高,缓解时降低至正常水平,复发后在升高。此外,乳腺癌、消化道癌等肿瘤也可异位分泌 CT,其血清中 CT 升高。

(3)新生儿、儿童和孕妇因骨骼更新快,血清中 CT 水平也可升高。成年女性 CT 水平一般较男性低,且随年龄增长而下降,绝经期妇女降低更明显,CT 下降也可能与妇女骨质疏松有关。

(4)肾衰竭患者 CT 也常升高,甲状旁腺功能亢进,高胃泌素血症,胰腺炎等 CT 也可升高。

二、人绒毛膜促性腺激素

(一)生理与生物化学

人绒毛膜促性腺激素(human chorionic gonadotropin,HCG)是在妊娠期由胎盘合体滋养层细胞分泌的一种糖蛋白激素,含 28～30 个氨基酸,分子量 45 kD,半寿期 12～20 h,由两个独立的氨基酸肽链 α 和 β 亚单位组成。α 亚单位与垂体激素促卵泡生成素(follicle stimulating hormone,FSH)、黄体生成素(luteinizing hormone,LH)和促甲状腺素(thyroid stimulating hormone,TSH)的组成成分相同,β 亚单位为特异性链,仅存在于 HCG。当胎盘绒毛膜细胞恶变后,HCG 的糖链异常,分泌的 HCG 多为 β 亚单位,因此 β-HCG 是更好的肿瘤诊断指标。

(二)标本采集

取静脉血 3 mL,凝固后分离血清。溶血标本或脂血标本应避免使用。标本置于－20 ℃存放,避免反复冻融。

(三)检测方法

HCG 测定通常采用放射免疫分析法(RIA)与化学发光法(CLIA),也可用时间分辨荧光免疫分析法(TRFIA)和酶联免疫吸附法(ELISA)等。

1.ELISA

采用双抗体夹心法。试验时用抗 β-HCG 单克隆抗体包被微孔板,分别将待测样本、标准品及阳性、阴性对照加至包被孔中,反应后加入酶标抗体,使特异性地形成固相抗体-HCG-酶标抗 HCG 抗体复合物,再加入酶底物、色原呈色。呈色程度与测定范围内的样本中 HCG 浓度成正比。

2.CLIA 法

采用夹心法。避免 TSH、LH 与 FSH 的交叉干扰。样本中待测的 HCG 以其 β 链与 mAb、ALP-gAb 结合,形成双抗体夹心大分子免疫复合物 mAb-HCG-ALP-gAb,反应平衡后加入连接有羊抗鼠 IgG 抗体的磁性颗粒,捕获抗原抗体复合物,并在磁场作用下沉淀磁性颗粒,分离并吸弃上清后,加入发光底物 AMPPD,在 ALP 的作用下迅速发出稳定的光量子,与检样中 HCG 的量成正比。

(四)参考区间

正常人的血清 HCG $<10 \mu g/L$、尿$<20 \mu g/L$。由于产品不同及试验方法差异,各实验室应建立自己的正常参考值范围。

(五)临床意义

(1)β-HCG 常用于早期妊娠诊断,在月经延期 3 d 左右即可测出,孕期 9～12 周血中浓度达高峰,以后逐渐下降,18 周时降至最低水平,直至分娩后 4 d 达正常。因此可用于诊断早孕及宫外孕,进行先兆流产的动态观察和预后判断,还可作为孕期的监护观察指标。

(2)β-HCG 异常增高常见于滋养层细胞恶性肿瘤,如恶性葡萄胎和绒毛膜上皮细胞癌,血清 β-HCG 异常升高,且对其早期诊断、治疗评估及随访具有重要意义。卵巢癌患者血清中 β-HCG 水平明显高于正常人群及良性卵巢疾病,并与临床分期正相关,在治疗有效时明显下降,复发时又再次升高。

(3)β-HCG 的升高亦见于精原细胞睾丸癌,乳腺癌、胃肠道癌和肺癌等恶性肿瘤,在良性疾病如肝硬化、十二指肠溃疡、炎症也可见 β-HCG 轻度异常。由于 β-HCG 无法穿过血-脑屏障,所以脑脊液中出现β-HCG并且和血清中的 β-HCG 比例超过 1∶60,说明肿瘤脑转移。

三、儿茶酚胺类物质

(一)生理与生物化学

儿茶酚胺类物质(catecholamines,CA)是一类结构中都含有儿茶酚胺的物质总称,包括肾上腺素、去甲肾上腺素和多巴胺。去甲肾上腺素主要由交感神经末梢释放,小部分由肾上腺髓质释放,作用于 α 受体,有强烈的收缩血管作用。肾上腺素主要由肾上腺髓质合成和分泌,作用于 α 和 β 受体,对全身器官系统都有一定的作用。和儿茶酚胺类有关的物质还包括促肾上腺皮质激素(ACTH),ACTH 含 39 个氨基酸,分子量 4.5 kD,是垂体前叶促皮质素细胞分泌的,促进肾上腺皮质增生,合成和分泌皮质类固醇,同时可促进肾上腺素的合成和生长激素的分泌。儿茶酚胺的分泌主要受交感神经、ACTH 和糖皮质激素的调节,对心血管、平滑肌和神经内分泌系统起广泛的生理作用。

(二)检测方法

测定 24 h 尿 3-甲氧基-4 羟基苦杏仁酸(VMA)的方法可分为两种,一种是采用分光亮度法,另一种是采用层析法。由于比色法特异性差,转而采用层析法,从干扰物中提取 VMA,再用重氰化对硝基苯胺显色进行测定。最近提出采用高效液相色谱技术,在固定相和流动相之间,根据差别分配原理,从其他化合物中分离 VMA,用不同的检测器测定 VMA 的峰值,方法特异、干扰少。24 h 尿液中有大量的化合物,如苯酚类、酸性酚和芳香环化合物的代谢物,均干扰比色法或层析法,故在分析前均采取提取步骤来部分纯化分析物。

目前,采用 ELISA 测定 24 h 尿中的儿茶酚胺代谢产物甲氧基肾上腺素(MN)和甲氧基去甲肾上腺素(NMN),比传统的 VMA 检测方法准确性高和临床敏感性更高。将标本乙酰化后与包被板上的 MN 和 NMN 竞争性地与抗血清结合位点结合,用标记过氧化物酶的抗兔 IgG 检测固相复合物,加入底物 TMB 显色后于 450 nm 比色进行定量测定。

(三)标本收集

为排除干扰,一般收集 24 h 尿,加入 6 mol/L HCl 10 mL 作为防腐剂,并记录尿液总体积。如进食巧克力、咖啡、阿司匹林和一些降压药物,由于含有酚氧酸类可使结果呈假性升高,故应限制食物和药物。

(四)参考区间

不同的测定方法其对应的参考范围均不相同。实验室应根据所使用的方法和实验室条件,建立自己的参考范围。

(五)临床意义

(1)嗜铬细胞瘤是起源于肾上腺髓质、交感神经节或其他部位的嗜铬组织的肿瘤,瘤体组织分泌过量去甲肾上腺素和肾上腺素,以及微量的多巴胺,因此患者血和尿中儿茶酚胺明显升高,发作后,其 24 h 尿中 3-甲氧基-4 羟基苦杏仁酸(VMA)测定阳性率高,常在正常高限的 2 倍以上,约 70% 的神经母细胞瘤 VMA 升高;24 h 尿儿茶酚胺也可显著增高。测定 24 h 尿甲氧基肾上腺素和甲氧基去甲肾上腺素也可辅助诊断。

(2)剧烈运动、低血糖等各种应激状态均可刺激交感神经,引起儿茶酚胺合成和分泌增多。原发性肾上腺皮质功能减退症可由于肾上腺皮质及激素分泌不足,引起垂体分泌 ACTH 增加。增生型皮质醇增多症(库欣病)患者由于遗传性的羟化酶缺乏,导致皮质醇合成减少,引起 ACTH 负反馈性增多。

(3)肺癌、胰腺癌和乳癌等非肾上腺部位的肿瘤组织均可分泌大分子量的 ACTH。早在 1928 年就有学者描述了小细胞肺癌患者有皮质醇过多症,现在已经知道,大约 70% 的肺癌患者 ACTH 增加,大部分为无生物活性的分子量为 2~3.6 kD 的大分子 ACTH,但它和小分子量的 ACTH 一样,可生成黑色素细胞刺激素,故肺癌患者很少患有库欣综合征,但常伴皮肤色素沉着。

四、激素受体

(一)生理与生物化学

孕酮受体(PR)和雌二醇受体(ER)是位于细胞内的一种特殊的蛋白,与激素结合后可以转向核内,引起基因的转录,刺激 DNA 形成,促进蛋白的合成和细胞增殖。ER、PR 分布于多种组织,如乳腺、肝、口腔、附睾等组织,调节正常乳腺细胞的增殖和分化。正常参考范围为 >10 fmol/mg 蛋白质。

(二)标本收集

待检测的组织标本,甲醛固定后石蜡包埋,做成组织切片。

（三）检测方法

随着生物技术的演进和发展，建立了多种激素受体的检测方法，主要有葡聚糖包裹活性炭吸附法、葡萄糖密度沉淀分析法，DEAE 纤维纸片法、高效液相色谱法等生化方法，以及免疫组织化学法和免疫细胞化学法、流式细胞计数法等形态学方法。目前，测定 ER 和 CR 以免疫化学法为主，滴定法、酶联免疫法和免疫细胞化学法（ERICA 和 PgRICA）测组织提取液。ASCO 推荐免疫细胞化学法，并认为这是统一标准最佳的方法。

（四）临床意义

在乳腺癌患者，孕酮和雌二醇水平并无变化，但部分患者孕酮受体（PR）和雌二醇受体（ER）增加。ER 和 PR 的表达率与肿瘤分化程度成正相关，分化越好阳性率越高，ER 和 PR 阳性患者发生淋巴结转移的机会明显低于阴性者。乳腺癌组织中 ER 和 PR 含量越高，对激素的依赖性越高，内分泌治疗的效果越好。根据 ASCO 建议，乳腺组织细胞质中的雌激素受体和孕酮受体已为乳腺癌诊治的常规项目，60％阳性患者内分泌治疗较有效，95％的阴性患者治疗无效，1/3 乳腺癌转移患者雌激素受体较低。临床上发现在用化疗时有一些假阳性的患者，内分泌治疗无效。由于孕酮受体的合成依赖雌激素，孕酮受体检测是雌激素受体测定的补充，乳腺癌转移患者如果两种受体均阳性，内分泌治疗有效率为 75％；雌激素受体阳性、孕酮受体阴性者，有效率为 40％；雌激素受体阴性、孕酮受体阳性者，有效率为 25％。临床根据受体测定结果制定相应的治疗方案，内分泌治疗有效者生存期较长，预后较好。

（梁三平）

第三节　胚胎抗原类肿瘤标志物检验

胚胎抗原是在胚胎发育阶段由胚胎组织产生的正常成分，在胚胎后期减少，出生逐渐消失，或仅存微量。当细胞癌变发生返祖现象时，此类抗原可重新合成，这些胚胎抗原重新出现可能和恶性细胞转化时激活了某些在成年后已关闭了的基因有关，重新表达于肿瘤细胞表面，分泌入血。在癌肿患者，胚胎抗原类肿瘤标志物不多，但都是临床常用的重要标志物。1964 年在肝癌患者的血清中找到了 AFP 并用于临床。1965 年发现了 CEA。AFP 和 CEA 都属胚胎抗原类物质，至今仍是常用的肿瘤标志物。

一、甲胎蛋白

甲胎蛋白（AFP）是人类认识较早的比较有价值的肝癌和生殖细胞瘤肿瘤标志物，也是目前最特异的肿瘤标志物。

（一）生理与生物化学

AFP 由 590 个氨基酸组成的一种单肽链的糖蛋白，分子量为 68～70 kD，含糖 4％，是连于232 位天冬酰胺上的 N-糖链，半寿期 5 d。AFP 的编码基因定位于第 4 号染色体 4q11-4q21 区域，和人血清清蛋白有高度同源性，且二者的基因位于同一条 DNA 链上。AFP 主要由胚胎时期的肝脏和卵黄囊产生，胃肠道黏膜上皮也可产生少量。AFP 可细分为卵黄囊型和肝型，它们含糖类的比例不同。AFP 常和乳酸类物质如刀豆素 A（ConA）结合，卵黄囊型 AFP 中结合了

50%~70%的ConA,远高于肝型。AFP在妊娠6周开始合成,12~14周达到高峰,以后逐渐下降,出生一年后血清AFP降至正常成人水平。

(二)标本采集

抽取静脉血2 mL,凝固后离心分离血清。测定标本严重溶血影响结果。标本应置于−20 ℃存放,避免反复冻融。胸膜渗出液、腹水和脑脊液也可用于测定。此外,在经干细胞抽提或新鲜细胞治疗后,可因合成直接针对外来抗原的抗体而出现交叉反应,从而产生AFP假性升高。

(三)检测方法

检测AFP的常用方法有放射免疫分析法(RIA)、酶联免疫吸附法(ELISA)、金标记免疫渗透法、化学发光法(CLIA)和电化学发光法(ECLIA)等。

1.ELISA法

采用双抗体夹心法。用抗AFP抗体包被微孔板,分别将待测样本、标准品及阳性、阴性对照加至包被孔中,反应后加入酶结合物,使特异性地形成固相抗AFP抗体-AFP-酶标抗AFP抗体复合物,再加入酶底物、色原呈色。呈色程度与测定范围内的样本中AFP浓度成正比。

2.CLIA法

采用竞争法。待测抗原AFP和ALP-AFP竞争性与抗体结合,当反应平衡时,加入连接羊抗鼠IgG抗体的磁性颗粒,即与ALP-AFP-Ab结合形成大的抗原抗体复合物,在磁场的作用下自行沉淀并将上清液中游离的ALP-AFP、AFP分离吸弃,加入AMPPD后迅速发出稳定的光量子,与ALPAFP-Ab的产出量成正比,与样品中AFP的量成反比。

(四)参考区间

一般的参考值:出生时60 000~120 000 μg/L,0~2个月25~1 000 μg/L,6个月20 μg/L,成人<20 μg/L,妊娠3个月18~113 μg/L,妊娠4~6个月160~550 μg/L,妊娠7~9个月100~400 μg/L。不同实验室应根据使用不同的方法和不同的试剂盒,确定本室的参考值范围。

(五)临床意义

1.AFP和肝癌

肝癌患者血清中AFP水平明显增高,是目前最好的早期诊断标准。但是被诊断为肝癌的患者中仅有60%(临床特异性75%)会有AFP浓度异常。在原发性肝细胞癌肿,有5%~10%的病例AFP正常。在少见的肝细胞胚胎瘤中,AFP可正常或升高。而胆管细胞癌时AFP正常。在良性肝脏疾病如肝炎、肝硬化患者血清中AFP也升高,但95%小于200 μg/L,如AFP超过500 μg/L,意味着存在肝癌。肿瘤内的AFP浓度和肝癌的大小、生长速度、分期或恶性程度有关,结合超声常常能发现早期肝癌(直径<5 cm)。AFP还用于治疗监测和预后判断,AFP是否降至正常已成为判断是否为根治性手术的指标之一。AFP增高还见于转移性肝癌;手术后AFP大于200 μg/L,意味着肝癌组织未完全切除或有转移。

2.AFP和胚胎细胞肿瘤

AFP和HCG结合还用于胚胎细胞肿瘤分型和分期,胚胎细胞肿瘤可分为精原细胞型、卵黄囊型、绒毛膜上皮细胞癌和畸胎瘤。精原细胞型肿瘤AFP正常,HCG升高;卵黄囊瘤AFP升高,绒毛膜上皮细胞癌的患者HCG升高,而畸胎瘤两者均正常;90%非精原细胞性睾丸癌至少有一项升高。其中小于20%的Ⅰ期患者,50%~80%的Ⅱ期患者,90%~100%的Ⅲ期患者两项同时升高。这两个标志物的浓度高低也和病情轻重、是否转移有关。

3.AFP 与良性肝病

在 $10\%\sim62\%$ 的肝硬化患者 AFP 浓度升高,既有肝硬化又有 AFP 浓度异常的患者发展为原发性肝细胞癌的风险更高。在 $31\%\sim52\%$ 急性病毒性肝炎、$15\%\sim58\%$ 慢性活动性肝炎患者 AFP 升高,与肝细胞坏死和再生程度有关。一般来说,良性肝病患者 AFP 上升是暂时的,大多在 2～3 周下降或处于波动状态。

二、癌胚抗原

癌胚抗原(CEA)是 1965 年在大肠癌的提取物中发现的。此提取物的抗原也出现在胚胎细胞上,故称为癌胚抗原。

(一)生理与生物化学

CEA 是一种具有人胚胎抗原决定簇的酸性糖蛋白,含 $45\%\sim55\%$ 糖类,分子量为 150～300 kD,由 641 个氨基酸组成,是免疫球蛋白超家族中的一部分,与免疫球蛋白 IgG 的重链结构极相似。CEA 编码基因位于 19 号染色体,由 10 个基因组成,可分泌 36 种不同的糖蛋白,其中最主要的一种即 CEA。电子显微镜免疫组化技术证实这种蛋白确实存在于正常结肠柱状细胞和杯状细胞。1989 年已发现 CEA 有 5 种互相不重叠的抗原决定簇,分别命名为 Gold 1～5,其中 1～3 有很高的特异性,而 4、5 有交叉反应。早期胎儿中,由内胚层衍生而来的胃肠道及肝、脾都可合成 CEA,出生后消失。正常组织分泌 CEA 的有:支气管、唾液腺、小肠、胆管、胰管、尿道和前列腺。在成人 CEA 主要是由结肠黏膜细胞分泌到粪便中,一天约 70 mg,少量重吸收至血液。胃肠道肿瘤细胞因极性消失,CEA 反流入淋巴或血液,导致血清 CEA 增高。抽烟者、少数肺和支气管疾病、肠道炎症和慢性肝病患者血清 CEA 轻度升高。

(二)标本采集

标本类型包括血清、唾液、胸腔积液、腹水、脑脊液等。抽取静脉血 2 mL,凝固后离心分离血清。测定标本应避免严重溶血。标本应置于 $-20\ ℃$ 存放,避免反复冻融。样本中的蛋白组成可能会影响某些分析方法。此外,在接受鼠免疫球蛋白治疗或诊断的患者血清中可能存在抗鼠 Ig 抗体,可干扰以鼠单克隆抗体为基础的检测。

(三)检测方法

检测 CEA 的常用方法有放射免疫分析法(RIA)、酶联免疫吸附法(ELISA)、金标记免疫渗滤法、化学发光法(CLIA)和电化学发光法(ECLIA)等。

1.ELISA 法

采用双抗体夹心法。用抗 CEA 单克隆抗体包被微孔板,分别将待测样本(包括血清、唾液、胸腔积液、腹水、脑脊液等)、标准品及阳性、阴性对照加至包被孔中,反应后加入酶结合物,使特异性地形成固相抗 CEA 抗体-CEA-酶标抗 CEA 抗体复合物,充分洗涤后再加入酶底物、色原呈色。呈色程度与测定范围内的样本中 CEA 浓度成正比。

2.CLIA 法

采用竞争法。待测抗原 CEA 和 ALP-CEA 竞争性与抗体结合,当反应平衡时,加入连接羊抗鼠 IgG 抗体的磁性颗粒,即与 ALP-CEA-Ab 结合形成大的抗原抗体复合物,在磁场的作用下自行沉淀并将上清液中游离的 ALP-CEA、CEA 分离吸弃,加入 AMPPD 后迅速发出稳定的光量子,与 ALP-CEA-Ab 的产出量成正比,与样品中 CEA 的量成反比。

(四)参考区间

正常人血清 CEA ＜5.0 μg/L。每个实验室应通过对本地区各类人群的调查,并根据使用不同的方法和不同的试剂盒,建立自己的参考值范围。

(五)临床意义

(1)吸烟人群血清中 CEA 浓度稍高于不吸烟人群。在肝硬化、肺气肿、直肠息肉、良性乳腺痛、溃疡性结肠炎患者血清 CEA 也可有增高。目前认为 CEA 有较高的假阳性和假阴性,故其不是恶性肿瘤的特异性指标,在诊断上只有辅助价值。

(2)血清 CEA 浓度＞20 μg/L 常提示有恶性肿瘤。大约 70% 的直肠癌、55% 的胰腺癌、50% 的胃癌、40% 的尿道癌和 25% 的卵巢癌患者 CEA 升高。当 CEA 比正常持续升高 5～10 倍,强烈提示恶性肿瘤特别是肠癌的存在。在直肠癌,CEA 浓度和 Duke 分期有关,28% 的 A 期和 45% 的 B 期 CEA 都异常。高水平的 CEA(＞80 μg/L),可作为肿瘤已有转移的标志,因为 CEA 是一种细胞黏附分子,极易浸润和转移。在整个直肠癌治疗期间,CEA 是一个有效的监视指标,是发现复发的理想指标,其敏感性高于 X 线和直肠镜。

(3)约有 40% 的乳腺癌患者 CEA 升高。在早期和局部的乳腺癌,CEA 常在正常参考范围,一旦 CEA 升高,往往意味有转移。肿瘤治疗有效,CEA 即行下降,如 CEA 水平又升高往往意味肿瘤的复发。一般说来,从 CEA 开始升高到临床有明显复发症状约 5 个月,这在 90% 的再手术的患者身上得到了证实。早期局限的乳腺癌患者 CEA 应该是正常的,一旦升高表明有骨或肺转移。

(4)有 65% 的小细胞肺癌患者 CEA 升高,所以 CEA 也是诊断和监视小细胞肺癌的有效工具。CEA 还常用于监测胰腺癌、胃癌、肺癌、乳腺癌的治疗。

(杨　佳)

第四节　特殊蛋白质类肿瘤标志物检验

大多数实体瘤是由上皮细胞衍生而来,当肿瘤细胞快速分化、增殖时,一些在正常组织中不表现的细胞类型或组分大量出现,成为肿瘤标志。这一类标志物的分子组成往往是不含糖或脂的多肽链,由于其体现了肿瘤共有的增殖特性,因而器官特异性差,是和多种肿瘤标志有关的广谱肿瘤标志。

一、角蛋白

(一)生理与生物化学

细胞角蛋白(cytokeratin,CK)是一类分子量为 40～70 kD 的细胞结构蛋白,在正常及恶性的上皮细胞中起支架作用,支撑细胞及细胞核。已知的角蛋白有 20 多种,肿瘤细胞中最丰富的是 CK18 和 CK19。CK19 是一种酸性多肽,分子量为 40 kD,主要分布在单层上皮上,如肠上皮、胰管、胆囊、子宫内膜和肺泡上皮,这些细胞癌变时,可释放 CK19 片段进入血液循环,此可溶性片段即为 Cyfra21-1,其试剂是从 MCF-7 癌细胞株制备出来的抗 CK19 单克隆抗体 KS19-1 和 BM19-21。

(二)标本采集

(1)抽取静脉血 2 mL,凝固后离心分离血清。

(2)血清在 2 ℃～8 ℃只能存放 48 h,否则应于-20 ℃存放并应避免反复冻融。

(3)唾液污染的标本可导致结果假性升高。溶血、黄疸和高脂血症并不干扰 Cyfra21-1 测定。

(4)气管插管和长期的正压通气,严重外伤累及富含细胞胶原蛋白组织时可能会引起 Cyfra21-1 浓度升高。

(三)检测方法

检测 Cyfra21-1 的常用方法有酶联免疫吸附法(ELISA)、免疫放射分析法(IRMA)、电化学发光法(ECLIA)和化学发光法(CLIA)等。

1.ELISA 法

使用针对 Cyfra21-1 分子上两个不同抗原决定簇的 2 株单克隆抗体,分别作为包被抗体和酶标抗体,建立双抗体夹心法。

2.IRMA 法

使用针对 Cyfra21-1 分子上两个不同抗原决定簇的 2 株单克隆抗体,一株单抗固化于试管壁上,另一株以放射性核素标记。当待测血清加入试管后,血清中 Cyfra21-1 与试管壁上的单抗结合,再加入放射性核素标记的单抗结合,形成固相单抗-Cyfra21-1-放射性核素标记单抗免疫复合物。洗去过量放射性核素标志物,即可用 γ 计数仪测定,放射性强度与标本中一定范围的 Cyfra21-1 浓度成正比。

3.ECLIA 法

采用双抗体夹心法原理,20 μL 标本、生物素化的抗细胞角蛋白 19 单克隆抗体和钌标记的抗细胞角蛋白 19 单克隆抗体混匀,形成夹心复合物。加入链霉亲和素包被的微粒,让上述形成的复合物通过生物素与链霉亲和素间的反应结合到微粒上。反应混合液吸到测量池中,微粒通过磁铁吸附到电极上,未结合的物质被清洗液洗去,电极加电压后产生化学发光,通过光电倍增管进行测定,并与检样中一定范围的 Cyfra21-1 浓度成正比。

(四)参考区间

正常人血清＜3.6 ng/mL。

由于各厂商的产品不同及各地区的实验室差异,各实验室应建立自己的参考区间。

(五)临床意义

(1)Cyfra21-1 是一个近年来引起高度关注的肿瘤标志物,对肺癌特别是非小细胞肺癌(NSCLC)有较高诊断价值,敏感性达 80％,对 NSCLC 的早期诊断、疗效监测和预后判断均有重要意义。诊断鳞状细胞癌、腺癌、大细胞癌的阳性率分别为 67％、46％、67％,优于 CEA 和 SCC,而且 Cyfra21-1 水平和肿瘤的恶化程度、转移相一致。

(2)Cyfra21-1 对于宫颈癌、膀胱癌、乳腺癌及消化道肿瘤也具有一定的阳性率。

(3)33％的慢性肾衰患者血中 Cyfra21-1 升高,可能是肾小囊壁层为单层上皮,含有细胞角蛋白 19 片段的原因。

二、组织多肽抗原和特异性组织多肽抗原

(一)生理与生物化学

组织多肽抗原(tissue polypeptide antigen,TPA)和特异性组织多肽抗原(tissue polypeptide specific antigen,TPS)是一种非特异性肿瘤标志物,见于增殖旺盛的组织,正常组织中含量甚微。1957 年从癌细胞培养液中发现了 TPA,是比 CEA 和 AFP 出现更早的肿瘤标志物,但由于缺乏特异性限制了应用。它可以通过抗体抗原反应识别角蛋白 8、18 和 19。角蛋白家族按分子量分有 20 种,TPA 是低分子量角蛋白的混合物,属于细胞骨架蛋白类,TPS 是 TPA 在血中的特异部分。血液中的 TPA 水平与细胞分裂增殖程度密切相关,恶性肿瘤细胞分裂时,增殖活跃,血清中 TPA 水平增高,临床上常用于迅速增殖在恶性肿瘤的辅助诊断,特别是已知肿瘤的疗效监测。

(二)标本采集

(1)抽取静脉血 2 mL,凝固后离心分离血清。

(2)血清在 2 ℃～8 ℃只能存放 48 h,否则应于－20 ℃存放并应避免反复冻融。

(3)标本严重溶血影响结果,不能测定。

(4)婴幼儿和妊娠 15 周后血清 TPS 水平要较成年人稍高。

(三)检测方法

检测组织多肽抗原常用酶联免疫法(ELISA)和化学发光免疫分析法(CLIA)。ELISA 影响因素较多,结果不稳定。而 CLIA 法具有极高的灵敏度、特异度和稳定性,现正被临床广泛应用。

1.ELISA 法

采用双抗体夹心法,血清中 TPA 与 TPA 酶标抗体、多克隆 TPA 抗体包被的小球进行免疫反应,生成了抗原抗体复合物,底物和酶形成可溶性稳定的有色产物,颜色的深浅与 TPA 浓度成正比。

2.CLIA 法

固相载体(角蛋白 19 单克隆抗体包被的磁微粒)先与标本中的 TPA 反应,洗涤后加标记抗体(异鲁米诺衍生物标记的 TPA 多克隆抗体)再与磁微粒表面上抗体结合的 TPA 反应,形成包被抗体-TPA-标记抗体复合物。加入启动试剂后检测其荧光强度。

(四)参考区间

正常人血清＜60 U/L,由于各厂商的产品不同及各地区的实验室差异,各实验室应建立自己的参考区间。

(五)临床意义

(1)肺癌和膀胱癌患者血清 TPA 水平明显增高,TPA 水平与临床分期及淋巴结转移成正相关,手术后显著下降,复发早期即有明显上升,提示检测血清 TPA 对肺癌、膀胱癌的病情检测及复发的早期诊断具有一定的临床意义。

(2)血清 TPA 增高还可见于胃癌、乳腺癌、前列腺癌、卵巢癌及胆管癌等恶性肿瘤,如配合其他肿瘤标志物检查,可早期发现上述肿瘤的复发和有无转移。

(3)TPA 可用于胆管癌和肝细胞癌的鉴别,在胆管癌时 TPA 为阳性,而肝细胞癌时则为阴性。

(4)在某些非肿瘤性疾病如肺气肿、支气管炎、良性肝病、消化性溃疡、胰腺炎及妊娠时,血清

TPA 可增高,但其增高幅度不如恶性肿瘤。

(5)TPS 与 CA15-3、CA125、CA19-9、CEA、PSA 等联用,可以反映肿瘤大小,同时在乳腺癌、卵巢癌、肺癌、前列腺癌、膀胱癌、肝癌和胃肠道肿瘤均可增高。TPS 与 CA15-3 联合检查是监测转移性乳腺癌(尤其是骨转移)的最佳组合。

TPA 和 TPS 是一早期出现的敏感的广谱肿瘤标志物,但其特异性较低,因而对诊断肿瘤的作用有限。

三、鳞状细胞癌抗原

(一)生理与生物化学

鳞状细胞癌抗原(squamous cell carcinoma antigen,SCC)是一种糖蛋白,是 1977 年从子宫颈鳞状细胞癌组织中分离的抗原 TA-4 的亚组分,分子量范围 44~48 kD,具有较强的抗原表达能力。通过等电聚焦电泳可把 SCCA 分为中性和酸性两个亚组分,恶性和正常的鳞状上皮细胞均含中性组分,而酸性组分仅见于恶性细胞。其不但对子宫颈癌的诊断、监测疗效和复发有较高的临床价值,而且对多种鳞癌均有不同的特异度和敏感度。少数良性疾病也能见 SCCA 升高,如肺部感染、皮肤炎、肾衰和肝病。

(二)标本采集

(1)抽取静脉血 3 mL,凝固后离心分离血清。

(2)SCC 在皮肤、头皮、汗液及唾液中广泛存在,且容易通过空气传播,应尽量避免操作过程的污染,以免造成假阳性结果。

(三)检测方法

目前广泛用于 SCC 的检测方法有酶联免疫法(ELISA)、化学发光免疫分析法(CLIA)和放射免疫分析法(RIA),而 CLIA 最为常用。CLIA 具有极高的灵敏度、特异度和稳定性,现正被临床广泛应用。

1.ELISA 法

已知 SCC 浓度的标准品、未知浓度的样品加入微孔酶标板内进行检测。先将 SCCAg 和生物素标记的抗体同时温育。洗涤后,加入亲和素标记过的辣根过氧化物。再经过温育和洗涤,去除未结合的酶结合物,然后加入底物和酶结合物同时作用,产生颜色。颜色的深浅和样品中 SCC 的浓度成比例关系。

2.CLIA 法

标本中被检物质与微粒上包被的抗体进行一定时间的反应,利用磁场分离,吸去未反应的被检物质与其他的无关成分,加入标记抗体吖啶类(N-磺酰基)羧基氨基化合物反应,冲洗;加入基质液(预激发液 H_2O_2),将吖啶酯从反应复合物中脱离下来,采用 NaOH 作为激发液,吖啶酯在过氧化物和碱性溶液中发生氧化反应,引起化学发光反应的发生,光路系统通过预先确定好的时间读取化学发光发射的量,可计算分析物的浓度。

(四)参考区间

正常人血清<1.5 μg/L。

由于各厂商的产品不同及各地区的实验室差异,各实验室应建立自己的参考区间。

(五)临床意义

(1)SCC 是最早用于诊断鳞癌的肿瘤标志物,子宫颈癌、肺癌、头颈部癌患者,血清中 SCC 升高,升高程度和肿瘤的恶性程度密切相关,SCC 一旦升高往往预示病情恶化,伴发转移,所以常用于治疗监测和预后判断。其浓度随病情的加重而增高。

(2)肺鳞癌患者血清 SCC 可明显增高,SCC 水平与肺癌病期呈正相关,随肿瘤扩散和转移而增高,且术后 SCC 水平显著下降,复发时再次升高。因此,血清 SCC 检测可作为肺鳞癌检测疾病进展和判断预后的指标。

(3)肝炎、肝硬化、肺炎、肾功能衰竭、结核等疾病患者,SCC 也有一定程度的升高。

四、铁蛋白

(一)生理与生物化学

铁蛋白(Ferritin)是体内含铁最丰富的蛋白,主要由肝脏合成,对体内铁的转运、储存及铁代谢调节具有重要作用,是铁的主要储存形式。铁蛋白是由脱铁蛋白组成的具有大分子结构的糖蛋白,分子量为 450 kD,由 24 个亚单位聚集而成,每个铁蛋白分子可储存 4 500 个铁原子,亚基分为心脏型(H 型)和肝脏型(L 型)2 种,前者偏酸性,分子量为 21 kD,后者偏碱性,分子量为 19 kD,胎儿组织和癌组织中以 H 型为主。铁蛋白是反映机体铁储存的敏感指标,铁蛋白量的多少是判断体内缺铁还是铁负荷过量的指标。也被建议作为许多肿瘤恶性程度的非特异性诊断指标,很多肿瘤患者如霍奇金病、白血病、肝癌、胰腺癌、乳腺癌铁蛋白也可升高,因癌细胞具有较强合成铁蛋白的能力。

(二)标本采集

(1)抽取静脉血 3 mL,凝固后离心分离血清。

(2)轻度血管内溶血对结果没有影响,标本溶血会导致测定结果偏高。

(三)检测方法

目前广泛用于铁蛋白的检测方法有酶联免疫法(ELISA)、放射免疫分析法(RIA)和酶联免疫荧光法。

1.ELISA 法

吸附于聚苯乙烯上对铁蛋白抗体与样品中的铁蛋白结合,形成铁蛋白-抗铁蛋白抗体复合物,再与酶标记铁蛋白抗体结合形成铁蛋白-铁蛋白抗体-酶铁蛋白抗体复合物,其复合物中对辣根过氧化物酶作用于邻苯二胺-H_2O_2 底物产生有色物质,与标准铁蛋白比较求得血清中铁蛋白含量。

2.RIA 法

常采用固相放射免疫法,先用兔抗人脾铁蛋白与铁蛋白相结合,再用^{125}I 标记兔抗人脾铁蛋白与固相上结合的铁蛋白相结合,除去未结合的过多的放免标志物,洗脱结合放免标记的铁蛋白,用 γ 计数器与标准曲线比较,计算出铁蛋白值。

3.酶联免疫荧光法

该分析原理结合了一步免疫夹心方法和最后荧光检测。样品被运输到含有用碱性磷酸酶(共轭物)标记的抗 HCG 抗体的孔中。抗原结合到固定在固相包被针 SPR 内壁的抗体上,并结合到共轭物上,以形成"夹心"。没有结合的组分在冲洗步骤中消除,将底物(磷酸 4-甲基伞形烷)循环进出固相包被针 SPR,共轭物酶催化本底物水解成荧光物质(4-甲基伞形酮)。该产物的荧光在 450 nm 被测量,荧光的强度和样本中出现的抗原的浓度成正比。

（四）参考区间

成人男性：15～200 μg/L，女性：12～150 μg/L。

由于各厂商的产品不同及各地区的实验室差异，各实验室应建立自己的参考区间。

（五）临床意义

（1）白血病患者、肺癌患者铁蛋白含量明显升高，治疗有效时（包括完全缓解及部分缓解）铁蛋白明显下降，复发时再次升高。提示铁蛋白测定可作为对白血病患者病情监测及疗效评价的有用指标。

（2）铁蛋白增高还可见于多种恶性肿瘤患者，包括肝癌、肺癌、乳腺癌、卵巢癌、食管癌、大肠癌、淋巴瘤及胰腺癌等。当肿瘤发生转移时，铁蛋白含量明显增高；治疗有效时患者铁蛋白有下降趋势，反之则持续上升。表明铁蛋白检测可作为前述肿瘤患者病情及治疗效果的监测指标。

（3）铁蛋白增高也可见于某些造血系统疾病（如铁粒幼细胞性贫血、慢性溶血性贫血、海洋性贫血、特发性血色素沉着症）、各种炎症感染、急性心肌梗死、肝硬化及消化性溃疡等非肿瘤性疾病。

（4）当铁蛋白＜12 μg/L 时，即可肯定诊断为缺铁性贫血。营养不良时铁蛋白减少，因此，血清铁蛋白可作为儿童营养不良流行病学调查指标。

五、高尔基体蛋白 73

（一）生理与生物化学

高尔基蛋白体 73（Golgi protein 73，GP73）是相对分子量为 73 kD 的跨膜糖蛋白，又称为 Ⅱ 型高尔基体膜蛋白（Golgi membrane protein Ⅱ，Golph Ⅱ）和高尔基体膜蛋白 Ⅰ（Golgi membrane protein Ⅰ，Golm Ⅰ），编码 GP73 蛋白的基因位于第 9 号染色体，全长共 3 080 个核苷酸，编码区位于 199～1 404nt，共编码 402 个氨基酸。GP73 在正常人体的多个器官组织中均有表达，但含量很低或无，在病毒性和非病毒性肝病患者肝组织中的表达水平高于正常人，进展性的组织重建和纤维生成是触发 GP73 表达的主要因素。肝癌患者血清 GP73 显著高于非肝癌患者和正常人。

（二）标本采集

（1）抽取静脉血 3 mL，凝固后离心分离血清或血浆。

（2）标本在 4 ℃储存时间不得超过 1 周，否则应置－20 ℃存放，并避免反复冻融。

（3）严重溶血、脂血标本不得用于检测。

（三）检测方法

检测 GP73 最常用的方法是酶联免疫吸附法（ELISA），采用双抗体夹心法，检测原理为酶标板上预包被抗 GP73 单抗，可与样品中 GP73 反应结合，配合加入 HRP 标记 GP73 多抗，然后用 TMB 底物作用显色，显色强度与样品中 GP73 的浓度成正比。

（四）参考区间

正常人血清＜65 μg/L，当血清 GP73 含量≤150 μg/L 时罹患肝癌风险率低，≥150 μg/L 时已罹患肝癌或罹患肝癌风险率高。

由于各厂商的产品不同及各地区的实验室差异，各实验室应建立自己的参考区间。

（五）临床意义

GP73 是肝癌早期诊断的一种新标志物，在急性及慢性肝脏疾病中都可以体现出高表达，

GP73 检测肝癌的灵敏度为 69%,特异性为 75%,它的应用能够大大提高对 AFP 阴性的肝癌患者的检出率。在前列腺癌组织中也存在 GP73 的表达上调,且在患者的尿液中也能检测出 GP73 蛋白。

六、人附睾分泌蛋白 4

(一)生理与生物化学

人附睾分泌蛋白 4(HE4)基因位于染色 20q12-q 13.1上,全长为 12 kb 左右,由两个乳清酸性蛋白域和一个 4-二硫化中心组成。从蛋白结构上讲,它是一种由乳清酸性蛋白基因编码的相对分子量为 13 kD 的分泌型糖蛋白,是具有保护性免疫作用的蛋白酶抑制剂家族中的一员。该基因由 5 个外显子和 4 个内含子组成,存在多种剪切方式,编码分泌小分子蛋白。最早于 1991 年由德国 Kirchhoff 等从人附睾远端上皮细胞中发现,是附睾特异性生育相关蛋白。1999 年通过微阵列研究发现与卵巢癌相关。HE4 的临界参考值为 150 pmol/L。

(二)标本采集

(1)抽取静脉血 3 mL,凝固后离心分离血清。

(2)标本在 4 ℃可保存 3 d,否则应置-20 ℃存放,并避免反复冻融。

(3)严重溶血、脂血标本不得用于检测。

(三)检测方法

检测 HE4 的方法常采用酶联免疫吸附法(ELISA)。

(四)临床意义

(1)HE4 在恶性肿瘤中的高表达多见于卵巢癌、子宫内膜癌,少见于肺腺癌及间皮瘤。

(2)HE4 在早期(Ⅰ期)的卵巢癌中的敏感性高于 CA125,是卵巢癌敏感及特异的标志物,可用于对卵巢癌的早期诊断。手术后的卵巢癌患者血清 HE4 水平较手术前显著降低,可以作为卵巢癌病情监测及疗效观察的重要肿瘤标志物。

(薛彩霞)

参 考 文 献

[1] 隋振国.医学检验技术与临床应用[M].北京:中国纺织出版社,2019.

[2] 毛朝明.核医学检验技术[M].镇江:江苏大学出版社,2020.

[3] 翁文浩.实用医学检验技术与质量管理[M].北京:科学技术文献出版社,2021.

[4] 李晓哲.新编医学检验技术与临床应用[M].福州:福建科学技术出版社,2019.

[5] 郑文芝,袁忠海.临床输血医学检验技术[M].武汉:华中科技大学出版社,2020.

[6] 贾天军,李永军,徐霞.临床免疫学检验技术[M].武汉:华中科技大学出版社,2021.

[7] 蒋小丽.临床医学检验技术与实践操作[M].开封:河南大学出版社,2020.

[8] 安倍莹.现代医学检验技术与临床应用[M].沈阳:沈阳出版社,2019.

[9] 崔巍.医学检验科诊断常规[M].北京:中国医药科技出版社,2020.

[10] 扈新花.新编临床医学检验[M].北京:科学技术文献出版社,2020.

[11] 秦静静.现代医学检验技术[M].哈尔滨:黑龙江科学技术出版社,2020.

[12] 陈增华.新编医学检验技术与临床应用[M].开封:河南大学出版社,2019.

[13] 李俊华.新编临床医学检验[M].天津:天津科学技术出版社,2020.

[14] 曾现珍.医学检验与疾病诊断[M].哈尔滨:黑龙江科学技术出版社,2020.

[15] 徐龙强.临床医学检验技术[M].北京:科学技术文献出版社,2020.

[16] 李金文.现代检验医学技术[M].长春:吉林科学技术出版社,2019.

[17] 李艳.医学检验诊断与临床[M].北京:科学技术文献出版社,2020.

[18] 吴正吉.微生物学检验[M].北京:中国医药科技出版社,2019.

[19] 朱中元.医学检验技术与管理[M].长春:吉林科学技术出版社,2020.

[20] 宋鹏宇.实用医学检验技术[M].天津:天津科学技术出版社,2019.

[21] 向焰.当代检验医学与检验技术[M].哈尔滨:黑龙江科学技术出版社,2020.

[22] 盛永慧.临床微生物检验技术[M].北京:科学技术文献出版社,2019.

[23] 李新阳.医学检验技术与临床应用[M].南昌:江西科学技术出版社,2020.

[24] 许新村.现代检验医学与检验技术[M].北京:中国纺织出版社,2019.

[25] 刘燕.实用医学检验技术与应用[M].哈尔滨:黑龙江科学技术出版社,2020.

[26] 孔庆玲.临床微生物检验分析[M].北京:科学技术文献出版社,2021.

[27] 朱光泽.实用检验新技术[M].北京:中国纺织出版社,2021.

［28］路荣忠.精编医学检验技术与诊断［M］.天津：天津科学技术出版社,2019.

［29］周真真.医学检验技术与诊断应用［M］.北京：科学技术文献出版社,2020.

［30］罗迪贤,颜宏利,夏承来,等.肿瘤临床检验诊断学［M］.北京：科学技术文献出版社,2021.

［31］王瑶.现代医学检验技术新进展［M］.哈尔滨：黑龙江科学技术出版社,2020.

［32］刘梦阳.临床医学检验技术与应用［M］.北京：科学技术文献出版社,2019.

［33］刘玲.当代临床检验医学与检验技术［M］.长春：吉林科学技术出版社,2020.

［34］黄华.新编实用临床检验指南［M］.汕头：汕头大学出版社,2021.

［35］梁淑慧.现代医学检验技术与新进展［M］.北京：科学技术文献出版社,2020.

［36］王军,代蕾颖,杨忠,等.全自动发光免疫分析仪性能评价技术研究［J］.发光学报,2019,40
（1）：122-129.

［37］贺华莉.论临床检验的血常规检验［J］.中西医结合心血管病电子杂志,2019,7(26):70.

［38］符小玲,徐春柳,蔡兴权,等.输血前检查受血者传染性疾病感染指标及临床意义分析［J］.中
华医院感染学杂志,2018,28(16):2498-2501.

［39］管丽红,陈卓敏,王占科.全血标本红细胞浓度对不同放置时间后血糖测定结果影响研究
［J］.国际检验医学杂志,2019,40(12):1506-1509.

［40］胡玉皎.临床免疫检验的质量影响因素及相应对策研究［J］.世界最新医学信息文摘,2018
(89):153.